U0388422

显微牙髓治疗学

Microscopic Endodontics

第 2 版

主　编　凌均棨

副主编　彭志翔　韦　曦　林正梅

编　者　（以姓氏汉语拼音为序）

蔡华雄　杜　宇　高　燕　龚启梅　古丽莎
黄湘雅　蒋宏伟　林正梅　凌均棨　刘红艳
刘建伟　刘昭慧　麦　穗　毛学理　彭志翔
童忠春　王劲茗　韦　曦　曾劲峰　张　恺

秘　书　黄湘雅　刘红艳

绘　图　傅海君

人民卫生出版社
·北 京·

图书在版编目（CIP）数据

显微牙髓治疗学 / 凌均棨主编 . -- 2 版 . -- 北京 ：
人民卫生出版社，2025. 2. -- ISBN 978-7-117-37697-6

Ⅰ. R781. 305

中国国家版本馆 CIP 数据核字第 2025A0K457 号

人卫智网	www.ipmph.com	医学教育、学术、考试、健康， 购书智慧智能综合服务平台
人卫官网	www.pmph.com	人卫官方资讯发布平台

显微牙髓治疗学

Xianwei Yasui Zhiliaoxue

第 2 版

主　　编：凌均棨

出版发行：人民卫生出版社（中继线 010-59780011）

地　　址：北京市朝阳区潘家园南里 19 号

邮　　编：100021

E - mail：pmph @ pmph.com

购书热线：010-59787592　010-59787584　010-65264830

印　　刷：北京盛通印刷股份有限公司

经　　销：新华书店

开　　本：889 × 1194　1/16　　印张：17

字　　数：514 千字

版　　次：2014 年 9 月第 1 版　　2025 年 2 月第 2 版

印　　次：2025 年 3 月第 1 次印刷

标准书号：ISBN 978-7-117-37697-6

定　　价：198.00 元

打击盗版举报电话：**010-59787491**　**E-mail：WQ @ pmph.com**

质量问题联系电话：**010-59787234**　**E-mail：zhiliang @ pmph.com**

数字融合服务电话：**4001118166**　**E-mail：zengzhi @ pmph.com**

主编简介

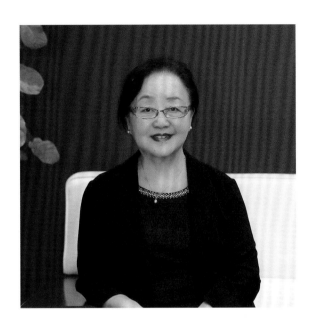

凌均棨　教授

　　凌均棨,中山大学光华口腔医学院牙体牙髓病学二级教授、一级主任医师,博士生导师。现任中山大学光华口腔医学院·附属口腔医院名誉院长、中山大学口腔医学研究所所长、国际牙医师学院院士(ICD)、中华口腔医学会副会长、中华口腔医学会牙体牙髓病学专业委员会名誉主任委员、中华口腔医学会口腔医疗服务分会名誉主任委员、广东省口腔医学会名誉会长。主要研究方向为龋病、牙髓病和根尖周病的病因与防治、牙体牙髓病的分子生物学和组织工程学研究。主持国家级、省部级科研项目 23 项,荣获中华口腔医学会科技奖一等奖、广东省科技成果一等奖和科技成果奖 10 余项。发表论文 440 余篇,SCI 收录 110 余篇。2014 年起多次入选爱思唯尔(Elsevier)中国高被引学者(牙科学)。主编《牙体牙髓病多学科诊疗病例精粹》《牙髓病学》《根尖周病治疗学》《显微牙髓治疗学》《牙体牙髓病学临床培训教程》《年轻恒牙根尖周病》《牙体牙髓病病例精解》等著作,以及住院医师规范化培训教材《口腔医学口腔内科分册》,担任《中国口腔医学年鉴》副主编,参编专著及国家卫健委规划教材 20 余部。培养博士后 9 名、博士研究生 50 名和硕士研究生 68 名。1995 年起享受国务院政府特殊津贴;获中国医师协会第六届中国医师奖,第六届国之名医奖。

副主编简介

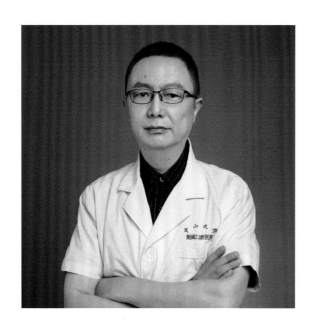

彭志翔　教授

　　彭志翔,中山大学光华口腔医学院牙体牙髓病学教授、主任医师,博士生导师。现为中山大学光华口腔医学院·附属口腔医院荣休教授、广东省口腔医学会牙体牙髓病学专业委员会常任理事。曾于瑞典Umea大学从事博士后研究,曾为美国Vermont大学副研究员、美国Alabama大学访问学者。主要研究方向为牙体牙髓病的分子微生物学。在国内外学术刊物上署名发表论文40余篇;副主编临床医学专著《显微牙髓病学》;参编本科国家规划教材《口腔医学人文》、高等学校研究生规划教材《口腔生物化学与技术》,以及《牙体牙髓病学学习指导和习题集》《2011全国卫生专业技术资格考试指导·口腔医学(综合)》。另著有人文类书籍《追赶我的回声》《画中那些不朽的灵魂》《历史的隐秘角落》《头颅记》,合著《显微镜下:生命的奥秘与遐想》,参编《家族往事》。

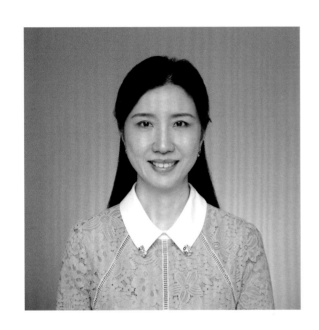

韦　曦　教授

　　韦　曦,中山大学光华口腔医学院·附属口腔医院牙体牙髓病学教授、主任医师、博士生导师、教育部新世纪优秀人才。现任中山大学光华口腔医学院·附属口腔医院牙体牙髓病科主任、国际牙医师学院院士(ICD)、中华口腔医学会牙体牙髓病学专委会副主任委员、中国卫生信息与健康医疗大数据学会口腔医学专委会常委、国家医师资格考试口腔类别试题开发专家委员会委员、广东省口腔医学会牙体牙髓病学专委会主任委员。主要从事龋病微生态防治、牙髓损伤修复机制的研究,擅长牙体牙髓疾病的显微与数字化治疗。主持国家级、省部级科研项目18项,荣获省部级科技成果一、二等奖7项,广东省教学成果一等奖3项。主编、副主编专著6部,发表学术论文220余篇,其中SCI收录100余篇,多次入选爱思唯尔高被引学者榜单。

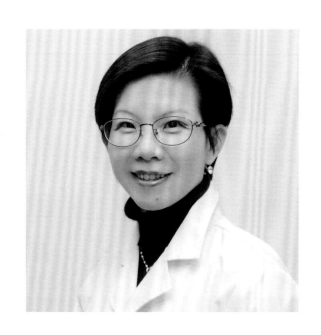

林正梅　教授

　　林正梅，二级教授，主任医师，博士生导师，中山大学教学名师。中山大学光华口腔医学院·附属口腔医院原副院长，中华口腔医学会口腔医学教育专业委员会第 4~6 届副主任委员，中华口腔医学会老年口腔医学专业委员会常务理事，中华口腔医学会牙体牙髓病学专业委员会常委，广东省口腔医师协会会长，广东省基层卫生协会口腔医学专业委员会主任委员，广东省口腔医学会牙体牙髓病学专业委员会第二、三届主任委员，广东省医院协会第四届口腔医疗管理分会副主任委员，广东省美容质控中心美容牙科组组长，广东省整形美容协会口腔整形美容分会主任委员。主持国家自然科学基金 5 项、在国内外学术刊物上发表论文 100 余篇，其中 SCI 70 余篇。获 2023 年教育部科技进步奖二等奖，2018 年中华口腔医学会科技成果奖三等奖，中国女医师协会五洲女子科技奖临床医学科研创新奖。获评宝钢优秀教师、中山大学名师、白求恩式好医生、广东省医师奖、广东医院优秀管理干部、广东省医学领军人才等。在龋病、牙髓病和根尖周病等领域有深入研究并积累了丰富的临床经验，尤其擅长应用显微根管治疗技术处理疑难病例，在显微牙髓治疗和显微根尖手术方面有很深的造诣。

2023年9月,当我收到人民卫生出版社编辑的邀请进行《显微牙髓治疗学》的十年再版工作时,不由感慨时光荏苒,回首往事却记忆犹新。我们自20世纪90年代建立中山大学附属口腔医院牙体牙髓科以来,陆续引进和派出专家前往海内外显微牙髓治疗中心进修培训,而今牙体牙髓科发展为拥有相当规模的显微牙髓专科体系。2003年,我们在《中华口腔医学杂志》发表了国内第一篇将显微镜应用于牙髓病临床治疗的文章《应用根管显微镜和超声器械处理阻塞根管的效果评价》,并于2004年发表了《显微超声处理根管内分离器械的疗效评价》。自1997年起连续20余年举办国家级现代牙髓病学和显微牙髓治疗继续教育项目,广泛推广显微牙髓治疗的理论和口腔手术显微镜的应用。2014年人民卫生出版社出版了我们编写的《显微牙髓治疗学》,这是我国第一本全面反映口腔显微治疗理念和技术的专著。2016年我们牵头制订了中华口腔医学会牙体牙髓病学专业委员会《显微根管治疗技术指南》,通过规范化和标准化的操作流程指导,普遍提高了国内显微牙髓治疗整体水平。

在过去的十年里,口腔手术显微镜在国内的应用和发展出现了令人瞩目的变化,口腔手术显微镜已广泛应用于国内各大专院校、医院和民营机构中,在医疗、教学和科研工作中发挥了重要作用。口腔手术显微镜的使用突破了传统治疗的视野局限性和感觉依赖性,让术者能够在视觉引导下清晰见到牙体和根管系统等结构的解剖细节,进行疑难病例的治疗。随着现代科技的发展,显微牙髓治疗还结合了数字化技术和多学科治疗理念,为现代口腔医学学科建设发挥了重要作用。为此我们组织了编者进行《显微牙髓治疗学》的再版工作,对原书内容进行了全面的修订,增加了最新的研究成果,更新了治疗技术和方法,添加了大量图片和病例资料。我们希望,这次再版能够使本书更加贴合当前的临床需求,为牙体牙髓专科医生和口腔全科医生提供更为实用的指导。

此外,我们还特别增加了一些新的章节,涵盖了显微牙髓治疗学在新材料、新技术以及新理念方面的最新进展,包括"第三章 显微牙髓治疗前准备""第七章 根管治疗后冠部修复""第八章 活髓保存治疗""第十章 数字化导航技术在显微牙髓治疗中的应用"等章节。我们相信,这些内容将有助于读者更全面地理解显微牙髓治疗学,并在实践中更好地应用这些知识。

我们深知,任何学科的发展都离不开前人的积累和后人的创新。本书是在各位参编者通力合作下完成的,同时也得到许多专家同行、研究生的大力帮助,在此谨致谢忱!同时,我们将欢迎读者们提出宝贵的意见和建议,共同推动显微牙髓治疗学的发展。

最后,我们期待再版的《显微牙髓治疗学》能够成为高等口腔医学专业院校本科生、研究生、住院医师规范化培训生、全科医生以及牙体牙髓专科医生们的良师益友,大家共同在牙髓治疗的征途上不断前行,见微知著,睹始知终。

谨以此书,献给所有致力于显微牙髓治疗事业的同道和朋友们。

中山大学光华口腔医学院·附属口腔医院

凌均棨

2025年1月

目　录

第一章　概　述

第二章　显微牙髓治疗器械与设备

第三章　显微牙髓治疗前准备

第四章　显微根管治疗

第五章　显微根管非手术再治疗

第六章　显微根尖手术

第七章　根管治疗后冠部修复

第八章　活髓保存治疗

第九章　显微牙髓再生治疗术

第十章　数字化导航技术在显微牙髓治疗中的应用

第十一章　口腔种植牙技术

第一章
概　述

第一节　口腔手术显微镜的发展与应用

　　口腔手术显微镜又称牙科手术显微镜(dental operating microscope,DOM)和根管显微镜,是一种为口腔临床治疗设计的特殊手术显微镜。它可为操作区域提供聚焦光源,利用放大和照明的特性为临床医生呈现清晰的视野,从而达到与内镜相似的视野可及性,使手术操作更加精细和完善,减少根管治疗和牙髓外科操作的不确定性与损伤,提高牙髓根尖周病治疗的疗效。

一、显微牙髓治疗的起源与发展

(一) 口腔手术显微镜的起源

　　显微镜在 20 世纪 50 年代末被引入医学领域,首先应用于耳鼻喉科;60 年代应用于神经外科和眼科;70 年代应用于口腔颌面外科修复手术;直到 80 年代初,显微镜才被用于根尖手术,称为显微牙髓外科(endodontic microsurgery,EM)。

　　口腔手术显微镜的出现可追溯到 40 余年前。1978 年,美国的 Apotheker 博士和 Jako 博士设计了口腔手术显微镜的雏形,在此基础上,Chayes-Virginia 公司(Evansville,IN)于 1981 年推出了第一台口腔手术显微镜 Dentiscope,并于翌年与两位博士联手,在哈佛牙学院举办了口腔手术显微镜的临床操作课程,包括 1 名牙髓专科医师在内的 4~5 名牙医参加了该课程。然而,手术显微镜在当时并未引起口腔界的关注。由于不尽如人意的设计和销量,Chayes-Virginia 公司于 1986 年停止了 Dentiscope 的销售。1984 年,Reuben 等报道在口腔手术显微镜下对一个外伤导致根管钙化的切牙进行根尖手术。虽然手术视野放大倍数仅为 7 倍,但这项尝试性的治疗开启了显微根尖手术的探索之路。1986 年,Selden 提出将口腔手术显微镜用于传统根管治疗。1990 年,Bellizzi 等认为在后牙的根尖手术中,放大设备是很重要的辅助手段之一。应用头戴式放大镜、显微镜等放大设备,术者可以发现额外根管、根尖异常变化并更好地进行根尖封闭。1992 年,Carr 等将口腔手术显微镜应用于根尖手术的同时,开始使用超声倒预备系统进行根尖倒预备,取代了传统的高速(或慢速)手机及球钻,可谓是现代显微牙髓外科的雏形。美国宾夕法尼亚大学牙学院的 Syngcuk Kim 教授发明了根管倒预备专用的超声工作尖等一系列显微根管外科手术器械,于 1992 年建立了世界第一个显微根管治疗技术国际培训中心,培养学生遍及 32 个国家或地区。1993 年,Pecora 和 Andreana 对 50 颗常规根管治疗失败的病例在口腔手术显微镜下行根尖手术,结果表明,应用显微镜可大大改善根尖区手术视野,提高操作的准确性,避免病变组织和碎屑残留于骨腔内,同时可减少对软、硬组织的损伤,降低患者术后疼痛和肿胀的发生率,明显减轻反应程度。1993 年 3 月,美国宾夕法尼亚大学牙学院举办首次显微牙髓外科的研讨会,引起了人们对口腔手术显微镜的广泛关注。1995 年,使用口腔手术显微镜进行临床治疗的牙髓专科医师显著增加。20 世纪 90 年代中后期，口腔手术显微镜得到了广泛应用，一系列与镜下牙髓治疗和根尖手术相适应的专用器械也应运而生，其中包括显微口镜、显微探针、显微刀片、显微吸引器、超声倒预备工作尖、显微倒充填器械等。

1995 年，美国牙髓病协会（American Association of Endodontics，AAE）正式推荐美国牙科协会（American Dental Association，ADA）属下的牙科认证委员会（Commission on Dental Accreditation，CODA）将口腔手术显微镜培训作为牙髓专科医师的认证标准之一。1996 年 1 月提案被通过并于 1997 年 1 月正式生效，牙髓病学相关的显微镜培训成为美国牙髓专科医生资格考试的必需内容。1997 年，在美国约有 20% 的牙髓病专科医生使用口腔手术显微镜开展临床工作。1998 年，美国牙医学会规定所有 ADA 认可的牙髓学课程必须有口腔手术显微镜的内容。欧美地区已广泛采用这项技术，美国牙学院的学生在大学二年级时开始接受口腔手术显微镜技术的教学培训，口腔显微治疗被列为必修课之一。2007 年，美国北加州大学对 1 091 名 AAE 医生进行的一项调查结果显示，在住院医师培训中越来越强调口腔手术显微镜的使用，使用显微镜的牙髓病专科医生从 1999 年的 52% 增加到 2007 年的 90%。10 余年来，口腔手术显微镜在牙髓病专科医生中的使用率不断增加。2023 年，一项针对澳大利亚、英国、加拿大、意大利、新西兰和美国的 543 名牙髓病专科医生或牙髓病学研究生关于新技术在牙髓治疗实践中的应用的调查显示，几乎所有的调查对象（91.3%）都会在临床操作中使用口腔手术显微镜。

口腔手术显微镜已具备了精密设计的光学系统、清晰明亮的照明系统和稳定操作的支架结构，结合人体工学，整体结构设计让操作者更加舒适，同时融合了高分辨率的数字化影像系统，更大程度地满足临床的要求。目前，口腔手术显微镜的放大倍数高达 20~30 倍，可清晰观察到髓腔及根管系统的细节。调焦范围达 200~420mm。除了手动操作外，还有电动自动连续变焦系统。显微镜的支架系统也有多种方式，包括推拉式、悬吊式、壁挂式等，能够适应各种诊室的需求，便于不同空间构造的诊室配置。口腔手术显微镜均配备摄像系统，用于保存图像和视频等资料，方便教学和交流，不仅有内置高清摄像系统，还可选配外置专业摄像系统。另有脚控开关设计，使临床医生操作更为便捷。研究发现图像处理软件 RegiStax 系统在获取连续影像中拍摄出景深更大的高质量图像，提高了显微资料的保存质量。随着手术导航技术模块、AR 技术模块及各种成像模式技术模块与显微镜的深度结合，口腔手术显微镜进入新的发展阶段。其中，3D 高清摄像系统可使手术区域呈现层次与结构信息，清晰立体的显示效果与细腻的画面可使操作者更加得心应手，简化了显微镜使用难度，并可在治疗中通过 3D 影像实时输出进行临床操作、多人教学、科研及与患者沟通，大大提高手术效率。另外，将 AR 视觉增强技术融入口腔手术显微镜可立体展现口腔内部结构，提高操作者体位的舒适度及术中机头、物镜及目镜的精细化调整的便捷性，提供术中辅助信息的交互来解决移动设备本身性能上的局限性，实现临床教学多维一体。

近年来，随着数字化信息技术的快速发展，数字化导航技术结合显微镜技术为应对疑难复杂牙髓根尖周病提供了行之有效的治疗新模式。目前国内外报道的动静态导航牙髓治疗技术正是基于现有的种植导航软件、设备和器械等，开展根管治疗、显微根尖手术、自体牙移植术，旨在提高治疗的精准度并规避风险。数字化导航下的显微牙髓治疗可通过锥形束 CT 拍摄、口内扫描、结合导航软件设计手术虚拟入路，继而在三维打印导板或实时导航设备的辅助下进行精准根管治疗或根尖手术，具有精准、微创、安全、高效的优势。

（二）我国显微牙髓治疗的发展现状

我国显微牙髓治疗起步于 20 世纪 90 年代末，30 余年来，口腔手术显微镜的应用和发展出现了令人瞩目的变化。

口腔手术显微镜早期主要分布在国内口腔医学院校所在地，在医疗、教学和科研工作中发挥了重要作用，这些院校对显微根管治疗技术的推广、研究均起着重要作用，如今口腔手术显微镜已广泛应用于国内各大专院校、医院和民营机构中。值得一提的是，显微牙髓治疗继续教育项目或研修班加快了显微牙髓治疗的推广与普及。以中山大学附属口腔医院为例，自 20 世纪 90 年代以来，陆续派出专家前往香港大学牙学院和美国宾夕法尼亚大学显微牙髓治疗技术国际培训中心进修,牙体牙髓病科已发展为拥有相当规模的显微牙髓专科体系,将显微根管技术纳入牙体牙髓病科的本科实习生及研究生的临床培训工作中,自2005年起连续举办国家级显微牙髓治疗继续教育项目,向各地区推广显微牙髓治疗技术的教育和口腔手术显微镜的使用,推动了广东地区乃至全国的显微根管技术发展。

人民卫生出版社于1998年出版的《牙髓病学》(凌均棨主编)是国内首先详细介绍和强调牙髓病学和根管治疗的专著,随后国内开始陆续出现根管治疗术以及口腔手术显微镜相关内容的文章和专著。2003年,韦曦和凌均棨在《中华口腔医学杂志》发表了国内第一篇将显微镜应用于牙髓病学的文章《应用根管显微镜和超声器械处理阻塞根管的效果评价》,并于2004年发表了《显微超声处理根管内折断器械的疗效评价》。2006年,刘正教授在《保存牙科学》和王晓仪教授在《现代根管治疗学》中介绍了手术显微镜在牙髓病学中的应用,为口腔手术显微镜的临床应用提供了理论支持。同年,本科规划教材《牙体牙髓病学》(第2版)也将显微根管治疗术纳入;2008年的《牙体牙髓病学》(第3版)则较为详细地介绍了显微根管治疗术;2012年的《牙体牙髓病学》(第4版)同时介绍了显微根管治疗与根管外科;2020年的《牙体牙髓病学》(第5版)则增加了手术显微镜在牙髓病治疗中的应用实习教程,开始提出对本科生显微镜临床操作技能的培养。2010年12月出版的研究生规划教材《牙髓病学》将显微技术作为根管治疗失败后再治疗和显微根尖外科手术的重要方法进行了详述,为本科生和研究生接受口腔手术显微镜技术的教学培训提供了教学指导。2014年出版的第一版《显微牙髓治疗学》(凌均棨主编)是国内第一本全面反映口腔显微治疗理念和技术,包括口腔手术显微镜的结构、原理及相关辅助设备,口腔显微治疗的术前准备,牙体牙髓病疑难病例显微诊断和治疗的专著,为牙体牙髓专科医师开展显微牙髓治疗提供了参考,充实和丰富了口腔医学专业学术体系。

(三) 显微牙髓治疗的临床指南及专家共识

随着临床技术的进步和实践推广,口腔手术显微镜已被证明在定位根管、疏通钙化根管、取出根管内分离器械、修补穿孔和根尖手术治疗等方面有显著的作用,在国际国内临床中的使用越来越普及,亟须制定指南进行规范化的指导。

欧洲牙髓病学会曾于2006年发布了《牙髓治疗质量指南》,并于2023年发布了最新版《牙髓病和根尖疾病的治疗:欧洲牙髓病学会S3级临床实践指南》,建议在牙髓暴露、牙髓炎和根尖周炎非手术治疗时使用口腔手术显微镜以保证手术视野。

2012年,AAE发表了《使用口腔手术显微镜和其他根管放大技术的推荐意见》,强烈推荐在以下几种情况下使用显微镜,包括:定位和寻找钙化根管,减少过度预备;取出根管内实心固体充填物或异物、根管桩及分离器械;髓腔入路的精细预备,防止过多牙体组织丧失;修补穿孔;定位检查肉眼无法看到或显微探针无法探查到的隐裂纹;实施根尖手术,尤其是在根尖切除后根管的定位以及倒预备和倒充填过程中的观察。同时还强调,手术显微镜是现代牙髓病学领域中非常重要且必要的辅助设备,可以使高水平的现代根管治疗技术更加精益求精。另外,AAE在2019年更新的第6版《牙髓治疗临床指南》中也强调口腔手术显微镜可为操作者在牙髓治疗中提供高水平的照明和放大条件,鼓励所有牙髓病专科医师学习该项技术并积极应用于临床工作中。

2016年,中华口腔医学会牙体牙髓病学专业委员会制订发布的《显微根管治疗技术指南》对显微根管治疗的基本设备与器械、适应证、术前准备、疼痛及感染控制、操作要点及技术要点作了详细的描述,为规范使用手术显微镜奠定了基础,进一步推动了口腔手术显微镜在根管治疗中的应用。2020年,梁景平在《中华口腔医学杂志》发布的《牙体牙髓病诊疗中牙科显微镜操作规范的专家共识》更加深入地细化了口腔手术显微镜在牙体牙髓病诊疗中的应用和操作规范,除显微根管治疗外,增加了口腔手术显微镜在根管再治疗、根管外科和牙体修复中的应用概述及操作规范,同时对显微镜的操作体位和使用步骤进行总结,为显微镜在临床诊疗中的应用提供指导。2023年,这一共识的内容通过实践经验得到了进一步发展和改进,在《国际口腔科学杂志》(*International Journal of Oral Science*,*IJOS*)发布的《牙科显微镜在牙髓病和牙科手术中操作规范的专家共识》更加强调了人体工学的重要性,对操作过程中临床医生、助理和患者的体位作出详细指导并加以配图,增加了对显微镜工作距离定义的描述及调整焦距的操作方法,提出临床医生应该坚持以标准化技术熟练操作口腔手术显微镜,以便最大限度地发挥其作为强大临床工具的潜力。2023 年,韦曦和凌均棨在 *IJOS* 发布的《牙髓疾病数字化导航技术专家共识》则介绍了数字化导航治疗的病例选择、一般工作流程、评价和影响因素,为牙髓治疗提供了代替性的工作策略。然而,现阶段的导航牙髓治疗尚存在一些不足,如操作准备复杂和设备价格高昂,亦需要更多临床研究的循证依据等。

二、口腔手术显微镜在牙髓治疗中的应用现状

口腔手术显微镜的使用突破了传统治疗的视野局限性和感觉依赖性,让术者能够在视觉引导下清晰见到牙体和根管系统等结构的解剖细节,进行难度更大的操作,完成疑难病例的诊断和治疗,包括牙隐裂和牙发育缺陷的诊断、探查遗漏根管和变异根管、处理钙化根管、取出分离器械、修补穿孔和显微根尖手术等,提高患牙的保存率。

（一）检查、诊断和制订治疗计划

利用口腔手术显微镜的放大和照明功能,临床医师可对隐匿性、复杂性的牙体疾患进行检查,提高诊断的效率与准确性。

牙隐裂是指牙存在一条或多条始于牙冠并有根尖延伸趋势的隐匿性裂纹,牙体解剖外形、咬合力过大和医源性因素等均可能是牙隐裂的致病因素。细小的隐裂纹可能和发育沟或咬合面窝沟有重叠,肉眼基本无法观察,易导致漏诊、误诊,从而丧失最佳治疗时机。通过口腔手术显微镜可观察到肉眼或小型放大镜下不能看清的隐裂纹,判断隐裂纹的范围和深度,在一定程度上提高诊断正确程度,避免误诊与过度治疗。当牙体出现隐裂导致牙髓炎甚至根尖周炎需要进行根管治疗时,隐裂纹位置及深度的判断对于患牙的预后评估十分重要。研究发现,当裂纹位于上颌牙、髓室底、根向延伸、越过边缘嵴以及累及多个牙面时,患牙的预后较差。水平方向隐裂纹可能导致垂直方向裂纹的相连,探针可探及的裂纹说明裂纹较宽并对牙体结构造成了严重破坏,因此这两种情况往往与隐裂牙折裂的结局显著相关。隐裂纹贯穿髓底或延伸至牙颈部以下时,患牙出现纵折的可能性较大。裂纹累及牙根时,多项研究表明伴发牙周袋会显著降低隐裂牙的存留率,牙周探诊深度越大、隐裂牙的预后越差,这可能因为裂纹向根方延伸越深,对牙周组织的不良影响越难控制。在探查性根尖手术过程中,通过口腔手术显微镜可以清晰观察牙根面是否有裂纹,并可根据所观察到的裂纹的程度判断患牙的预后及其是否有保留价值。

对于牙发育缺陷的患牙(如牙内陷等)经准确评估患牙病情和制订治疗计划,在口腔手术显微镜下进行治疗可达到保存患牙的目的。2002 年,William 等报道应用显微超声技术治疗重度牙内陷患者病例取得了良好的效果。显微镜下完全去除根管内畸形硬组织,获得通畅的根管通路,彻底清理病变牙髓组织,行完善根管充填和冠修复后,患牙获得良好的长期疗效。2012 年,Narayana 报道应用显微镜联合锥形束CT(cone beam computer tomography,CBCT)对牙内陷患牙进行检查、诊断和制订治疗计划的病例,采用牙髓血运重建术进行临床治疗经 6 个月和 12 个月观察呈良好愈合趋势。我国亦有多位学者报道了多例上颌侧切牙牙内陷合并根尖周炎的病例,显微镜下观察并结合 CBCT 辅助诊断,对其治疗及预后进行评估,分别采用显微根管治疗、根尖手术、牙髓血运重建或意向再植术等方法取得了良好的疗效,为牙内陷导致的牙髓感染或牙周牙髓联合病变患牙提供了更多的治疗策略。随着计算机信息学技术和互联网高速通信技术的迅速发展,数字化诊断、数字化虚拟现实、三维打印、动静态导航和人工智能等技术可为牙内陷的流行病学调查、疾病辅助诊断、多学科联合治疗和疗效评估等环节提供更加精确、高效、自动、智能的现代化诊疗模式。

（二）常规根管治疗

根管治疗过程中在口腔手术显微镜下能观察到髓腔入口、根管口、髓室底及根管壁的细节以及直且通畅根管的根尖孔。使用显微镜检查髓腔入口的制备,对根管口进行准确定位,探查根管系统的变异,可避

免遗漏根管,实时监测根管治疗的全过程,预防根管治疗的并发症。

1. 根管探查和疏通 根管系统的解剖形态极其复杂,存在许多解剖变异,口腔手术显微镜为临床医师真实且清晰地探查根管系统提供了便利,打破了以往对根管系统解剖形态的复杂性和变异性了解不足的局限。临床上最常发生遗漏的是上颌磨牙的近颊第二根管(second mesiobuccal canal,MB2)或近颊第三根管(third mesiobuccal canal,MB3)、上颌前磨牙的腭根管、上颌前磨牙的第二颊根管、下颌切牙舌根管、下颌前磨牙第二或第三根管、下颌磨牙的近中根管(middle mesial canal,MM)及第二或第三远中根管。研究指出影响器械进入MB2的主要因素是牙本质悬突、牙本质碎屑和髓腔内钙化物等,提示临床医生应高度重视该根管的存在。2004年,高燕和凌均棨将口腔手术显微镜用于上颌磨牙近颊根第二根管的定位,探查550颗离体上颌第一、二磨牙根管口,发现上颌第一、二磨牙MB2出现率分别为88.89%和54.04%,高于以往教科书报道的60%和40%。

在口腔手术显微镜的辅助下,医生们陆续报道了越来越多的变异根管病例。下颌前磨牙根管形态复杂,变异较大,可能存在多根管,在治疗中极易遗漏。2005年,林正梅和凌均棨报道了显微镜辅助诊治的下颌前磨牙三根管病例,并对下颌前磨牙变异根管的临床诊治进行总结:41例下颌前磨牙三根管概率为26.83%,显微镜下再治疗发现根管遗漏率95.12%;对下颌前磨牙多根管的发现率,插针法和显微镜法发现率分别为12.5%和30.0%,准确率分别为38.46%和92.31%。随即报道下颌第一和第二前磨牙C形根管的发现率依次为5.56%和2.50%。范兵等采用显微镜对下颌第二磨牙C形根管进行的系列研究也发表在*JOE*等杂志上,并在Melton等的基础上根据C形根管的横截面形状改进了C形根管的分类,被*JOE*称为"范式分类法"。显微镜的照明系统可给予根管和髓室内充足的光源,放大系统可将细微的解剖结构放大,便于观察到特征性的半岛状髓室底及典型的C形根管口,为临床治疗此类变异根管的疑难病例提供了有效方法。

口腔手术显微镜利于发现隐匿的根管,结合CBCT的三维影像学分析,能使操作者更直观地分析根管间的位置关系。2010年和2011年,印度牙体牙髓医生Jojo结合使用口腔手术显微镜和CBCT进行诊断,分别报告了出现7个根管和8个根管的上颌第一磨牙各一例,较平常所见3~4个根管整整多了一倍以上的根管数,患者CBCT扫描结果证实上颌第一磨牙牙颈部横截面图像存在3个牙根和7个根管,提示临床上采用CBCT对患牙进行术前扫描有利于术者对变异根管的诊断,提高根管治疗的远期疗效。2017年,Parker的研究表明使用口腔手术显微镜结合CBCT能定位90%上颌第一磨牙的MB2和73%上颌第二磨牙的MB2,可提高临床上MB2的检出率,更大程度地避免了根管治疗中遗漏根管的出现。

髓室重度钙化的患牙,根管口的定位难度较大,应在口腔手术显微镜下仔细分辨髓室底的颜色改变,评估髓室形态,并可采用亚甲蓝等特殊染料染色法、沟槽法或次氯酸钠发泡试验协助根管口的定位。采用细长的超声工作尖在高倍放大条件下,从髓室底开始,逐层清理钙化的牙本质,使根管口暴露并适当敞开。同时注意及时拍摄X线片,避免器械方向错误导致根管侧穿、髓底穿孔等并发症。正常牙本质和钙化的牙髓组织的色泽也有细微的差别:正常牙本质呈淡黄色、半透明,钙化的牙髓组织有的为白色、不透明,也有的呈褐色或深灰色。手术显微镜可帮助术者对两者进行分辨,从而为钙化细小根管的治疗提供帮助。疏通后的根管在口腔手术显微镜的良好照明和放大条件下进行预备,能直视器械工作端作用的方向,精确定位操作,及时检查根管壁及峡区残留的软组织和异物,评定根管清理和成形的效果,保证根管治疗的疗效。

关于口腔手术显微镜在疏通钙化根管中的应用,显微镜协助下钙化根管疏通率为69.6%~88.1%。de Mello等研究表明,传统方法和超声显微技术处理后离体牙根管充填物残留率分别为25.21%和9.31%。国内学者亦证实经显微镜与超声器械处理后根管阻塞患牙的治疗成功率为76.9%~87.7%。生理性和病理性钙化常导致老年人患牙治疗难度加大,采用显微超声技术和EDTA凝胶联合使用配合应用C先锋锉是疏通老年人钙化根管行之有效的方法,尤其是前牙和根管口及根管上段钙化。将显微放大系统同超声技术相结合运用于钙化根管的治疗,克服了裸眼操作给根管治疗所带来的局限性,不仅可以避免遗漏根管,有效去除钙化物,形成根管入路,同时也避免了对牙本质的过度切削。在微创理念下,CBCT、数字化导板设计软件和加工技术得到快速发展,高效和现代设备的发展为钙化根管的治疗提供了更安全的治疗方法,缩短了临床就诊时间,提高了患者的舒适度。CBCT 图像的空间分辨率高,可从三维角度、不同层面观察根管解剖形态。临床医师通过其三维立体图像不仅可清晰地观察根管形态、走向、数目及弯曲情况,还可观察到牙髓钙化的位置、范围及程度,有效指导临床治疗。Maia 等报道了使用 3D 打印导板引导,成功疏通常规使用显微镜及超声器械都未能疏通的钙化根管,并成功实现根管充填的病例,提示数字导航技术应用于复杂钙化根管治疗中可以提高根管治疗的成功率,具有准确定位钙化根管口、精准定位根管钙化物、减少对牙体组织的破坏等优势。

2. 根管充填　在口腔手术显微镜下,临床医师能观察和辨认根管系统细微的解剖结构,髓室的预备情况、根管成形和清洁程度、根充前根管壁的干燥情况等。进行根管充填时清晰地显示根管内空隙,察看根管的不规则区是否充填到位。较直的根管可以清楚地看见根尖,以及狭窄部破坏与否、根尖开孔大小,甚至根尖病变的肉芽组织。在口腔手术显微镜下进行垂直加压法根充时,能仔细判断糊剂和牙胶沿根管壁的分布和充填情况,观察牙胶与根管壁之间的密合度,有利于达到致密充填,提高根管充填的质量,降低根管欠填、超填的发生率。通过口腔手术显微镜可以观察根管的分叉以及牙胶尖的位置,尤其在充填"人"字形或深部分叉的根管时,可于分叉水平处依次完成根管充填。这种情况多见于下颌前磨牙,其根管系统常较复杂,解剖变异包括异位根管、低位分叉、环状或分支、多根尖孔等。

口腔手术显微镜下对 C 形根管进行热牙胶垂直加压法根充,通过将根管内的牙胶分段加热,再用垂直加压器压紧软化的牙胶,使之能更好地适应根管壁表面,挤入根管内的不规则区和狭窄区,充填根管交通支和根管的峡部,封闭根尖孔,形成严密的三维充填。有学者报道显微根管技术诊治 79 例下颌磨牙 C 形根管系统的临床疗效,6 个月回访率为 72.15%,治疗成功率为 91.3%;C1、C2 型具有较大的弧形带状根管,是临床治疗的难点;C2、C3 型的近舌根管易超填,超填发生率分别为 4.08% 和 15%;治疗过程中未发生器械折断、管壁侧穿等并发症。

近年来随着新技术和新材料的发展,出现的生物陶瓷类的根管封闭剂与镍钛器械直径、锥度匹配的牙胶尖使单尖充填成为可能。iRoot SP 是新型生物陶瓷类根管封闭剂的一种,具有良好的理化性能和生物相容性。Chybowski 对 307 颗患牙在口腔手术显微镜下进行 iRoot SP 辅助单尖充填并复查至少 1 年,总体成功率达 90.9%。蒋宏伟等对 2014 至 2018 年于中山大学附属口腔医院接受根管治疗并选择使用口腔手术显微镜下 iRoot SP 辅助单尖充填后的 110 颗患牙进行分析,患牙总体成功率为 95.5%。其中,83 颗术前有根尖阴影患牙的治疗成功率为 96.4%,68.7% 为已愈合;27 颗术前无根尖阴影患牙的治疗成功率为 92.6%。这说明,显微镜下生物陶瓷封闭剂结合单尖充填技术的短期临床疗效不次于传统根管充填技术,且具有操作简便省时的优点,可提高临床操作效率。

根尖孔开放的患牙,口腔手术显微镜下可观察到根管壁和根尖孔的全貌以及根尖周的软组织,并能对根管内的渗出或根尖周肉芽组织的出血进行良好的控制,采用无机三氧化矿物聚合体(mineral trioxide aggregate,MTA)和 / 或胶原材料制备根尖屏障达到封闭根尖的效果。

(三) 根管再治疗

显微根管再治疗是针对根管治疗失败的病例,利用口腔手术显微镜照明和放大条件,使用专用的显微器械和超声器械,清除根管系统内的感染,修复病理性或医源性的并发症,利于根尖周病变愈合的治疗方法。口腔手术显微镜放大、光照功能实现了髓腔的可视性,极大地提高了根管内台阶、根管穿孔及器械分离等复杂病例的治疗成功率。

1. 根管内分离器械和金属桩　根管预备过程中器械分离的发生率为 2.09%~2.61%,包括根管锉、糊剂输送器、G 形钻、拔髓针、光滑髓针、冲洗针头等。口腔手术显微镜和压电陶瓷超声器械相结合的显微超声技术(microsonic technique)是处理根管内分离器械的主要方法。在口腔手术显微镜下,不仅能准确定位根管内的分离器械,还能清晰观察超声器械在根管内切削的位置并控制其行进路径,减少对根管壁不必要的切削,提高分离器械取出的安全性和成功率。运用显微镜结合超声器械,分离器械取出的成功率可高达 95%。

我国镍钛器械预备根管技术推广起步于 20 世纪 90 年代,由于部分医生的操作技术不成熟导致根管内器械折断的病例增加。韦曦和凌均棨于 2003 年开始研究显微镜根管内断械取出的效果,对常规方法不能取出的 47 支根管内分离器械使用显微超声技术进行根管再处理,成功取出 34 支分离器械,成功率为 75%。随后国内学者通过多项研究也证实显微镜下取断针的成功率在 75% 以上,为处理根管内器械折断等并发症提供了有效方法。国内大部分文献报道称口腔手术显微镜下根管内分离器械去除率在 68%~88% 之间。应用口腔手术显微镜可以准确观察金属异物在根管内的部位、松动度、周围组织情况等,可以避免操作时的盲目性,有助于异物取出并最大限度减少根管壁牙本质的切削量和根管壁穿孔的概率,为医生准确评估处理分离器械的风险提供了依据,值得临床上推广应用。近年来,随着搭载 CBCT 等数据的导航技术持续发展,可进一步帮助医生在复杂的根管内获得精准导航和定位,将不断提高分离器械微创取出的成功率。

对于分离部位较深而不能由冠方取出的部分器械,采用旁路通过术(bypass)是临床上可选择的方法之一。由于根管的截面是不规则圆形,器械在根管内分离后与根管部分内壁紧密嵌合,器械周围并非与根管内壁均匀接触,存在一定间隙,因此可以在口腔手术显微镜下从分离器械旁建立通路到达根尖,经根管预备、根管消毒、尽量彻底地消除感染物质后,经旁路行根管充填。旁路通过术可以避免完全取出分离器械操作中对牙体组织的过度切削,减少根管侧穿、牙根纵裂等并发症的发生,不失为器械分离后一种比较理想的补救处理方案。

随着越来越多的临床医生意识到预防大于治疗的重要性,大家的关注点逐步聚焦于如何预防镍钛器械分离的发生。根管治疗前,临床医生应对患牙进行全面的临床和影像学检查,认真读取根尖 X 线片,初步了解根管解剖形态,必要时可拍摄 CBCT 辅助检查。在根管预备初期,口腔手术显微镜下建立直线通路和光滑通道可保证镍钛器械循直线方向进入根管中下段,减少冠部阻力和器械所承受的应力,使镍钛器械旋转时的扭矩和应力减小,降低器械分离的可能性。同时,专家建议可以通过减少根管预备器械的使用次数来达到预防器械分离的目的,尤其在预备重度弯曲或其他疑难根管时,提倡"一次性使用"根管预备锉。此外,近年来研发者根据特殊热处理后镍钛合金晶体结构发生变化的原理已成功研制出 R-phase、M-wire、Goldwire、Bluewire 及 CM-wire 镍钛合金材料,使镍钛器械表现出良好的超弹性和抗疲劳性能,临床使用的安全性得到了大幅度的提高。

取根管内金属桩的传统方法是用细小车针或超声根管锉磨除根管桩周围的牙本质后将其取出,对根管壁的切削较多。在口腔手术显微镜下,可以分辨粘固剂的类型,估计超声震松根管桩的可能性,然后用超声器械震松或磨除断桩周围的粘固粉或 / 和少许牙本质,待断桩 1/2~2/3 的部分游离后,超声工作尖紧贴断桩震动,取出断桩。采取口腔手术显微镜下直接磨除根管内阻塞物的方法,必须确保从根管口到阻塞物的直线入口和清楚的视野,对直径较大的根管桩,磨除法可减少或避免对牙本质的切削,保留牙根的抗力。

2. 髓腔穿孔 根管壁穿孔是一种病理性或医源性的根管与牙周组织连通的病变,穿孔可导致牙周组织的炎症和牙周附着丧失,影响患牙的预后,最终导致患牙无法保留。根据穿孔的部位可将髓腔穿孔分为 5 类,即髓室侧壁穿孔、髓室底穿孔进入根分叉区、根管颈 1/3 穿孔、根管中 1/3 穿孔和根尖 1/3 穿孔。其中,髓室底部的穿孔和根管颈 1/3 处的穿孔与牙周组织相交通,易造成牙周系统的感染,预后较差,被称为根管预备的"危险区"。对于根管穿孔病例,传统的方法无法直视根管壁穿孔区,穿孔患牙往往只能选择拔除,使用显微镜可准确定位根管穿孔患牙的病变部位、水平和范围,结合 MTA 的应用,可完成严密修补、封闭穿孔及引导牙周组织的再生,提高根管此类患牙保存率。将髓腔屏障技术与穿孔修补相结合可以避免修补材料的超填,达到良好的治疗效果。Mente 等在一项长达 65 个月的研究中发现,MTA 和口腔手术显微镜结合使用下,86% 受试患牙的根管穿孔处可完全愈合。国内亦见口腔手术显微镜下髓室底穿、根管壁侧穿的修补成功率为72.7%,以及显微镜结合MTA治疗根尖敞开和根管侧穿患牙成功率为90.91%的报道。为了克服MTA凝固时间长、容易变色等缺点,类MTA的新型生物陶瓷应运而生,如Biodentine和iRoot生物陶瓷材料等。其中,Biodentine是一种以钙硅为基础成分的新材料,被称为"牙本质替代物",于2010年开始应用于髓腔穿孔修补、盖髓术和牙髓切断术等临床治疗。该材料制作基于MTA制作工艺并在物理性能、操作性能等方面进行了改进,具有凝固时间短、抗压强度高、良好的密封性能和生物相容性好等优点。2022年的一项系统评价显示,与MTA相比,Biodentine在修补穿孔方面显示出更良好的愈合,被推荐考虑作为髓腔穿孔修补的首选材料,材料的进步有助于获得良好的术后疗效。

3. 根尖偏移和台阶根管　根管预备中,主尖锉过大和过硬都将导致根尖偏移,形成根尖撕裂、根尖拉开和泪滴状根尖孔等不良根管预备形态。根尖偏移使根尖段不能严密充填,X线片表现为根管充填材料超填和欠填同时存在。显微根管再处理主要针对Ⅱ型根尖偏移,即解剖根尖孔中度偏移的病例。由于这类患牙的根管内往往有较多渗出,适当的处理方法是在口腔手术显微镜下用MTA在根尖偏移处致密充填4~5mm,制备根尖屏障以控制出血或渗出,然后完成根管充填。

根管台阶多发生在弯曲根管,因根管预备短于工作长度和/或根管堵塞所致,治疗时先在口腔手术显微镜下检查台阶上段的根管,彻底去除原有的充填物后,根据根管弯曲的方向,用超声器械对台阶冠方的根管进行修整,预弯的10号手用根管锉辅以根管润滑剂,小幅度连续来回捻动来疏通根管。韦曦和凌均棨于2003年报道在口腔手术显微镜下处理台阶阻塞的患牙21颗,共28个根管,共疏通22个根管,成功率78.6%。2013年,高原等对显微镜去除根管内台阶的临床效果进行了研究,结果表明160个阻塞的根管中,成功疏通率为73.75%,根管上中段台阶的疏通率明显高于下段台阶;位于根管上段的台阶使用显微镜后疏通成功率高于未使用者。国内多篇文献报道,显微镜结合下台阶通过率为66.7%~83.3%。Andrew于2023年报道了1例CBCT图像分割和3D打印技术联合应用于处理根管治疗中台阶形成的病例,提示利用CBCT获得的数据进行虚拟建模来治疗带有台阶的弯曲根管可以帮助临床医师可视化根管治疗的路径,使根管锉能够预弯和定位根管的路径,并帮助建立完整的工作长度,结合口腔手术显微镜可有效处理根管内台阶。

(四)显微根尖手术

根尖手术是在保守治疗困难或者不可能采用常规根管治疗时选择的一种处理方法,是牙髓治疗的扩展。与常规根管外科相比,显微根尖外科采用口腔手术显微镜对术区进行照明并提供低、中、高倍的放大,显著增加了术区的可视度,结合专用的显微外科器械,如微型口镜、根尖倒预备超声尖、显微压器等,可以去除更少的牙槽骨,在清晰展示牙根表面结构、裂纹、峡区、多根尖孔、C形根管等复杂解剖区域的基础上,精确地进行根尖切除、倒预备和倒充填,从而提高了根尖手术的准确性和预见性,减少手术创伤,促进术后愈合。Rubinstein和Kim认为,照明、放大和显微器械是根尖手术的3个基本要素,精确是根尖手术的灵魂,并认为所有的根管外科都应在口腔手术显微镜下进行。他们对显微根尖手术和Super-EBA倒充填的94个牙根追踪观察1年,91个牙根完全愈合,治疗成功率96.8%;5~7年后追踪观察到的59个牙根中成功54个,成功率91.5%。

北卡罗来纳州立大学对美国1 091个AAE牙髓病医生的调查显示,有83%的AAE医生在至少1/4的根尖手术病例中使用口腔手术显微镜,尤其在根尖倒预备和根尖倒充填阶段采用显微镜可提高手术的精确性。针对牙髓外科三种治疗技术疗效的meta分析结果显示,12项研究共925颗患牙采用传统牙髓外科技术(TRS),成功率平均为59.0%;7项研究共610颗患牙采用现代牙髓外科技术(CRS),即使用普通放大镜、超声倒预备和生物相容性材料倒充填方法,成功率平均为88.1%;9项研究共699颗患牙采用显微牙髓外科技术(EMS),即在CRS的基础上使用口腔手术显微镜,其成功率平均为93.5%,可见显微镜可提高根尖周病的治疗效果。韦曦等采用显微根尖手术治疗39例慢性根尖周炎病例,1年后随访的治疗成功率为94.9%,其中治愈病例为82.1%,好转病例为12.8%,说明显微根尖手术对治疗慢性根尖周炎病损具有良好疗效。王捍国等对180例显微根尖外科手术进行了回顾性分析,结果显示显微根尖外科手术主要应用于根管(再)治疗术难以或者不能治疗的复杂、疑难根尖周病,包括根管治疗术失败、因修复体等原因不能进行根管治疗术、根尖周囊肿、根管钙化、根管内外分离器械、超填、根管粗大、根折、根尖手术失败、根尖穿孔及特殊根管系统共计 11 种类型,手术的 1 年成功率达 90.8%,失败的主要原因为合并重度牙周炎和根裂。Kim 等通过 meta 分析对初次根管治疗失败后非手术再治疗和显微手术再治疗的临床结果进行了分析和比较,结果表明非手术再治疗和显微手术再治疗的总体成功率分别为 80% 和 92%,且显微外科组在短期随访中的成功率显著高于非手术组。严格掌握手术适应证、规范化操作、避免继发龋和牙外伤等非手术因素以及对失败病例行再手术,可提高显微根管外科手术的近远期疗效。此外,在口腔手术显微根尖手术中通过显微镜可对根尖区组织进行精确观察,从而了解根管治疗失败的原因。Song 等通过口腔手术显微镜对 557 例根管治疗失败病例进行处理和跟踪记录,在显微镜提供的清晰视野下总结导致根管治疗失败的原因,包括根管充填欠严密(30.4%)、根管遗漏(19.7%)、根管形态复杂变异(8.7%)、超充(3.0%)、医源性因素(2.8%)、根裂(1.2%)等,提示显微镜可作为根管治疗失败病例的有效辅助诊断手段。

（五）活髓保存术

目前临床上针对成人龋源性露髓的可复性牙髓炎和冠髓部分坏死的不可复性牙髓炎的主要治疗方式是去髓术或根管治疗术。近年来,随着对牙髓组织的炎症反应及其自身修复机制研究的深入,牙髓炎治疗方式的改进和口腔手术显微镜的不断发展,越来越多的学者尝试针对炎症牙髓采用活髓保存治疗并得到了较好的长期疗效。活髓保存治疗(vital pulp therapy,VPT)是以保存牙髓活性为目的,通过促进修复性牙本质形成,用于保存受龋源性、创伤性或机械性损伤的牙髓组织,消除牙髓炎症的治疗方法。活髓保存治疗包括盖髓术(间接盖髓术、直接盖髓术)和牙髓切断术(微型牙髓切断术、部分牙髓切断术、冠髓切断术),主要通过去除感染的牙体硬组织及受累牙髓,在近髓牙本质表面或暴露的牙髓创面覆盖盖髓材料,促进牙本质桥形成和受损牙髓的愈合。

韦曦和凌均棨在直接盖髓术的现代理念与临床进展中提出,准确评估牙髓炎症状态、更新牙髓炎临床诊断分类标准、建立直接盖髓术临床诊疗规范或技术流程,是直接盖髓治疗成功的先决条件,也是影响其预后的关键因素。口腔手术显微镜的照明和放大作用保证了治疗操作的精准定位,通过显微镜直接观察牙髓,为评估可能保留的牙髓部分提供了机会。对于龋源性露髓的患牙,在活髓保存治疗过程中需要借助口腔手术显微镜,仔细观察露髓处周围牙本质形态、牙髓组织的颜色及质地、创面出血及止血情况,判断牙髓炎症的范围与状态,从而决定去髓的程度。当牙髓创面颜色苍白暗淡、组织结构异常时,说明该处的牙髓组织已无活力,需要去除;当牙髓组织周缘处的牙本质发软或有牙本质碎屑污染牙髓创面时,也需要去除该处的组织,以防感染;牙髓出血程度可能是判断牙髓炎症状态的更好指标,当次氯酸钠溶液和露髓点直接接触 5min 仍不能止血时,则提示炎症已进入牙髓组织深部。口腔手术显微镜的使用不仅有助于感染的清除,亦有助于健康组织的保留,是损伤牙髓活髓保存治疗成功的保障。

（六）再生性牙髓治疗

随着组织工程技术、干细胞以及再生医学领域的发展,修复再生受损的牙髓组织、恢复患牙天然功能的牙髓再生逐渐成为牙髓根尖周病治疗的重要目标,牙髓再生性治疗也成为不可复性牙髓炎的一种治疗选择。所谓牙髓再生,是指"通过生物学手段替代受损的牙体组织结构,包括牙本质、牙骨质以及牙髓牙本质复合体",从而恢复牙髓牙本质复合体的生物学功能。牙髓再生的治疗方法主要包括牙髓血运重建、牙髓干细胞移植、牙髓植入、(可注射式)支架植入、三维细胞打印和基因疗法等,其中牙髓血运重建是目前唯一正式应用于临床的疗法。牙髓血运重建是指在口腔手术显微镜下,通过彻底有效的根管消毒,尽可能保护根尖周牙乳头干细胞等种子细胞,形成以血凝块为主的天然支架并提供丰富的生长因子,最后进行严密的冠方封闭,为干细胞增殖和分化提供良好的微环境,并诱导其分化为成牙本质细胞和成骨细胞等,从而促使牙髓再生和牙根继续发育。目前,这种方式可以作为治疗年轻恒牙牙髓坏死的首选治疗方案,实现了初步的临床应用并取得良好疗效。据报道其术后平均两年成功率为 75%~100%,生存率为 88%~100%。

牙髓再生医学与许多飞速发展的新兴学科存在知识交叉,近年来各种认识不断被新发现推翻和改写,治疗方案也在不断修订,AAE 于 2012 年首次发布《牙髓再生治疗方法的临床考量》,并于 2013、2016、2018 和 2021 年进行了修订。ESE 则在 2016 年 8 月首次发布《ESE 立场申明——牙髓再生的临床操作规程》,以期规范治疗过程。2022 年,我国专家组基于广泛的文献和临床调研,经过反复论证,就再生性牙髓治疗的生物学基础、适应证选择、临床方案指引、疗效评价、并发症及处理等达成专家共识,制订《再生性牙髓治疗的专家共识》,为口腔医师在临床工作中提供参考,旨在加强再生性牙髓治疗中的临床诊疗规范。干细胞是牙髓再生的基础,在口腔手术显微镜下彻底消毒根管系统的同时保护干细胞是牙髓血运重建成功的关键。

三、口腔手术显微镜在口腔多学科中的应用现状

如今,口腔手术显微镜已由最初的牙髓外科,迅速渗透至牙髓病学的诊治、教学和科研工作等方面,成为一门新兴的学科——显微牙髓病学(microscopic endodontics),而从事显微牙髓治疗和研究的学者则称为显微牙髓病学家(micro-endodontist)。口腔手术显微镜在牙髓病学中占有重要的地位,通过放大图像、更明亮的视野和精确的可操作性增强了牙髓治疗的可视化,将迅速地推动牙髓病学的发展。口腔手术显微镜不仅在牙髓治疗中得到广泛应用,也越来越多地应用在牙体疾病的诊断和治疗中,如窝沟点隙早期龋的诊断、龋病的微创治疗等,最大限度地保存牙体并提高粘接修复质量。

除此之外,口腔手术显微镜还广泛应用于牙周病、口腔修复、牙槽外科和口腔种植等口腔临床医学领域,极大地提高了治疗效率和改善治疗效果,使传统口腔治疗进入了显微口腔治疗时代。

(一)显微牙周膜龈手术促进牙周再生

显微牙周手术的应用已使一些牙周病的治疗脱离了传统的内科药物,使治疗结果更具前瞻性、创伤小和易接受等优点。研究表明,显微手术技术尤其适用于牙周膜龈手术。传统的膜龈手术中,荧光血管造影图显示瓣膜边缘见带状和斑片状出血遮蔽荧光,而口腔手术显微镜辅助下的膜龈手术,荧光血管造影图显示荧光充盈瓣膜边缘渗血较少。另外,与肉眼直接观察下进行的根面覆盖相比,口腔手术显微镜下的根面覆盖术后结缔组织移植瓣的血管化和根面覆盖率都有所改善。在龈乳头重建术中,口腔手术显微镜的应用为牙龈黑三角得以治疗提供了现实的可能性。Peter Nordland 在显微镜下松解颊侧和腭侧牙龈并通过悬吊缝合来重建龈乳头,此方法增加了组织的成活率,减少了组织损伤、过度出血以及瘢痕产生。

在种植体周附着龈增宽术中,口腔手术显微镜下进行的自体游离龈瓣移植术亦被证明较传统术式具有更高的游离龈瓣存活率,能较好地提高种植体周附着龈的质量,并具有以下优势:在显微镜下使用牙周显微外科器械操作,可比较容易地分离出均匀而有层次的受植床,避免过深而损伤骨膜,从而保证后期游离龈瓣的血供;使用牙周显微外科器械所取的腭瓣均匀整齐,厚仅约为 1mm,取瓣后腭部创口不深,从而减轻了患者第二术区的术后疼痛,缩短患者创口的愈合时间;手术中缝合骨膜时选用 5-0 的圆针缝线可更好地防止损伤撕裂骨膜,在显微镜下及使用牙周显微外科器械才能更好地操作,也更容易确保黏膜瓣缝合固定于受植床的根方骨膜,减少黏膜瓣术后向冠方回弹。

在牙周再生治疗中,口腔手术显微镜的应用体现出了对手术区域的照明和放大、以更精确和最小的创伤治疗骨内缺损的优点。Ritu Sharma 等人联合应用显微镜与骨移植和膜屏障技术治疗牙周 - 牙髓联合病变,其治疗效果明显好于传统方法。近年来,随着口腔手术显微镜在牙周病学中的迅速发展,一种新的牙周再生显微手术方法,即"全乳头保存技术"已被描述在文献中。在该技术中,通过显微镜下在邻间隙颊侧牙龈上做垂直的斜切口,与缺损乳头形成隧道,去除肉芽组织和牙根表面清创后,应用骨移植和牙釉质基质衍生物等再生材料进行再生治疗,可以显著增强伤口的稳定性,限制再生生物材料的过早暴露。

(二)显微修复技术提高修复体的精确度和密合性

口腔手术显微镜的放大效应在固定修复治疗中可显著提高修复体的精确度和密合性,其清晰的显微镜视野以及镜下精细的牙体组织切割操作,符合微创修复的核心理念。例如,在全瓷冠的牙体预备中,口腔手术显微镜提供了术野暴露清楚、镜下直视操作的条件,使临床医生可以精确地把握牙体预备量、流畅

的外形以及光滑均匀的肩台,减少备牙过程对软组织的损伤,保护牙周组织,提高了全瓷冠的修复效果。2019年,于海洋等在 *IJOS* 发布的《美学修复中显微镜下的微创牙体预备专家共识》中进一步详细说明了显微镜下微创牙体预备的概念、核心要素和适应证,并提出了基于靶向修复空间导板的显微牙体预备临床方案,对微创牙体预备的量和形态提供了新的见解。2021年,于海洋等在《中华口腔医学杂志》发布的《显微牙体预备手术操作规范指南与共识》标准化了口腔手术显微镜在固定修复牙体预备中的临床操作方法与流程,以进一步提高手术精确性及效率,促进显微牙体预备手术的推广和应用。此外,在固定修复体粘固时,检查粘固前牙预备体是否清洁、粘固过程中唾液污染的控制、粘固后修复体是否密合完全、有无多余的粘固剂等都可以有效地利用显微镜,使修复体的美观效果最大化并提高远期成功率。

同时,口腔手术显微镜可以提高技工室代型制作、修复体制作的准确性,使修复体获得最佳的边缘适合性。在显微镜的放大视野中,牙科技工可以准确判断牙体预备的终止线,获得最贴近口腔情况的复制模型。在全瓷修复体制作过程中使用显微镜可以准确堆塑底层瓷、牙本质瓷、牙釉质瓷,获得逼真的牙体外形和以假乱真的美观效果。此外,含有冷光源光纤照明系统的显微镜大大提高了牙科技工的工艺水平。

(三) 显微牙槽外科手术优化手术精度和减少并发症

上颌第一磨牙距上颌窦的距离较近,在临床上拔除时容易进入上颌窦,特别是在用牙铤进行残根拔除时。而牙槽外科常规的手术方式主要靠的是临床医生自身的手感和经验进行操作,视野有限,常常无法在直视下操作。应用口腔手术显微镜进行操作时可以直视操作野,避免用力不当造成的并发症,使炎症组织得到最大程度的清除,牙槽骨得以较为完整的留存,为后期的种植术打下良好的基础。另外,在进行较复杂的下颌阻生齿拔除时,运用显微镜技术可以提高手术精度,有助于显露深部牙根及其周围的解剖结构,同时借助微创拔牙器械可以确保拔牙术的准确度和精细度,缩短手术时间,提高手术效率,降低邻牙、下牙槽神经和舌神经的损伤概率,减少出血和干槽症等并发症的发生率,缓解患者对于拔牙的恐惧情绪。

(四) 显微种植技术引导微创种植

对于重症患牙是否需要拔除进行即刻种植的治疗计划方面,患牙的显微诊治是治疗决策的关键步骤。将口腔手术显微镜用于引导微创种植,可提高种植手术操作的精确性,缩短术后愈合时间,减轻患者术后疼痛、肿胀,易获得最佳的粉红色美学效果。口腔手术显微镜应用于不翻瓣或小翻瓣种植,可减少术中骨面暴露面积,增加种植窝洞制备的精确度,提高种植体初期稳定性;应用于种植体周围软组织成形手术可提高手术精度,缩短愈合期;应用于上颌窦底提升术可保证术中入路达到最小化,减少手术创伤,显著降低膜穿孔率。口腔手术显微镜还有助于取出种植体基台折断的螺丝。微创种植的实现除了显微镜外,还应配备相应的微创手术器械,如微创拔牙机、微创外科器械等。CBCT介导的3D种植计划配合口腔手术显微镜下精确操作,可实现真正意义上的微创种植。

种植体周围炎是牙种植术后最常见的并发症之一,其治疗的远期疗效取决于种植体表面污染物的清理和控制,但种植体三维微结构、螺纹设计和肩台的锥度等使得器械难以达到种植体表面,菌斑及其钙化物难以彻底清除。利用口腔手术显微镜进行种植体周围炎手术中种植体表面清创时,微小的残留物得以放大呈现,可以帮助临床医生在操作隐匿性术区,如种植体螺纹凹陷等部位时,及时反馈微小的细节,进行针对性处理,去污效果更佳,同时还可及时评估去污效果,弥补常规体外研究的评价与临床诊疗评价的不一致性及疗效评价的滞后性。

综上所述,口腔手术显微镜的诞生拓宽了牙髓病的临床治疗范围,提高了临床疗效和患牙保存率,同时也愈来愈广泛地应用于口腔医学各个学科的教学及科研等方面,为教学和科研提供了新的手段。口腔手术显微镜配有助手目镜,学生可实时观察带教老师的镜下操作,有利于增进直观感性认识,交互性强,提高临床教学效果。将口腔手术显微镜与显示器相连,更可供多人观看临床操作的细节,进行根管治疗和根尖手术的示教,甚至开展远程教学。加拿大多伦多大学牙学院的一项显微镜培训教学研究证明,在未经临床培训的本科生中进行分组实验,发现使用显微镜的实习生组的开髓能力较强,且更能精准地定位根管。对中山大学光华口腔医学院本科生在牙体牙髓病学实验教学中应用口腔手术显微镜进行 G. V. Black Ⅰ类洞窝洞预备和髓腔通路预备操作的教学研究显示,口腔手术显微镜的应用有助于提高学生的髓腔通路预备操作,89.3%的学生认为口腔手术显微镜的应用有助于学习临床操作技巧,但学生对口腔手术显微镜的熟练使用仍然需要专门培训和授课教师的教学指导。此外,照相机、录像机和图像处理系统还可将临床操作中重要的过程和有意义的镜下所见记录下来,与CBCT或显微CT联合使用,研究不同牙位根管系统的解剖与分型,比较不同治疗方法的效果,积累丰富的资料,将口腔手术显微镜应用于科研工作并进一步指导临床。

（麦穗,凌均棨）

第二节　显微牙髓治疗的生物学基础

根管治疗和根尖外科是牙髓根尖周病治疗学的重要内容,对根管系统的认识是开展根管治疗和根尖手术的基础,只有充分掌握了牙髓、髓腔及根尖周组织生理解剖知识才能保证良好的临床显微操作技能。

一、牙髓组织及根尖周组织

（一）牙髓组织

牙髓（dental pulp）是牙体组织中唯一的软组织,内含细胞、纤维、血管、神经、淋巴管和其他细胞外基质。

1. 牙髓的形态结构与功能　牙髓是一种来自外胚层间充质的疏松结缔组织,由明胶状基质构成,富含胶原纤维和纤维束（图1-2-1）。牙髓组织分为四层：①成牙本质细胞层：位于牙髓最外层,主要由成牙本质细胞构成,细胞间含有毛细血管和神经纤维;②乏细胞层：也称魏氏层或成牙本质细胞下层,位于成牙本质细胞的下方,该层细胞成分很少,主要由无髓鞘的神经纤维、毛细血管和成纤维细胞的胞浆突构成;③多细胞层：位于乏细胞层的下方,主要由大量成纤维细胞和储备细胞（未分化的间质细胞）构成,该层在冠髓区较根髓区明显;④中央区：是牙髓疏松结缔组织的核心和主体,含有较粗大的神经纤维和血管以及成纤维细胞。

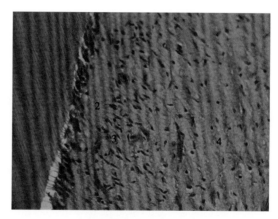

1. 成牙本质细胞层; 2. 乏细胞层;
3. 多细胞层; 4. 中央区。

图1-2-1　牙髓组织（陈小华、谢楠医师提供）

牙髓具有以下四种基本功能：①成牙本质细胞形成牙本质。牙髓在牙的整个生命过程中有不断形成牙本质的功能,但形成牙本质的速率和形式有所不同。牙萌出之前形成的牙本质称为原发性牙本质,呈排列有规律的管状。当牙萌出之后,牙髓会继续形成继发性牙本质。外界刺激如龋病、磨损、酸蚀症和备洞等可诱发牙髓形成修复性牙本质,又称为刺激性牙本质。②血管系统向牙髓-牙本质复合体提供营养成分。牙髓通过向成牙本质细胞和细胞突提供氧、营养物质以及牙本质液来保持牙本质的活力,而牙髓丰富的周边毛细血管网是牙髓行使营养功能的基础。毛细血管动脉端的压力,可使血浆中的可溶性营养成分经毛细血管进入基质;在毛细血管静脉端,由于渗透压的不同,组织液携带代谢产物可再进入毛细血管和淋巴管。③感觉神经纤维传导痛觉。由于牙髓内仅有伤害感受器或称疼痛感受器,当受到各种外界刺激如机械、温度或化学刺激时,其冲动传递到中枢形成痛觉。④牙本质细胞及结缔组织成分对外界刺激的保护性反应。牙髓在受到一定的外界刺激或损伤时,其内的神经、血管以及牙髓-牙本质复合体会出现相应的反应,发挥防御功能,具体表现为疼痛、修复性牙本质形成和炎症反应。

2. 牙髓的增龄性改变 随着年龄的增长,牙髓在体积、结构和功能上会发生相应的变化,称为牙髓的增龄性变化(图 1-2-2)。

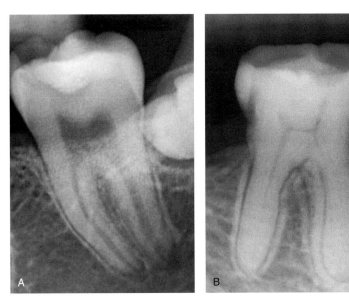

图 1-2-2 牙髓增龄性变化
A. 年轻患牙髓腔;B. 年老患牙髓腔。

牙齿萌出后,牙髓细胞的数目和细胞间质的量随着年龄增长不断变化,成纤维细胞的数量逐渐减少,纤维数量增加。在发育完成的牙齿,细胞成分自冠部向根尖部递减,纤维成分递增。

随着增龄性变化牙髓中细胞成分的减少,牙髓的各种功能会逐渐降低。根尖孔的变窄和血管数目的下降可造成牙髓血供随之变少,使牙髓中的细胞因缺乏足够的营养物质和氧,而逐渐丧失它们在防御和修复方面的功能。神经纤维数目的下降,也导致了牙髓对外界刺激的敏感性降低。

(二) 根尖周组织

根尖周组织是指根尖部的牙周组织,包括牙骨质、牙周膜、牙槽骨,其组织生理学特点与牙髓明显不同。

1. 牙骨质 牙骨质(cementum)是覆盖于牙根表面的一层硬结缔组织,色淡黄,在近牙颈部较薄,20~50μm;在根尖和磨牙根分叉处较厚,150~200μm。根据组织中有无细胞可分为细胞牙骨质和无细胞牙骨质。牙骨质是维系牙和牙周组织联系的重要结构,其基本功能是将牙周膜的主纤维附着于根面上。

正常情况下,根尖 1/3 处不断有细胞性牙骨质的沉积,以补偿牙冠的磨耗。这种不断沉积的特点使牙根不断增长和使根尖孔不断缩小。根尖孔过度缩小将影响血流进入牙髓,诱发牙髓的退行性或增龄性变化。

2. 牙周膜 牙周膜(periodontal membrane)由成熟的胶原纤维和其间的疏松结缔组织构成,位于牙骨质与牙槽骨的间隙中,通过根尖孔与牙髓相接。根尖周胶原纤维束呈放射状排列,汇集成粗大的纤维束,并有一定的排列方向,称主纤维。主纤维一端埋在牙骨质内,一端埋入牙槽骨,具有悬吊和支持牙的作用(图 1-2-3)。在胶原纤维束之间的疏松结缔组织中含有神经、血管和各种细胞成分,它们可发挥不同的生理功能。

牙周膜有如下四个主要功能。

(1)支持功能:牙周膜将牙固定在牙槽窝中,同时起到保护作用,缓冲外力的冲击,保护其中的血管神经及牙根免受外力的损害。

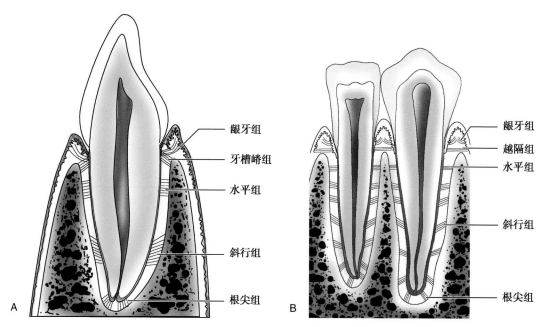

图 1-2-3　牙周膜主纤维束分布示意图
A. 近远中方向所见的主纤维束；B. 唇舌方向所见的主纤维束。

　　(2)感觉功能：牙周膜中有丰富的神经和末梢感受器，对疼痛和压力、轻叩和震动都有很敏锐的感觉。通过神经系统的传导和反射，支配着颌骨、肌和关节的运动，因此牙周膜有调节和缓冲咀嚼力的功能。

　　(3)营养功能：牙周膜中丰富的血供不仅营养牙周膜本身，也营养牙骨质和牙槽骨。

　　(4)形成功能：牙周膜不断地进行更新和改建，成纤维细胞不仅有合成胶原、基质、弹力纤维和糖蛋白的功能，还有吸收胶原吞噬异物的能力，以控制牙周膜的平衡与结构，使其处于良好的功能状态。成骨细胞和成牙骨质细胞不断地形成新的牙骨质和牙槽骨，新生成的牙周膜纤维被包埋于其中，保证了牙和牙周膜的正常附着联系。

　　3. 牙槽骨　牙槽骨(alveolar bone)是上下颌骨包围和支持牙根的部分，又称牙槽突，由固有牙槽骨和支持骨组成。容纳牙根的窝称牙槽窝，固有牙槽骨为薄层致密骨，构成牙槽窝的内壁，它在 X 线片上呈围绕牙根的连续阻射白线，又称为硬骨板(lamina dura)。持续性根尖周炎可导致根尖周硬骨板的吸收，在 X 线片上可表现为阻射白线的模糊、中断甚至消失。固有牙槽骨上有许多小孔，为血管、神经进出的通道，这些小孔使固有牙槽骨呈筛状外观，因此，它又被称为筛状板。固有牙槽骨的筛状特点使牙周间隙不至于像牙髓一样处于一个缺乏组织通透性的环境中，故由根尖周炎压力引发的疼痛远没有牙髓炎疼痛剧烈。

　　4. 根尖解剖特点　根尖孔很少开口于解剖根尖，因此根尖孔往往位于解剖根尖的侧方。王晓仪等观察了 240 个前牙解剖根尖与根尖孔的位置关系，结果显示根尖孔的根侧发生率为 68.4%，且随年龄的增长，牙本质牙骨质界至根尖孔的平均距离也呈增加趋势，该平均距离在 20~30 岁组与 60~70 岁组间有非常显著的差异。因此，临床医师在考虑根管预备和充填的位置时，应将牙本质牙骨质界至根尖孔的距离、根尖孔至根尖的距离这两个因素同时加以考虑，以避免器械超出造成根尖周组织的损伤。

　　牙髓不仅通过根尖孔，还通过侧副根管与牙周组织相联系。显然，在牙髓和牙周膜之间的侧副根管也起到重要的联结作用，因此在根管充填时也应将其封闭。

　　一个牙根不一定仅有一个主根尖孔，根管在根尖可能有小分叉，即有两个主根尖孔。主根尖孔不在根尖的比例超过半数。因此，由 X 线片来观察根管预备和充填情况时，不能都以根尖为标准，也就是说牙根的实际长度不一定都等于牙根的工作长度。在形状上，主根尖孔有 87.48% 为圆或椭圆形，扁及不规则的仅占 12.52%，圆或椭圆形对根管治疗有利，扁及不规则的根管对治疗不利，因预备根管的器械为圆形，应用时为旋转动作，扁及不规则的根管难以预备，且根尖充填难于密合。另外，小的根尖孔在根尖周炎需要引流时难以通畅,常需要扩大以达到引流目的。但有研究报告根尖部扩大后根管治疗术成功率降低,而有学者提出小的根尖孔可以防止充填材料穿出。因此,在器械预备根管时,既要适当疏通根尖孔以保证引流,又要注意避免过度扩大根尖部而导致根充恰填率下降。

除解剖性根尖孔,根管在接近根尖时有一个狭窄的部位,这就是牙本质牙骨质界,即生理性根尖孔,距离解剖性根尖孔 0.5~1mm。这个部位就是髓腔根管预备的终止点,也是根管充填的终止点。此处称根尖基点(图1-2-4),亦称为根尖止点(apical stop)或尖台(step)。从组织学上看,根尖预备因没有损伤根尖孔处的牙周膜,使牙周膜新生牙骨质的生理功能免遭破坏,从而可望获得封闭根尖孔的治愈效果。从物理学的角度看,施行根管加压充填时,由于根尖基点狭窄,能增高根管内压,使根管充填材料能紧密地封闭根尖孔,避免超填。

根尖牙骨质在正常情况下,一般不发生吸收现象,牙骨质总量随着年龄增长而逐渐增多,有损伤时牙骨质呈现凹陷性吸收,较明显的吸收可达牙本质,在少数情况下可发生严重的牙根吸收。通常吸收与修复并存,新生牙骨质与原吸收表面呈现再生线。较大范围的吸收不能完全修复,但牙槽骨可长入吸收后所遗留的凹窝内。有一种异常的修复情况是,牙骨质与牙槽骨融合在一起,其间没有牙周膜,称为牙骨性粘连。这种情况见于慢性炎症、外伤或经过再植的牙和颌骨内埋藏牙。

5. 根尖周组织生理特点　在生理情况下,牙骨质不像骨组织可以不断地改建和重塑,而且较固有牙槽骨具有更强的抗吸收能力,这些是临床正畸治疗时牙移动的基础。然而,当牙周膜纤维因适应牙功能的需要发生改变和更替时,牙骨质可通过不断的增生沉积而形成继发性牙骨质,从而使新的牙周膜纤维重新附着至牙根。当牙的切缘和咬合面受到磨损时,也可通过根尖部继发性牙骨质的形成而得到一定的补偿。当牙根表面有小范围的病理性吸收或牙骨质折裂时,均可由于继发性牙骨质的沉积而得到修复。在牙髓和根尖周病治疗后,牙骨质能新生并覆盖根尖孔,重建牙体与牙周的连接关系。在新形成的牙骨质与原有吸收区的牙骨质之间有一深染的分界线。在修复中形成的牙骨质,依旧照其形成速度的快慢,可以是细胞牙骨质或无细胞牙骨质。在病理条件或特殊生理情况下,如根尖有炎症和创伤,或乳牙恒牙交替时,则可导致牙骨质的吸收,某些病理性吸收甚至还可波及牙本质。

二、牙髓腔特点与髓室根管的钙化

(一)牙髓腔特点

牙髓腔(pulp cavity)位于牙体中部,内壁为坚硬的牙本质,髓腔的形态与牙体外形基本相似,腔内充满牙髓组织。

1. 牙髓腔的解剖结构　牙髓腔是一个与牙体外形基本相似的空腔。由髓室(pulp chamber)和根管(root canal)组成(图1-2-5)。

根管是位于牙根部分的牙髓腔。主根管为起始于髓室底处根管口(canal orifice),穿过牙根,终止于

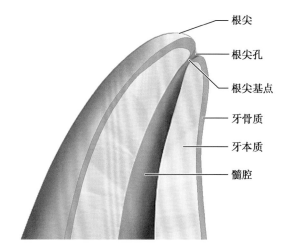

图 1-2-4　根尖基点

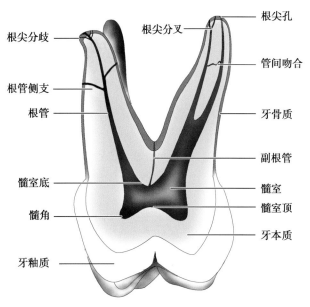

图 1-2-5　牙髓腔的解剖结构

根尖孔的空腔。

除主根管外，根管系统中还有如下几种主要的侧副根管（图 1-2-5）。①根管侧支（lateral canal）：为发自主根管的细小分枝，常与根管呈接近垂直角度，通向牙根表面；②副根管（accessory canal）：为发自髓室底至根分叉处的管道，多见于磨牙，副根管通向牙周膜的孔称为副孔；③根尖分歧（divergence of root apex）：指根尖部根管分出细小分支，此时根管仍存在，根尖分歧多见于前磨牙和磨牙；④根尖分叉（furcation of root apex）：根管在距根尖 1mm 处均匀分为 2 支或 2 支以上，此时根管不复存在。

2. 恒牙根管的形态与数目

（1）上颌中切牙：通常为单根管，根管方向与牙根一致，根管直，呈锥形，唇舌径宽，髓室与根管无明显界限，根管多在根尖 1/3 偏向唇侧或远中，该区约 24% 有侧支根管。年轻人的髓室顶常有 3 个指向切嵴的圆突，随年龄增长，该突将逐渐消失（图 1-2-6）。

（2）上颌侧切牙：髓腔形态与上颌中切牙相似，但略小，髓腔宽度从牙颈至根中部逐渐缩小，至根尖 1/3 开始显著缩小，根尖 1/3 偏向远中，26% 有侧支根管（见图 1-2-6）。

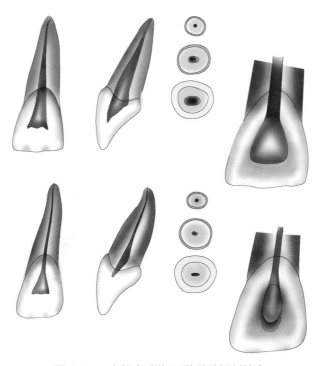

图 1-2-6   上颌中、侧切牙的髓腔解剖特点

（3）上颌尖牙：为粗大单根管，根管唇舌径较近远中径宽，横截面呈椭圆形，根尖孔较切牙者为大，且多位于根尖顶端，30% 有侧支根管（图 1-2-7）。

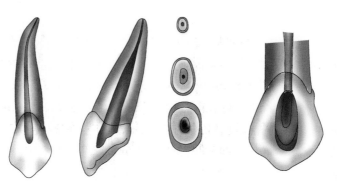

图 1-2-7   上颌尖牙的髓腔解剖特点

（4）上颌第一前磨牙：根管形态较为复杂，多为双根管，其次为单根管，另有少数为三根管。根尖1/3常有弯曲，49.5%有侧支根管。对髓室底根管口位置的了解与分析，将有助于判断根管系统的状况。如根管口位于髓室底中央，则多为单根管；如根管口不在髓室底中央，则另一根管口多位于对侧相应部位；如2根管口间距大于3mm，则多为各自分开的独立根管；而间距小于3mm，则2根管离开髓室后可能逐渐靠拢合并成1根管（图1-2-8）。

（5）上颌第二前磨牙：多为单根管，髓腔形态与上颌第一前磨牙相似，但近远中径较小，而颊舌径较大。根尖1/3多在远中弯曲，也可向颊侧弯曲，髓腔在颈线平面处呈椭圆形，侧支根管发生率为59.5%（图1-2-9）。

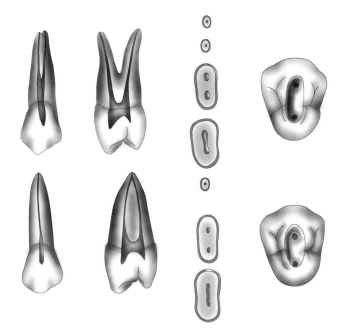

图 1-2-8　上颌第一前磨牙的髓腔解剖特点

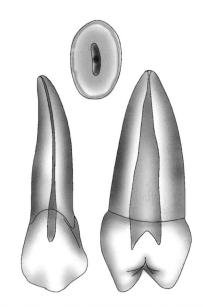

图 1-2-9　上颌第二前磨牙的髓腔解剖特点

（6）上颌第一磨牙：髓室呈矮立方形，颊舌径>近远中径>髓室高度。常见3~4个根管，即2~3个颊侧根管、1个腭侧根管，其中腭侧根管最长（图1-2-10）。近颊根管弯曲且较细，变异多，易出现2个近颊根管的情况，近颊根的舌侧根管又称近中颊根第二根管（second mesiobuccal canal，MB2），其根管口又称为第四根管口，位于近颊根颊侧根管口与舌侧根管口的连线上，或位于连线的近中（图1-2-11）。侧支根管发生率为45%，根分叉处副根管发生率为18%。

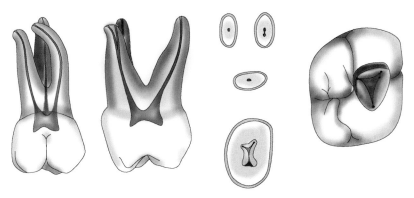

图 1-2-10　上颌第一磨牙的髓腔解剖特点

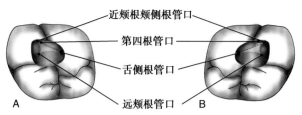

图 1-2-11   上颌第一磨牙髓室底第四根管口位置
A.位于近中颊根颊侧根管口与舌侧根管口的连线上;
B.位于近中颊根颊侧根管口与舌侧根管口连线的近中。

（7）上颌第二磨牙：髓腔形态与上颌第一磨牙相似,但较小（图 1-2-12）。可有 3~4 个根管,根管较直、细,有时颊根可发生融合,偶尔可见三根管融合成一个锥形根管。

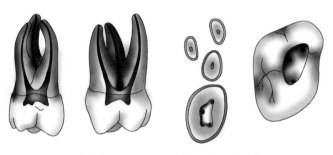

图 1-2-12   上颌第二磨牙髓腔解剖特点

研究发现,许多上颌磨牙存在近中颊根第二根管,因此,其根管形态越来越受到临床医生的关注。但在临床上,上颌磨牙 MB2 的治疗率远低于离体牙研究发现率。随着口腔手术显微镜的应用,上颌磨牙 MB2 根管的发现率明显提高,使得 MB2 治疗率得以显著增加。Lynne 等研究发现,应用口腔手术显微镜后,上颌磨牙近中颊根第二个根管 MB2 的发现率高达 90%,而如果没有显微镜的放大协助,仅用肉眼观察 MB2 根管的发现率仅为 52%。此外,口腔手术显微镜还可以提供清晰的手术视野,从而能观察到根管的部分纵深结构,特别适用于细小弯曲根管的治疗。

（8）下颌切牙：下颌中、侧切牙形态相似,下颌中切牙髓腔体积最小。髓室近远中径宽,根管则是唇舌径较宽。根管多为窄而扁的单根管,亦有双根管,根尖孔多位于根尖顶端,20% 有侧支根管（图 1-2-13）。

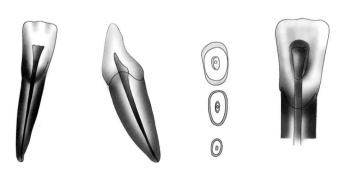

图 1-2-13   下颌切牙髓腔解剖特点

（9）下颌尖牙：下颌尖牙的髓腔与上颌尖牙相似,一般为单根管,偶尔出现双根管,根尖孔多位于根尖顶,30% 有侧支根管（图 1-2-14）。

（10）下颌第一前磨牙：多为单根管,约 25% 有双根管,侧支根管发生率为 44.3%。髓室与根管的分界不清,根管口大且呈椭圆形,根管近远中径窄,牙冠向舌侧倾斜,故牙体预备时应避免牙冠中份颊尖对应的髓角意外暴露。根管治疗时,器械进入根管的方向应与牙长轴一致,以免穿通根管侧壁（图 1-2-15）。

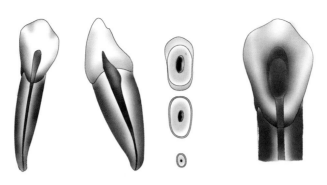

图 1-2-14　下颌尖牙髓腔解剖特点

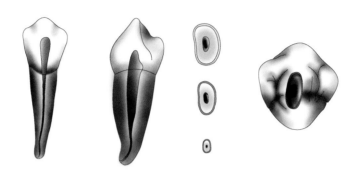

图 1-2-15　下颌第一前磨牙髓腔解剖特点

　　(11)下颌第二前磨牙：髓腔形态与下颌第一前磨牙相似，但下颌第二前磨牙的颊、舌侧髓角更为明显，颊侧髓角稍长于舌侧髓角。多为单根管，根管在颈平面呈椭圆形，逐渐向根尖变细(图 1-2-16)。

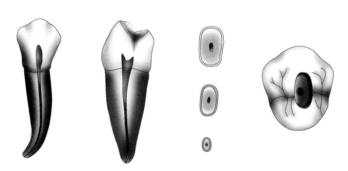

图 1-2-16　下颌第二前磨牙髓腔解剖特点

　　(12)下颌第一磨牙：髓室呈矮立方形，近远中径>颊舌径>髓室高度。通常有 3 个根管，即近中 2 个根管、远中 1 个根管，远中根管粗大呈椭圆形，远中有时亦可出现 2 个根管，近远中根管以颊侧根弯曲较明显。侧支根管发生率为 30% 左右(图 1-2-17)。

　　(13)下颌第二磨牙：髓腔形态与下颌第一磨牙相似，但牙冠较短，牙根较长，通常有 3 个根管即近中两个、远中 1 个，有时也可能出现 2 个根管(图 1-2-18)。下颌第二磨牙近远中根在颊侧融合，根管亦在颊侧连通，根管横断面呈 C 字形，称为 C 形根管，约 10% 的牙根会融合成 C 形牙根和根管。

　　(二) 髓室根管的钙化

　　萌出后的牙齿由于受到各种生理或病理性刺激，如咀嚼磨耗、理化因素刺激、龋病、夜磨牙、隐裂、外伤、酸蚀症等，会导致牙髓中的成牙本质细胞不断形成继发性牙本质或修复性牙本质，从而使髓腔及根管逐渐变小。

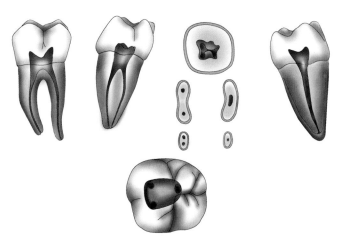

图 1-2-17　下颌第一磨牙髓腔解剖特点

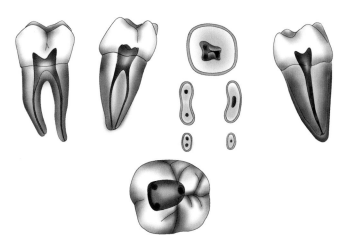

图 1-2-18　下颌第二磨牙髓腔解剖特点

　　髓腔的形态大小改变根据引起变化的原因,分为增龄性变化和病理性变化。前文已经述及牙髓增龄性改变的表现及生理意义,以下分别对髓室根管的该两类变化对牙髓根管治疗的影响及诊疗注意要点加以讨论。

　　1. 髓室根管的增龄性变化　成牙本质细胞在牙萌出后持续形成继发性牙本质,致使髓腔体积缩小,髓腔形态改变。因此,在牙髓治疗过程中,熟悉不同年龄阶段的髓腔特点,对于提高临床操作质量,避免髓室底或髓腔侧壁穿孔、根管侧穿或器械折断等并发症具有重要意义。

　　青少年恒牙的髓室根管腔比中老年人的大,表现为髓室大、髓角高、髓室底低平、根管粗、根尖孔较大。而中老年恒牙髓腔壁上继发性牙本质的沉积,使髓腔体积减小,髓角变低,髓室底突起,根管变细,根尖孔变窄,钙化严重者的根管髓腔可完全阻塞,大大增加了根管治疗的难度。因此,在拍 X 线片对髓腔位置大小、根管走向及粗细的了解基础上,运用口腔手术显微镜在直接可视、放大视野条件下进行治疗,可以明显提高操作的准确程度,从而减少牙体牙髓及根管治疗的各种并发症,如青少年恒牙深龋窝洞预备中的意外穿髓、钙化根管寻找及扩通过程中的髓室壁或根管壁穿孔、根管遗漏等。

　　增龄性变化的继发性牙本质,在髓室内的主要沉积部位因不同牙位而异。上颌前牙继发性牙本质主要沉积在髓室舌侧壁,其次在髓室顶。磨牙主要沉积在髓室底,其次在髓室顶及侧壁,因此老年人的髓室底常为凸起状,与年轻人的扁平状髓室底明显不同。在给老年患者开髓揭髓顶时,因髓室顶、底间距过小而致牙钻进入髓腔时的落空感不明显,从而可能导致髓底穿孔。借助口腔手术显微镜实施开髓,可大大减少该类风险。

2. 髓室根管的病理性变化 髓室根管的病理性变化,起因于对牙髓-牙本质复合体的各种病理刺激,如外伤、酸蚀、龋病、隐裂、牙体非功能性磨损,以及机械的、温度的、化学的外界刺激。牙髓在长期受到较弱的慢性刺激或损伤后,在相应髓腔壁上形成的牙本质称为修复性牙本质。修复性牙本质可使髓室根管腔缩小,这种缩小较之增龄性变化的髓腔缩小更加缺乏规律性,因此常常成为增加根管治疗难度的原因。因此,辨析出患牙髓室根管钙化的病理性诱因,可以为钙化根管的扩通提供思路与依据。现讨论如下。

前牙及前磨牙的牙颈部病损(楔状缺损、酸蚀症等)可引起对应根管段钙化阻塞,在牙咬合面或舌腭面开髓后无法扩通根管,此时可以用小圆球钻从牙颈部病损区水平进入钙化根管段,再沿根管走向磨除修复性牙本质,然后在口腔手术显微镜下通过后牙咬合面或前牙舌腭面开髓孔观察,根据钙化根管内的修复性牙本质与原发性或继发性牙本质之间常有一条着色较深的线所分隔的特点,准确把握根管锉或超声锉的操作方向,以预防治疗过程中出现根管侧穿。

另外,磨牙邻面颈龋可导致受累部位附近的根管口钙化封闭,应用口腔手术显微镜在推测的根管口部位附近,根据修复性牙本质与原生牙本质颜色之间的差异,用小圆球钻或去牙本质的专用超声锉,分次去除阻塞根管口的修复性牙本质,以暴露根管口,同时注意避免髓室壁穿孔。

髓室根管形态还可因牙内吸收(internal tooth resorption)而发生改变。牙内吸收是由于某些刺激导致牙髓的炎性肉芽组织化,从而引起牙髓腔内壁由内向外的吸收过程。慢性增生性牙髓炎、活髓切断术或盖髓术、正畸治疗牙均有可能发生牙内吸收。X线片可见患牙呈现圆形、椭圆形或不规则透射区(图1-2-19),严重者可致患牙穿孔甚至折断。牙内吸收需经根管治疗彻底去除牙髓内肉芽组织才能使吸收停止,口腔手术显微镜辅助热牙胶充填技术可以明显提高该类患牙的根管治疗质量。牙内吸收致根管壁侧穿的病例,在口腔手术显微镜下引导MTA穿孔修补术,可使治疗过程更为精确到位。

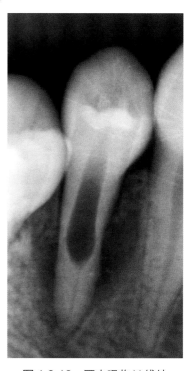

图 1-2-19 牙内吸收 X 线片
(蔡华雄教授提供)

三、牙髓-牙本质复合体在牙体修复治疗中的反应

牙本质是构成牙齿主体的硬组织,而牙髓是牙齿组成中的唯一软组织,但由于两者在胚胎发生和功能上的关系密切,因此将其合称为牙髓-牙本质复合体(pulpo-dentinal complex)。两者在整个生命过程中的紧密联系,还体现在对作用于牙齿上的外界刺激如龋损、化学和物理刺激所做出的连带反应。

牙髓与牙本质这两种软、硬组织的连接,是通过位于牙髓组织周边的成牙本质细胞向牙本质小管内伸入细胞突而实现的。牙本质小管内的液体可以作为传递液压差或温度差的物理媒介,以及作为分子交换的化学介质,加上牙本质小管本身的通道性质,外界的理化及生物源性刺激可以通过牙本质小管传递到牙髓,引起牙髓组织的生理或病理性变化。

牙体修复治疗时,需要对牙体进行窝洞或基牙的机械磨削预备,在此过程中,牙本质小管内液体会发生流体动力学改变,该改变可由切割带来的压力、温度变化而引起。此外,窝洞消毒药物和粘接剂等,同样也会对患牙牙髓产生刺激。牙髓-牙本质复合体对牙体修复治疗的反应,是产生第三期牙本质(tertiary dentin)的原因。第三期牙本质又分为两类,当外界刺激较为温和时,受损部位对应产生的牙本质称为反应性牙本质(reactionary dentin);而当外界刺激较为强烈,且持续时间较长时,受损部位产生结构不规则、矿化程度低的牙本质,称为刺激性牙本质(irritation dentin)。

牙髓受到刺激后的损伤修复能力有限,治疗中的刺激因素可能引起牙本质过敏甚至疼痛,并可能诱发牙髓炎症甚至坏死。因此在牙体修复治疗中,需要反复强调护髓理念。

（一）洞底剩余牙本质厚度的影响

牙髓在受到刺激产生第三期牙本质的过程中,洞底剩余牙本质厚度(residual dentin thickness,RDT)是最为重要的影响因素。

当 RDT ≥ 2mm 时,牙髓无不良反应;0.5<RDT ≤ 1mm 时,牙髓出现轻度炎症,局部有少量反应性牙本质形成;0.25mm<RDT ≤ 0.5mm 时,牙髓炎症较为明显,局部有较多反应性牙本质形成;当 RDT ≤ 0.25mm 时,牙髓炎症严重化,可出现脓灶并能发现细菌,局部形成的反应性牙本质较少,而刺激性牙本质较多。因此,用口腔手术显微镜进行牙体预备、以达到修复量级的最小化,是实现微创牙体预备、从而保护牙髓的重要手段。

（二）窝洞脱水后牙髓的反应

预备窝洞后,如持续使用高压气流干燥窝洞,会引起牙本质脱水,从而导致牙髓损伤。临床研究证实,持续的气流干燥窝洞会导致牙本质表面脱水,可引起严重的牙髓炎症反应。组织学观察发现成牙本质细胞层受到破坏,且细胞核移位,红细胞与中性粒细胞进入到牙本质小管内。因此,长时间干燥导致牙本质脱水是引起牙髓 - 牙本质复合体严重不良反应的一个重要诱因,在临床牙体修复治疗中应予以避免。

（三）酸蚀及粘接物质对牙髓的影响

无论是自酸蚀还是全酸蚀牙体粘接技术,都会有酸性单体释放以酸蚀牙体粘接面,不合理使用会带来牙髓敏感等后期问题。因此要注意酸蚀剂与粘接系统中化学物质累积效应对牙髓的伤害,除了在酸蚀粘接过程中,注意保持牙本质表面处于湿润状态(湿粘接技术),在涂抹酸蚀粘接剂前,还应在牙髓接近暴露处使用一层保护剂,以尽量减少对牙髓的刺激。

四、根管壁牙本质玷污层

根管壁玷污层(canal wall smear layer)是一种存在于根管预备后根管壁上的牙本质玷污层,主要由微细的无机钙化组织颗粒、坏死的牙髓组织、细菌及血细胞等组成。玷污层的存在为根管微生物提供了生长繁殖的适宜微环境。除此之外,玷污层作为屏障降低了根管充填糊剂对根管壁的渗透性,从而对充填材料的封闭性能产生不良影响,并妨碍了抗菌药物对牙本质小管内细菌的杀灭作用,因此在根管治疗过程中应去除根管壁玷污层。去除玷污层的方法很多,包括化学方法、超声及激光等。口腔手术显微镜和超声技术的联合应用,可以显著提高根管碎屑和玷污层的清除率。

在显微镜下,可以清晰观察到根管冲洗液对根管内感染物和碎屑的清除情况。多次根管冲洗后,当冲洗液呈现完全清亮状态时,提示已达到根管冲洗的基本清洁效果。

五、窝洞边缘微渗漏

窝洞边缘微渗漏(marginal microleakage)是指充填材料与牙体组织之间封闭不良,出现微小通道,使口腔中的细菌、液体及其他有害物质,通过此通道进入牙体组织,导致一系列不良后果,如充填体边缘着色、充填后过敏、细菌渗入、继发龋,甚至出现充填体松动脱落,进而诱发牙髓病变,是修复体失败的主要原因。

随着现代牙体修复材料的不断改善与进步,研究者们将牙髓发生不可复性损伤的原因,越来越多归咎于细菌及其产物对充填体边缘的微渗漏。窝洞修复后出现微渗漏可增加牙体牙髓病治疗失败率。

因此,微渗漏是口腔临床工作中需要关注的一个重要问题。影响充填体边缘微渗漏的关键因素包括牙体充填材料性能、玷污层、牙体组织的矿化程度、窝洞的设计与制备。其中与临床操作者有关的可控因素为窝洞的设计制备,以下就窝洞制备对边缘微渗漏的影响加以讨论。

（一）窝洞的形状与大小

牙体组织与充填体结合处的密合性与窝洞的形状与大小密切相关。有研究者将磨牙 Ⅱ 类洞的窝洞底线角分别预备成圆钝形和直角形,比较两者在树脂充填后窝洞颈部的微渗漏情况时发现,圆钝形窝洞产生的微渗漏要小于直角形窝洞所产生的微渗漏。该研究说明,制备圆钝的洞缘和洞内线角更有利于树脂与牙体组织的结合。另有研究者发现,窝洞的大小与形状对充填体边缘裂缝的宽度有影响,V型洞较盒状洞型的微渗漏少。同一研究还证实,窝洞体积与洞壁面积之比对树脂边缘微渗漏有显著影响,即窝洞体积增加,树脂聚合收缩力亦增加;洞壁面积减小,充填体对洞壁的粘接力亦减小。因此,当树脂修复时所备洞的窝洞体积与洞壁面积之比越大,则树脂边缘微渗漏的发生率也就越高。

较大洞型的树脂修复,建议采取分层分区方法,每次光照材料厚度在 2mm 左右,固化区直径在 5mm 以内,最好采用斜向分层填入树脂,这样可防止树脂由周围向中心收缩所致的微渗漏,特别是可降低邻面洞龈壁微渗漏的发生。

（二）洞缘斜面与洞缘角

洞缘的设计与制备可以为洞缘部分的牙釉质和修复材料提供最大密合度,减少微渗漏发生。有作者在磨牙颊侧洞型上制作洞缘牙釉质斜面时发现,洞缘斜面可减少树脂边缘微渗漏的发生。制作洞缘斜面主要可达到以下目的:①增加酸蚀面积,而且所暴露的釉柱末端能更有效地被酸蚀,形成更深的微倒凹,从而产生更强的牙釉质 - 树脂结合,增加修复体的固位,减少洞缘的微渗漏和变色;②使树脂由厚变薄,逐渐过渡到正常牙面,以获得更好的美观效果;③减少树脂聚合收缩所致的牙釉质裂纹。

关于设计制备洞缘斜面时的洞缘角大小,有研究表明,用两种高强度复合树脂充填不同洞缘角的殆面洞,以 70° 洞缘角微渗漏最轻,其次为 45°、弧形,最差为 90°。因此,70° 洞缘角密封性能好,且不易造成菲薄边缘,可以减少微渗漏的发生。

有研究报道,在使用裸眼、头戴式放大镜、口腔手术显微镜三种不同视力条件下,分别对窝洞进行预备及充填后,调查充填物与牙体窝洞的边缘密合性,结果显示在牙体预备的操作过程中使用口腔手术显微镜可以显著提高边缘密合性,因此能够大大降低微渗漏的发生概率,从而提高牙体牙髓治疗的成功率。

（彭志翔）

参 考 文 献

1. 周学东. 牙体牙髓病学. 5 版. 北京: 人民卫生出版社, 2020
2. 岳林. 牙体牙髓病学. 3 版. 北京: 北京大学医学出版社有限公司, 2022
3. 凌均棨. 根尖周病治疗学. 北京: 人民卫生出版社, 2005
4. 何三纲. 口腔解剖生理学. 8 版. 北京: 人民卫生出版社, 2020
5. 黄湘雅, 韦曦, 凌均棨. 数字化技术在牙发育异常诊疗中的应用. 中华口腔医学杂志, 2023, 58 (01): 31-39
6. 韦曦, 凌均棨. 直接盖髓术的现代理念与临床进展. 中华口腔医学杂志, 2019, 54 (9): 577-583
7. 中华口腔医学会牙体牙髓病学专业委员会, 凌均棨, 韦曦, 等. 显微根管治疗技术指南. 中华口腔医学杂志, 2016, 51 (8): 465-467
8. 中华口腔医学会牙体牙髓病学专业委员会. 牙体牙髓病诊疗中牙科显微镜操作规范的专家共识. 中华口腔医学杂志, 2020, 55 (05): 333-336
9. 高岩. 口腔组织病理学. 6 版. 北京: 人民卫生出版社, 2020
10. 任玲, 刘威震, 王小婷, 等. 大块树脂微渗漏研究进展. 中华口腔医学研究杂志 (电子版), 2021, 15 (5): 314-319
11. GOYAL K. Endodontic Microsurgery: See what the others don't see. London: LAP LAMBERT Academic Publishing, 2019
12. BUD M, JITARU S, LUCACIU O, et al. The advantages of the dental operative microscope in restorative dentistry. Med Pharm Rep, 2021, 94 (1): 22-27
13. SEDANI S, IKHAR A, BAJAJ P, et al. Utility of Dental Operating Microscopes in Assessing Microleakage of Nanohybrid Resin Restorations Using Different Placement Techniques. Cureus, 2022, 14 (8): e28420

14. DUNCAN H F, KIRKEVANG L L, PETERS O A, et al. Treatment of pulpal and apical disease: The European Society of Endodontology (ESE) S3-level clinical practice guideline. Int Endod J, 2023, 56 (Suppl 3): 238-295

15. ROTSTEIN I, INGLE J I. Ingle's Endodontics. 7th ed. Raleigh: PMPH USA, 2019

16. LIU B, ZHOU X, YUE L, et al. Experts consensus on the procedure of dental operative microscope in endodontics and operative dentistry. Int J Oral Sci, 2023, 15 (1): 43

17. WEI X, DU Y, ZHOU X, et al. Expert consensus on digital guided therapy for endodontic diseases. Int J Oral Sci, 2023, 15 (1): 54

18. WEI X, YANG M, YUE L, et al. Expert consensus on regenerative endodontic procedures. Int J Oral Sci, 2022, 14 (1): 55

第二章
显微牙髓治疗器械与设备

第一节　口腔手术显微镜

一、基本原理

光学显微镜基于伽利略原理设计和制造(图 2-1-1)。显微镜中所有的光学元件构成一个整体,共同聚焦于无穷远处。使用者通过立体镜片反射的平行光,能够从不同角度看清被观察物。

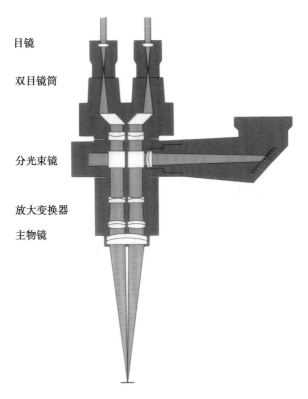

目镜

双目镜筒

分光束镜

放大变换器
主物镜

图 2-1-1　显微镜的工作原理

1. 光线　光线是光学器械的基本元素,反射光线决定着物体表面的细节。通过良好的冷光源以及镜片系统,术者可以更好地看清被观测物,同时最大程度地避免视觉疲劳。

2. 方向　通过共轴光线,照明球管偏离观察轴最大为 2°~6°,提供无影的术野范围。在根管治疗中,共轴光线可让术者观察到根管深处。

3. 放大率　冷光源通过光纤到达物镜和被观察的物体,而被观察物反射的光线经物镜通过分光镜送到目镜和助手镜(或摄像系统),通过调节焦距和放大倍数看清被观察物,锁定镜头后即可开始检查和治疗等操作。放大系统提供不同的放大倍数调节,一般为 2~30 倍,3~6 挡或连续变焦,放大公式依据如下公式计算:

$$M_t = f_t/f_o \times M_e \times M_c$$

M_t:总放大倍数,f_t:目镜焦距,f_o:物镜焦距,M_e:目镜放大倍数,M_c:调节挡显示的数字。

3~8 倍属于低倍放大,用于寻找和确定目标视野,将工作对象置于视野中央;8~16 倍为中倍放大,一般在此放大倍数下进行各种临床操作;16~30 倍为高倍放大,仅用于观察极细微的解剖结构,不适用于实施操作。

口腔手术显微镜放大率的范围及其应用见表 2-1-1。

表 2-1-1　口腔手术显微镜的放大率、视野及用途

放大率	用途	提供的视野
低(×3~×8)	定位、观察术野,去骨,倒预备及缝合等	较宽,较深的视野
中(×8~×16)	大多数的显微手术在该放大率下进行,包括止血,去除肉芽肿,观察根尖区,根尖切除术,根管冲洗、干燥,倒预备以及根管充填等	中等宽度和深度的视野
高(×16~×30)	观察或切除牙根表面,倒充填,观察极细微的解剖结构(如裂纹),缝合前的最终检查等	很小的视野 极浅的深度,聚焦于极小的观察对象,适于细节检查

一般而言,放大倍数增加时,视野缩小,术野亮度降低,景深缩短,多用于观察极细微的结构;放大倍数降低时,视野宽广,适于观察髓腔全貌或在根尖手术中做手术切口和翻瓣时使用。

4. 显微镜的调焦　调焦主要通过上下移动显微镜实现,而精细的调焦有赖于手动旋钮或电动马达的调节。

5. 光学质量　光学质量非常重要,因为它将决定操作过程中术者眼睛的疲劳程度和图像记录的质量。立体的镜片结构有助于从三维空间观察物体,而且能达到良好的深度。

6. 显微镜的稳定性　稳定性是一个很关键的因素。在手术过程中,显微镜的镜臂常需经过多次调整,以到达合适的位置。在移动到新位置以后,显微镜的镜臂应能马上停在该位置,而不会发生移位或反弹。测试显微镜稳定性的时候,术者可在镜臂充分延展时,轻拍一下镜臂末端,如果是稳定性良好的显微镜,上部的悬挂装置以及机械平衡装置应能防止镜臂的移动或反弹。

7. 机动性　随着口腔检查、操作的进行,患者的头部可能需要多次的位置移动,显微镜的镜臂也需作相应的移动。因此,镜臂应尽量做得轻便,以获得良好的机动性。当辅助部件越靠近显微镜的头部时,显微镜就会越稳定和具有良好机动性。

8. 模块性　在使用期内口腔手术显微镜可能需要更新和外加部件,以保证设备的良好使用状态、功能的扩展与升级,因此显微镜应具有良好的模块性,便于拆换和添加附件。

二、特点

1. 增加可视性　放大后的物像通过光纤传送到目镜,可以让术者更精确地进行口腔疾病的诊断和治疗,因为与直接肉眼相比,被观察对象的清晰度有明显提高。

2. 提高诊疗质量　手术区域的放大图像,可以帮助口腔医师更好地检查到如下细节:识别牙釉质龋脱矿的范围、判断牙隐裂纹、窝洞预备、唾液污染、牙本质碎屑的残留、咬合形态、修复体表面纹理、气孔、杂

质和外表轮廓、修整去除多余的充填材料以避免悬突产生、观察髓腔及根管系统形态、根管充填情况、根尖手术视野的细节,评估嵌体或冠修复体的基牙准备边缘,等等。由于口腔手术显微镜可以使诊断更加准确、治疗步骤的完成更加精细,因此口腔诊断与治疗的整体质量能够得以提高。

3. 实现微创治疗 微创治疗已经成为现代口腔医学的共识性原则。借助口腔手术显微镜,口腔医师更容易发现早期龋损,在尽量保存牙齿硬组织的前提下,去净腐质或旧充填材料,在根尖手术中做到尽量少去除健康骨组织,以实现微创治疗的理念。

4. 与患者和护士助手、受训者更好地沟通 牙科手术显微镜的使用提供了拍摄照片和实时视频的可能性,这些数据资料可以帮助医师在解释诊疗计划时,使患者更容易理解与合作。在口腔四手操作中,护士助手可以通过电视屏幕或目镜,观看到牙医的手术操作区域,从而提高医护配合的工作效率。此外,临床受训者通过专用目镜或电视屏幕,可以同步追随术者的操作过程,避免了因口腔视野狭窄而产生的临床示教困难。

5. 减少医源性损害 在光线充足的放大视野下工作,牙医有机会在使用旋转工具如高速牙钻、镍钛器械时,能够进行精确的操作。因此,可以大幅度减少以下情况的发生,如牙体修复的准备过程中过度去除牙体硬组织、损坏邻牙、意外穿髓、器械分离、髓室根管壁穿孔、根尖手术中损伤相邻解剖结构如重要神经血管、上颌窦等,从而最大限度减少医源性损害。

6. 人体工程学方面的获益 有研究表明,显微镜能改善口腔医疗工作者操作时的工作姿势,在工作时可通过灵活调整显微镜的支架高度及术区位置,来匹配自身舒适的坐姿,从而避免了因为患者头部相对固定不动、临床操作者被迫长时间维持静态姿势导致的疲劳,使后者的人体工程学状况得到了改善。

三、显微镜的机械系统

机械系统又称为支架系统,包括立式(落地式)支架(图 2-1-2)、悬吊式支架(图 2-1-3)、壁挂式支架(图 2-1-4)等。

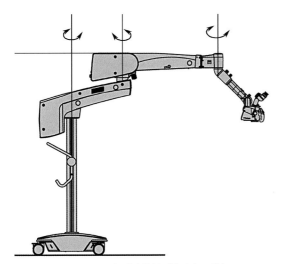

图 2-1-2 立式(落地式)支架系统

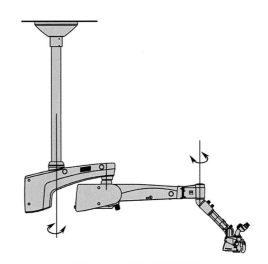

图 2-1-3 悬吊式支架系统

现以临床上最常见的立式支架为例介绍如下。

1. 底座和脚轮 承载整个仪器的重量,方便仪器的移动。四个脚轮可以方便地把设备移动到使用地点。为了使支架能够固定在原位,脚轮常配有脚轮锁。

2. 立柱 支撑仪器的重量,延伸仪器的操作高度,安装医用液晶显示器等附件。

3. 大横臂 是手术显微镜水平面转动并可锁紧的装置,大横臂端连接小横臂。

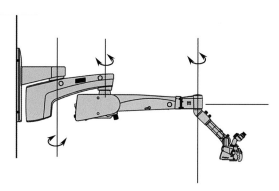

图 2-1-4 壁挂式支架系统

4. 小横臂 又称弹簧臂,由可调节拉力的强力气动弹簧、前后支座及连接杆组成力平行四边形,设有平衡调节螺栓用于平衡显微镜重量。

5. 挂臂 连接显微镜镜头,并可使显微镜镜身绕挂臂轴旋转。

6. 锁紧装置 大横臂、小横臂、挂臂等均有相应的锁紧装置。

四、光学与照明系统

(一) 光学系统

光学系统由大物镜、成像小物镜、转像棱镜、目镜、聚光镜、光导纤维等组成,这些元件共同决定显微镜的放大率。冷光源通过光导纤维照亮手术视野,手术区域为显微镜的物面,物面通过显微光路放大成像,因此术者能看清肉眼无法看到的精细结构,达到显微诊断、精细手术的目的。手动型手术显微镜的镜筒两侧配有变倍调节旋钮,术者可进行多级放大倍数的选择。新型的电动连续变焦口腔手术显微镜设有电动变焦和变倍旋钮,并配备脚控装置,操作方便,且放大倍数的调节为连续变倍。

1. 目镜 根据成像质量及光学像差的修正性能,目镜(eyepieces)主要分为三种。

(1)惠更斯型(Huygens type):最为简单和便宜。

(2)广视野型(wide-field type):在视野中的各处均能良好成像(包括边缘区)。

(3)普罗素型(Plössl type):可良好地调节所有像差,最为复杂,质量也最高。

目镜有×6.3、×10、×12.5、×16、×25等放大率,焦距为125mm,有可调屈光装置和橡皮眼杯。一个有着标线的目镜可方便地在术野中定位所需演示的物体。

2. 双目镜 双目镜(binoculars)的作用为将一个实时的物像投射到目镜的焦点平面,两个目镜张开的角度主要依据术者双目间的瞳距而定(图 2-1-5)。光束的分离可让物像产生立体效果,从而产生视觉的深浅效果。双目镜有着不同的焦距,焦距越大,放大倍数就越高。术者应选择合适的双目镜,从而更好地看清楚牙根的轴面,在上颌手术中看清手术斜面,以及在下颌手术中同时看清牙根轴面和术野斜面。可倾斜的双目镜可通过调节达到不同的角度,甚至超过180°。双目镜有直镜筒、固定45°角和可进行180°倾斜角变化三种类型。后两者比较常用,医生可获得更为舒适的工作体位。

3. 放大率转换器 放大率转换器(magnification changer)位于显微镜的体部,手动放大率转换器可3~5倍改变放大率,而电动放大率转换器可以实现更为精确的调节。

4. 调焦旋钮 调焦旋钮(focusing knob)分为手动调焦旋钮(图 2-1-6)和电动调焦旋钮(图 2-1-7)。手动调焦旋钮可改变显微镜镜片与术野间的距离,而电动调焦则通过控制内部环路,将物镜移近或远离术野。

5. 透镜 通过数个透镜(lens)组成的光路主体,可以获得不同的放大倍数。显微镜光路主体中透镜数目不同,可提供不同的变倍级数,通常有3级、5级或6级变倍,旋转放大倍数调节旋钮即可改变放大倍数。

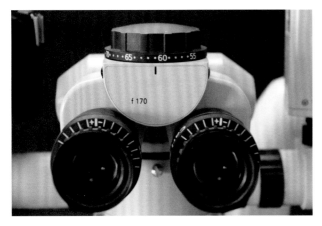

图 2-1-5　双目镜

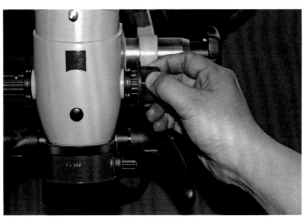

图 2-1-6　手动的调焦旋钮

6. 物镜　口腔手术显微镜常用 200mm 或 250mm 焦距的物镜（objective lens），物镜的功能是将目标物初级放大及消除"相差"（aberration）（指成像缺陷，表现为成像模糊、变形、色彩还原差等）。

物镜的焦距决定着镜片与术野间的距离。物镜离术野越近，在每一步中的放大倍数越高，而术野的半径越小。但同时，给予器械通过的距离越小，物镜被碰撞致破损的风险也越高。相反，物镜离术野越远，每一步的放大率越小，但可提供更多的空间让器械通过，降低物镜碎裂的风险。

显微镜的焦距越长，工作范围也越大。身材较高的术者常需要一个焦距较长的物镜，以便获得更为舒适的操作体位。

物镜根据焦距的不同（100~400mm）分为不同的种类。口腔临床工作中常用焦距为 200mm、250mm 以及 350mm 三类物镜。先进的光学技术使得固定的物镜有着较大的焦距范围。

7. 分光镜　分光镜（beam splitter）包括直分光镜和 C 形分光镜，常放在双目镜和放大率转换器间。它的作用是使光线到达相应的附件处。

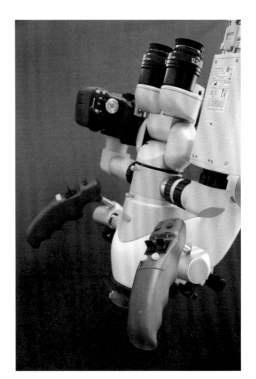

图 2-1-7　手柄上的电动连续变焦按钮

（二）照明系统

显微镜的光源为卤素灯或氙气灯，常用的是电压为 12V、功率为 100W 的卤素灯或氙气灯，配有灯泡自动转换器和备用灯泡的冷光源光纤照明系统，可通过手柄调节灯光的亮度和光斑的范围。显微镜的光源经光纤传输，经过一组镜片反射后照明到术区，反射的光线经过放大系统的物镜和目镜进入人眼。在操作过程中应注意随时调整光线的亮度，放大倍数越大，视野越暗，需要增加亮度。进行显微根管治疗时，所有的牙位均需要通过口镜反射间接观察。

标准的光源为卤素灯的黄光，有着 3 200K 的颜色温度。如果需要更强的纯白色光源以配合使用微小数码摄像技术，可以用氙气灯。在使用显微镜的照明系统进行口腔诊疗时，要确保没有氙气灯光线直射入患者的眼睛，必要时可使用保护眼罩遮盖患者眼睛。

五、数字化多媒体摄录像系统

口腔治疗视野狭小，虽然口腔医师可借助手术显微镜实现精细化诊疗，但在临床工作中只有操作者能够观察到口腔视野，而非手术医师及实习医师则无法细致观察，这使得口腔临床教学存在局限性。将手术显微镜、数码摄影、数码监视、录像及计算机图像处理系统组成多媒体数码摄录像系统,并借助网络,共同应用于口腔临床教学、科研,可以大大提升口腔医学教育的可视性与共享能力。

　　某些口腔手术显微镜具有内置摄像装置、5∶5 或 2∶8 外置分光器、外置 CCD 摄像接口以及外置数码相机接口等光学附件。通过外部的 LCD 显示屏或副观察镜,助手也可以观察到实时的物像。同时物像可以通过数码相机或摄像机进行拍摄。

　　显微镜摄录像系统通过摄像装置获取显微镜下图像,对图片进行采集、测量、录像等,实现对图像、患者信息资料的存储、管理、查询、统计等,通过该类系统可提升显微镜图像及临床资料的收集、处理能力。另外,还可实现口腔手术操作的直播及远程转播、学术会议上的同步演示以及学生课堂手术观摩,是口腔医师开展临床教学与科研的得力助手。

(彭志翔)

第二节　口腔手术显微镜的辅助设备

一、橡皮障系统

　　微生物感染是导致根管治疗失败的重要原因。在实施根管治疗前,应用橡皮障(rubber dam)可以为治疗区域提供一个相对封闭的治疗环境,使得根管治疗全过程都能在干燥、清洁和无菌中完成。同时橡皮障还可以预防患者的误吞、误吸,避免软组织受伤、防止唾液进入术区、防止显微镜物镜起雾等,橡皮障还能吸收口镜反射的亮光,使牙体组织更为鲜明,显著提高根管治疗的效率与效果(图 2-2-1)。

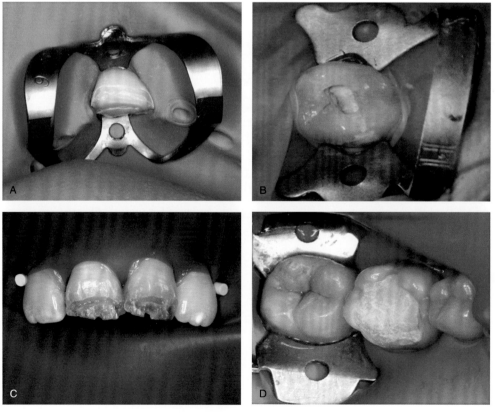

图 2-2-1　橡皮障隔离患牙(韦曦教授提供)
A.隔离单个前牙; B.隔离单个后牙; C.隔离多个前牙; D.隔离多个后牙。

橡皮障系统主要包括橡皮障布、用于支撑橡皮障布的橡皮障架、将橡皮障固定于患牙的橡皮障夹、夹持橡皮障夹的橡皮障钳和打孔器(图 2-2-2),以及封闭剂、牙线、楔线(图 2-2-3)等。

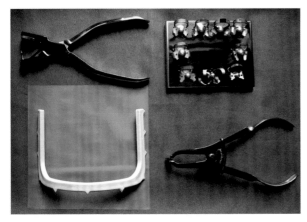

图 2-2-2 橡皮障系统

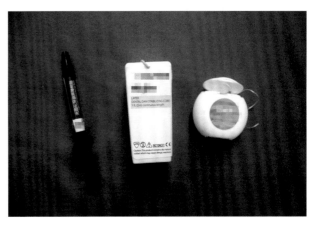

图 2-2-3 封闭剂、楔线、牙线

二、显微口镜

显微口镜(micro-mirror)是口腔手术显微镜最基本的辅助设备。临床上绝大多数的病例都是通过显微口镜的反射才能观察到。当显微镜调整好焦距后,只需改变口镜角度就可以获得各个角度清晰的牙齿细微结构影像。所以,显微口镜的清晰度直接影响临床工作质量。

显微口镜和普通口镜的结构有明显差异。普通口镜的反射面在玻璃面的后方,光线反射因受玻璃折射的影响容易形成重影。显微口镜的反射面在表面,其优点是直接反射,故又称面反射口镜(front surface mirror),没有重影,影像清晰,不扭曲(图 2-2-4)。缺点是容易损伤镜面,临床上一定要规范正确使用,尽量避免划伤镜面。

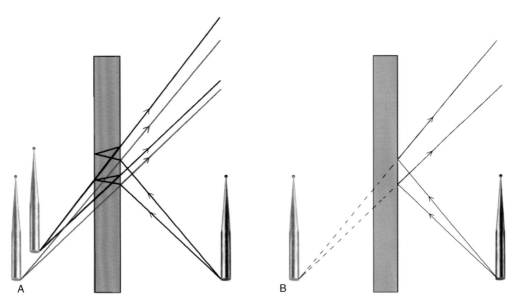

图 2-2-4 普通口镜和显微口镜的镜面反射
A. 普通口镜;B. 显微口镜。

显微口镜在临床上分为常用显微口镜和根尖手术用显微口镜,两者的口镜面积和形状不同。

（一）常用显微口镜

临床常用显微口镜外观、大小与一般常用口镜基本一致,只是镜面反射设计不同,显微口镜的反射面设计在表面(图 2-2-5A)。

（二）根尖手术用显微口镜

根尖手术用显微口镜按照形状可分为圆形、椭圆形、方形等类型;按照镜面材质可分为金属和玻璃等类型。根尖手术用显微口镜镜头有直径 3~9mm 的不同大小,口镜柄颈部一般较长并有一定韧性,便于根尖部特殊角度的调整(图 2-2-5B)。

橡皮障放置后,操作过程中显微口镜头必须与患牙保持一定的距离,避免干扰其他根管器械的使用,以及避免口镜被划花,影响清晰度。当改变口镜位置时需重新调整焦距,以保证视野清晰,反复调整口镜位置会增加手术时间,造成术者视觉疲劳。需通过专业、反复训练,掌握正确放置显微口镜的方法,方可以提高医生的工作效率。

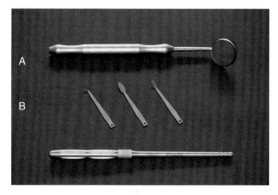

图 2-2-5 显微口镜
A. 常用显微口镜;B. 根尖手术用显微口镜。

三、显微探针

显微探针的角度设计不同于口腔检查的常规探针,这是为了利于在髓腔和根管内探查,显微探针前端较直。最常用的是 DG-16(DG16 DE endodontic explorer),主要用于探查根管口,髓底、根管壁的完整性,遗漏根管,根管内分离器械等阻塞物以及隐裂纹的位置等(图 2-2-6)。另外,还有 JW-17、MEX1(micro-explore DE)。其中 JW-17 较 DG-16 更细,更适合钙化根管的探查。MEX1 主要用于探查根面是否有裂纹(图 2-2-7)。

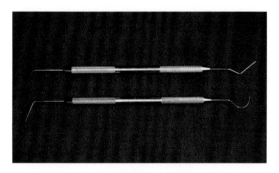

图 2-2-6 不同型号的 DG-16 显微探针

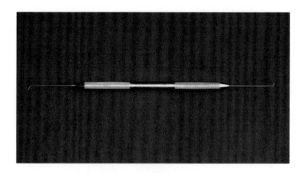

图 2-2-7 显微探针 MEX1

四、超声系统

显微超声技术是现代根管治疗的重要手段和方法。在口腔手术显微镜下,常规设备可能阻碍视野,无法进行精确的操作。超声系统可以最大化减少视野的阻碍,可以进行精确而细微的操作,以有效降低对牙齿的破坏,达到微创的目的。

目前常见的超声装置根据超声能量转化器的类型不同分为两种:磁伸缩式超声系统和压电陶瓷式超声系统。前者靠工作头上的电磁铁产生持续的变换电磁场来产生振动,超声振荡频率较高,易产热,工作尖振荡时不够稳定;后者换能器由压力陶瓷材料组成,由压电原理产生振动,其驱动锉的超声振动形式以持续波形式,在根尖部表现为最大变换的波节与反波节,因此产生的能量较多,但振荡频率相对较低,不易产热,且可有干湿两种环境模式,更加适用于显微治疗。磁伸缩式超声治疗仪有 Odontoson 超声仪等;压电陶瓷式超声治疗有 P-MAX 超声仪(图 2-2-8)和在临床上最常见的 P5-XS 超声仪(图 2-2-9)等。

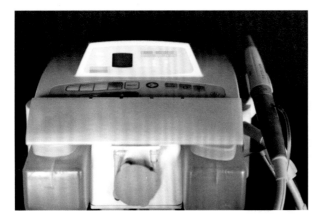

图 2-2-8　P-MAX 超声仪

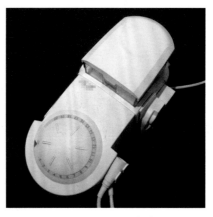

图 2-2-9　P5-XS 超声仪

超声系统的工作原理是空穴效应和声流效应,利用精细设计的超声工作尖,准确地作用于工作区。临床上最常用于:①清理根管钙化组织;②取出根管阻塞物(如分离器械等);③去除不良充填物、修复体等;④根尖倒预备。

超声工作尖种类繁多,常见的有根管冲洗类、异物取出类、根尖倒预备类等。超声工作尖有长度标记和特殊的气水阀门,可以选择不同的冲洗液进行超声冲洗,并能将冲洗液精确带到术区。

五、显微 K 型根管锉

显微 K 型根管锉(micro-opener)的工作端有类似 K 锉螺纹,可以辅助扩通根管口段,为进一步疏通根管打开通道口。但由于受长柄限制,只能做上下提拉动作扩锉根管口。另外,显微 K 型根管锉还有类似显微探针的作用,可以寻找遗漏的根管口,探查钙化、阻塞的根管口,判断隐裂纹的方向是否波及髓底或根管内等。注意显微 K 型根管锉的工作尖细小,使用时注意用力不能太大,否则极易损坏(图 2-2-10)。

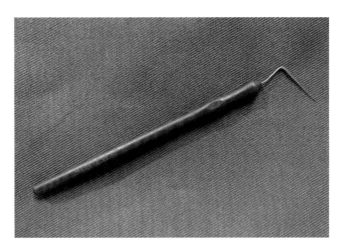

图 2-2-10　显微 K 型根管锉

六、生物陶瓷材料输送器

生物陶瓷材料输送器的工作头非常细小,便于将材料准确放置于穿孔处或根尖孔处。常用于显微根尖手术、髓室底穿修补术、根管壁侧穿修补术、根尖屏障术、牙髓再生术等(图 2-2-11)。

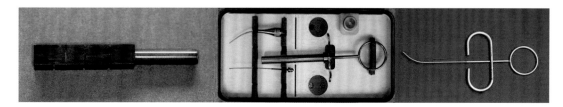

图 2-2-11   各种生物陶瓷材料输送器

七、Stropko 微冲洗器

Stropko 微冲洗器即 Stropko 水气两用喷枪头与直径 0.5mm 的 Mircotip 配合使用,也可与 Monoject 根管冲洗针、Monojet27 针和 Maxiprobe 号针相接,通过水气两用按钮,能有效地冲洗和干燥根管,以及显微根尖手术中的骨腔、切除的牙根表面和倒预备的根尖洞型,代替传统的纸尖干燥(图 2-2-12)。

八、微吸引器

在显微根管治疗中,微吸引器能达根管中部甚至更深部位进行有效地吸引。可以:①干燥根管以避免将水滴误认为根管异物;②减少根管过多的渗出,利于根管充填;③在根尖手术倒充填完成后,使用微吸引器可以将多余的材料去除,并干燥术区骨腔、切除的牙根表面和倒预备的根尖洞型。

微吸引器有不同类型,包括配专用转换头的,使用口径 0.5~2mm 不等的注射头(图 2-2-13);还有直接安装在吸唾器上的 ROEKO 吸引头,俗称"毛毛虫"(图 2-2-14),其内径为 0.35mm,采用特殊设计,可向任何方向弯曲,轻松到达根管各部位,或者根尖手术的术区,并有效吸引。临床小贴士:也可以利用吸唾器,直接安装冲洗针头,改装成微吸引器,降低成本,方便实用(图 2-2-15)。

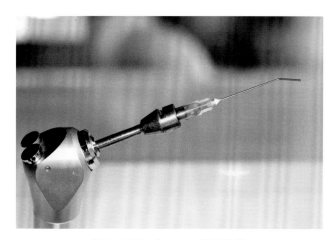

图 2-2-12   Stropko 微冲洗器

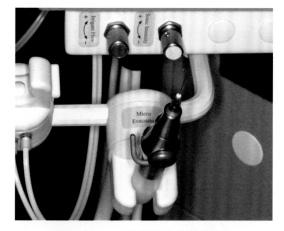

图 2-2-13   专用转换头的微吸引器

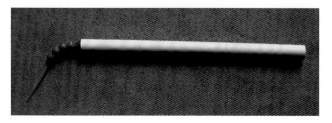

图 2-2-14   ROEKO 吸引头

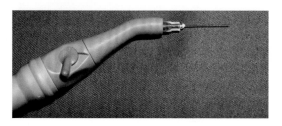

图 2-2-15   简易微吸引器

(刘建伟)

第三节　口腔手术显微镜的维护

口腔手术显微镜是高度精密的光学仪器。为充分发挥其功能,避免发生故障,延长使用寿命,除建立完善的管理制度和掌握正确的操作方法外,还需要合理而有效的维护和保养。整体保养应注意防高热、防潮、防尘、防腐蚀和防震,还应注意光学系统和机械支架系统的维护。尽管口腔手术显微镜生产厂家和规格型号略有不同,但在维护和保养方面基本一致。

一、光学系统的清洁维护

(一)光学元件的清洁

光学系统是口腔手术显微镜的核心部分,包括物镜、目镜和光学附件(如摄像装置),其功能是将术区肉眼不易分辨的细小结构放大成像,并提供充足光源便于观察。

光学系统最主要的维护就是"防尘":光学镜头及镜体不能在卸去大物镜、双目镜筒和目镜后敞开下放置;不使用显微镜时,要把物镜和目镜用防护罩罩住。

光学元件的清洁:①光学镜头表面的污垢先用光学擦镜纸或脱脂棉花,蘸蒸馏水加少许家用洗涤液擦去,残留的污迹可用擦镜纸或脱脂棉花蘸少量溶剂即 20% 乙醇、80% 乙醚的混合剂,将镜片轻轻擦拭干净(从中心螺旋形向外擦)。②镜片上的灰尘,可用气枪吹去或用拂尘笔拂除,不能使用具有腐蚀性或有磨砂作用的清洁剂。③擦拭过程中应小心轻柔以免划伤镜面,同时应注意清洗液勿渗入物镜内部损坏镜片。为保持目镜不模糊,可使用专业防雾剂。

(二)照明系统的维护

显微镜的照明系统,因工作时间不同而使用寿命不同。每次开关机时应将照明系统开关关闭或亮度调至最小,以避免突然的高压冲击损坏光源。使用时先打开总电源,再打开显微镜的工作开关。当显微镜上指示灯亮时,再调节光度调位钮以达到术者要求的亮度为宜。使用后将调位钮调至"0"位,先关闭显微镜开关,再关闭总电源。

二、机械支架系统的维护保养

机械支架系统的主要作用是为光学系统提供悬挂支持结构,其良好的稳定性、平衡性和灵活性是进行操作的前提。使用过程中应注意:①每次使用显微镜前,应常规检查各关节部位有无松动现象,以免在临床操作过程中滑脱造成不良后果。②使用后,仪器的外表面及镜头防护罩可用干净的湿布进行擦拭;也可用 50% 乙醇、50% 蒸馏水的混合剂湿布擦去污垢,但不能使用有腐蚀性或有磨砂作用的清洁剂。③定期在机械滑动部位使用中性润滑剂,以保持其活动的灵活性,防止生锈。④清洁后收拢各横臂,拧紧关节旋钮,理顺光导纤维,将显微镜放置于清洁干燥处,使用防尘套罩住并锁好底座固定装置,防止震动或碰撞。

硅胶消毒罩的消毒:消毒罩可用高压消毒锅进行消毒,推荐的温度和时间为消毒温度 134℃,消毒时间 1 分钟。

为确保口腔手术显微镜在临床使用时处于最佳工作状态,应注意以下几个方面:①建立完善显微镜的管理制度,对入库的显微镜应逐台检查、清点、登记并建立档案,设专人负责,同时做好使用记录和保养、维修记录;②规范显微镜的操作技能,了解显微镜的基本构造,掌握显微治疗的操作要点,熟悉显微器械的使用方法以及医护间的良好配合;③加强显微镜的日常维护,由专业人员定期进行检查保养和必要的检修维护。总之,只有严格管理,规范使用,保养得当,才能延长口腔手术显微镜的使用期限,更好地为临床诊疗工作服务。

(刘建伟)

第四节　口腔手术显微操作要点

口腔手术显微镜在牙体牙髓疾病的治疗中发挥越来越重要的作用,不管是手术还是非手术治疗,口腔手术显微镜的使用均提高了患牙的治疗成功率。然而,临床上常常因医生未能正确掌握显微镜的使用要点降低了治疗效率。因此,掌握显微镜操作的使用技巧,如正确调整口腔手术显微镜,根据不同治疗牙位合理调整医生、护士与患者的体位,熟悉显微器械的使用以及良好的医护间配合,对术者顺利完成显微治疗有重要临床意义。

一、口腔手术显微镜调整步骤

治疗开始前,口腔手术显微镜的旋钮和综合治疗台所有易被污染或潜在污染的部位均应隔离和防护,并调整好操作者椅位的高度及位置、患者的体位,同时调整物镜和口镜的位置以确定观察物在视野中央。

(一)调整瞳距

根据不同的使用者调整合适瞳距,使医生双眼能够同时观察到镜下视野区,形成单一、立体的术野。

(二)设置放大倍数

口腔手术显微镜能放大30倍以上。受根管深度和照明的限制,放大的倍数往往很难达到最大。根据显微镜的型号不同和光路主体中透镜的多少,在显微根管治疗中,推荐的放大范围是3~30倍,3~6级变焦。一般情况下,低倍数(3~8倍)所见视野较广,光线亮度较高,易于观察整个患牙和窝洞,常用于定位视野;中等倍数(8~16倍)常用,一般临床治疗在中倍镜下进行;高倍数(16~30倍)用于观察牙及根管内细微的解剖结构。放大倍数越大,口腔手术显微镜的有效孔径越小,进入术者眼睛的光线越少,对照明条件要求越高。高配置的显微镜具有自动变焦和自动变倍功能,以适应临床治疗的不同需要,有些显微镜还可根据需求装配助手镜、摄像机和照相机等辅助装置,以满足临床资料的储存等。

(三)调整显微镜的工作距离

显微镜的工作距离是物镜表面与术区的距离,临床上常用的工作距离为200mm、250mm和300mm。根据医生的体位以及牙椅的高度,调整物镜与术区的距离,固定显微镜脚轮,经微调节旋钮进行精确调节,最后固定所有旋钮。

(四)调节照明系统

显微镜有三种颜色的滤光片(无色、橙色、绿色),可根据不同需求进行选择。一般选用无色镜片居多,因其成像较清晰,图像颜色比较接近口腔及牙体组织,失真较少。橙色滤光片主要用于光固化复合树脂修复过程,以防止显微镜强光导致树脂表面过早固化;绿色滤光片的作用是减少视野中的红色色调,从而减轻视觉疲劳和增强充血组织和无血组织之间的对比度。随着放大倍数的增加,视野范围缩小,视野会变暗,这时可通过适当增加显微镜的光亮度以弥补。髓室底和根管位置一般较深,要求有充足的光线,除了调节显微镜的亮度外,还可选用光纤照明等辅助光源,直接将光线射入根管内。

二、操作体位

(一)口腔手术显微镜的操作体位

保持显微镜主体线与地面成80°~95°,口镜与主体线约成45°角,双目镜与地面成165°~185°,通过反射达到最佳视角。治疗上颌牙时口镜平面与地面约成40°角,治疗下颌牙时口镜平面与地面约成120°角。

(二)医生的体位

医生坐在座椅上,应有平衡舒适的操作体位,不应因迁就显微镜而改变自身姿势,两脚底平放于地面,两腿平行分开,小腿垂直于地面,大腿下缘和双肩与地面平行,头、颈、腰背呈自然直立位,眼睛平视目镜,上臂自然下垂,前臂弯曲,肘部靠近躯干,手部与术区位于同一平面,保持肩部和双臂处于放松状态,配合腕部及手指完成精细操作。带有肘托的医师椅可使医生的前臂和手获得相应支撑,增加操作稳定性且舒缓医生的腿部肌肉。但是,由于肘托与患者头部平齐,需避免医生身体转动时肘托撞击患者头部。医生活动的范围,以时钟的字码表示应保持在 9 点至 12 点位置,根据不同的牙位作出适当的调整。处理不同牙位时医生相应的工作体位见后述,但在实际工作中,医生应结合个人习惯与患牙的具体情况选择合适的工作体位(图 2-4-1)。

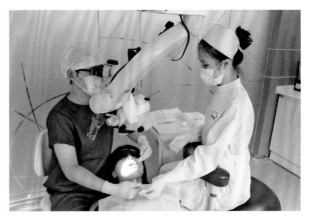

图 2-4-1　医生的口腔手术显微镜操作体位

（三）护士的体位

护士应以医生为中心合理安放器材、药物,操作时按照标准平行传递法传递所需器械和物品,确保医生在清晰的视野和足够宽敞的进路中操作。助手椅位应在 2~4 点位置,坐在患者的左侧,面对医生,高于医生头顶约 10cm,眼睛水平位置比医生大约高 4cm。双脚并放在座椅底盘上,髋部与患者肩部平齐,大腿与地面平行。双肩连线与患者左耳和左肩连线平行,大约与患者人体长轴呈 45° 角。护士大腿与患者或治疗椅间最好不要呈直角,应尽可能靠近传递区,在患者口腔内操作时,上半身姿势与术者平行,并略向左旋转。实际工作中,护士的体位可根据治疗方式和患牙位置进行调整。

（四）患者的体位

患者取半卧位或平卧位。显微镜下进行根管定位、清理和成形需要良好的视野,由于受术区角度的限制,很难在直视下进行操作,所以要调整患者的头位使口镜与物镜成大约 45° 角,借助口镜提供清晰而不扭曲的反射影像,操作过程中不移动显微镜只改变口镜头的角度就能看清根管的内部结构,通过口镜反射以达到最佳视角。患者的体位应根据不同的操作区进行调整,头部转向非工作侧,若工作侧是右侧,患者头部转向左侧;若工作侧是左侧,患者头部转向右侧。因为操作时间长,患者可以调整身体保持与头部的转向一致。

三、不同牙位的工作体位

（一）右侧上颌后牙区（牙位 14—18）（图 2-4-2）

1. 牙椅　轻微升高,调整到使患者的下颌平面与地平面平行,上颌平面与地平面呈 45°,并使术区位于操作显微镜下方。

2. 医生　11 点位置,与患者或牙椅长轴呈 65°。

3. 护士　2 点至 3 点位置,手持弱吸管在患者的左口角处伸入口内,吸管头置于下颌后牙的𬌗面上。小指固定在患者颏部。注意不要用吸管头压舌,以防发生窒息。

4. 显微镜　减小显微镜与根管所在轴平面的夹角。

5. 患者　仰卧,头后仰;治疗右侧上颌前磨牙时,应让患者头部稍朝向左侧;治疗右侧上颌磨牙时,患者头部完全朝向左侧以方便医生在右侧上颌后牙区域进行操作,颏部伸向右侧方。

（二）上颌前牙区（牙位 13—23）（图 2-4-3）

1. 牙椅　升高 45°,并使术区位于操作显微镜下方。

2. 医生　12 点位置。

3. 护士　2 点至 4 点位置,手持弱吸管,在患者的右口角处伸入口内。小指固定在颏部。

4. 显微镜　减小显微镜与根管所在轴平面的夹角。

5. 患者　仰卧,眼睛朝前看,上颌平面与地面成 45°。

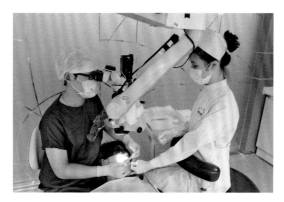 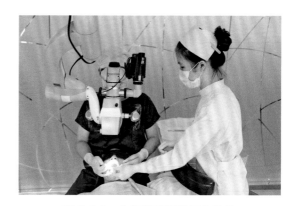

图 2-4-2　右上后牙区的工作体位　　　　　　图 2-4-3　上颌前牙区的工作体位

（三）左侧上颌后牙区（牙位 24、25）（图 2-4-4）

1. **牙椅**　轻微升高牙椅，调整到使患者的下颌平面与地平面平行，上颌平面与地平面呈 45°。

2. **医生**　11 点至 12 点位置。

3. **护士**　3 点位置，将弱吸管吸头放入患者口内，并轻轻将患者的舌压向右下方，必要时可用左手示指拉开患者左侧颊部。

4. **显微镜**　减小显微镜与根管所在轴平面的夹角。

5. **患者**　仰卧，治疗前磨牙时头稍向右转，治疗磨牙时头完全侧向右方。

（四）右侧下颌后牙区（牙位 43—48）（图 2-4-5）

1. **牙椅**　轻微升高牙椅，调整到使患者的下颌平面与地平面平行，患者口腔与肘在同一水平，靠背与地平面呈 40°。

2. **医生**　7 点至 9 点位置。

3. **护士**　3 点至 4 点位置。用无名指托住患者颏部。用弱吸管的吸头轻轻将患者的舌向下压。

4. **显微镜**　增大与根管所在轴平面的夹角。

5. **患者**　仰卧，稍朝向左侧。

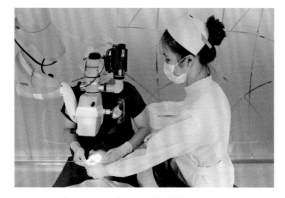 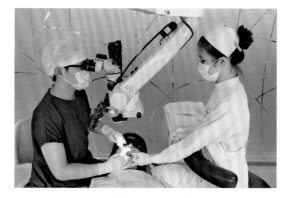

图 2-4-4　左侧上颌后牙区的工作体位　　　　　图 2-4-5　右侧下颌后牙区的工作体位

（五）下颌前牙区（牙位 33—43）（图 2-4-6）

1. **牙椅**　轻微升高牙椅，靠背与地平面呈 30°，并使术区位于操作显微镜下方。

2. **医生**　12 点位置。

3. **护士**　2 点至 3 点位置。用无名指托住患者颏部。将弱吸管吸头放在牙齿后方，挡住舌向前伸。

4. **显微镜**　增大显微镜与根管所在轴平面的夹角。

5. **患者**　仰卧，眼睛朝前方看。

（六）左侧下颌后牙区（牙位 34、35）（图 2-4-7）

1. **牙椅**　椅位调整到靠背与地面呈 30°，并使术区位于操作显微镜下方。
2. **医生**　10 点至 12 点位置。
3. **护士**　2 点至 3 点位置，将弱吸管吸头放入患者口内，并轻轻将患者的舌压向右下方。
4. **显微镜**　增大显微镜与根管所在轴平面的夹角。
5. **患者**　仰卧，稍朝向右侧。

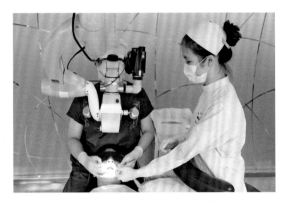
图 2-4-6　下颌前牙区的工作体位

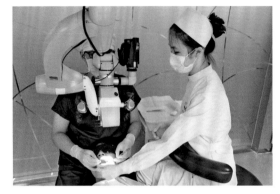
图 2-4-7　左侧下颌后牙区的工作体位

四、口腔手术显微镜及其辅助器械使用要点

（一）口腔手术显微镜的使用要点

1. 口腔手术显微镜放大倍数的选择　口腔手术显微镜具有放大 30 倍以上的能力，受根管深度和照明的限制，放大的倍数往往很难达到最大。在显微根管治疗中，推荐的放大范围是 8~16 倍。

（1）低倍数（3~8 倍）：常用于定位或调整工作区，低倍镜下视野广易于观察，能看清整个患牙和窝洞，可进行根管倒预备等。

（2）中等倍数（8~16 倍）：大部分操作过程都在中倍镜下进行，如探查根尖、穿孔的定位和修补、工作区冲洗干燥以及根管倒预备与倒充填等。

（3）高倍数（16~30 倍）：常用于观察更细微的解剖结构，有助于查找定位遗漏、细小的根管，检查微裂纹的存在，区分髓室底和牙本质壁，确定狭区的存在和其他细微的解剖结构。

放大倍数越大，显微镜的有效孔径越小，进入术者眼睛的光线越少，视野就越暗，对照明条件要求越高。髓室底和根管位置一般较深，要求有充足的光线，除了增加显微镜的亮度外，也可选用光纤照明等辅助光源，直接将光线射入根管内。

口腔手术显微镜能提供足够的光源并将视野放大，使术者可以看清髓室底以及根管的结构，确认操作位置，减少治疗的不确定性，这显著提高了牙髓病和根尖周病的诊断水平和治疗质量，对提高根管治疗的成功率具有重要作用。

2. 操作视角以及患者头位的调整　受工作区角度的限制，操作中很难直接在显微镜下观察到髓室底，需要借助口镜反射以达到最佳视角。最优的角度是，口镜与显微镜的物镜成 45° 角，同时，患者没有任何不适。一般来说，患者的头位应调整到上颌牙弓和目镜成 90° 角，在该位置时，口镜的放置较易接近 45° 角，有利于观察到术区。

（二）口腔手术显微镜辅助器械的使用要点

为了提高显微根管治疗的操作效率，医生必须根据情况选用不同的辅助器械，以下为部分辅助器械的使用要点。

1. 橡皮障　使用橡皮障隔离术区是显微根管治疗的必要步骤。应用橡皮障进行操作不仅能够获得干燥、清洁和无菌的治疗区,预防患者的误吞、误吸,避免软组织受伤,还可以隔绝唾液,防止唾液进入术区,方便医生操作。橡皮障能吸收口镜反射的亮光,使牙体组织更为鲜明,通常推荐使用蓝色或绿色的橡皮障(图2-4-8)。

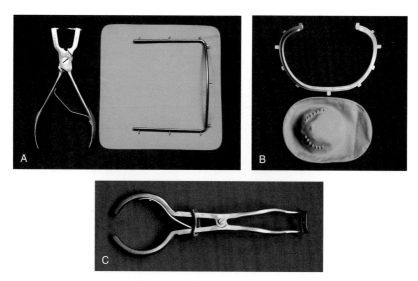

图2-4-8　橡皮障系统的组成

A.橡皮障打孔器、金属橡皮障支架与橡皮布;B.树脂橡皮障支架与3D橡皮布;C.橡皮障夹钳夹持橡皮障夹。

安装橡皮障前要向患者交代治疗的程序,减轻其紧张感,取得配合,在表面麻醉或局部麻醉下,护士协助医师迅速安装和固定橡皮障,安装时需注意以下问题。

(1)使用前在患者两侧口角涂一层凡士林,保护口腔黏膜。

(2)为了防止在操作过程中旋转,必须在左上角打一孔,作为标志。打孔器常用的孔的直径有5种,从0.5mm至2.5mm。

(3)使用打孔器打孔后,需将存在于孔内的橡皮障清除。

(4)根据牙位选择橡皮障夹,试戴合适后,可用远中刀等工具将橡皮障翻到橡皮障夹子的翼下,用橡皮障钳夹住橡皮障夹直到牙颈部为止。

(5)橡皮障不能张力过大。

(6)橡皮障不能盖住患者的鼻部。

(7)使用前用牙线确定牙间是否有间隙,放置后用牙线加压。

(8)为防止渗漏,选用厚度合适的橡皮障,孔的位置适当,大小合适,边缘整齐,正确放置橡皮障夹。

(9)将已备好的纱布置于橡皮障与患者皮肤之间,以消除患者不适,并可防止橡皮障引起皮肤过敏。

(10)在对侧上下磨牙之间置橡胶开口器,如咬合垫等,减轻患者长时间张口的疲劳,增加患者的舒适性。对于一些年纪比较大的患者,应稍微调整治疗时间,操作不宜过长。

(11)如果需要拍摄X线片,应将橡皮障支架去掉,注意勿让橡皮障从牙齿上脱落。

(12)拆除橡皮障时,用橡皮障钳取下橡皮障夹,注意防止损伤牙龈的黏膜组织。

2.显微口镜(图2-4-9)　显微口镜的特点在本章第二节已有介绍。橡皮障放置后,操作过程中显微口镜头必须与橡皮障隔离的患牙保持一定的距离。若显微口镜离患牙太近,会干扰其他根管器械的使用。当改变口镜位置时需重新调整焦距,以保证视野清晰,反复调整口镜位置会增加手术时间,造成术者视觉疲劳。在进行长时间的穿孔修补过程中,尤为如此。通过专业训练,掌握正确放置显微口镜的方法可以提高医生的工作效率。

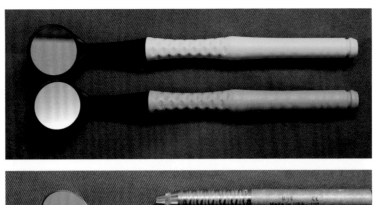
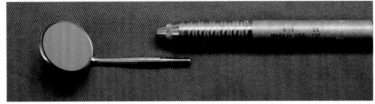

图 2-4-9　显微口镜

在显微治疗过程中,应保持显微口镜清晰,由于口腔手术显微镜的放大作用,即使镜下很小的一个污点也会给医生带来很大的视觉障碍。因此,在治疗中应始终保持镜面清洁,医生或护士应不断地以无油空气轻轻吹口镜,并在治疗的间隙用乙醇棉球清洁口镜表面,以避免在口镜的镜面上留下划痕,影响反射效果。

3. 超声根管治疗仪及工作尖(图 2-4-10)　超声技术是现代根管治疗的重要手段和方法。超声装置配有不同型号的工作尖,应该根据牙位和根尖弯曲方向选择安装合适的超声工作尖,超声工作尖有长度标记和特殊的气水阀门,能将冲洗液精确带到术区。超声工作仪配合特定的超声工作尖在寻找根管口、清理成形根管、去除髓腔和根管内污染物以及牙髓外科手术等方面均有广泛应用,随着新型超声设备和器械的出现,超声技术在牙髓病和根尖周病的治疗中将发挥更大的作用。

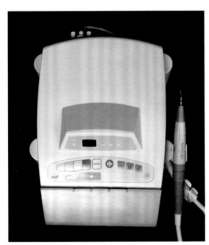
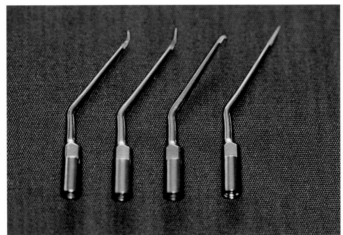

图 2-4-10　超声根管治疗仪及超声工作尖

在使用超声根管治疗器械疏通根管时,应结合无水超声和有水超声技术,使用无水超声时视野较好,但易发生器械折断,而且器械旋转过程中产热量大,需要助手及时以无油空气吹拂工作尖,以降低器械旋转过程中产生的高温,保护牙体组织,同时需要随时吹掉口镜表面的碎屑及污物,保持镜面反射清晰。使用有水超声时,水流会严重妨碍视线,需反复吹干或吸干根管,操作较为烦琐,但流水可迅速冷却器械,不易发生折断,两种方法结合可优势互补,提高效率。

当操作视野较差,如操作后牙根管系统,特别在根管狭窄或弯曲处,进入根管下部的光线会不足,术者不易看清根管尖部的结构,根管走向不易判断,因此对根管下段堵塞的患牙,不宜用超声器械强行打通,否则极易发生根管侧穿等并发症。

在显微根尖手术中,超声器械主要用于根尖倒预备,与传统慢速手机相比其优势在于:

(1)超声器械进行倒预备使洞形位于根管末端的中央区域,平行于根管,并可增加洞形的深度,从而减少充填后微渗漏及根尖部根管穿孔的发生。

(2)超声器械在根尖倒预备中产生的牙本质碎屑明显少于传统旋转器械,因而其良好的清洁能力可明显减少充填后的微渗漏。

(3)发现根尖区峡部等解剖变异的存在并对其进行良好的预备。

总之,显微超声根管倒预备更加清洁、有效、安全,能加速根尖病变的愈合,提高根管外科的成功率。

五、操作注意事项

医生在进行显微根管治疗前,必须有一个训练过程,掌握扎实的理论基础和熟练的临床操作技能,做到眼、手合一。初操作者应该选取比较简单的病例进行治疗。在低倍镜下确定视野范围,在中倍镜下操作,在高倍镜下观察细节。如果医生在高倍镜下进行操作,一旦显微镜、患者或者是医生本身移动位置,视野就会模糊甚至消失,此时可以通过切换到低倍镜下重新定位视野。

当操作时间长、放大倍数较高以及光线太强时,医生眼睛容易疲劳,有时会出现眩晕、恶心,这时应暂停治疗,并调整光照度。高频率使用显微镜后常会出现眼睛酸涩,医生应经常注意眼睛的保健,防止眼病的发生。同时,由于操作过程所需时间长,医生应该在口腔手术显微镜临床诊疗中形成标准的符合人体工程学的工作体位,从而提高工作效率,减少职业病的发生。

(林正梅)

参 考 文 献

1. 王翰章, 周学东. 中华口腔科学: 基础·总论卷. 2 版. 北京: 人民卫生出版社, 2009
2. 葛久禹. 根管治疗学. 2 版. 南京: 江苏科学技术出版社, 2008
3. 王晓仪, 朱亚琴. 现代根管治疗学. 2 版. 北京: 人民卫生出版社, 2006
4. 樊明文. 牙体牙髓病学. 4 版. 北京: 人民卫生出版社, 2012
5. 侯本祥, 张琛, 张海英. 根管治疗临床问题解析: 手术显微镜在疑难根管治疗中的应用. 中国实用口腔科杂志, 2011, 4 (9): 513-518
6. 童音, 赵红宾. 手术显微镜的使用及维护. 中国医学装备, 2010, 7 (1): 59-60
7. 范兵, 边专, 樊明文. 牙体牙髓临床治疗Ⅲ. 可视化根管技术. 中华口腔医学杂志, 2006, 41 (4): 246-247
8. 凌均棨, 韦曦. 显微根管治疗技术、疗效及影响因素. 上海口腔医学, 2006, 15 (1): 1-6
9. 中华口腔医学会牙体牙髓病学专业委员会, 凌均棨, 韦曦, 等. 显微根管治疗技术指南. 中华口腔医学杂志, 2016, 51 (8): 465-467
10. 侯本祥. 显微根管治疗技术的要点解析. 中华口腔医学杂志, 2016, 51 (8): 455-459
11. MERINO E. Endodontic microsurgery. London: Quintessence Publishing Co Ltd, 2009
12. NIEMCZYK S P. Essentials of endodontic microsurgery. Dent Clin North Am, 2010, 54 (2): 375-399
13. LIU B, ZHOU X, YUE L, et al. Experts consensus on the procedure of dental operative microscope in endodontics and operative dentistry. Int J Oral Sci, 2023, 15 (1): 4311

第三章
显微牙髓治疗前准备

第一节　显微根管治疗的适应证和非适应证

显微根管治疗术是目前临床上牙髓病和根尖周病尤其复杂疑难病例最主要和最有效的治疗方法。在开始显微根管治疗术前,选择合适的适应证非常重要。

一、适应证

1. 钙化根管的定位、疏通、预备和充填。
2. 细小弯曲根管的疏通、预备和充填。
3. C形根管、不规则根管的预备和充填。
4. 牙根内吸收和根尖未发育完成的患牙的治疗。
5. 髓室底和根管旁侧穿通的修补。
6. 根管内折断器械等异物的取出。
7. 根管内牙胶、桩钉等的去除等。
8. 髓腔入路的精细预备,防止过多牙体组织丧失。
9. 寻找肉眼不可见或探诊不可及的隐裂纹。
10. 患者本人有通过显微牙髓治疗保存患牙的主观愿望、心理及精神健康,对手术疗效有合理期望,经术前检查排除手术非适应证。

二、非适应证

显微根管治疗是一项复杂而精细的牙髓根尖周疾病的治疗方法,治疗所需时间较长,需要患者在各方面均能配合。以下几种情况不适合进行显微根管治疗。
1. 牙周条件差或牙体缺损严重而不能修复的患牙,例如劈裂至龈下的牙齿。
2. 咬合关系不良、在牙列中无功能/保留价值的患牙,例如无对颌牙的智齿。
3. 因颞下颌关节疾病或其他系统性疾病,不能耐受治疗过程的患者。
4. 因精神疾患或体弱等不能配合的患者。

第二节   术 前 准 备

显微根管治疗术前准备包括术前评估,主要是评估患者和患牙的状况,患牙术前影像学检查以及治疗方案的制订和术前谈话等,从而更好地判断治疗的难易度和可行性,保障根管治疗的疗效。

一、术前评估

(一) 患者状况

1. 全身因素   术前应充分了解患者的系统性疾病史、传染病史、精神心理状况、药物不良反应和过敏史等。

2. 颌面部因素   颌面部因素包括患者的张口度、咀嚼习惯、咽反射、颌面部肿胀及窦道等。

3. 其他因素   除了上述因素外,患者的依从性、经济条件及对疗效的期望等也是术前评估需要考虑的因素。

(二) 患牙状况

1. 可修复性评估   根管治疗后的修复质量是治疗决策中极为重要的影响因素。冠方封闭不良导致的微渗漏是根管治疗失败的常见原因,在制订治疗计划初期就应全面考虑根管治疗后的修复方案。患牙修复的主要考量因素包括:剩余牙体组织的量及分布、咬合力方向及分布和最终的修复方式。

患牙剩余牙体组织量与术后折裂风险息息相关。大量研究表明,牙髓活力对牙齿生物力学性能影响有限,根管治疗后牙体组织的强度、韧性和硬度等力学性能较活髓牙无明显变化,冠根部牙体组织的丧失才是引起牙齿抗折强度降低的主要原因。2019 年 Khademi 提出"修复为导向的牙髓治疗"这一概念,指出在治疗中应尽量保留牙体组织以增强牙齿抗折强度。理想情况下在去净龋坏组织及薄壁弱尖后,患牙冠部到牙槽嵴顶应至少保留 4mm 牙体组织(包括 2mm 生物学宽度,1.5~2mm 牙本质肩领和 0.5mm 修复体边缘到龈沟底之间的距离),必要时可采用冠延长术或正畸牵引来满足所需的修复条件。除此之外,剩余根部组织量也是重要评估指标之一。牙根发育缺陷及牙根吸收、牙槽骨吸收等导致的临床牙根变短是冠根比例失调的重要原因,理想冠根比应不小于 1:2,当冠根比小于 1:1 时患牙远期留存率将大幅下降。修复方式往往影响患牙的远期预后,所以在开始根管治疗之前,术者必须将患牙的可修复性和修复方式纳入到考量之中,以保证患牙获得最佳的远期疗效。

2. 根管系统评估   显微根管治疗术前需结合全面的临床检查和影像学检查对患牙牙根及根管的基本情况进行评估,内容包括:髓腔形态、根管数目、形态(如融合根等变异)、长度、弯曲度、粗细、钙化程度、根尖孔的大小;病损大小及范围;周围组织结构的位置(如颏孔、上颌窦和下颌管等)至根尖的距离;是否存在隐裂纹、隐裂纹位置及深度;既往根管治疗情况,有无根管桩、根管桩的数目、类型、长度、方向以及与根管壁结合是否紧密等。术者在术前应充分了解根管的解剖形态,准确评估治疗难度,与患者进行充分术前交流,使患者理解治疗中可能发生的并发症,能配合术者完成治疗;同时,术中采取相应措施规避风险,提高治疗成功率。

3. 牙周状况评估   牙周组织是牙齿稳固存在于口腔内并正常行使功能的基础,对于病程长、牙周袋深、牙槽骨吸收严重和松动度Ⅲ度的患牙,在制订治疗计划时不宜保守。同时,牙髓组织和牙周组织在解剖学上互相交通,感染可互相影响和扩散,准确判断感染来源是正确诊断、制订治疗计划及判断预后的前提。长期存在的牙周慢性炎症、患牙存在深达根尖的牙周袋或严重的牙龈退缩,均提示牙周感染来源的可能。牙周 - 牙髓联合病变的预后在很大程度上取决于牙周病损的预后;牙髓病继发牙周病者预后较好,而牙周病继发牙髓病者和牙髓病、牙周病同时发生者预后较差。

4. 其他影响因素   咬合创伤也是引起牙髓炎症和根尖周病损的原因之一,与牙齿折裂和牙周膜的变化密切相关。对于由咬合创伤引起的可复性牙髓炎,通常需进行咬合调整,正确的术前评估和诊断有助于避免不必要的牙髓摘除。在考虑是否保留患牙时,必须仔细评估和调整咬合关系。当患牙两侧均有游离牙时,因稳定性好,可共同承受咬合力,远期效果通常较佳。

医者在制订患牙治疗计划时,还需考虑整体的治疗计划及备选的修复方案。当患牙周围还有缺失牙尚需修复,而患牙牙周条件欠佳可能影响周围种植位点时,拔除患牙可能是更合理的选择。患牙保留的风险也是值得考虑的要点,比如对于一些牙根折裂的牙齿,根管治疗虽可以使根尖周病变愈合,但长期随访发现患牙可能出现严重的垂直性骨吸收,拔除患牙后缺牙区骨质条件已不利于种植修复。

二、术前影像学检查

(一) X线片

2023年欧洲牙髓病学会S3级临床实践指南提出,根尖X线片应作为根尖周炎诊断、疗效及预后的首选影像学检查。X线片在牙体牙髓疾病诊疗中应用较多的是根尖片和𬌗翼片,𬌗翼片主要用于检查邻面龋、继发龋和充填体邻面悬突等,根尖片更主要用于牙根、根尖周检查以及窦道示踪。X线片在二维层面上展现牙体、根管系统、根尖周及牙周组织的形态及密度,具有辐射剂量小、费用低廉、针对性强的特点。然而X线片对一些特殊病例的检查存在一定局限性,例如:对于重度开口困难、严重颅脑损伤及因系统性疾病或其他病情严重无法配合、咽反射反应较重和口内有重度溃疡损伤的患者,拍摄X线片困难;在骨皮质较厚且骨松质多孔区域存在的根尖周病变或病变早期密度差异未达到X线片分辨度时易漏诊;X线片仅能从颊舌向进行投影,易造成颊舌侧根管影像的重叠或无法显示颊舌向根管弯曲,难以充分显现根管的三维形态,可从不同投射角度拍摄两张或以上的根尖X线片,来增加其评价的准确性。

(二) 曲面体层片

曲面体层片可观察全口牙列、牙周组织情况,同时还可观察乳、恒牙牙胚发育情况以及是否存在冠根发育畸形等,其辐射剂量低、拍摄舒适度高、价格便宜。曲面体层片成像类似于根尖片,对于大的病变如颌骨病变、全口牙列检查、牙周炎的预判等,曲面体层片更有优势。但与根尖片相比,曲面体层X线片存在成像不对等的放大和伸长、在前磨牙区域与其他解剖结构影像重叠等情况,对于精确部位的诊断还需要辅助根尖片甚至锥形束CT等影像检查。

(三) 锥形束CT(CBCT)

CBCT又称锥形束容积体层成像技术(cone beam volumetric tomography,CBVT)或锥形束计算机断层扫描,是20世纪90年代末发展起来的一种三维成像技术。1998年,意大利学者Mozzo等首先将CBCT机(NewTom 9000)应用到口腔颌面成像领域。相较于传统医用CT,口腔颌面CBCT具有空间分辨率高、辐射剂量低、操作简便等优点。CBCT可以从三维角度即矢状位、冠状位和轴状位清晰地显示病变组织和正常组织结构,为临床医生提供更加直观的立体图像,有利于口腔颌面部疾病的定位诊断、治疗方案制订及术后效果评估和追踪观察,目前已在口腔医学各领域得到广泛的应用。

近年来,我国及欧美牙体牙髓病学专科CBCT临床应用的相关指南或立场声明文件中提及CBCT使用的适应证包括:术前评估复杂疑难根管形态结构、术后根管治疗并发症和根管再治疗、根尖手术术前计划、牙内或牙外吸收的治疗价值评估、牙体牙髓病与非牙源性疾病鉴别及获取二维影像无法获得的牙和牙槽骨外伤信息。此时建议选择小视野CBCT,以提高空间分辨率和诊断敏感度。另外,对于咽反射敏感、骨隆突较大、舌体多动,以及张口受限而难以拍摄根尖片的患者,CBCT的优势也很明显。

1. CBCT在辅助术前诊断中的应用

(1)根尖周病:根尖周病的早期诊断对病变的控制有着重要的意义。Halse等指出,常规根尖X线片对根尖周病变显示能力往往迟于病变的进程,只有当其发展到一定程度时才有可能显示出病变,且图像质量易受根尖位置、根尖周骨质密度、X线投照角度等的影响。Estrela等分析1 508颗患牙的曲面体层片、根尖 X 线片及 CBCT 影像,结果显示三种方法分别可在 17.6%、35.3% 及 63.3% 的病例中检出根尖周病变;以 CBCT 为标准,根尖 X 线片可发现 54.5% 的根尖周病变,而曲面体层片仅可发现 27.8% 的根尖周病变;提示 CBCT 对于根尖周病变的诊断精确度高于根尖 X 线片或曲面体层片。该课题组还基于 CBCT 的三维测量病变直径功能提出了根尖病变指数(periapical index,PAI),即 CBCT-PAI,并将其分为 6 级。此外,还应考虑根尖部骨皮质扩张和破坏这两个因素。按照 CBCT-PAI 标准,在 1 014 例根尖周病的影像中,根尖 X 线片的检出率为 39.5%,CBCT 的检出率为 60.9%,且两种方法的研究者之间诊断一致性高达 0.86~0.96。提示 CBCT-PAI 的应用提供了一种精确诊断根尖周病的方法,有利于减少假阴性的发生和观察者的主观干扰,提高根尖周病流行病学调查结果的可信度。Tsai 等比较根尖 X 线片和 CBCT 诊断小范围根尖周病变时发现,CBCT 在根尖周病变直径小于 0.8mm 时诊断准确性较差,在直径为 0.8~1.4mm 时相对准确,而在大于 1.4mm 时具有非常高的准确性;与 CBCT 相比,根尖 X 线片的诊断准确性较差。不仅如此,CBCT 还具有很高的敏感性和特异性。有学者利用 X 线片和 CBCT 检查了犬的 83 颗根尖周病患牙,最后经病理切片鉴定发现,CBCT 可以检出 84% 的患牙,敏感性为 0.91,特异性为 1,诊断准确度为 0.92;X 线片则仅能检出 71% 的患牙,敏感性是 0.77,特异性是 1,诊断准确度是 0.78。由此可见,CBCT 在检测根尖周病变的灵敏性和准确性方面均优于 X 线片,可以早期发现根尖周病,为根尖周病的精确诊断和后续治疗计划提供更多依据。

此外,在对大范围龋坏或牙髓炎患牙制定保存活髓或根管治疗计划时,使用 CBCT 可以检测到根尖片不易发现的微小的根尖周病变。当临床检查和常规 X 线片评估不清楚时,CBCT 也可用于辅助诊断(非)牙源性疾病。值得注意的是,与根尖片相比,采用 CBCT 评估健康牙周膜的影像学表现尚具有挑战性,与组织学标准仍存在差异。

目前认为采用 CBCT 诊断根尖周囊肿和肉芽肿尚存在不足,病理学诊断仍为金标准。但对临床上怀疑为根尖周囊肿的患牙,建议行 CBCT 辅助术前诊断,若透射区周围清晰可见包绕病变的致密骨白线,则根尖周囊肿可能性大(图 3-2-1)。

(2)牙外伤:牙外伤好发于儿童和青少年,乳牙外伤最常见的类型是牙脱位性损伤,而恒牙外伤则多见于冠折。正确的诊断、及时的治疗和随访观察对牙外伤的良好预后至关重要。针对牙体硬组织和牙髓损伤,冠折方面,CBCT 可以更客观地评估牙本质厚度和露髓的风险;冠根折方面,CBCT 能更直观地显示是否发生折裂和呈现折裂线的具体位置尤其是牙根横折,以及与牙髓和牙槽骨的关系。当牙齿发生侧方或嵌入性脱位后,CBCT 能更敏感地识别牙槽骨损伤。由于根折发生部位隐蔽,临床表现缺乏特异性且二维 X 线片影像存在重叠,降低了诊断根折的敏感性。在 CBCT 扫描时,高密度根充材料和金属桩 / 冠可引起伪影进而影响图像质量,干扰观察折裂线。研究发现,根管内充填物和金属桩降低了 CBCT 诊断根折的敏感性和特异性。

在牙周组织损伤方面,牙震荡和半脱位时,CBCT 能更敏感地发现早期根尖周病变和牙周韧带损伤;对于混合牙列中侧方脱位同时伴有挫入或脱出时,CBCT 能更好地定位唇(颊)腭侧的损伤,有助于牙外伤的准确评估和后续临床决策的制订。此外,CBCT 也能定位嵌入软组织中的放射性致密异物。因此,在检查外伤性患牙时,可考虑 CBCT 从多个角度观察牙齿及牙根的三维影像,这对牙外伤的精确诊断以及治疗方案的选择有很大的指导意义。

(3)牙根纵裂(vertical root fracture,VRF):牙根纵裂由于发病部位隐蔽,临床表现不典型,故早期诊断较困难,不利患牙的保留。因此,寻找一种有效并可靠的诊断方法可避免进行无意义的治疗和骨质的丧失。常规根尖 X 线片对诊断 VRF 具有重要价值,但其为二维图像,常常因牙根与其邻近骨质结构的重叠或拍摄角度而影响对 VRF 的判断;同时,患牙折裂程度较轻时仅表现为较模糊的阴影,难以确诊。Hassan 等对体外人工制成的 VRF 患牙进行 CBCT 和根尖 X 线片检查发现,CBCT 检出 VRF 的精确度明显高于根尖 X 线片,根充物的存在降低了其特异性,但未明显影响其准确率;相对于根尖 X 线片,根充物的存在不仅降低了其敏感性,也降低了其准确率。另有研究发现不同 CBCT 机系统可影响其诊断 VRF 患牙的准

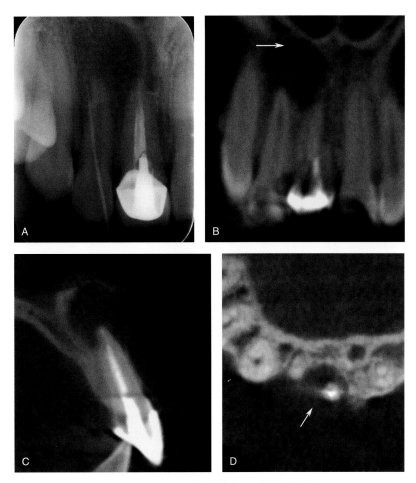

图 3-2-1　CBCT 辅助诊断 11 根尖周囊肿
A. 12 窦道示踪 X 线片；B. CBCT 冠状位片示病变累及 11、12（箭头所示）；C. CBCT 矢状位片示致密骨白线，
唇侧剩余骨皮质较薄；D. CBCT 轴状位示病变完全破坏唇侧骨皮质（箭头所示）。

确性、敏感性和特异性。有学者提出首选改变 X 线投射角度的根尖 X 线片诊断 VRF，当传统的根尖 X 线片不能提供足够的信息且高度可疑 VRF 时，推荐使用 CBCT；无根充物时选择 0.3mm 的体素大小，有根充物和 / 或金属冠时选择 0.2mm 的体素大小。结合文献及临床病例研究发现，CBCT 在检测 VRF 方面具有显著优势，患牙轴状位片清晰的根管纵裂影像常常是确诊 VRF 的关键（图 3-2-2），能有效避免错误拔牙或无意义保留患牙。

综上可知，CBCT 在检测牙根纵裂的敏感性、特异性和准确性方面均高于 X 线片。但 CBCT 的诊断准确性仍受仪器性能、纵裂宽度及根管内充填材料和桩核 / 冠伪影等因素的影响。对于根管治疗后的患牙，牙根纵裂的诊断需结合临床症状和体征如牙周袋、窦道等进行综合判断，其中患牙颊舌（腭）向的垂直性骨吸收影像是牙根纵裂的特征性指标。

（4）牙根吸收：临床上，病理性牙根吸收分为内吸收和外吸收。通常情况下，诊断牙根吸收主要依赖于临床检查、病因学和影像学检查。但由于早期临床检查很难发现明显异常，因此影像学检查显得尤为重要，然而传统的根尖片和全口曲面体层片的二维影像的局限性可能导致误诊和难以准确评估吸收的严重程度和牙根吸收临床管理不完善等。有研究指出 X 线片识别牙根吸收的假阴性率约 51.9%，假阳性率约 15.3%，尤其当病损位于颊侧或舌侧根面时，准确率更低。而且，传统 X 线片很难发现小于直径 0.6mm、深度 0.3mm 的缺损，即 X 线片对于牙根吸收的诊断具有一定的局限性。牙根吸收早期时患牙常无明显临床症状，只有在吸收发生到一定程度时，才可在 X 线片检查中被发现，但此时治疗效果往往不佳，最终导致患牙拔除，因此，早期发现牙根吸收及明确病损范围对患牙的远期预后具有重要意义。近年来，大量文献

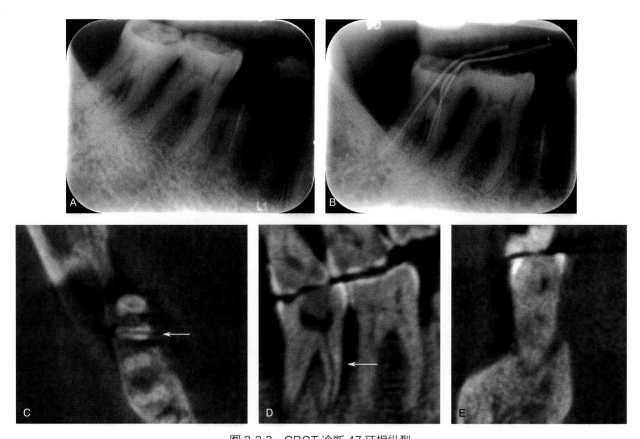

图 3-2-2   CBCT 诊断 47 牙根纵裂

A. 47 根尖 X 线片未见明显牙体病变；B. 试尖 X 线片示近中牙胶尖偏离根管方向；C, D. CBCT 轴状位、冠状位片示
近舌根呈颊舌向纵裂（箭头所示）；E. CBCT 矢状位片无法显示牙根纵裂影像。

报道了 CBCT 在诊断牙根吸收方面的作用。Estrela 等对比了 48 例牙根吸收患牙的根尖 X 线片和 CBCT
后发现，根尖 X 线片的检出率为 68.8%，而 CBCT 则为 100%。Patel 等分析根尖 X 线片与 CBCT 对活体牙
牙根吸收诊断的准确性时发现，CBCT 在诊断牙根内吸收、牙颈部外吸收的准确性上均优于根尖 X 线片。

  以 CBCT 为基础，2018 年 Patel 等提出了牙颈部外吸收的 3D 新分类方法，有助于从三维角度辅助诊
断牙颈部外吸收和评估其治疗结果和预后。2018 年欧洲牙髓病学学会（ESE）关于牙颈部外吸收的立场
声明和 2015 年美国牙髓医师协会（AAE）及美国口腔颌面放射科学会（AAOMR）的联合声明中都强调了
CBCT 在牙颈部外吸收临床管理中的重要性。综上可知，CBCT 对于早期诊断微小的牙根吸收有明显优
势，同时可以判断吸收的类型，准确测量吸收的范围尤其是颊腭侧的牙根吸收性病变，有助于临床治疗计
划的制订，提高患牙的保存率（图 3-2-3）。

  2. CBCT 在术前评估和治疗计划制订中的应用 掌握根管系统的解剖形态学是根管治疗成功的前
提。目前，CBCT 已被成功应用于辅助诊断复杂变异的根管系统，如识别遗漏根管、上颌磨牙近中颊根第
二根管（MB2）、下颌前磨牙多根管、下颌第一磨牙近中中间根管 / 远舌根管、下颌第二磨牙 C 形根管、钙化
根管和细小弯曲根管等，有助于提高根管治疗质量，减少术中并发症。对有特殊解剖形态的牙齿如牙内
陷、融合牙等，CBCT 的诊断优势更为显著。有研究发现，CBCT 与专业软件一起使用较根尖片能更好地
评估根管解剖系统及减轻临床医生的压力。随着 CBCT 在临床上的应用，上下颌牙齿的解剖结构及根管
的形态、数目和走向可以从不同角度和层面清晰地显示出来，以 CBCT 重建根管三维立体结构能直观显示根
管的形态并准确定位根管不规则区，对指导临床术中选择合适的根管治疗器械和治疗方案均具有重要意义。

  同时，CBCT 还有助于明确患牙病变与周围重要解剖结构如下牙槽神经、颏孔和上颌窦等的位置关
系，从而有助于评估病变的严重程度，制订合理的治疗方案，减少并发症的发生。

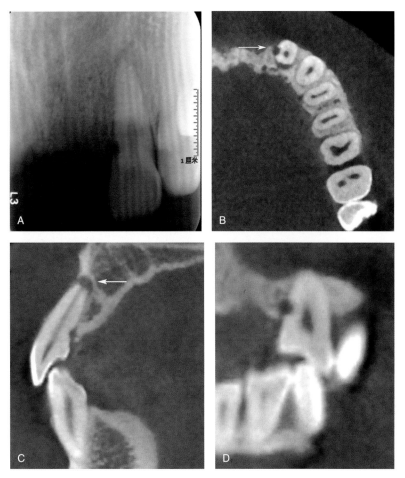

图 3-2-3 CBCT 诊断 22 牙颈部外吸收和牙根外吸收

A. 根尖 X 线片示 22 近中牙颈部外吸收,根尖周低密度影;B. CBCT 轴状位片示近中及腭侧牙颈部外吸收,未及髓(箭头所示);C. CBCT 矢状位片示根尖区低密度影及外吸收(箭头所示);D. CBCT 冠状位片显示近中牙颈部外吸收。

　　此外,在进行显微根管再治疗和根尖手术前,如需明确既往根管治疗失败的可能原因,如遗漏根管、髓腔 / 根管穿孔、根管充填质量、器械分离和根折等,CBCT 在辅助术前评估方面明显优于根尖片,从而为后续制订治疗计划(如非手术根管再治疗、显微根尖手术、两者联合或者拔除)提供参考。总之,CBCT 对根管再治疗决策有重要影响,是分析病因、评估并发症、确定治疗方案的重要手段。近年来,CBCT 辅助数字化导航技术在引导微创开髓,疏通钙化根管和根尖手术等静态 / 动态导航牙髓治疗以及自体牙移植等方面已成为牙髓病学领域的研究前沿和热点。

　　3. CBCT 在显微根管治疗中的应用　在显微根管治疗过程中,运用 CBCT 可辅助定位解剖形态异常的根管,更精准地进行根管清理和成形。对于钙化根管,可采用 CBCT 扫描,三维重建设计根管通路并利用静态 / 动态导航定位去除钙化物并疏通根管。

　　运用 CBCT 监测根管预备质量主要包括以下几方面。①根管偏移:CBCT 可用于测量预备前后根管壁的厚度和中心点位置变化,评价根管预备器械对根管偏移的控制能力和中心定位能力,探讨预备器械对根管的成形能力;②根管拉直:Estrela 提出的基于 CBCT 的根管弯曲度测量方法目前已应用于评估根管拉直度;③根管横截面积:Bernardes 等利用 CBCT 测量根管横截面积的变化,该指标能评估根管预备器械的切削力大小,但由于器械对根管壁并非等距离切削,因此单纯的横截面积变化无法真实评估根管的清洁度,管壁切削厚度应作为进一步研究指标。

　　同时,利用 CBCT 还可以评估根管三维充填的质量,包括充填的长度和致密度等。如根管充填的长度短于根尖,也可借助 CBCT 更好地显示根尖解剖结构与根尖止点的位置,从而确认根管充填尤其颊舌侧根管充填情况。

此外,CBCT 在诊断根管治疗并发症和处理前的评估方面也具有很好的指导作用。对于器械分离患牙,建议拍摄 CBCT 定位分离器械的位置,评估根管壁的厚度和根管弯曲度,以权衡取出分离器械的可能性和患牙远期预后。对于根管壁穿孔的患牙,如穿孔较小或呈颊舌向时,建议拍 CBCT 准确评估穿孔的范围和位置,以选择合适的治疗方案(图 3-2-4)。

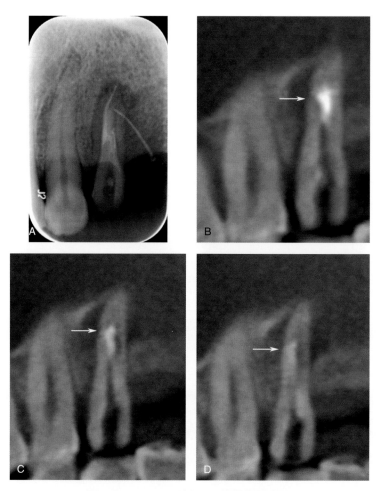

图 3-2-4　CBCT 诊断 25 根管侧壁穿孔
A. 25 瘘管示踪 X 线片;B~D. CBCT 冠状位片示颊侧根管中段近中管壁侧穿,箭头示穿孔位置。

4. CBCT 在术后疗效评估中的应用　CBCT 可通过三维方向发现微小的根尖周影像学改变,能对初次根管治疗、根管再治疗以及显微根尖手术的疗效进行更客观和准确的评估。目前主要有 4 种 CBCT 评价方法应用于不同研究类型的根管治疗疗效评价中,其中最常用的是基于 CBCT-PAI 的指数评价系统。此外,还有 CBCT 体积定量测量法、基于前后影像对比的定性对比法和基于组织愈合特点的 CBCT 组织特点比较法。

CBCT-PAI 指数评价系统根据 CBCT 图像中根尖病变直径,采用 6 分(0~5 分)评分系统,同时引入 2 个变量指标——扩展至骨皮质和破坏骨皮质,记作数值 +D/E。相关评分如下:① 0 级:根尖周组织结构正常;② 1 级:病变直径 0.5~1mm;③ 2 级:病变直径 1~2mm;④ 3 级:病变直径 2~4mm;⑤ 4 级:病变直径为 4~8mm;⑥ 5 级:病变直径为大于 8mm;⑦(N)+E:扩展至骨皮质;⑧(N)+D 破坏骨皮质。当观察到明确的根尖区低密度影或牙周韧带间隙扩大到达 0.5mm 并丧失硬膜完整性时,认为存在根尖周围病变。低密度影的大小以最大直径为准。但有学者认为该分类最大值不明确,难以获得用于比较的可重复测量值;且直径范围间距较大,对于 CBCT 上的微小变化或较小的病变难以获得准确的评估。

2018 年,Torabinejad 等推荐了一种针对小病变的 CBCT 评价指标(CBCT-ERI),其根据牙周膜宽度值分为 6 级,增加评价敏感性。应用该指数对传统 X 线片检查无病损根管治疗成功患牙,仅有 53.3% 属于正常牙周膜间隙;有 20% 牙周膜间隙宽度大于 1mm,被认为存在病变,说明该评价指标可能对成功的根管治疗造成误诊。因此,无症状的根管治疗后患牙,即使在 CBCT 检查中发现根尖周透射影也不建议过度治疗,因为其可能是愈合的瘢痕组织。

患牙在治疗后复查时,若无明显症状或体征,不推荐常规拍摄 CBCT。对于一些特殊复杂的病例,可以采用 CBCT 进行术前辅助诊断、术中导航及术后评估,以减少临床诊治的不确定性。但我们也注意到 CBCT 会低估治疗的疗效,此时应结合临床症状和体征,合理对待 CBCT 显示的根尖周透射影像。

虽然 CBCT 具有上述诸多优势,但仍有一定的局限性。首先,邻近的高密度结构会引起射线硬化和散射现象,如金属充填物或其他阻射性修复体等与研究范围邻近时常引起伪影,影响 CBCT 图像的质量和准确度,干扰临床医生作出正确诊断。其次,CBCT 低密度分辨率不够,限制了其在软组织疾病中的应用。另外,相对根尖片,CBCT 的放射剂量较大:根尖片的辐射量一般小于 1.5μSv,CBCT 的辐射量达到 11~674μSv。运用 CBCT 时应遵循"合理使用低剂量"(as low as reasonably achievable,ALARA)原则,即采用最低放射剂量来获取合适的图像质量,以及近年提出的"最小诊断需求"(as low as diagnostically acceptable,ALADA)原则和"最低合理可行"(as low as reasonably practicable,ALARP)原则。在显微牙髓治疗中,推荐使用小视野 CBCT,以降低辐射风险,提高图像质量。

三、治疗方案制订和术前谈话

(一)治疗方案制订

治疗前应围绕患者的主诉、病史和检查结果,对患牙做出正确的诊断。治疗方案需结合患者的全身状况、治疗难度、治疗风险、预期结果和后续跨学科治疗计划进行制订,并充分与患者进行沟通。

(二)术前谈话

术前向患者说明显微牙髓治疗技术只是治疗牙髓根尖周疾病复杂病例的方法之一,向患者解释手术的局限性及术中术后可能出现的并发症,如麻醉并发症、急性炎症反应、器械分离、髓腔穿孔、器械误吞误吸、皮下气肿、牙齿折裂等,告知治疗疗程及费用并签署临床治疗知情同意书。

(龚启梅)

第三节 术 区 准 备

一、疼痛控制

现代牙髓根尖周诊疗过程强调人文关怀及全诊疗流程中的舒适化体验,在显微牙髓治疗中无痛原则尤为重要。一旦术区隔离完成,开始显微镜下操作过程,若患者疼痛不适产生的身体或头部各种轻微摆动将严重影响操作者的显微镜下精细操作,甚至带来各种严重并发症,因此,医师需熟练掌握显微根管治疗操作前的疼痛控制及无痛麻醉技术。

术前需仔细询问病史,充分了解患者全身系统性疾病情况。对于自述罹患高血压、心脏病、甲亢或过敏体质等患者需选择合适麻醉药品,特别是注意常用含有血管收缩剂如含肾上腺素的阿替卡因麻醉剂的使用群体。一般来说,备孕、孕中期、哺乳期等无须特别禁忌阿替卡因麻醉剂的使用,此时的无痛麻醉状态下的操作可能比未注射麻醉引发的剧烈疼痛更加安全。

注射麻醉前建议术区先行表面麻醉剂涂布,等待数分钟后行局部麻醉注射。若同时能使用计算机控制麻醉助推仪等将大大减轻局部麻醉注射进针部位疼痛不适感。若使用针筒类注射器建议匀速缓慢注射,并注意针头进针方向以缓解注射过程的疼痛感。

在常规显微牙髓治疗中,上颌患牙一般只需进行阿替卡因颊侧浸润麻醉即可达到操作过程无痛效果;下颌前磨牙及下颌前牙一般亦仅需行颊侧浸润麻醉即可;乳牙均常规进行颊侧浸润麻醉即可,必要时使用助推仪牙周膜注射也是可行方案。然而当下颌第一磨牙或者下颌第二磨牙在不可复性牙髓炎开髓等操作情况下,一般的颊侧浸润麻醉在此类病例中可能并不能达到满意的镇痛效果,一般建议该类患牙先行阻滞麻醉,必要时辅以颊侧浸润及牙周膜注射麻醉技术,以达到开髓时充分的镇痛过程。

若为显微镜下树脂充填操作,龋洞达牙本质层后的备洞过程将产生明显的酸痛不适感,建议行患牙的颊侧浸润麻醉或牙周膜注射,减少备洞及后续树脂充填操作过程中患者的不适反应。

由于现今使用的麻醉剂麻醉效果持久,一般显微治疗结束后局部麻醉区域仍会较长时间自觉肿胀麻木,处于咀嚼肌控制失调状态,需叮嘱患者待麻药效果消退后再行进食,以防咬伤唇颊黏膜造成创伤性溃疡等情况。小儿患者应叮嘱患儿家长注意防范该类情况发生。

就疼痛控制而言,无砷失活剂在显微根管治疗中使用越来越少,绝大多数病例在良好的麻醉注射后可直接进行根管预备。个别紧张焦虑患者,若麻醉效果不佳,或开髓后出血难以短时间控制,可以在较为充分的揭去髓顶条件下放置无砷失活剂,2~3 天后即可约复诊完成后续治疗过程。切记前牙禁忌使用失活剂,且使用失活剂需防止失活剂的邻面渗漏,若患牙邻面缺损,必须将邻面暂时恢复,制作假壁后方可放置失活剂。

二、假壁制作

牙髓治疗的主要目标之一是根管系统的清理成形,冲洗是其中的关键环节。在去除腐质及各种不良充填体后,必须分析患牙剩余牙体结构,大多数情况下患牙会缺失一处或多处牙壁,冲洗液渗漏的风险较大。为了防止这种情况发生,强烈建议进行牙髓治疗前的假壁制作,冲洗液可在髓腔中保留更长时间,使冲洗过程安全有效;同时也为工作长度创建了可重复的参考点,并防止治疗期间冠部渗漏的风险(图 3-3-1A);简化了多次复诊期间的橡皮障隔离安装程序,也可有效防止脆弱的牙齿结构断裂,减少食物嵌塞的发生,避免龈乳头炎后牙龈肿胀,术后疼痛不适(图 3-3-1B)。

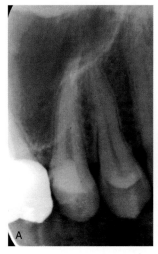
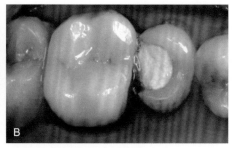

图 3-3-1　远中缺损未制作假壁的风险

A. 未制作假壁,暂封材料暂封易部分脱落造成渗漏;

B. 未制作假壁,暂封材料暂封容易食物嵌塞,发生龈乳头炎。

术前假壁制作的过程并不复杂,但容易被大多数医师有意无意地忽视,反而造成后续治疗流程中的各种不便或失误。假壁制作的过程与常规Ⅱ类洞或多个壁缺失的洞型进行重建修复流程基本一致,重建材料包括各种常规树脂材料、桩核树脂、流体树脂,或者树脂加强型玻璃离子等。如若缺损窝洞容易显露,且牙龈出血得以控制,一般可行常规树脂充填(图 3-3-2)。如若缺损窝洞位于龈下且牙龈出血难以控制或隔湿困难,则可选用树脂加强型玻璃离子等材料进行堆塑假壁(图 3-3-3)。具体步骤如下。

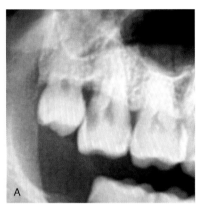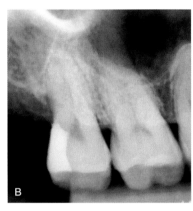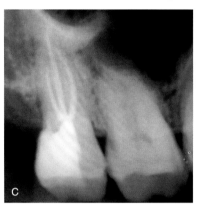

图 3-3-2　17 制作树脂假壁后行根管治疗
A.17 显微根管治疗术前片; B.17 远中制作树脂假壁; C.17 术后显微根管治疗术后片。

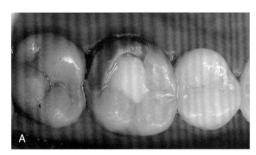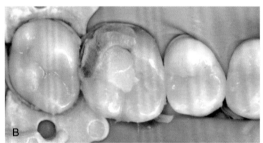

图 3-3-3　26 采用树脂加强型玻璃离子假壁制作
A.26 咬硬物后腭侧牙体劈裂至龈下,牙龈出血明显,无法进行树脂粘接,采用树脂加强型玻璃离子制作腭侧及远中假壁;
B.假壁制作后采用橡皮障隔离,Ⅰ类洞可充分容纳冲洗液,有可重复的工作长度参考平面且暂封不易渗漏。

1. 洁治患牙后橡皮障隔离。显微镜下去除腐质及原来不良充填体,磨除修整薄壁弱尖,隐裂患牙或需全覆盖修复患牙可先行降殆 1~1.5mm。若缺损部位位于龈下,牙龈覆盖无法显露,可采用激光、电刀等去除覆盖牙龈组织,修整龈壁,止血排龈;抛光窝洞边缘。

2. 选择适合邻面成型系统,安装成型片及邻间楔。

3. 若根管口与缺损处相近,可先将根管口或髓底处以生料带小球等覆盖,以防树脂等材料进入堵塞根管口。

4. 第八代通用型粘接剂涂布后行树脂充填,修型光固化后形成邻面树脂假壁。如若选用玻璃离子等材料可直接调拌材料置入窝洞,修整形成假壁。

5. 拆除邻面成型装置及橡皮障后修整洞壁,调整咬合,抛光。

6. 更换橡皮障布,重新进行橡皮障隔离后开始显微根管治疗程序。

7. 待根充结束,可修整保留 0.5mm 厚的假壁,进行常规流体根管口封闭及树脂材料的堆核重建。冠部修复备牙时可去除原 0.5mm 树脂假壁材料。亦可完全去除原有假壁材料,重新制备后行树脂材料堆核成形。

三、术区隔离

橡皮障是口内术区隔离的重要装置,可提高根管治疗的效率与预后,是开展非手术显微牙髓治疗的基本条件。

(一) 橡皮障隔离的目的

大量研究证实,微生物感染是导致根管治疗失败的最主要原因,橡皮障为治疗区域提供一个隔离唾液的封闭环境,减少术区感染的机会。此外,在根管治疗过程中,橡皮障的应用还具有以下优点。

1. 提供一个洁净、干燥、无污染的区域,提高术区可视性。

2. 防止患者误吞根管器械、冲洗药物、充填材料碎屑等。

3. 保护患者口腔软组织,避免其受到器械、药物、冲洗剂等的损伤。

4. 减少患者在操作中频繁漱口的需要,提高治疗效率。

(二) 橡皮障隔离技术

安放橡皮障的方法主要有以下两种。

1. 将橡皮障夹的弓形部分穿过橡皮障上的孔,并将橡皮障置于橡皮障夹的翼上。以橡皮障钳将橡皮障夹撑开,保持橡皮障夹在橡皮障上的位置,并用橡皮障架固定橡皮障布。橡皮障夹就位于牙后,将橡皮障伸展固定于橡皮障夹翼下。此方法可将橡皮障、橡皮障夹和橡皮障架以一体化的方式放置于牙,简便易行。

2. 先将橡皮障夹安置于牙,用手指轻压障夹的颊舌侧翼部,以检查其与牙贴合的稳固程度,再将橡皮障拉开套在橡皮障夹的下方。此方法便于操作者观察橡皮障夹的夹片与牙接触的部位,避免损伤牙龈。

无论哪种安装方式,安装好橡皮障后都要仔细检查橡皮障的密闭性,及时调整橡皮障,或者使用封闭剂封闭缺陷,以保证隔离效果。

(蒋宏伟)

第四节　显微四手操作技术

一、基本原则

在现代显微根管治疗中,为保证治疗过程的高效、安全及舒适,一般医护团队在治疗的全过程需采取椅旁四手操作技术,通过熟练默契的配合完成工作。显微四手操作技术要求医生、护士采取符合人体工程学原理的舒适坐姿,患者为平躺放松的仰卧位,医护双方平稳、迅速地传递显微治疗中所用器械和材料,充分提高工作效率。其基本原则包括以下几点。

1. **省力原则**　在整个显微诊疗过程中,医护付出最少的体力达到最大的工作效率。如提倡利用显微根管包、显微树脂充填包等简化备物流程,以减少不必要的诊间走动。

2. **安全原则**　术前给患者佩戴防护目镜或面部铺盖孔巾,胸前铺盖防水铺巾。医护佩戴防护面罩,切勿将仪器设备置于患者胸颈部。

3. **身体动作分级原则**　身体动作分级为五级。第一级只涉及手指动作;第二级涉及手指及手腕的动作;第三级涉及手指、手腕及手肘的动作;第四级涉及手指、手腕、手肘和手臂的动作;第五级涉及上身的转动动作。在显微四手操作配合中,应尽量使用最小运动量和第一二三级动作,减少和避免第四、五级别的动作。这样可以使得医护更容易集中精神,且在较长时间工作中不会感觉疲惫,提高治疗效率,减少连续工作被打断及身体肌肉受创的机会。

4. **器械传递与交换基本原则**　显微根管器械的交换应平行,于传递区即时钟 4 点至 7 点位进行,避开面部,尽可能靠近患者口腔。保证无污染、无碰撞。一般四手操作时护士左手传递器械材料、右手持吸唾管,或准备下一步用的器械材料等。传递器械时护士握持非工作端并施加一定的力传递,以使医生能够方便稳固地抓握手柄部。传递器械时护士需注意牙位及器械使用方向,使得医生接过器械后无需调整即可直接使用。

二、环境设施要求

配备了显微镜常规进行显微四手操作技术的诊疗区域应设计合理,有足够的空间容纳诊疗设备。空间无需过大,按照影响圈理论,即常规仪器设备均可在双臂展开的范围空间取用,可为诊疗活动提供最大的便利。

需合理配备适合显微四手操作的医生和护士座椅及护士侧治疗台。医护座椅高度需能自由调节,使得医生大腿能与地面平行、下肢自然下垂,且有较宽大的椅坐和椅背可支撑腰椎。为保证视野清晰,护士坐姿较医生为高,座椅需能调节较医生座椅稍高并带有可放脚的底盘,椅背有一可旋转的扶手,便于利用此弯形靠背承托上躯以达至平衡舒适状态。

护士侧治疗车应可灵活移动,台面及各层抽屉都可放置口腔治疗所需物品。诊疗过程中,护士根据不同的治疗操作备齐所有用物,按照使用的先后顺序依次摆放在护士侧治疗工作台面上,以便顺利取放。

三、助手体位

显微四手操作技术对医、患、护有明确具体的体位规范要求,根据"pd"理论(即固有感觉诱导理论),其核心观点是"以人为中心,以零为概念,以感觉为基础"。医生及患者体位本书其他章节已有所阐述,本节不再赘述。护士体位要求其座椅高于医生座椅10~15mm,可提供更好的俯视的视野,有利于传递治疗工具及协助吸唾。护士座椅扶手位于肋下区,调整腹杆以支持背部或者腹部,双脚放置于底盘,保证大腿动脉血液循环顺畅。同时面向护士侧治疗台以便存取治疗工具。治疗区域的使用遵从"时钟概念",护士工作区一般位于时钟2点至4点位,通常多选时钟3点位,此区不能放置物品。护士治疗车等相对固定设备一般放置于静止区,即时钟12点到2点位。而传递区位于时钟4点到7点位,此区为医护传递器械和材料的区域。

四、传递与交换技术

临床上显微根管治疗最常用的器械传递方法是握笔式传递法,即四手操作中护士以左手的拇指、示指和中指握持器械的非工作端将器械传递给医生,医生以拇指和示指用握笔方式接过器械。传递根管治疗器械的交换方法最常用的为平行器械交换法,即护士取出下一步治疗操作所需器械,以握笔式的手法握持器械的非工作端,无名指和小指收回内缩以防被锋利器械刺伤。在传递区即时钟4点至7点位置确保此器械与医生手中待交换的器械平行,用左手的无名指和小指接过医生使用后的器械,再将其勾回手掌中,再递送下一步所需器械至医生手中并将使用过的器械放回原处。在显微治疗过程中,医生的视野聚焦于显微镜目镜,伸出右手于传递区域接取器械时不会看着传递过程,因此四手护士需熟悉医生的操作习惯及使用器械的顺序,有条不紊地传递每一个器械,传递时注意器械使用的先后顺序及器械工作端的方向,这个过程需要医护间较多时间的磨合与练习。护士也需密切注意患者反应,发现异常情况及时报告给医生并协助处理。

五、吸引技术

当医生进行显微操作时,护士应及时吸去患者口腔内的唾液、水及碎屑等,保持诊疗部位视野清晰。需要护士掌握良好的四手配合的吸引技术。一般来说,护士使用右手握笔式握持吸引管,左手进行器械的平行传递。护士要掌握不同部位吸引管的放置位置和操作要领。一般来讲,患牙位于右侧上下颌磨牙区域,轻轻将吸引管头部置于舌侧;上下颌前牙区若医生治疗患牙颊侧,则将吸引管头放置于舌腭侧,反之亦然;患牙若位于左侧上下颌磨牙区域,吸引器管则放置于颊侧。需要注意的是应该避免吸引器管放至患者口内的敏感区域如软腭、咽部等造成患者恶心呕吐感,引起治疗中断。

（蒋宏伟）

参 考 文 献

1. 中华口腔医学会牙体牙髓病学专业委员会. 显微根管治疗技术指南. 中华口腔医学杂志, 2016, 51 (8): 465-467
2. 中华口腔医学会牙体牙髓病学专业委员会. 牙体牙髓病诊疗中口腔放射学的应用指南. 中华口腔医学杂志, 2021, 56 (4): 311-317
3. 刘媛媛, 王虎, 叶泽林, 等. 口腔颌面锥形束 CT 的临床指南分析. 中华口腔医学杂志, 2023, 58 (9): 964-970
4. 王淳雄, 张琛. 锥形束 CT 在根管治疗疗效评价中的作用. 北京口腔医学, 2022, 30 (05): 376-380
5. DUNCAN H F, KIRKEVANG L-L, PETERS O A, et al. Treatment of pulpal and apical disease: The European Society of Endodontology (ESE) S3-level clinical practice guideline. Int Endod J, 2023, 56 (Suppl 3): 238-295
6. PATEL S, BROWN J, PIMENTEL T, et al. Cone beam computed tomography in endodontics-a review of the literature. Int Endod J, 2019, 52 (8): 1138-1152
7. PATEL S, BROWN J, SEMPER M, et al. European Society of Endodontology position statement: Use of cone beam computed tomography in Endodontics: European Society of Endodontology (ESE) developed by. Int Endod J, 2019, 52 (12): 1675-1678
8. HILMI A, PATEL S, MIRZA K, et al. Efficacy of imaging techniques for the diagnosis of apical periodontitis: A systematic review. Int Endod J, 2023, 56 (Suppl 3): 326-339
9. MOSTAFAPOOR M, HEMMATIAN S. Evaluation of the accuracy values of cone-beam CT regarding apical periodontitis: a systematic review and meta-analysis. Oral Radiol, 2022, 38 (3): 309-314
10. PATEL S, FOSCHI F, MANNOCCI F, et al. External cervical resorption: a three-dimensional classification. Int Endod J, 2018, 51 (2): 206-214
11. HABIBZADEH S, GHONCHEH Z, KABIRI P, et al. Diagnostic efficacy of cone-beam computed tomography for detection of vertical root fractures in endodontically treated teeth: a systematic review. BMC Med Imaging, 2023, 23 (1): 68
12. TORABINEJAD M, RICE D D, MAKTABI O, et al. Prevalence and size of periapical radiolucencies using cone-beam computed tomography in teeth without apparent intraoral radiographic lesions: A new periapical index with a clinical recommendation. J Endod, 2018, 44 (3): 389-394
13. JAJU P P, JAJU S P. Cone-beam computed tomography: Time to move from ALARA to ALADA. Imaging Science in Dentistry, 2015, 45 (4): 263-265

第四章
显微根管治疗

第一节　髓腔入路的制备

髓腔入路的制备是根管治疗的第一步,也是根管预备和充填的基础。髓腔形态复杂多变,合理的入路设计便于器械和药物进入根管,保证治疗的效果。

一、髓腔解剖结构

髓腔是位于牙体中部、用以容纳牙髓组织的空间(图 4-1-1)。除根尖孔外,绝大部分被牙本质所包绕。髓腔由髓室、根管以及侧支根管、副根管、根尖分歧等特殊结构构成。

（一）基本解剖结构

1. 髓室　髓室为髓腔位于牙冠及牙根颈部的部分,形状与牙冠外形相似。前牙的髓室通畅与根管无明显界限;后牙髓室则呈立方形,与根管分界明显。根据解剖位置,髓室可分为髓室壁、髓角和根管口三部分。

（1）髓室壁:分别与咬合面和根分叉相对应者为髓室顶和髓室底,与牙冠轴面相对应者则分别为近中髓壁、远中髓壁、颊(唇)侧髓壁和舌(腭)侧髓壁。

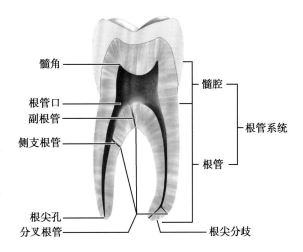

髓角
根管口
副根管
侧支根管
根尖孔
分叉根管
髓腔
根管系统
根管
根尖分歧

图 4-1-1　髓腔模式图

（2）髓角:为髓室向牙尖突出成角形的部分,其形状、位置与牙尖的高度相对应。髓角距𬌗面的距离个体差异大,年龄以及龋病、外伤、磨损等刺激均可导致髓角位置的改变。

（3）根管口:位于髓室底,是髓室与根管的移行部位。

2. 根管　根管为牙根内的中空管状结构,容纳根髓。根管口呈漏斗形,移行至根尖或近根尖处以根尖孔与牙周组织相通。单个牙根内可存在单个或多个根管,较圆的牙根内常有单个与其外形相似的根管,而较扁的牙根内,则可能存在一个、两个甚至更多的根管。根管几乎都有一定弯曲度,术前充分了解根管弯曲的程度及方向对于根管的预备与充填至关重要。

（二）特殊解剖结构

除髓室与根管外,髓腔还包括连接牙髓和牙周组织的侧副根管,其结构细小,分布不规则,增加了临床治疗的难度。

1. 侧支根管 与主根管接近垂直的分支根管,直达牙根表面,位于根尖 1/3 以上的牙根,多见于后牙,偶见于前牙。

2. 副根管 自髓室底发出至根分叉的细小分支,多见于磨牙。

3. 根尖分歧 根尖 1/3 部分从主根管发出的分支根管,多见于前磨牙和磨牙。

(三)影响解剖结构的因素

髓腔形态并非恒定,而是处于一个动态发展变化的过程。生理情况下,随着年龄的增长,髓腔逐渐缩小;在特定病理情况下,髓腔可在较短的时间内钙化变小,也可能由于内壁吸收而扩大。

1. 增龄性变化 随着年龄的增长,髓腔内壁继发性牙本质沉积,髓腔体积逐渐减小,髓角变低,髓室底凸起,髓室高度降低,根管变细,根尖孔窄小。这种继发性牙本质的沉积方式因牙位而异,上颌前牙主要沉积于髓室舌侧壁,磨牙则主要沉积于髓室底。

2. 病理性变化 当牙髓牙本质复合体受到龋病、外伤、磨损等刺激时,相对应的髓腔一侧可沉积新生牙本质,称为第三期牙本质。其形成是牙髓牙本质复合体对外界刺激的一种防御性反应,造成髓腔不规则变窄。相反,部分外伤牙和再植牙可出现牙内吸收,即从髓腔内部发生牙体硬组织吸收,导致髓腔局部空间增大,严重者发生穿孔。

二、髓腔入口设计

髓腔入口的形态取决于患牙及其髓腔的解剖形态,操作者在临床治疗前应充分评估患牙及其髓腔特点,以便准确设计髓腔入口。由于髓腔的解剖结构个体差异性大,借助影像学技术,能更全面地分析患牙的髓腔特点,优化髓腔入口的设计,保证根管治疗的顺利进行。

(一)医学影像技术的辅助应用

根尖 X 线片是临床上了解患牙髓腔结构的常用手段,可提供患牙髓室位置及高度、根管口位置、根管数目、形态及钙化程度等信息。由于 X 线片仅能从颊舌向进行投影,易造成颊舌侧根管影像的重叠,导致单张根尖 X 线片难以充分显现根管的三维形态。因此,治疗前以不同水平投射角度拍摄 2 张或以上的根尖 X 线片,并加以比较,可增加其评估的准确性(图 4-1-2)。研究表明,当水平投射角度为 20°~40° 时,上颌前磨牙和下颌第一前磨牙的根管形态都能在 X 线片上得到较好的反映;而下颌第二前磨牙的根管形态,仅在水平投射角为 40° 时才能提供必要的信息。

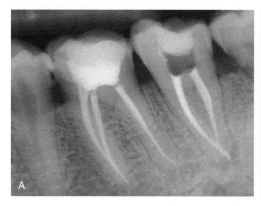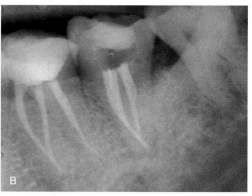

图 4-1-2 下颌磨牙 X 线片(黄湘雅医师提供)
A. 36、37 正位拍摄;B. 36、37 更改投射角度拍摄。

锥形束 CT(cone beam computed tomography,CBCT)作为一种三维影像学技术,日益广泛地应用于牙髓病和根尖周病的诊断和治疗(图 4-1-3)。通过扫描并重现髓腔的立体形态,可从冠状面、矢状面和水平面解析髓腔的特点,使临床医生更全面地认识患牙解剖和更准确地进行治疗前评估,为根管治疗提供有价值的三维数据。与根尖片相比,CBCT 辐射剂量增加、费用更高,且其扫描的准确度受到邻近阻射的高密度结构或材料的影响,如金属冠、桩核、固定桥、种植体等,因此 CBCT 在根管治疗中的应用需遵循相关临床指南。对于疑难复杂根管、钙化堵塞根管、额外根管、牙根吸收等病例,建议参考 CBCT 的影像学资料设计髓腔入口。其中,基于 CBCT 设计虚拟髓腔入路及开髓导板,并使用配套的车针制备髓腔入路的显微导航技术对于钙化根管的治疗具有重要的临床价值。

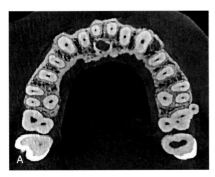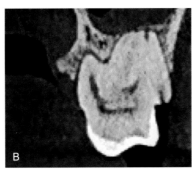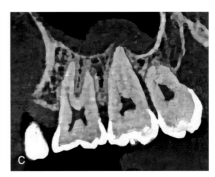

图 4-1-3　左侧上颌第二磨牙 CBCT 图像
A. 轴位;B. 冠状面;C. 矢状面。

（二）各类髓腔入口的特点

1. 传统髓腔入口（traditional endodontic cavity,TEC）　传统髓腔入口要求彻底揭除髓室顶,暴露所有髓角,并去除冠部及髓室侧壁的牙本质突起以保证各壁没有倒凹,建立到根管口的直线通路,操作者可在同一视野下观察髓室底及全部根管口。因此传统髓腔入口便于全面观察髓腔情况,并为后续的根管治疗提供操作的可视性与便利性,降低根管预备并发症的风险。

2. 保守髓腔入口（conservative access cavity,CEC）　保守髓腔入口是指不完全揭净髓室顶,保留部分髓角,形成洞壁向𬌗方缩窄的开髓洞形,术者需要通过不同角度方可观察到全部髓室底及根管口。在髓腔入口的制备过程中不进行传统便宜形（convenience form）的扩展,不要求直线通路的建立,而是根据实际视野实时动态调整,强调尽量保留前牙的舌隆突周牙本质（pericingulum dentin）和后牙的颈周牙本质（pericervical dentin）,以增加剩余牙体组织的抗折强度。临床上,前牙为保存舌隆突可不从舌面中央窝处进入,改从唇侧或切端开髓;后牙适当缩小开髓洞型,只在中央窝处做必要的扩展,操作者通过口镜倾斜反射来调整视野,从不同角度观察定位根管口。

3. 微创髓腔入口

（1）龋损导向性髓腔入口（caries-driven endodontic cavity,CDEC）:指基于龋坏牙体组织或旧充填体的部位和范围设计髓腔入口,从邻面或颊面的龋损处进入髓腔并探及根管口,而不依据传统髓腔入口的设计进行洞形制备。

（2）超保守髓腔入口（ultra-conservative endodontic cavity or ninja endodontic cavity,NEC）:指在牙齿𬌗面中央制备极小的、超保守的洞形,只满足器械能够进入根管的基本操作需求。尽可能少地揭开髓室顶,保留所有髓角,洞壁尽量内倾,保留承担𬌗力的牙釉质。

（3）桁架髓腔入口（truss endodontic cavity,TREC）:指以根管口向𬌗面的投影点为开髓点,以根管口为导向分别制备洞形。操作时仅去除根管口到投影点间的牙体组织,获得器械进入根管的通路,无需揭开根管口之间的髓室顶,最终形成数个间隔的入口洞形,类似于桁架结构。

微创髓腔入口（图 4-1-4）尽管有利于牙体组织的保留,但能否增加牙齿抗折能力尚存争议。由于视野局限且削弱了器械进入根管的顺滑通路,发生根管遗漏、偏移、台阶、堵塞以及器械分离等并发症的风险增加。同时,由于髓室内可能存留未去净的病变牙髓组织,影响感染控制效果。因此,临床上需在充分评估患牙和操作者因素的基础上,综合考虑不同髓腔入口的特点,谨慎选择最适合的制备方案。

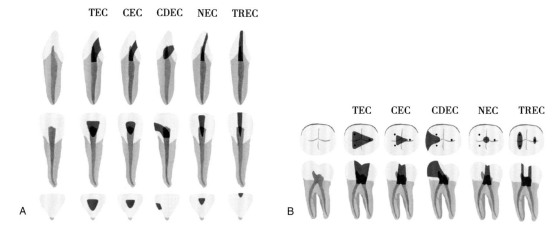

图 4-1-4   不同髓腔入口示意图
A. 前牙；B. 后牙。

三、髓腔入口制备

髓腔入口制备（access preparation）的目的和要求包括：去净不健康的牙体组织和不良修复体，保留健康的牙体结构；揭除髓室顶，去除髓室内牙髓组织和残屑；探查并明确根管口的数目和位置；建立器械可被引导而顺滑进入根管的通路，当器械进入根管深部时，只有根管壁与器械工作端接触。良好的髓腔入口制备可为后续治疗提供良好的可视性与可操作性，是根管治疗成功的基础。

（一）基本要点

1. 去除腐质、充填体和修复体   良好的髓腔入口有利于根管的定位、成形、清理和充填。研究表明，对保留原有充填体或修复体的患牙进行治疗，将降低操作者对隐裂、龋坏或边缘渗漏等的发现率。因此，在器械进入根管系统前，操作者应去尽龋坏组织、不良充填体或修复体。去尽腐质能使根管内感染的风险最小化；去除充填物可降低治疗过程中冠部微渗漏的机会，且避免充填碎屑进入髓腔；拆除修复体有利于暴露患牙的真实形态，准确评估患牙的可修复性，保证正确的髓腔入路。然而，当患牙原为 Ⅱ 类洞充填修复且缺损到龈下时，去除原有充填物会增加橡皮障的安放难度，此时若原有充填物完好、无继发龋征象，邻面的充填物可暂时保留至根管治疗结束。

2. 设计外形   患牙的髓腔内部结构决定髓腔入口的大小、外形和器械进入的角度。入口的外形主要受髓室大小的影响，一般情况下，年轻患者的髓腔洞型较年长者更为扩展。此外，髓腔入口外形应能正确反映髓室的形态。髓腔入口制备可将患牙表面解剖标志作为参照，然而，当龋病等原因破坏牙冠完整性，或修复体改变牙冠原有形态时，过分依赖牙面形态制备入口存在风险，易导致髓腔穿孔等并发症。这种情况下，釉牙骨质界处的牙体形态尤其重要，可作为定位髓室及根管口的重要解剖标志。同时，根尖 X 线片和 CBCT 可显示髓室形态、髓角位置、根管口位置和数目等信息，为髓腔入口的设计提供重要参考。

3. 进入髓腔   为便于形成进入根管中下段的顺滑通路，且减小髓腔入口对牙齿美观的影响，髓腔入口通常制备于前牙舌面和后牙𬌗面，临床上还需结合不同牙位的牙体解剖特点进行开髓。有学者指出，下颌前牙的开髓位置可从传统的舌面中央改为切端偏舌侧，以便于寻找并治疗舌侧根管；对于张口受限、牙列拥挤或扭转牙的患者，下颌前牙唇侧开髓可为口内操作提供便利。有文献报道对牙颈部龋或楔状缺损的患牙经牙颈部制备髓腔入路，目的是保留更多健康牙体组织，但该方法不能建立近直线的根管通路，髓室内亦可能残留较多牙髓组织，临床慎用。

开髓前，操作者依据根尖 X 线片和 / 或 CBCT 图像估算患牙切端或𬌗面到髓室顶与底的距离，并用车针定位，确定正确的开髓起始位置（图 4-1-5）和深度，手术显微镜下使用高速手机配合球钻或裂钻沿牙体长轴磨除牙体组织。需要强调的是，对于倾斜牙，特别要留意牙的长轴方向，确保正确的开髓路径（图 4-1-6）。

当车针进入髓室时,操作者多能感觉到落空感。若车针进入牙体的深度已达到预先估算的长度,却未能感觉落空感,则应仔细检查车针是否到达髓室或车针方向有无偏离牙体长轴。必要时再次拍摄根尖X线片,避免并发症的发生。

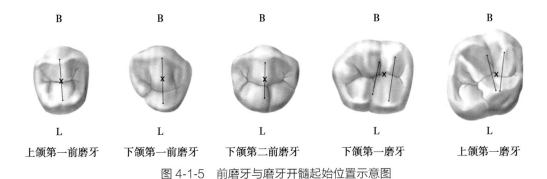

B	B	B	B	B
L	L	L	L	L
上颌第一前磨牙	下颌第一前磨牙	下颌第二前磨牙	下颌第一磨牙	上颌第一磨牙

图 4-1-5 前磨牙与磨牙开髓起始位置示意图

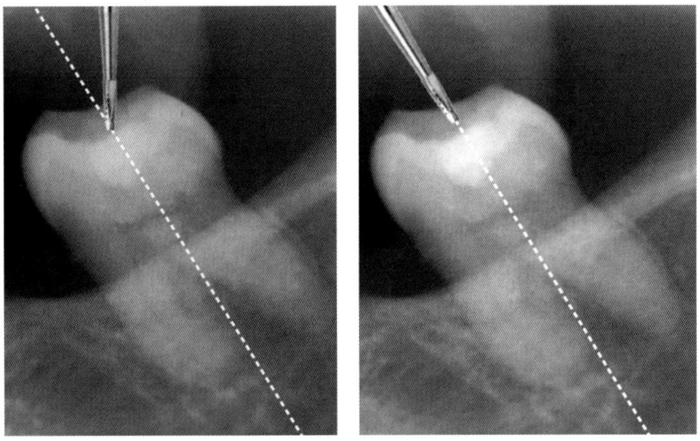

图 4-1-6 倾斜牙开髓的车针入路方向示意

4. 揭除髓顶 车针进入髓腔后,可置球钻于髓室,紧贴髓室顶牙本质,沿牙体长轴方向上下提拉揭除髓顶(图 4-1-7),或者使用专用开髓车针,按照髓室的特有形态修整入口外形。若开髓后出血明显,妨碍操作者观察髓腔内部结构,可先用挖器结合次氯酸钠液冲洗以去除大部分冠髓,待视野清晰后继续揭顶。

5. 探查根管口 用牙髓探针沿髓底图仔细探查每一根管口,同时检查髓腔入路的建立是否恰当(图 4-1-8)。然后换用 micro-opener 或小号锉分别进入每个根管口,若锉能无阻力到达根管中下段或弯曲根管的首个弯曲处,提示直线通路已经建立。

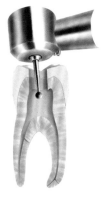

图 4-1-7 揭除髓顶

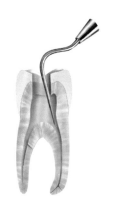

图 4-1-8 探查根管口

6. 修整入口外形　修整入口外形是制备髓腔入口的最后一步,光滑的外形线有利于冠部的封闭(图4-1-9,图4-1-10)。经典的髓腔入口洞形主张向牙表面略微敞开,此种设计可避免暂封物受到咬合力时进入髓腔深部,且保证暂封物的厚度以降低微渗漏的风险。随着口腔手术显微镜的应用、镍钛预备器械柔韧性的改善以及微创治疗理念的普及,操作者可依据根管的冠向延长线,将髓腔入口制备成略微内聚的洞形(图4-1-11),在确保根管顺滑通路的同时保留更多冠部的健康牙体组织。

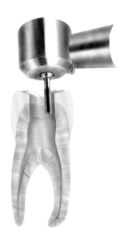

图4-1-9　修整外形

(二) 特殊患牙的髓腔入口制备要点

1. 冠部大面积缺损的患牙　龋病或外伤均可造成牙冠的大面积缺损。牙外伤冠折致髓腔暴露,可增进髓腔内部的可视度,简化入口制备的过程。慢性龋损引起的大面积缺损患牙,常伴有牙本质钙化,髓腔变窄,因此会加大入口制备的难度。对于此类患牙,术前参考影像学资料了解其根管情况并探查牙冠颈部形态尤其重要;开髓过程中,应在手术显微镜下仔细操作,结合X线片或/和CBCT信息,定位根管口。

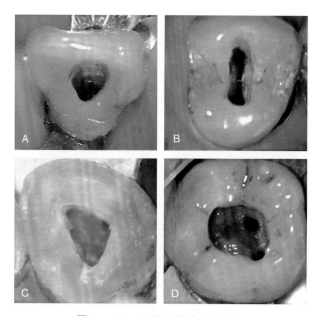

图4-1-10　不同牙髓腔入口洞形

A. 前牙,舌面入口,洞型为圆三角形;B. 前磨牙,𬌗面入口,洞型为颊舌向的扁椭圆形;C. 上颌磨牙,𬌗面入口,洞型为以颊侧缘为底的类三角形;D. 下颌磨牙,𬌗面入口,洞型为近中缘略长的四边形。

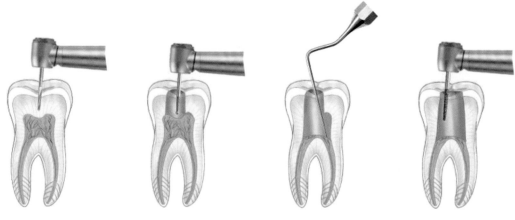

图4-1-11　保守髓腔入口制备示意图

2. 保留全冠行根管治疗的患牙 对于全冠修复的患牙,通常于根管治疗前拆除冠修复体。如需保留全冠行根管治疗,髓腔入口制备应注意以下几点。

(1)由于咬合和美观的需要,全冠具有不同的形状、厚度、宽度和角度,其外形和牙冠的形态可能有较大差异。此外还应仔细评估全冠的长轴是否与牙长轴走向一致(图4-1-12),制备髓腔入口时需注意观察髓腔的真实形态。

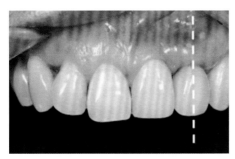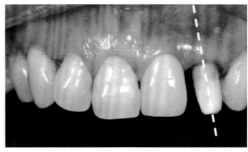

图4-1-12 全冠修复改变牙长轴

(2)使用高速手机切割全冠制备入口时,车针与金属摩擦,容易产热,需注意冷却以避免引起牙周组织的损伤。

(3)进入髓腔后,操作者应仔细检查有无龋坏、渗漏、隐裂等,探查髓底是否存在裂纹或穿孔,从而确定是否保留患牙。

3. 排列异常的患牙 当下颌前牙拥挤时,患牙的舌面可能部分被邻牙阻挡,难以获得常规髓腔入路。此时,可考虑制备唇侧入口(图4-1-13)。重度磨损的下颌前牙,可于切缘穿通髓腔制备入口(图4-1-14)。对于扭转牙,其冠根关系与正常牙有一定差别,制备入口时需注意观察根管的走向。

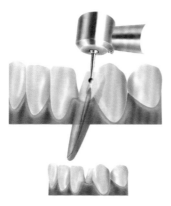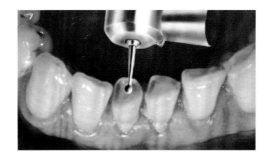

图4-1-13 下颌前牙唇侧入口 　　　　图4-1-14 重度磨损的下颌前牙切缘入口

四、根管口的定位

根管口的定位(root canal orifice location)是在形成器械可顺滑进入根管口的通道并彻底清理髓室后进行,其目的是使所有根管口都更加易于识别和器械的进入,便于后续根管的清理和成形。常用的方法是使用DG-16探针,循髓底图或髓室底的颜色差异进行探查,如能卡住(tugback)DG-16探针尖则提示根管口的存在。临床上如存在髓腔增龄性变化或髓石,或根管形态变异等情况,导致根管口不易定位时,除参考解剖结构外,还有借助特殊方法辅助定位。

(一)定位法则

髓室底的形态与根管口的数目及位置密切相关,根据髓底的形态,可总结出以下根管口的定位法则。

1. **中心法则**   在釉牙骨质界水平,髓室底位于牙冠中心。

2. **同心法则**   在釉牙骨质界水平,髓室壁外形与牙冠外形有共同中心,即釉牙骨质界表面形态反映髓室内部形态。

3. **釉牙骨质界法则**   在釉牙骨质界水平,髓室壁到牙冠轴壁的距离各处相等,故釉牙骨质界可作为髓室的恒定解剖标志。

4. **对称法则**   在髓室底中央作近远中向的直线,所有根管口到该线的距离相等,且根管口的连线与该线垂直,即患牙若为单一根管口,应位于髓底中央(图 4-1-15)。除上颌磨牙外,若髓底的非中央位置发现一根管口,在其对侧相应位置常有另一根管口。

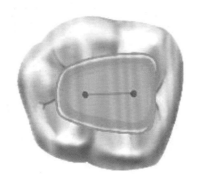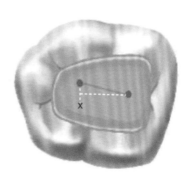

图 4-1-15   对称法则

5. **颜色法则**   髓室底的颜色较周围牙本质壁深。

6. **位置法则**   根管口常位于髓室底与髓室壁交界的转角处,牙根发育融合线的末端。

7. **距离法则**   两根管口位置越接近,根管融合的可能性越大;根管口距离越远,独立根管的可能性越大。

(二)疑难根管口的定位方法

对于隐匿、钙化或变异的根管,可采用以下方法协助定位。

1. **影像学分析**   根尖 X 线片是分析髓腔内部结构的重要手段,多个水平角度进行拍摄的 X 线片,能够使操作者获得根管的相对位置关系,有助于获知更加全面的髓腔结构特点。CBCT 能够提供髓腔三维解剖信息,清晰显示根管口的数量、位置及大小,使操作者更直观地分析根管间的位置关系,是复杂疑难病例治疗的必要辅助检查手段。

2. **染色法**   使用特殊的染料可协助操作者在口腔手术显微镜下寻找细小根管。用亚甲蓝涂抹患牙髓室四壁,再用水冲洗髓腔以去除染色剂,干燥后在显微镜下检查髓底,常可见着色的根管口。

3. **沟槽法**   选一大小适宜的超声工作尖,在髓底特定位置切割一条浅沟,干燥髓腔后显微镜下观察,沟底的牙髓组织通常呈白色,并结合根管口探查。此法常用于寻找上颌磨牙的 MB2 根管。

4. **发泡试验**   将 1 滴次氯酸钠液滴在可疑的根管口区域,将口腔手术显微镜置于高倍放大,观察气泡初起的位置,可提示隐匿根管口所在。

对于髓室重度钙化的患牙,根管口的定位难度较大。此时,应在口腔手术显微镜下,充分敞开髓室壁,彻底清理髓室并干燥,仔细分辨髓室底的颜色改变并评估髓室形态,并可借助染色法或发泡试验协助根管口的定位。此外,可用细长的超声工作尖,在高倍放大的显微镜下,从髓室底开始,逐层清理钙化的牙本质,使根管口暴露并适当敞开。在此过程中,应及时结合 CBCT 影像学检查,避免器械方向错误导致根管侧穿、髓底穿孔等并发症。

(韦曦)

第二节 根 管 预 备

一、显微根管预备原理

根管预备是通过器械切削和药物冲洗等物理、化学方法,去除根管内微生物及其代谢产物、感染牙髓组织及牙本质碎屑,使根管形成清洁且利于充填的形态。传统的根管预备技术指采用手动器械或镍钛机用器械清理和成型根管,术者可通过手感、冲洗液的颜色以及切削出的牙本质确定根管预备的效果。由于根管形态的复杂性和视野的局限性,传统根管预备过程中常常出现许多问题,如髓底破坏、感染牙髓组织和根管壁感染牙本质清理不彻底、工作长度或工作宽度丧失、根管遗漏和根管壁侧穿、器械分离等。

显微根管预备是指在口腔手术显微镜的辅助下,利用显微根管治疗器械,结合现代根管预备、冲洗、消毒技术,尽可能实现根管长度、宽度和锥度的三维预备。较之传统根管预备技术,口腔手术显微镜应用于根管预备技术有如下优越性:①具有放大效果,术野可视化程度高,操作精准;②可为术野提供充足的光源,有效缓解操作者视觉疲劳;③可结合电子信息技术,配备相关的图像拍摄系统,实现手术过程的照相和录像,利于临床资料的收集和处理。

显微根管预备技术为临床困难根管的治疗带来了革命性的突破,其应用主要包括腐质的彻底清理、细小钙化根管定位、根管内器械分离处理、根管再治疗、髓底及根管系统穿孔修补等。

二、根管系统的解剖特点与根管预备

由牙本质包绕牙髓而成的空间区域称为根管系统,包括髓室、根管、根尖分叉及侧副根管。牙髓组织不仅通过根尖孔,还通过侧副根管与牙周组织交通。随着 CBCT 等三维数字放射技术在口腔临床及科研中的应用,全牙列根管系统解剖特点得到了更为深入的了解,有助于提高根管治疗的成功率。

(一) 髓底解剖特点

熟悉髓腔和髓室底的解剖形态,了解解剖标志的意义,掌握根管口的排列规律,才能快速找到根管口,避免根管遗漏。Paul 等人在 500 颗人类离体牙中观察到两类解剖形态:髓室和临床牙冠的关系及髓室和髓室底的关系。第一节中亦有提及。

髓室和临床牙冠:①髓室在牙冠釉牙本质界(CEJ)水平的中心;②在牙冠釉牙本质界(CEJ)水平处,髓室壁到牙冠表面距离相等;③在牙冠釉牙本质界(CEJ)水平处,髓腔形状与牙冠横断面形状相同。

髓室和髓室底:①髓底颜色一般比髓室壁颜色深,偏灰白色,髓底和髓室壁可见明显边界线;②髓室壁和髓室底交界处及拐角处常见根管口的存在;③髓室底的发育沟颜色较深,通常在发育沟的末端可见根管口。

(二) 根管系统基本解剖结构

恒牙根管系统的变化很大,Vertucci 等(1974)通过大量对牙齿根管的研究,将恒牙的根管形态分为以下八型(图 4-2-1):①Ⅰ型:根管口至根尖为 1 个根管(1);②Ⅱ型:2 个独立的根管自根管口发出,在根尖上方合并成 1 个根管(2-1);③Ⅲ型:1 个根管自根管口发出,在根管中段分成 2 个独立的根管,至根尖段融合开口于 1 个根尖孔(1-2-1);④Ⅳ型:2 个独立的根管自根管口发出,分别开口于 2 个分开的根尖孔(2-2);⑤Ⅴ型:1 个根管自根管口发出,在根尖上方分成 2 个独立的根管并开口于 2 个根尖孔(1-2);⑥Ⅵ型:2 个根管自根管口发出,在根中部融合为 1 个根管,再分叉开口于 2 个根尖孔(2-1-2);⑦Ⅶ型:1 个根管自根管口发出,在根中部分为 2 个根管,再融合至 1 个根管,至根尖部又分叉开口于 2 个根尖孔(1-2-1-2);⑧Ⅷ型:3 个独立的根管自根管口发出,并开口于 3 个独立的根尖孔。我国学者岳保利和吴友农根据中国人1 769 个透明恒牙标本描述了各牙位错综复杂的根管解剖形态,并按根管口和根尖孔的分布将根管系统分为 7 型:①1-1 型:1 个根管口,1 个根尖孔;②1-2-1 型:1 个根管口,根管在中途分为 2 支,再合并开口于 1 个根尖孔;③2-1 型:2 个根管口,1 个根尖孔;④2-2 型:2 个根管口,2 个根尖孔;⑤1-2 型:1 个根管口,2 个根尖孔,根管分叉部位在牙根中 1/3 或根尖 1/3;⑥2-1-2 型:2 个根管口,根管在中途融合为 1,再分叉开口于 2 个根尖孔;⑦其他:根管形态不能按上述标准者。

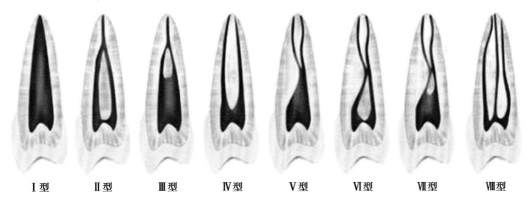

| Ⅰ型 | Ⅱ型 | Ⅲ型 | Ⅳ型 | Ⅴ型 | Ⅵ型 | Ⅶ型 | Ⅷ型 |

图 4-2-1 根管系统分型示意图

(三)根管系统特殊解剖结构

不同根管类型的预备方法均有其特殊性,在临床上,尤其要注意数目和形态变异较大的根管,如上颌磨牙近颊第二根管(MB2)、下颌第一磨牙近中第二根管(MM)、下颌第二磨牙 C 形根管等(图 4-2-2)。上颌磨牙近颊第二根管(MB2)的检出率约为 38.0%~95.2%,实际操作中,若近中颊根的根管口呈现长线形,或近中颊根的根管口较偏颊侧时,应注意寻找是否存在 MB2;下颌第二磨牙 C 形根管的发生率,国内报道为 15.8%~45.5%,并有详细的分型。临床上髓腔探查 C 形根管时,有时会误认为是髓底穿孔,应注意鉴别。一般 C 形根管口的髓底较偏颊侧,检查时不会出现疼痛和出血,而髓底穿孔一般位于髓底的中部或偏舌侧,锐器探查疼痛、出血。仅通过术前 X 线片或术中探查及肉眼直视不易判断 C 形根管口的分布,借助于口腔手术显微镜,可清晰再现 C 形髓底根管口分布图,其根管分布规律沿着牙根的走向不同,形态和数量也会有变化,往往在主根管之间,是狭长的不规则的片状或带状区域,根管预备时,容易造成根管带状穿孔,必要时需要拍摄 CBCT 片协助诊治,口腔手术显微镜的应用可降低穿孔的风险。

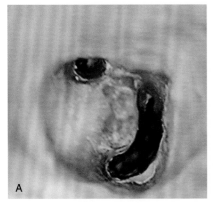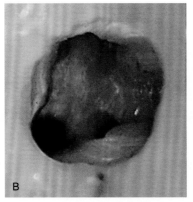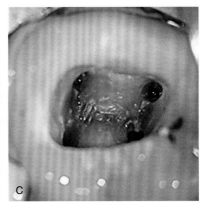

图 4-2-2 根管变异(毛学理医师提供)
A. C 形根管;B. MB、MB2、DB 根管口;C. MB、DB、ML、DL 根管口。

三、根管预备常用的器械

传统的根管预备器械对于显微镜根管预备而言,体积过大,因此,口腔手术显微镜的使用引发了大量配套专业器械的问世。

（一）根管口探查器械

显微口镜、显微探针（DG16）、显微根管锉等。

（二）根管长度测量器械

根尖定位仪（apex locator）是进行根管长度测定的电子仪器，其准确性较高。早期使用的 Root ZX 是基于计算两种交流信号在根管内电阻比值的第三代定位仪，而目前临床使用的是基于计算多种交流信号在根管内电阻比值的第四代产品，以及升级产品。

根管长度测量可由金属或塑料制造，使用时可按照测量的结果在根管预备器械上标明工作长度。

（三）根管分段预备器械

1. 根管上段预备，建立直线预备通路　临床上，习惯将根管中上段预备称为"冠部预敞"，即在进行根尖部预备之前，将根管口的牙本质肩领去除，敞开根管冠中 1/3，降低中上段牙本质阻力，减小根管弯曲度，建立直线预备通路，使器械易于到达根尖，从而有效减少器械分离、台阶、根管侧穿等根管预备并发症。此外，冠部预敞还有利于根管冲洗液的渗透，提高冲洗效率。

常规根管的冠部预敞常用工具为 Gates-Glidden 钻（常称 GG 钻），Contreras 等使用 GG 钻行冠部预敞时，推荐由冠方到根方依次使用 6 号、5 号、4 号、3 号、2 号，其中 6 号、5 号 GG 钻仅用于根管口，进入根管的深度不能超过 4mm，4 号、3 号、2 号 GG 钻依次递增 2mm 向根方深入，使用"刷"的动作，避免钻头置于外侧凹陷的根管壁或分叉的危险区。近年来，大锥度镍钛器械不断涌现，出现了许多专用冠部预敞的器械，Protaper 的 SX 锉、FM 的 Introfile 锉等，大大简化了操作步骤，提高了工作效率。

冠部预敞在口腔手术显微镜的辅助下操作更为精准，更能彻底清除腐质及牙髓组织。通常，操作者在显微镜放大照明系统下使用超声根管预备器械或 GG 钻扩大根管至根分叉水平，以暴露根分叉部位根管口，再完成中下段根管的预备（图 4-2-3）。

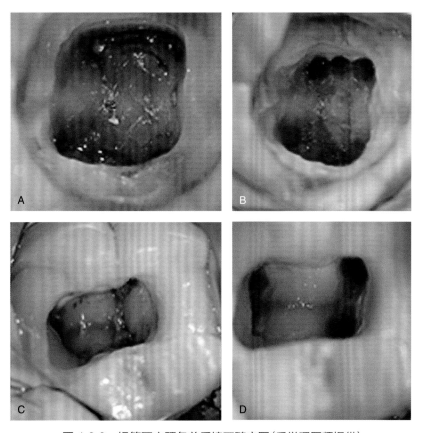

图 4-2-3　根管冠方预备前后镜下髓底图（毛学理医师提供）

A. 右下颌第一磨牙预备前；B. 右下颌第一磨牙预备后；C. 右下颌第二磨牙预备前；D. 右下颌第二磨牙预备后。

对于根管中上段完全钙化,无法直接探查到根管时,可以先使用小号球钻或超声工作尖去除可疑点处 1~2mm 深的钙化组织,再用 DG16 探针或 8 号手用 K 锉探查根管口及根管上段,确定根管方向,然后用根管锉沿根管方向小幅度上下提拉去除钙化组织,逐步深入至根管中段。疏通根管中上段后,可辅以 EDTA,使用 8 号或 10 号手用 K 锉反复扩通根管下段至根尖部。

2. 确定工作长度   工作长度的确定是根管治疗成功的关键。理想的根管预备止点是组织学根尖孔,距解剖学根尖孔 0.5~1mm。工作长度的测定方法主要为根尖定位仪法。按照中华口腔医学会牙体牙髓专委会提出的全国根管治疗技术规范和质量控制标准,推荐使用根尖定位仪并结合 X 线片以获取较精确的根管长度,同时对根管数目、长度和形态等进行评估(图 4-2-4)。

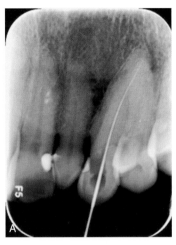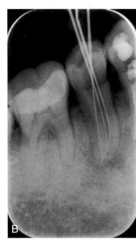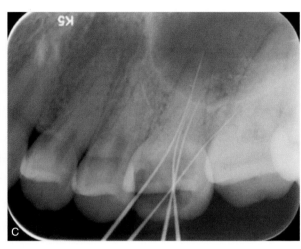

图 4-2-4   X 线片确定工作长度(毛学理医师提供)
A. 左上颌尖牙;B. 右下颌第二前磨牙;C. 左上颌第一磨牙。

3. 根管下段预备   根尖 1/3 预备之前必须获得准确的工作长度,根管预备时保持根管湿润,保证足够的冲洗,根管锉不可跳号,应做适当的预弯,预备器械工作时,方向与根管延伸方向一致。预备后的根管为连续锥状,保持根管原始的解剖形态,根尖孔位置不变,根尖狭窄处直径越小越好,避免在急性炎症期做根管预备。

根尖区是根管弯曲和分叉的最多发部位,而且直径较细小,因此,根尖区的解剖结构复杂,预备过程中易出现根尖孔移位、根尖区侧穿等并发症。根尖区预备的要点包括:①探查根尖区:用尖端预弯的细小不锈钢锉探查,获得根尖区的细微解剖信息,如根尖区的直径和弯曲方向等;②保持根尖孔的通畅;③确认准确的工作长度;④保持根尖狭窄处的工作宽度,确保根管预备时根尖止点的位置和适宜的直径,形成连续的锥度;⑤对于复杂根管,如过度弯曲、多重弯曲、融合或分叉,可采用手用器械预备,或先用手用器械预备形成良好通道后,再用机用器械进一步预备成型。

四、三维根管预备概念

三维根管预备是指根管工作长度、工作宽度和预备锥度的确定。近年来随着三维成像技术锥形束 CT(cone-beam CBCT)在口腔临床医学的应用,提出了 CBCT 导航的三维根管预备(CBCT-guided 3-dimensional root canal preparation)新理念,强调通过 CBCT 提供的有关根管系统的三维定性及定量数据,结合牙科手术显微镜和先进预备技术准确定位根管,在有效清理管间峡区、袋状根管等不规则区域的同时,尽可能减少并发症的发生,提高根管三维成型和清理效率。

根管工作长度(work length,WL)指根管预备时,器械进入根管内的最大深度,起于牙体咬合面预先确定的参照点,止于牙本质牙骨质界构成的生理性根尖孔,距解剖学根尖孔 0.5~1.0mm(图 4-2-5),随着年龄增长,该距离略有增加。根管治疗的主要目的之一是去除根管内感染物,创造一个诱导根尖孔牙骨质再生的环境,而生理性根尖孔以外的区域,均被可再生的牙周组织包绕,因此,它是根管预备最适当的止点。根管长度电测法是确定工作长度的基本方法,除直根管患牙的粗大根尖孔可在术野放大的情况下直接观察外,口腔手术显微镜在确定根管长度方面的应用非常有限。然而,当根管预备失误,如根管堵塞、台阶和器械折断等导致根管工作长度丧失时,可通过显微根管治疗重新获得工作长度。

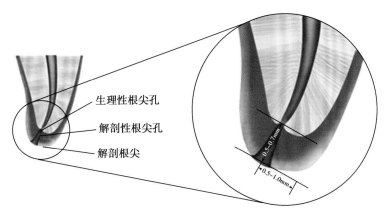

图 4-2-5　根尖孔结构模式图

根管工作宽度(work width,WW)是指圆形根管根尖缩窄处的管径宽度或椭圆形、扁狭形等不规则形状根管根尖缩窄处的根管大径和小径宽度(图 4-2-6)。根管预备应与根管的大小、形态和弯曲度相适应,以达到根管最佳的清理和成形效果。扁形根管、弯曲根管、侧副根管系统中的管间峡区和侧支根管等对根管的彻底预备清理提出了挑战。研究表明,在椭圆形根管内,用旋转器械进行预备时,根管内壁只有 40% 区域能被接触到。圆形根管预备器械可导致根管颊舌向或近远中向的过度切削或预备不足,过度预备造成根管薄弱、侧穿或带状穿孔,预备不足则是根管治疗失败的隐患。根尖孔预备宽度主要受根尖孔大小和形态的影响。根尖孔大小因牙位不同而略有不同,研究发现,前牙的根尖孔直径 350~500pm,略大于前磨牙。体外研究发现,根尖孔大小与年龄和根尖周病变也存在一定关联,年龄越小,或根尖周病变越严重,根尖孔也越大。根尖孔横断面形态可为

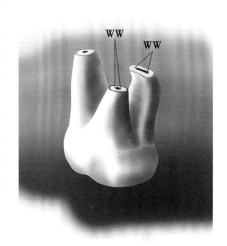

图 4-2-6　工作宽度模式图

圆形、椭圆形、长椭圆形、扁形和不规则形等,根尖孔形态的变异使得使用传统圆形器械难以彻底清理。

根管预备锥度(work taper,WT)对根管清理、充填及根管抗力等均具有重要意义。目前临床常用的锥度设计包括:①逐步后退技术预备根管呈 5%~10% 锥度;②采用具备不同锥度的镍钛器械预备根管呈相应锥度,如含 4%、6%、8%、10% 和 12% 锥度的 SybronEndo TF 锉,以及含 4%、5%、6% 和 7% 锥度的 Mtwo 镍钛器械等;③使用连续可变锥度的 ProTaper 镍钛器械预备得到具有变异锥度的根管。虽然增加根管预备锥度有利于提高根管的清理和充填效果,但有研究分别采用锥度为 4%、6% 和 8% 的 GT 锉预备下颌切牙根管,结果显示各锥度组均未能彻底清除根管内碎屑和玷污层,组间差异不具有统计学意义,提示依靠使用大锥度器械来提高根管的清理效果是不合适的。应从根管成形和清理的角度出发,根据根管的解剖特点并结合后期修复计划确定"个体化"的根管预备方案,将根管预备到一定锥度,再通过超声根管清理和有效的根管冲洗完善根管预备。

（毛学理）

第三节   根 管 充 填

根管充填是根管治疗的关键步骤之一,通过严密的根管系统三维封闭,杜绝根管内再感染,达到消除感染、防止再感染的最终目的。根管充填的方法主要包括冷侧方加压充填技术和热牙胶充填技术。过去,根管充填主要采用侧方加压充填技术,随着热牙胶充填技术相关理论与器械的发展,垂直加压充填在临床上的应用日渐增加。同时,近年来,口腔手术显微镜在牙体牙髓病专科中的普及和应用,使临床医生能在显微镜放大和聚焦照明下进行操作,清晰地辨别根管系统的细微结构和观察根管充填的进程,提高了根管充填的质量和根管治疗的成功率,促进了根管治疗技术的发展。

一、根管充填的目的和意义

根管充填的目的是严密填充整个根管系统、彻底封闭根管与根尖周组织的通路(包括主根管和侧、副根管口)、防止微生物和液体的渗漏,从而为防治根尖周病创造有利的生物学环境。通过根管充填,一方面可阻断病原体从口腔或根尖周组织进入根管系统,另一方面还可利用充填材料包裹或隔离残留于根管复杂结构中难以清除的病原体,使其失去营养丧失致病力或被根尖周组织的防御系统清除。

二、根管充填的时机

影响根管充填时机的因素包括患者的主观症状和客观体征、牙髓的状态和根尖周组织的状况、充填的难易度与患者的耐受度等。临床上一般认为满足以下指征时,可进行根管充填:①根管已经过彻底成形和清理;②根管得到有效的消毒;③患牙无疼痛等其他不适;④根管干燥无渗出物,无异味;⑤暂封材料完整。

对于一次性完成治疗与分多次完成治疗的方案选择,目前认为活髓牙,包括因修复需要而行根管治疗的正常牙髓牙和局灶性牙髓炎的患牙可一次性完成根管治疗。在无菌条件下摘除牙髓组织,并完成根管预备和根管充填,避免了约诊间可能因暂封物的渗漏引起的根管污染,能获得较好的治疗效果。

对于感染根管,是一次性完成根管治疗还是分步进行,目前仍存在较多争议。许多学者对感染根管进行研究,探讨一次性根管治疗与两步法根管治疗的疗效,其中两步法的复诊期间进行氢氧化钙根管内消毒,结果显示,部分研究认为两者的疗效没有明显差异,而另一部分研究则提出两步法根管治疗更有利于提高根尖周病变的治愈率。

目前,针对感染根管,尤其是再治疗和根尖周病变范围较大的患牙进行根管治疗时,临床上建议,经完善的根管成形和清理后,患牙根管内放置氢氧化钙消毒 1~2 周,再次复诊时根据患牙的具体情况以决定是否行根管充填。

过去强调根管充填时根管内细菌培养阴性,现代根管治疗理论认为这不是根管充填的硬性指征,临床上更应关注根管系统是否得到彻底的清理和消毒。窦道的存在也不是根管充填的绝对禁忌证,通过根管预备和消毒处理,大多数窦道会愈合,此时可以完成根管充填,若窦道仍未完全愈合,只要符合根管充填指征,亦可进行根管充填,通常根管充填后数周内窦道会完全愈合。

三、根管充填材料

(一)根管充填材料的性能

理想的根管充填材料应具备如下性能:①不刺激根尖周组织,能促进根尖周病变的愈合;②体积稳定不收缩,长期不变性;③具有封闭根管壁和根尖孔的能力,与每个根管不同的形态和外形相适应;④无气孔且不可渗漏;⑤不被组织液破坏和溶解;⑥抑菌;⑦具有 X 线阻射性,以便检查根管充填的情况和根管充填材料的吸收情况;⑧不使牙齿和牙龈变色;⑨易于操作,便于充入根管,有充足的充填时间;⑩可消毒,如有必要,容易从根管中取出。

(二)根管充填材料的种类

目前,临床上常用的根管充填材料分为两大类:一类是固体型成形根管充填材料;一类是糊剂型可塑性根管充填材料。前者是利用充填材料的物理性质,严密地充填根管,阻断外来的刺激物;后者则常和前者合用,既可填补固体材料与根管间的微小间隙,又可利用自身的化学性质,促进根尖周组织自然愈合。

1. 固体型根管充填材料

(1)牙胶尖:牙胶尖应用于口腔临床已经 100 多年,是目前临床应用最广泛的核心充填材料,其主要有机成分是天然橡胶,基本结构为异戊二烯单体。医用牙胶尖含 20% 的天然橡胶成分,60%~75% 的氧化锌,5%~10% 的各种填料,包括具 X 线阻射特性的硫酸钡等。由于牙胶与氧化锌的比例不同,不同品种牙胶尖在脆性、硬度、伸展性和 X 线阻射性等方面有所不同。

自然界中牙胶有两种晶体形式,即 α 相和 β 相,两者在特定温度下可相互转换。β 相牙胶加热至 37℃时晶体发生变化,至 42~44℃时转化为 α 相牙胶,当温度升至 56~64℃时牙胶呈熔融状态,具流动性。用加热的可流动牙胶充填根管,可使牙胶较好地适应根管的形态,严密封闭根管系统。在牙胶冷却变硬的过程中又可变回 α 相牙胶和 β 相牙胶,但会收缩,需加压压紧。α 相牙胶加热呈熔融状态后再冷却变硬时收缩较 β 相牙胶小,使用加压技术可以补偿发生的收缩。

用于根管充填的牙胶尖分为标准牙胶尖和非标准牙胶尖两类(图 4-3-1)。标准牙胶尖与 ISO 根管锉的大小一致,从 ISO 15 号到 140 号,锥度为 2%,尖部圆钝。非标准牙胶尖的锥度较标准牙胶尖大;部分非标准牙胶尖尖部呈锥形。

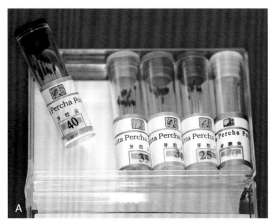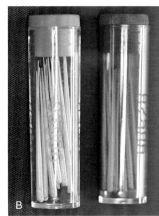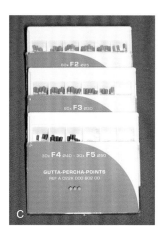

图 4-3-1　牙胶尖
A. 标准牙胶尖;B. 06 锥度牙胶尖;C. 变锥度牙胶尖。

牙胶尖受热时会软化,易溶于氯仿、乙醚和丙酮,微溶于桉油醇。根管充填时可通过加热或化学溶剂软化牙胶尖以适应不规则的根管形态。牙胶毒性较小,很少有致敏现象,超出根尖孔时亦有较好的组织耐受性。

新鲜制备的牙胶尖具有很好的伸展性和弯曲性,可置于冰箱内保存。如果牙胶尖保存过久,会因为氧化而变脆,容易折断,不利于临床操作。使用前可将牙胶尖置 2.5%~5% 次氯酸钠溶液或 75% 乙醇溶液中浸泡消毒 1 分钟。

含天然橡胶成分的牙胶核心材料属惰性材料,与临床上常用的封闭剂之间不产生化学粘接,根管充填后核心材料与封闭剂之间、材料与根管壁之间存在间隙,易发生微渗漏,是根管治疗失败的原因之一。

(2) 树脂胶 Resilon：2004 年，Shipper 和 Trope 等学者首先提出了"monoblock"的概念，即根管充填后，充填材料与根管壁牙本质之间形成"一体化"结构，也就是充填体和牙根融合为一个整体。根据该理念，Shipper 等研发出一类新型树脂根管充填材料 Resilon/RealSeal。Resilon 为树脂类固态充填材料，充填时与 Epiphany 封闭剂配合使用。Resilon 为活性玻璃、三氯氧铋、硫酸钡等组成的热塑性树脂多聚体，处理剂是一类自酸蚀剂，含有功能单体、HEMA、水和聚合催化剂，封闭剂是以树脂为基质的光敏复合剂，由树脂基质和填料组成，树脂基质主要含 Bis-GMA、乙氧化 Bis-GMA、UDMA 和亲水性的双官能甲基丙烯酸酯，填料则主要为氢氧化钙、硫酸钡、钡玻璃、氯氧化铋和硅石等活性材料及具有 X 线阻射性的材料。

Resilon 的型号和大小与标准牙胶尖一致，可用常规的方法如侧方加压充填技术、热树脂胶垂直加压充填技术等进行根管充填，其再处理特性也与牙胶相似，可溶于氯仿溶剂，或配以手动、机用器械，亦可采用热处理法取出。

2. 糊剂型根管充填材料　根管封闭剂主要是用来填充固体充填材料之间及其与根管壁之间的空隙，充填侧副根管和不规则的根管区域，并作为牙胶尖的润滑剂帮助牙胶尖就位以及增加充填材料与牙本质之间的黏附力。

理想的根管封闭剂应具备如下的性质：①颗粒细，易于调制，调制后具有黏性，密封性好；②有抑菌性；③对根尖周组织无刺激性，不引起根尖周组织的炎症反应；④缓慢硬固，无收缩；⑤X 线阻射；⑥不使牙齿和牙龈染色，不溶于组织液；⑦不引起根尖周组织的免疫反应，无致畸、致突和致癌性；⑧溶于有机溶剂，可以从根管中取出。

迄今为止，尚未有根管封闭剂可以达到上述全部要求。现有的根管封闭剂，从材料的理化性能上看其硬固后多有一定的收缩性；从材料的生物性能上看其对组织均有一定的刺激性，为此临床上应避免根管封闭剂超出根尖孔进入根尖周组织。此外，多数根管封闭剂接触组织液后均可溶解，因此根管充填时应尽量少用根管封闭剂，根管的大部分空间应由核心充填材料（如牙胶）充填，以减少根管充填材料的溶解，避免造成微渗漏和根管治疗的失败。

(1) 氧化锌丁香油类：氧化锌丁香油类根管封闭剂，如 Pulp Canal Sealer、Roth 801、N2 等，由粉剂和液剂组成。粉剂的主要成分是氧化锌，还有少量松香脂和重金属盐等，液剂主要是丁香油。有些产品中如 N2 还添加有甲醛等成分。氧化锌丁香油类根管封闭剂的 X 线阻射性略小于牙胶。

该类封闭剂的优点包括：①具有一定的稠度，能充填牙胶尖与根管壁之间的空隙；②较好的封闭性能，无明显收缩性；③材料硬固后对根尖周组织的刺激性较小；④具有抗菌性。缺点主要是有溶解性，与组织液接触后可被逐渐溶解，并释放出丁香油和氧化锌，具有一定的致炎性。

(2) 树脂类：环氧树脂类根管封闭剂如 AH 26、AH Plus（图 4-3-2）、Epiphany 等。利用环氧树脂良好的粘接性能，通过高环氧值和低分子量赋予其良好的流动性和临床操作性能，使其在牙本质小管渗入、根管封闭和细菌抑制方面显示了突出的优势。AH26 含有氧化铋等 X 线阻射剂，有良好的黏性，硬固时体积略微收缩。AH26 在体内凝固较慢，需 36~48 小时。AH Plus 是 AH26 的改良型封闭剂，比 AH26 具有更高的 X 线阻射性、流动性及更低的溶解

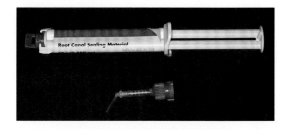

图 4-3-2　环氧树脂类根管封闭剂

性，AH Plus 能更好地渗入牙本质小管，增强根管封闭性，提高抑菌作用。

Epiphany 树脂封闭剂与 Resilon 固体充填材料配合使用。Epiphany 是以较高分子量的甲基丙烯酸酯单体 Bis-GMA（分子量 512）和乙氧化 Bis-GMA 为主要共聚单体，同时以少量分子量较小的 UDMA 和亲水性的双官能甲基丙烯酸酯作为稀释剂，辅以氢氧化钙、硫酸钡等填料制得的树脂型根管封闭剂。由于单体分子量的增加，封闭剂的聚合速度和收缩率显著降低，其临床操作时间延长，封闭性能有所提高。

(3) 氢氧化钙类：氢氧化钙类根管封闭剂如 Sealapex、Apexit 等，主要含有氢氧化钙制剂，与氧化锌丁

香油封闭剂的根尖封闭效果类似,其优点是具有较好的抗菌效果,诱导硬组织形成,促进根尖周组织愈合。氢氧化钙可在根管内缓慢释放,形成高度碱性环境,引起细菌胞膜破裂、蛋白质变性和 DNA 损伤,同时还能中和残留在根管壁上的细菌毒性产物;但氢氧化钙的逐步丢失可导致材料溶解,降低其远期封闭效果。

(4)玻璃离子类:玻璃离子类如 Ketac-Endo,亦称玻璃离子水门汀(GIC),是硅酸铝玻璃粉与聚丙烯酸水溶液混合而成的高分子聚合物,与牙本质壁主要以化学方法紧密结合,聚合后结构致密,体积变化小,溶解度低,因此其作为根管倒充填材料时渗漏最小,根尖封闭性显著优于其他封闭剂。但是,硬固后的玻璃离子封闭剂在根管再治疗时难以去除,局限了其在根管充填中的应用。

(5)硅酮类:硅酮类如 Roeko Seal,该类封闭剂在聚合时有轻度的体积膨胀,具有良好的生物相容性和封闭性。在使用时要求严格干燥根管。

(6)生物陶瓷类:生物陶瓷类封闭剂如 iRoot SP、MTA Plus 等,主要成分包括硅酸钙、磷酸钙、氢氧化钙和氧化锆颗粒等。该封闭剂进入根管后与根管和牙本质小管内的残余水分发生固化反应,反应过程中局部 pH 升高,形成羟基磷灰石样矿化物。生物陶瓷类封闭剂的优点是具有良好的亲水性、流动性、抗菌性、生物相容性和生物活性;硬固时体积稍微膨胀,有助于形成屏障;根管充填时能通过挤压进入牙本质小管,具有良好的封闭性。

四、根管充填技术

现代根管充填技术是通过向已成形和清理的根管内填入牙胶和根管封闭剂以达到对根管系统的三维严密封闭。根管充填技术按照对牙胶的加压方向,可分为侧方加压充填技术和垂直加压充填技术;按照充填牙胶的温度不同,可分为冷牙胶充填技术和热牙胶充填技术。近年来随着新型生物陶瓷类封闭剂的问世,以生物陶瓷封闭剂为主的单尖充填技术受到关注并应用于临床。

(一)侧方加压充填技术

侧方加压充填技术是将与主尖锉大小一致的主牙胶尖放入根管内,用侧方加压器加压,然后插入副尖,如此反复直至根管充填严密的方法。侧方加压充填技术是最基本和最常用的根管充填方法,适用于大多数根管的充填。具体步骤如下(图 4-3-3)。

1. 选择侧方加压器　选择与主尖锉相同型号或小一号的侧方加压器,所选的侧方加压器应能较宽松地到达工作长度或者比工作长度少 0.5mm,将侧方加压器置于根管内验证其是否合适。如遇弯曲根管,可将侧方加压器预弯后再使用。

2. 选择主牙胶尖　主牙胶尖可以是 ISO 标准牙胶尖或非 ISO 标准牙胶尖(锥度可为 0.02、0.04、0.06或 0.08),所选的主牙胶尖尽量与根管预备的最后一支器械的尖端大小相吻合。主牙胶尖应能就位至工作长度并且在根尖 1~3mm 区域紧贴根管壁,回拉时略有阻力,同时在根中、根上 1/3 主牙胶尖与根管壁之间有一定的间隙,以使侧压器可进入到根尖部,并拍根尖片判断主牙胶尖是否合适。

如果使用手动器械进行根管预备,根备后根管锥度接近 0.02 或稍大,应选择 0.02 锥度的主牙胶尖,为根管封闭剂和侧方加压器的进入提供足够的锥度与空间。

若使用机用旋转器械进行根管预备,并预备到较大的锥度(如 0.04 或 0.06),可选择特非 ISO 标准、大锥度的牙胶尖,使主牙胶尖与根备后根管的锥度与长度相符。

3. 放置主牙胶尖　在主牙胶尖的根方 1/2 段均匀涂布一层根管封闭剂,然后将主牙胶尖置入根管内就位至工作长度。将侧方加压器插入根管内,同时对主牙胶尖进行侧向和垂直加压,在主牙胶尖侧方留出空间。如果侧方加压器能插入至工作长度全长,则要注意主牙胶尖的根尖段是否不合适。

4. 放置副尖　副尖的大小应与侧方加压器大小一致或稍小。在主牙胶尖周围的空隙中插入副尖,然后用侧方加压器对副尖进行垂直向和侧向加压,再插入副尖,如此反复操作直到侧方加压器只能进入根管口下 2~3mm。

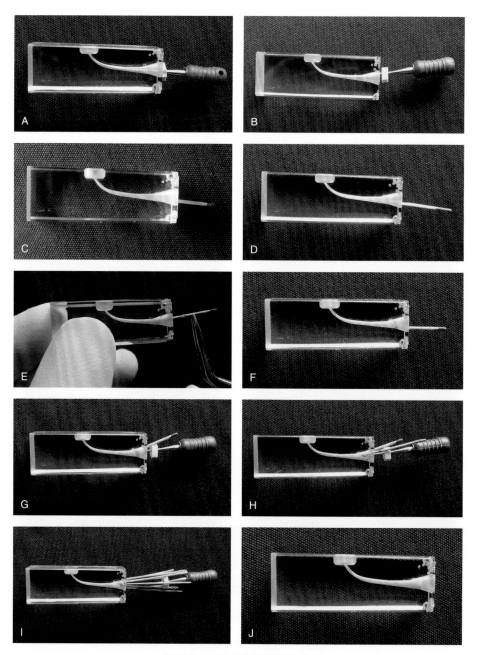

图 4-3-3 侧方加压充填技术

A. 试 #25 侧方加压器；B. 试 #30 侧方加压器；C. 试主牙胶尖；D. 纸尖干燥根管；E. 涂布根管封闭剂；F. 主牙胶尖就位；
G. 加压主牙胶尖；H. 放置副尖并加压副尖；I. 侧方加压器只能进入根管口下 2~3mm；J. 切断多余的牙胶尖。

5. 完成根管充填 用烧热的挖匙或其他携热器从根管口处切断多余的牙胶尖同时软化冠部的牙胶，用大号的垂直加压器加压冠方软化的牙胶以封闭根管口，至此根管充填完毕。

侧方加压充填技术优点在于不需要特殊设备，操作简便，易于掌握；但充填后牙胶之间依靠根管封闭剂的粘接，充填物间可能存在空隙，对不规则的根管形态、内吸收和重度弯曲的根管充填效果较差。此外，侧方加压时用力过大易导致根折。

（二）垂直加压充填技术

传统的垂直加压充填技术是 Herbert Schilder 在 20 世纪 60 年代首先提出的一种充填方法，其特点是加热根管中的牙胶材料使其软化，进而通过向根尖方向垂直加压，促使充填材料更为致密地充填根管各解剖区域，达到严密封闭根管的效果。具体步骤如下（图 4-3-4）。

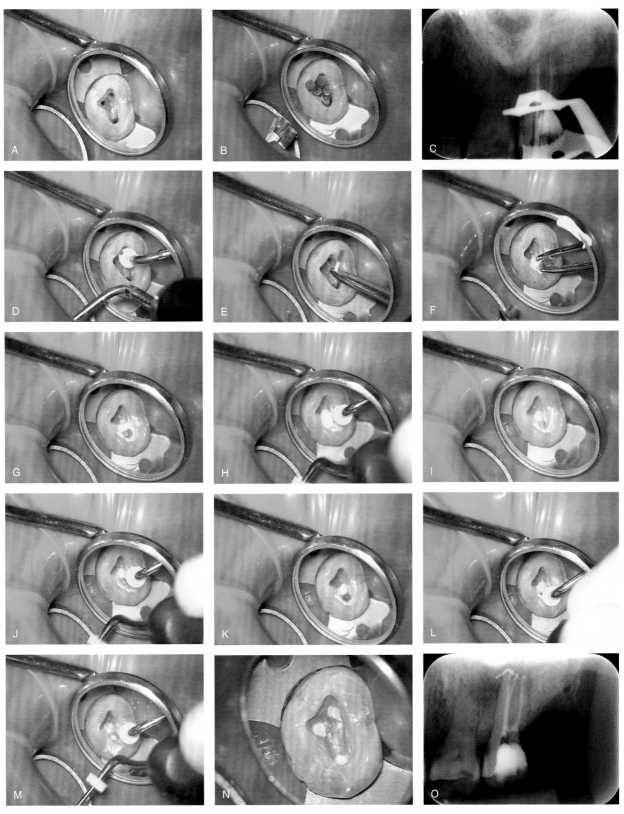

图 4-3-4 垂直加压充填技术

A.根管预备完成；B.试主牙胶尖；C.试尖片；D.试垂直加压器；E.纸尖干燥根管；F.腭侧根管主牙胶尖就位；G.从根管口切断腭侧根管主牙胶尖；H.切断腭侧根管上段牙胶；I.加压腭侧根管上段牙胶；J.切断腭侧根管中段牙胶；K.加压腭侧根管中段牙胶；L.切断腭侧根管下段牙胶；M.加压腭侧根管下段牙胶；N.三根管完成充填；O.术后即刻根尖片。

1. 选择主牙胶尖　采用垂直加压充填技术时,根备后的根管锥度应不低于 0.04。主牙胶尖可选择非 ISO 标准牙胶尖,其锥度和根尖大小尽可能与预备后的根管形态相符,即根据根管预备的主尖锉选择主牙胶尖,要求主牙胶尖能无阻力地到达距根尖狭窄部 1~2mm 处,回拉时有阻力。必要时可对主牙胶尖进行修剪使其尖端大小合适。垂直加压充填的过程中,牙胶尖端的位置会向根尖方向移动至根尖狭窄部。

2. 选择垂直加压器　垂直加压充填根管的过程中需要大、中、小号的垂直加压器,分别要求能在根管冠方段、根管中段和根尖段无阻力地上下小幅度移动,其中最小号的垂直加压器能无妨碍地到达离根尖 4~5mm 处。

3. 放置主牙胶尖　在主牙胶尖的根方 1/2 段蘸一薄层根管封闭剂,缓慢插入根管内就位至标记的长度。

4. 垂直加压充填　使用电携热器去除根管口外的牙胶,加热并插入主牙胶尖,每次去除 2~3mm 牙胶尖,同时热会传递至断面下方 3~5mm 的牙胶使其软化,随后用垂直加压器向根方多次均匀加压软化的牙胶。重复上述步骤直到根尖 3~4mm 区的牙胶被加热软化并压紧,完成根尖 1/3 的充填。向根管内填入加热软化的牙胶段,从根尖向根管口逐渐充填根管。

传统的垂直加压充填技术过程复杂、费时,根管壁承受的压力较大,易导致牙根纵折。针对上述问题,Buchanan 提出了改良的垂直加压充填技术,即热牙胶连续波充填技术,该技术简化了充填的步骤并减少对牙根的压力,其临床操作要点为:选择与主牙胶尖相同型号的 System B 充填器,用止动片在距工作长度 4~5mm 处标记。开启 System B,用充填器向下加热并挤压牙胶尖,直到距止动片 2~3mm 处停止加热,此加热过程持续不超过 4 秒。继续向根尖方向加压牙胶尖至止动片处停止,保持向根尖方向的压力约 10 秒再开启加热 1 秒,迅速取出充填器,用垂直加压器压紧牙胶尖,完成根尖 1/3 的充填,垂直加压器可涂布乙醇做分离剂,避免牙胶黏附。根管中上段的充填采用热塑牙胶注射充填技术。

（三）热塑牙胶注射充填技术

该技术对牙胶进行加热并将流体状态的牙胶注射到根管内,分为高温热塑牙胶注射技术(如 Obtura 技术)和低温热塑牙胶注射技术(如 Ultralfil 技术)。

操作时利用针头将流动状态的牙胶注射到根尖 1/3 与根中 1/3 交界处,尽量避免针头卡在根管壁上。将牙胶注射入根管系统的过程中不要对针头施压。5~10 秒左右,软化的牙胶将会填满根尖区,然后将针头撤出根管。针头一边后退一边继续注射牙胶直至离开根管口,根管中上段也会被流动的牙胶填满。牙胶应无阻力地注射,当感觉到注射针头被牙胶推向冠方时,针头会随着软化的牙胶不断填满根管而逐渐向冠方移动。撤出针头后,加压软化的牙胶使其与根管壁贴合。采用该技术可随时向根管内注射牙胶以达到严密的充填。牙胶的注射也可分次进行,停止注射后对牙胶进行加压,然后继续注射牙胶完成根管充填(图 4-3-5)。

另一种方法是在根尖区注射少量牙胶,然后对其加压以获得良好的根尖封闭,再向根管内注射牙胶完成根管上段充填。

运用该技术时,要确保根备后的根管锥度不小于 0.04,否则会影响牙胶的流动性。

目前,该充填技术通常与其他根管充填技术(如热牙胶连续波充填技术)联合使用,在应用其他充填技术完成根尖 1/3 段充填后,再使用此法充填根管中上段。注射针头就位到结合点时,预热根尖段已充填的牙胶,随后开始注射热牙胶,待注射针头后退 3~4mm,取出注射针头,用垂直加压器加压牙胶使之严密充填根管,如此反复数次,直至牙胶充填至根管口。

（四）固核载体插入充填技术

使用预先包裹有牙胶的金属或塑料载体,该载体与 ISO 标准器械的大小一致,牙胶经加热软化后充填根管,在根管口处切断金属或塑料载体使其作为根管内充填材料的一部分,这种充填技术称为固核载体插入技术。

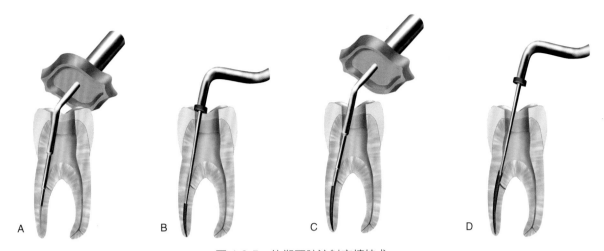

图 4-3-5　热塑牙胶注射充填技术

A. 注射针头就位到根尖 1/3 并注射牙胶；B. 加压根尖 1/3 软化的牙胶；C. 注射针头就位到结合点时，
预热根尖段已充填的牙胶，并注射牙胶；D. 加压牙胶。

目前使用较多的是塑料载体，例如 ThermalFil 技术。使用该技术充填根管前，应彻底清理根管并去除玷污层，干燥根管后在整个根管壁上涂一薄层根管封闭剂。充填体在烤箱中进行适当的加热软化后，将载体连同包裹在其表面的牙胶插入至工作长度，然后用垂直加压器加压载体周围软化的牙胶。完成充填后，使用车针在根管口处切断载体（图 4-3-6）。

这种充填方法操作简单，能够对根管系统进行严密的三维充填，在复杂的根管系统（如椭圆形根管、C 形根管）中也显示了良好的根管适应性；但易超填，有时牙胶会从载体上剥脱，影响根管充填效果。

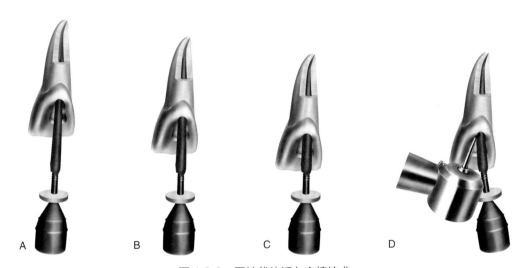

图 4-3-6　固核载体插入充填技术

A. 将载体连同包裹在其表面的牙胶插入根管；B. 载体进入到根尖 1/3；
C. 载体就位到工作长度；D. 使用车针在根管口处切断载体。

（五）单尖充填技术

传统的单尖充填技术最早由 John I. Ingle 于 20 世纪 60 年代提出。然而，当时临床常用的封闭剂普遍存在聚合收缩，导致单尖充填后的根管内易出现明显空隙，因此，单尖充填技术的临床应用受到了制约。近 20 年来，随着以固化时体积膨胀为特点的可注射生物陶瓷类封闭剂的出现，传统单尖充填技术聚合收缩的问题得到有效解决，单尖充填技术重获关注并逐渐应用于临床。其特点为以生物陶瓷类封闭剂为主体，牙胶尖主要起产生液压、输送封闭剂进入根管的辅助作用。具体操作步骤如下。

    1. 选择主牙胶尖   采用单尖充填技术时,不同学者对主牙胶尖的选择理念不同。Glickman 和 Koch 主张在单一锥度镍钛机械预备的基础上选择大小锥度和主尖锉匹配的主牙胶尖;Chybowski 等则推荐使用同锥度但比主尖锉小一号的主牙胶尖以避免封闭剂超填,必要时冠部插入副尖以达到良好封闭。

    2. 放置封闭剂   将封闭剂的注射头伸入根管内不超过冠 1/3~1/2 处,避免注射头与根管壁卡嵌,缓慢轻柔注射适量封闭剂,显微镜下见其充满根管口。

    3. 放置主牙胶尖   主牙胶尖表面覆盖薄层封闭剂,缓慢插入根管至工作长度。避免主牙胶尖反复就位,以免导致封闭剂分布不均匀而出现空隙。

    4. 垂直加压充填   垂直加压充填选择适当大小的携热器,于根管口切断牙胶尖,随后用垂直加压器压紧牙胶,严密封闭根管口。

    相较于临床上常用的侧方加压充填技术和垂直加压充填技术,单尖充填技术的优点在于操作简便省时、微创,但该技术也存在一定的争议和局限性,如封闭剂超填、生物陶瓷类封闭剂可能影响根管再治疗中根管通路的建立、单尖充填对侧支根管的充填能力可能低于热牙胶连续波充填等。

五、显微镜下根管充填与常规根管充填的比较

(一) 常规根管充填的局限性

1. 侧方加压充填技术的局限性

(1)根管口的定位不准,牙胶容易就位不佳或进入其他根管内。

(2)副尖的放置依赖医生的手感,难以保证严密充填根管。

2. 垂直加压充填技术的局限性

(1)常规热牙胶垂直加压充填难以确定牙胶与根管壁的密合程度。

(2)难以及时发现和处理充填过程中形成的气泡。

(二) 口腔手术显微镜下根管充填的优势

    1. 在口腔手术显微镜下能清晰地分辨根管细微的解剖结构,包括根管内腔隙、C 形根管的形态、根管峡区及根尖狭窄部,也能清楚地观察根管的预备情况,包括根管成形和清洁程度、根充前根管壁的干燥情况等(图 4-3-7)。

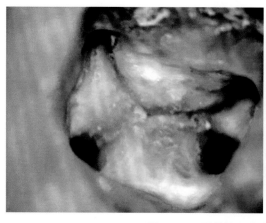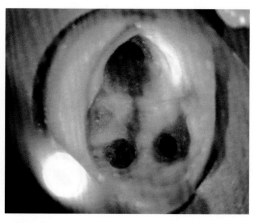

图 4-3-7   显微镜下观察根备完成后的髓底图

    2. 借助口腔手术显微镜,有利于了解主牙胶尖尖端与根尖部的贴合程度,并能判断糊剂和牙胶沿根管壁的分布情况及不规则区是否充填到位。

　　3. 在口腔手术显微镜下进行根管充填能实时观察根管充填的质量，及时发现并处理注射牙胶回填时出现的气泡，降低根管欠填、超填、根充不致密（图4-3-8）的发生率。

　　显微根管充填虽然有上述优势，但在口腔手术显微镜下操作不同于肉眼直视下操作，术者对术区的定位与手的操作常不协调。因此，在临床上应用显微镜进行根管治疗前，必须有系统的训练过程，做到眼、手合一。正确使用显微镜对于治疗过程的顺利进行具有重要作用。此外，长时间高频率使用显微镜易导致眼睛酸涩，术者应注意眼睛的保护，预防眼病的发生。

图 4-3-8　根充不致密

六、口腔手术显微镜下困难根管的充填技巧

　　口腔手术显微镜不仅对常规根管治疗有帮助，更是在疑难根管治疗中发挥明显的优势。利用口腔手术显微镜，能够清晰地观察到根管细微结构，提高根管的清洁和预备成形效果，提高充填质量，直观准确地把握整个治疗过程。临床上建议所有根管充填均应在显微镜下进行，尤其以下情况必须在口腔手术显微镜下操作以提高此类患牙根管治疗的成功率。

　　（一）多根管患牙的充填

　　随着显微CT应用于根管系统解剖学研究以及临床上CBCT和口腔手术显微镜的普及应用，临床上发现多根管的病例日益增多。近年来常常利用CBCT技术重建根管系统三维结构，深入再认识复杂变异根管的解剖特征，结合口腔手术显微镜进行显微根管治疗，以提高根管治疗成功率。通常口腔手术显微镜下对多根管牙进行根管充填，能准确定位各根管口，避免牙胶尖与充填器械的错误就位，同时可密切观察根管充填材料充填根尖、根管峡区及其他特殊结构的情况，提高根管充填的速度和质量。

　　（二）内吸收根管的充填

　　牙内吸收指从牙髓腔内壁开始向牙表面的吸收。牙内吸收可能是由于某些刺激（如牙外伤）而致牙髓组织被炎症性肉芽组织取代，成牙本质细胞和前期牙本质被破坏，失去屏障功能，炎性肉芽组织内的各类细胞释放前列腺素、白细胞介素等，激活破骨细胞，导致从髓腔内壁开始由内向外的吸收过程。临床上牙内吸收多发生于乳牙，恒牙偶有发生，多见于受过外伤的牙、再植牙及实施过活髓切断术或盖髓术的牙。临床行正畸治疗时，正常范围内的矫正力量也可能发生牙内吸收。严重的牙内吸收可致患牙穿孔、破损或折断（图4-3-9）。X线片可见患牙根管内壁显示圆形或卵圆形透射区，或髓腔呈边缘不规则增大的透射区。

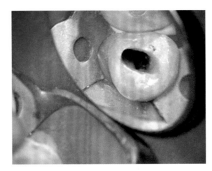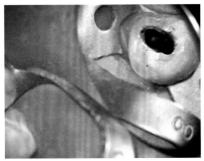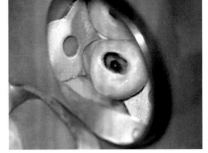

图 4-3-9　内吸收患牙的显微镜下观

　　如何严密充填因内吸收形成的不规则区是此类患牙根管治疗的难点，在口腔手术显微镜的辅助下进行内吸收根管的充填，能精细把握牙胶在各部位充填的严密程度，确保不规则区充填到位，最大限度降低空隙的形成。

彻底去除内吸收部位的感染组织较为困难,在口腔手术显微镜放大的视野下,利用次氯酸钠溶液充分冲洗或超声荡洗是有效的清洁方法,并辅以氢氧化钙糊剂根管内消毒。由于内吸收根管形态的不规则,建议采用热牙胶垂直加压技术根充。如果内吸收过大,根管壁很薄,应避免过度压力,要选用氢氧化钙基质的糊剂与牙胶根充。若根管壁发生穿孔,穿孔较小者,可用氢氧化钙糊剂根充 3 个月,诱导硬组织形成后再行根充;或显微镜下进行 MTA 修补并根充。

（三）根尖孔粗大根管的充填

根尖孔开口粗大有两种原因,一是牙根未完全形成之前,发生牙髓严重病变或根尖周炎症的年轻恒牙;二是发生于恒牙根尖部的病理性牙外吸收,如慢性根尖周炎引起的根尖部牙根吸收。对此类患牙进行根管充填易发生超填或根尖区充填不致密。利用口腔手术显微镜,能准确定位根尖孔,判断根尖部的吸收情况,降低超填的发生,并确保根尖区牙胶充填的严密程度。

对于发生牙髓病或根尖病变的年轻恒牙,需要行根尖诱导成形术,以促进根尖发育完成或在根尖形成钙化桥,封闭根尖孔。氢氧化钙制剂是最常使用的根尖诱导剂。对患牙进行完善的根管消毒预备后,按工作长度,将氢氧化钙糊剂严密充入根管,定期观察,更换根管内封药,直至根尖发育完成或根尖钙化桥形成。这类病例,由于根尖开放,常难以获得正确的工作长度,不能将氢氧化钙准确放置于根尖区。在口腔手术显微镜下操作,可直接观察到根尖部,有助于氢氧化钙的准确放置。

治疗根尖发育未完成的牙齿以及根尖孔因炎症破坏而扩大的患牙,可以使用 MTA 作为根尖封闭剂形成根尖屏障,封闭根尖孔。根管预备消毒完成后,在显微镜下,用 MTA 输送器将 MTA 送入距根尖 3~4mm 处,垂直加压严密充填,拍摄 X 线片,确定形成密实良好的根尖屏障后,在 MTA 表面放置湿棉球暂封观察一周后,剩余根管用热牙胶技术充填。

（四）变异根管的充填

根管系统的解剖结构特征影响根管治疗的成败,如遗漏根管未充填或充填不全,均可造成根管治疗失败。

根管系统是极为复杂的三维结构,根管既可分开,又可融合。根据 1984 年 Vertucci 的根管形态分类法,Ⅲ型（1-2-1 根管）、Ⅴ型（1-2 根管）、Ⅵ型（2-1-2 根管）以及Ⅶ型（1-2-1-2 根管）根管的根管预备以及充填均较困难。然而,研究表明实际的根管形态比教科书上的分类更为复杂,常规根管充填难以对变异的根管系统进行完善充填,在口腔手术显微镜的辅助下,各不规则变异区域可在直视下进行充填,极大地提高了可操作性,使过去一些难以完善充填的患牙亦能获得满意的治疗效果。

含有变异根管的患牙解剖结构异常、根管分叉多且常出现于牙根底部,为根管治疗带来较大困难。这类患牙的根管充填,需要利用口腔手术显微镜提供放大视野和聚焦照明,清晰地辨别根尖区分叉的部位和方向,结合应用热牙胶垂直加压充填技术可使牙胶加热软化后进入不规则的根管系统内,达到三维充填效果（图 4-3-10）。

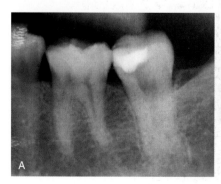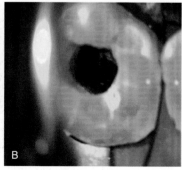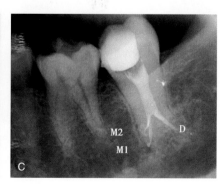

图 4-3-10　37 牙牛牙症根管治疗（黄湘雅医师提供）
A. 术前根尖片；B. 显微镜下髓底图；C. 术后根尖片。

（五）C形根管的充填

C形根管系统主要发生于牙根部融合的牙齿，常出现在上下颌磨牙、下颌第一前磨牙及上颌侧切牙等牙位，其中以下颌第二磨牙的发生率最高。

C形根管是指髓室底根管口的排列并不是常见的三角形、四边形的顶点，而是一个连续C形，或是2个、3个甚至更多根管口相连呈C形，多根管之间由细窄间隙连接，或存在大量管间交通，其诊断、根管预备及根管充填均较其他根管治疗困难（图4-3-11）。

C形根管系统的主要解剖结构表现为一个连接2个或2个以上根管口的峡区，该峡区很不规则，可连续或断开，从髓腔内看像一个缎带形的根管口，由近中到远中弯成180°弓形，髓室底深。C形根管变异较大，纤细的近舌根管、粗大的远中根管和近颊根管的预备和充填都有一定的难度。

在口腔手术显微镜下充填C形根管，最大的优势在于术者能清晰观察到细微结构，准确地充填根管峡区等不规则形态区域，以提高根管充填的质量。

在根管充填方法的选择上，对于独立的圆形或近似圆形的根管，侧方加压充填法和垂直加压充填法均能达到良好的效果，而C形根管由于峡区形态不规则，如果用侧方加压充填法进行充填，侧方加压器械和冷牙胶不易进入到不规则的狭窄部位，难以将峡区充填严密。热牙胶充填法可将加热软化的牙胶挤入峡区，在良好的根管预备的基础上，充填效果优于侧方加压充填法。采用热牙胶垂直加压充填技术充填C形根管，利用牙胶在加热后易于变形的特点，通过对根管内的牙胶分段加热，再用垂直加压器压紧软化的牙胶，使之能更好地适应根管壁表面，挤入根管内的不规则区和狭窄区。

在显微镜的良好照明和放大条件下，C形的根管形态、根管的峡区和近中舌根显示清晰，能够进行充分的清洁和成形，而且，镜下垂直加压技术根管充填，医生可观察加压充填中牙胶与根管壁间的密合程度以及牙胶是否充分进入根管狭区及不规则区，即便是形态非常不规则的根管也能形成严密的三维充填（图4-3-12）。

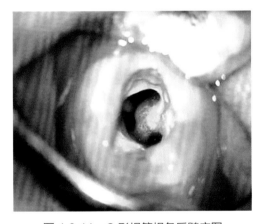 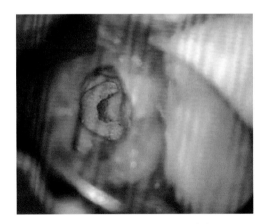

图4-3-11　C形根管根备后髓底图　　　　图4-3-12　C形根管根充后髓底图

七、根管充填质量的评价

理想条件下，充填材料在根尖部应位于根尖狭窄处，即在根充后X线片显示到达距根尖0.5~2mm为恰填，不足者为欠填，超出者为超填；显微镜下见牙胶与根管壁间密合，并充分进入根管不规则区。

检查根充的严密程度。根充无论是侧方加压法还是垂直加压法，应做到严密充填，根充后X线片上无根管腔隙，无气泡形成。

尽管X线片的诊断有一定的不符合率，但目前毕竟是临床指标中最为客观的诊断资料，而且利于保存。读片时要注意以下信息。

1. 牙周间隙是否增宽。

2. 硬骨板是否连续。

3. 牙槽骨的密度、纹理是否正常。

4. 根尖周稀疏区的大小、形状和周边情况。

X 线片诊断不符合率的原因包括：① X 线检查的是根管治疗的三维物体，可显示的是二维结构影像，缺乏层次感，造成判断标准的困难，阅片者也易受临床经验及主观意向的影响；② X 线检查的投射技术及显影技术的差别以及投射角度和对比度上的偏差可产生不同效果，易导致错误判断。因此，X 线诊断必须结合患者的主观症状和临床检查。

根充的质控标准和远期疗效评价包括：① X 线片至少显示根尖及其周围 2mm 内的清晰影像，X 线片中根充材料与根尖定位点之间不应有明显根管影像。患者无主观症状，临床检查无阳性体征。②根充后疗效评价的观察时期，应在 2 年后评价远期疗效，或应该分为无根尖病变和有根尖病变，前者为 1~2 年，后者为 2~5 年。

（林正梅）

参 考 文 献

1. 岳林, 王晓燕. 牙体牙髓病学. 3 版. 北京: 北京大学医学出版社, 2022

2. 周学东. 牙体牙髓病学. 5 版. 北京: 人民卫生出版社, 2020

3. 蒋宏伟. 微创牙髓治疗的理论与实践. 中华口腔医学杂志, 2016, 51 (8): 460-464

4. 葛久禹. 根管治疗学. 2 版. 南京: 江苏科学技术出版社, 2008

5. COHEN S. Pathway of the pulp. 11th ed. St. Louis: Mosby Inc, 2016

6. INGLE J I, BAKLAND L K, BAUMGARTNER J C. Endodontics. 6th ed. Hamilton: BC Decker inc., 2008

7. PLOTINO G. Minimally invasive approaches in endodontic practice. Cham: Springer, 2021

8. WEI X, DU Y, ZHOU X, et al. Expert consensus on digital guided therapy for endodontic diseases. International Journal of Oral Science, 2023, 15 (1): 54

9. PATEL S, RHODES J. A practical guide to endodontic access cavity preparation in molar teeth. British Dental Journal, 2007, 203 (3): 133-140

10. KRISHAN R, PAQUÉ F, OSSAREH A, et al. Impacts of conservative endodontic cavity on root canal instrumentation efficacy and resistance to fracture assessed in incisors, premolars, and molars. Journal of Endodontics, 2014, 40 (8): 1160-1166

11. PLOTINO G, GRANDE N M, ISUFI A, et al. Fracture strength of endodontically treated teeth with different access cavity designs. Journal of Endodontics, 2017, 43 (6): 995-1000

12. SANTOSH S S, BALLAL S, NATANASABAPATHY V. Influence of minimally invasive access cavity designs on the fracture resistance of endodontically treated mandibular molars subjected to thermocycling and dynamic loading. Journal of Endodontics, 2021, 47 (9): 1496-1500

13. CORSENTINO G, PEDULLÀ E, CASTELLI L, et al. Influence of access cavity preparation and remaining tooth substance on fracture strength of endodontically treated teeth. Journal of Endodontics, 2018, 44 (9): 1416-1421

14. GALAL D Y, NAWAR N N, ABOU EL SEOUD M, et al. Options for access cavity designs of mandibular incisors: mechanical aspects from finite element study. Journal of Endodontics, 2023, 49 (12): 1706-1712

15. KRASNER P, RANKOW H J. Anatomy of the pulp-chamber floor. Journal of Endodontics, 2004, 30 (1): 5-16

16. KARAPINAR-KAZANDAG M, BASRANI B R, FRIEDMAN S. The operating microscope enhances detection and negotiation of accessory mesial canals in mandibular molars. J Endod, 2010, 36 (8): 1289-1294

17. KARANXHA L, KIM H J, HONG S O, et al. Endodontic management of a C-shaped maxillary first molar with three independent buccal root canals by using cone-beam computed tomography. Restor Dent Endod, 2012, 37 (3): 175-179

18. VIZZOTTO M B, SILVEIRA P F, ARÚS N A, et al. CBCT for the assessment of second mesiobuccal (MB2) canals in maxillary molar teeth: effect of voxel size and presence of root filling. Int Endod J, 2013, 46 (9): 870-876

19. KOTTOOR J, VELMURUGAN N, SURENDRAN S. Endodontic management of a maxillary first molar with eight root canal

systems evaluated using cone-beam computed tomography scanning: a case report. J Endod, 2011, 37 (5): 715-719

20. VALENCIA DE PABLO Ó, ESTEVEZ R, SÁNCHEZ M P, et al. Root anatomy and canal configuration of the permanent mandibular first molar: a systematic review. J Endod, 2010, 36 (12): 1919-1931

21. DOMARK J D, HATTON J F, BENISON R P, et al. An ex vivo comparison of digital radiography and cone-beam and micro computed tomography in the detection of the number of canals in the mesiobuccal roots of maxillary molars. J Endod, 2013, 39 (7): 901-905

22. CIMILLI H, MUMCU G, CIMILLI T, et al. Correlation between root canal patterns and interorificial distance in mandibular first molars. Oral Surg Oral Med Oral Pathol Oral Radiol Endod, 2006, 102 (2): 16-21

23. ARVANITI I S, KHABBAZ M G. Influence of root canal taper on its cleanliness: a scanning electron microscopic study. J Endod, 2011, 37 (6): 871-874

24. BOWERS D J, GLICKMAN G N, SOLOMON E S, et al. Magnification's effect on endodontic fine motor skills. J Endod, 2010, 36 (7): 1135-1138

25. FU M, ZHANG Z, HOU B. Removal of broken files from root canals by using ultrasonic techniques combined with dental microscope: a retrospective analysis of treatment outcome. J Endod, 2011, 37 (5): 619-622

26. GATEWOOD R S. Endodontic materials. Dent Clin N Am, 2007, 51 (3): 695-712

27. WEST J. Endodontic update 2006. J Esthet Restor Dent, 2006, 18 (5): 280-300

28. DEL FABBRO M, TASCHIERI S. Endodontic therapy using magnification devices: a systematic review. J Dent, 2010, 38 (4): 269-275

29. CHYBOWSKI E A, GLICKMAN G N, PATEL Y, et al. Clinical outcome of non-surgical root canal treatment using a single-cone technique with endosequence bioceramic sealer: a retrospective analysis. J Endod, 2018, 44 (6): 941-945

30. SABETI M A, KARIMPOURTALEBI N, SHAHRAVAN A, et al. Clinical and radiographic failure of non-surgical endodontic treatment and retreatment using single-cone technique with calcium silicate-based sealers: a systematic review and meta-analysis. J Endod, 2024, 50 (6): 735-746

31. GLICKMAN G N, KOCH K A. 21st century endodontics. J Am Dent Assoc, 2000, 131: 39S-46S

第五章
显微根管非手术再治疗

第一节　钙化根管的治疗

根管治疗是牙髓病及根尖周疾病目前为止最有效的治疗方法,主要是通过根管成形,消除根管系统内的感染物,根管消毒后进行严密充填,预防根管的再感染,达到保存患牙的目的。导致根管治疗效果不佳而需要进行再治疗的原因比较复杂,具体有以下原因:①根管本身条件的问题,如根管狭小、弯曲和钙化,容易导致根管治疗失败;②操作者的技术水平原因导致根管欠填、遗漏根管、根管台阶以及根管器械分离、根管桩折断等情况;③完成根管治疗后未及时进行冠修复,出现根管渗漏,进而导致根管内再感染等。本节将着重介绍使用口腔手术显微镜以及其他辅助设备,对钙化根管进行诊断、治疗,并探讨钙化根管治疗失败的原因及对策。

一、牙髓钙化的病因

根管钙化是导致根管预备困难的重要原因之一,也是根管治疗失败的常见因素。根管钙化是由于各种原因所致的牙髓组织形成的继发性牙本质或修复性牙本质,逐渐沉积于髓腔和根管内,髓腔及根管的体积不断减少,直至消失的过程。根管钙化是牙髓钙化的一种表现形式,可以是一种增龄性变化,也可以是牙髓的一种主动修复性反应。

牙髓钙化的病因有生理、解剖和病理等因素。

(1)牙外伤及牙创伤。上下前牙位于口腔前部,最容易受到外伤,所以钙化率高,下颌切牙根管钙化发生率远高于上颌切牙,说明下颌切牙易受外界因素影响而出现钙化。牙创伤则通常出现在龋病、牙体手术、慢性磨损及酸蚀等病例。牙体组织受损后,牙髓组织启动防御机制,促使成牙本质细胞功能亢进,分泌大量的牙本质基质,随后基质钙化,逐渐堵塞根管和髓腔,最终导致根管钙化物沉积,严重者可出现根管完全钙化。

(2)增龄性原因。随着年龄的增长,牙髓出现一系列老化现象:成纤维细胞、成牙本质细胞和间充质细胞等数目减少,形态也发生变化,血管和神经数目减少,结缔组织基质浓缩且粗纤维、脂肪组织沉积增加。根管内继发性牙本质或修复性牙本质沉积、线性钙化物堵塞根管,导致根管管腔缩小、根管狭窄,最终造成根管内不同程度的钙化或阻塞。在 pH 7.8 的环境中,牙髓细胞发生钙化的风险明显增加。但也有不同观点认为,如果仅是因为年龄增长导致髓腔和根管变小、变细而无明显的病理性因素,老年人的钙化根管发生率并不比年轻人高。

(3)有严重磨损或大面积充填物的患牙,相应部位的根管由于修复性牙本质产生、沉积,根管逐渐狭小、闭锁。

(4)患牙早年曾经接受干髓、塑化等不规范治疗,由于牙髓处理不彻底,根尖周病变未能消除,长期慢性感染下可出现根管钙化。

(5)根管治疗不完善者,根管欠填段可能继发钙化物沉积,出现根管钙化。

(6)牙周病时,牙周袋内的细菌和毒素对牙髓组织产生缓慢而持久的刺激,使牙髓组织发生变性,根管出现钙化堵塞。

(7)牙髓循环障碍、牙齿正畸移动及遗传倾向等因素也可导致牙髓髓石形成及根管钙化。双根管的上颌前磨牙、上颌磨牙颊侧根管和下颌第一磨牙近中根管等由于根管较为细小,血供营养相对不足,对刺激敏感,更容易形成钙化物,发生根管钙化。

(8)特发性牙髓钙化。龋齿、修复体、充填物、正畸牙移动以及创伤等因素以外所致的、无明显诱因的牙髓钙化称为特发性牙髓钙化。特发性牙髓钙化多见于30~40岁成年人。

(9)微生物因素。有学者检测到钙化纳米微粒存在于髓石中,指出钙化纳米微粒对人牙髓细胞有毒性作用,可能干扰牙髓细胞的正常生理功能,并导致牙髓钙化,认为根管钙化可能与感染相关。

(10)医源性因素。相关研究表明,口腔诊疗中使用一些碱性制剂如氢氧化钙、三氧化矿物聚合体等时,牙髓局部环境呈碱性,碱性条件下牙髓组织中碱性磷酸酶、骨桥蛋白及骨形态发生蛋白等成骨分化标志物表达上调,牙髓细胞矿化能力增加,促使钙化结节形成,并且钙化常从盖髓处或根管壁开始发生。因此临床中使用上述制剂进行治疗的同时也会增加牙髓钙化的风险。另外有研究表明,冠修复、充填治疗以及正畸治疗等,也可能对牙髓钙化有促进作用,这可能与患牙原有的牙体病变及治疗期间产生的刺激有关。

二、钙化根管的诊断

根管治疗的患牙,常规开髓、暴露髓腔后发现小号根管锉进入根管困难,或无法探查到根管,提示有钙化根管存在的可能。除了通过根管探针或根管锉探查外,一般还需要以下多种手段进一步辅助检查,才能够得到较为准确的诊断。

(一)X线诊断

钙化根管根据X线片影像可分为部分钙化和完全钙化。部分钙化表现为髓腔影像不明显,根管影像缩小,时断时续,或模糊不清,完全钙化根管在X线片上的表现是根管影像模糊,密度增高,根管密度与周围的牙本质密度接近,甚至无法区分根管与牙本质的影像(图5-1-1A)。

(二)锥形束CT(CBCT)诊断

X线片是立体物体的二维映射影像,分辨率较低,重叠多,提供的信息有限。CBCT能重建根管的三维结构,从冠状面、矢状面及横断面三个面连续观察根管的解剖结构、走向及钙化情况。CBCT扫描分辨率高达100μm以上,细微结构成像精准,对根管系统的显示明显优于其他影像学手段。观察根管的CBCT图像,冠根向的横断面能够比较直观地显示根管中央的钙化情况。观察时可从髓底开始,将横截面断层由冠方向根尖方向推移,逐层观察。正常根管位于牙根的中央部位,呈圆形或椭圆形暗影,与周围的牙本质所显示的致密白色影像有明显区别。钙化根管表现为横断面中央的暗影变淡、消失,与周围牙本质影密度接近或相同,与同一患牙其他根管及正常邻牙的根管影像则有明显区别。通过CBCT,还可以估计钙化根管的长度及范围(图5-1-1B、C)。

(三)显微放大系统检查

钙化根管是临床治疗的难点,有报道认为钙化根管的治疗失败率为20%~70%。根管钙化的程度和范围是影响治疗成功率的重要因素,因此有效地评估根管钙化程度和治疗难度是治疗钙化根管的重要前提,主要包括影像学评估和临床评估两方面。并非所有的钙化根管都需要进行根管治疗,无临床症状且X线片显示根尖周无异常的患牙不必立即进行根管治疗,可根据临床具体需要进行选择。

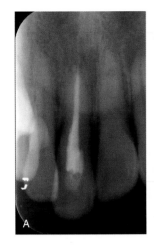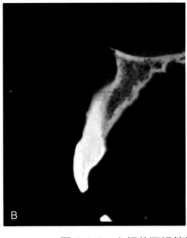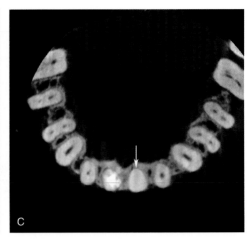

图 5-1-1   上颌前牙根管钙化病例

A. X 线片显示 21 根管完全钙化；B. CBCT 矢状面显示 21 根管完全钙化；C. CBCT 横断面显示 21 根管根管钙化。

口腔手术显微镜的照明系统可直接照明术区,提高可视度,放大系统可放大术区 6.5~40 倍,显微镜下细微解剖结构被放大,有助于区分钙化物和髓室底之间颜色和质地的细微差别,发现可疑钙化根管口。钙化根管的根管口即使是在口腔手术显微镜下,也不容易被发现。在钙化根管的早期,钙化牙本质的颜色可能与周围正常牙本质不同,因此,多数情况下,利用口腔手术显微镜能够发现根管所在位置。有的钙化根管牙本质与周围牙本质颜色相似,难以区分,此时借助手术显微镜的高倍放大作用,结合根管解剖知识,仔细观察颜色的细微差异,有助于提高探查根管口的成功率。完全钙化的根管,表现为均质的硬组织结构,有时与正常牙本质结构难以区别,当采用各种方法均无法疏通时,特别是根尖未见感染的根管,为了避免产生新的并发症,不宜强行疏通,可定期追踪观察。

三、钙化根管的显微治疗

(一) 疏通前准备

钙化根管治疗前,可通过器械探查钙化段在根管中的位置评估治疗的难度。钙化位置越接近根尖,疏通的成功率越低,位于根管口及上段的根管疏通成功率明显高于下段。当根管过度弯曲或上段狭窄时,器械探查时如果卡住,可能是根管过度弯曲或狭窄造成的假象,术者需结合影像学资料综合分析,准确判断。有学者应用 X 线片结合器械探查根管通畅程度来评估根管治疗难度。1 级：X 线片中髓腔、根管形态清晰,15 号 K 锉可顺畅到达工作长度；2 级：X 线牙片中根管系统内有散在钙化影,10 号 K 锉需采取一定措施方可到达工作长度；3 级：X 线牙片中根管系统明显钙化、形态模糊不清,不能定位根管口,10 号 K 锉难以探入。

需要疏通钙化根管的患牙,由于操作时间较长,原则上应安装橡皮障,避免唾液的干扰、减少器械脱落进入口咽部的风险,隔绝口腔内的潮湿气流,使显微镜口镜保持清晰状态,操作者能获得良好的视野。口腔手术显微镜的准备非常重要,将口腔手术显微镜逐级调节到合适的放大倍数,需要注意的是,放大倍数越高,视野深度越小,视野范围受到限制,有学者认为 2.5~8 倍低倍放大可用于寻找钙化根管口,根管治疗操作过程中使用 10~20 倍,可显著提高操作者的手动技能和视觉分辨率,16 倍中度放大更适合根管治疗,同时根据术者的习惯调节灯光的亮度。口腔手术显微镜最好能连接摄像系统,以便随时拍摄、保存影像资料。显微治疗时需要准备的器械还包括显微口镜、显微探针、显微镊子、显微根管锉以及超声根管器械(图 5-1-2)等。

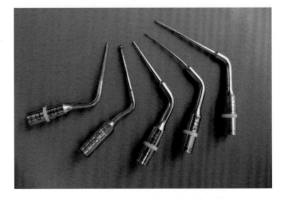

图 5-1-2   各种型号的超声根管工作尖

（二）钙化根管疏通技术

1. 充分暴露髓腔　去除髓室顶后,在口腔手术显微镜下使用球钻或裂钻清理髓腔侧壁,去除无基釉,暴露髓室底,清理残留牙髓组织及龋坏组织,彻底干燥髓室底后,使用超声工作尖去除覆盖在根管口上方的牙本质,可以避免过度切削硬组织,防止意外穿髓底。根管口多位于髓室底与髓室壁的交界处,即发育沟的尽头,用 DG-16 探针或显微 K 型根管锉、镍钛侧压器探查和定位根管口。视野清楚对根管口定位十分重要,可用 95% 乙醇棉球干燥髓底,提高能见度。此外,可通过亚甲蓝染色法、透照法及次氯酸钠溶液浸泡法等辅助技术进行根管口的定位。

2. 根管冠 1/3 段的预备　为了给扩大器械进入根管提供直线通路,减少器械进入弯曲根管内的压力,降低后续根管治疗的困难程度,必须保证良好的冠部通路。预备前可使用小号手用锉仔细探查根管,由于小号锉柔软性较好,遇到弯曲根管,能够随着弯曲方向前行,不容易在弯曲部位产生台阶,因此,细小根管的疏通,首选 10 号或更小的手用根管锉。对于小号根管锉暂时无法到达根尖孔的细小根管,不要强行通过,以免造成台阶、根管偏移及器械折断等并发症。此时可首先使用扩口锉,适当敞开根管的冠 1/3 段(或根管上段 3mm),配合使用根管冲洗液如 17% 乙二胺四乙酸(ethylenediamine tetraacetic acid,EDTA)溶液、2.5%~5% 次氯酸钠溶液等,使冲洗液体能够顺利到达根管中、下段,增加化学预备的效能。在遇到根管堵塞时,可选择 C 型先锋锉或 C+ 锉小幅度捻转疏通根管,先锋锉刃部尖端较硬,是同类其他锉尖端硬度的几倍,锉后部韧度高,抗折能力强,有利于钙化弯曲根管的疏通,但由于该锉硬度较高,柔软性欠佳,使用不当容易造成根管偏移或台阶。镍钛器械具有超弹性和极佳的柔韧性,有一定的尖端引导能力和恒定转速,有利于打通钙化阻塞,加快钙化根管的预备。无论是使用手用锉还是机用器械,机械预备后根管壁仍残留有牙本质碎屑、微生物及残余的牙髓组织等,因此使用化学制剂对根管系统进行辅助清理十分重要。目前常用的制剂如 17%EDTA 溶液,是一种强效阳离子螯合剂,可螯合钙离子进而溶解钙化组织,有利于细小钙化根管的疏通。一般临床中常用 EDTA 的凝胶或溶液制剂,使用时用锉蘸取少量凝胶后小幅度捻转,可逐渐疏通根管,每次换锉后需使用冲洗液进行根管冲洗,充分去除根管内碎屑。同时,由于敞开根管上段能够减缓根管的弯曲度,为后续根管器械的顺利进入提供条件(图 5-1-3)。当根管中、上段敞开后,再次使用小号根管锉,在 EDTA 凝胶的配合下,多数能够顺利疏通并到达工作长度。如果根管弯曲度较大,此时需使用更大号 GG 钻等把根管口再次敞开,去除部分根管口的牙本质领,减缓根管的弯曲度,才能使根管锉无阻力地进入根管。

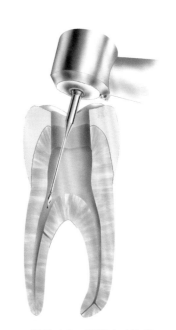

图 5-1-3　根管上 1/3 段
敞开预备示意图

3. 化学根管预备　乙二胺四乙酸(ethylenediamine tetraacetic acid,EDTA)是一种强效螯合剂,能够螯合羟基磷灰石中的钙离子,溶解钙化组织,软化根管壁,有利于钙化根管的疏通。在根管预备过程中,EDTA 凝胶还可乳化牙本质碎屑,开放牙本质小管,与次氯酸钠联合使用,可产生大量泡沫,释放氧气,有助于松解根管内碎屑,去除牙本质玷污层。在钙化根管的预备中,配合 EDTA 凝胶的使用,不但能够起到润滑作用,还能够清除根管内玷污层,有利于器械的进入和疏通,防止器械折断。此外,将次氯酸钠溶液滴在髓底,通过放大系统观察冒出的气泡能够协助判断潜在的根管口。

4. 显微超声技术——超声波根管锉的应用　对于细小根管,部分根管最狭窄的部位出现在近根管口 1/3 处,导致即使小号根管器械也无法顺利进入,容易被误认为根管钙化。对于这类根管,可以在口腔手术显微镜下,采用根管治疗用超声工作尖,利用超声工作尖高能量的超声震荡功能,有效地去除根管内的钙化物质,使用时顺着根管方向,逆时针旋转方式,切削、扩大根管中央管壁,在切削过程不断冲洗、去除粉末及碎屑,不断修正切削方向,避免根管侧穿。根管中央处的组织与外周相比,硬度较低,相对容易去除。随着根管上段的逐渐敞开,此时可改用根管锉探查根管。在弯曲部位使用超声器械,要十分小心,以免改变根管方向,增加侧穿风险。尽管超声技术在根管治疗方面有着突出的优点,但在治疗过程中也发现它们具有一定的局限性。由于超声功率大,切削能力强,术者难以控制,常易在扩锉过程中改变根管形态、拉直根管、造成根尖孔偏移。另外,对于钙化封闭的根管或过于弯曲的根管,超声根管锉也难以将根管预备至标准的工作长度;盲目增大功率,极易在根管内形成台阶,不仅遗留残髓,并且增加根充难度而导致治疗的失败。因此,在使用超声器械处理钙化根管过程中,可联合使用小号手用根管锉和 EDTA 制剂,随时探查根管走向,确定进入根管的深度及方向,减少并发症的发生。

(三) 钙化根管临床诊治决策

1. 钙化根管的分类　根据钙化的程度,钙化根管可分为部分钙化及完全钙化。部分钙化根管是钙化段只出现在根管的某一段,如根管冠 1/3 段、根管中 1/3 段或根尖 1/3 段等。中上段钙化而下段不完全钙化的根管常伴有根尖周阴影(图 5-1-4)。

2. 钙化根管的治疗策略　对于不完全钙化根管,如果钙化只出现在根管冠 1/3 段,而根管中、下段有根管影像,则可在口腔手术显微镜下,使用超声根管锉,在无水状态下清理髓底,去除覆盖在根管口的牙本质层,根据钙化根管的颜色与周围颜色存在差别的特点,换用适合根管内工作的超声锉逐渐清理根管内钙化沉淀物。为了避免出现根管侧穿,可在 X 线片或 CBCT 的引导下,不断调整疏通方向,遇到弯曲部位,更加应该仔细通过。如果疏通过程中患者感到疼痛不适,则表明疏通方向偏向根管侧壁,有侧穿可能,此时必须及时调整疏通的方向。

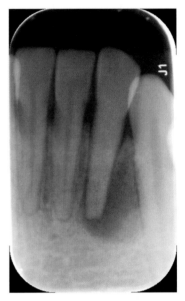

图 5-1-4　32 根管上段完全钙化、下段不完全钙化伴根尖慢性炎症

钙化根管的诊断,必须结合 X 线片、CBCT 及口腔手术显微镜下探查综合判断。如果根管完全钙化,且根尖周牙槽骨没有出现明显的暗影,则无须强行疏通,定期追踪观察即可。根管完全钙化及根管下段钙化的无症状患牙,除非牙根比较粗大、笔直,否则有可能由于疏通根管时超声器械方向难以掌握而导致根管侧穿,强行疏通的风险大于维持现状,因此,对于这类根管,必须与患者做详细的沟通,决定处理方案。图 5-1-5 为根管下段完全钙化未强行疏通病例。

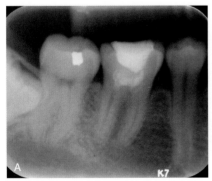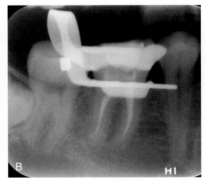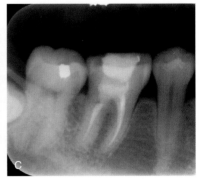

图 5-1-5　钙化根管病例
A. 46 术前;B. 46 远中根根尖完全钙化;C. 术后 2 年。

此外,临床上还有可能出现假性根尖钙化的情况。有些根管本身比较狭小,根管的冠方比根尖段更加狭窄,当有锥度的器械进入冠方根管时,会出现阻挡现象(图 5-1-6)。这种情况主要是因为器械被根管冠方狭窄卡住所造成的,出现了进入根管困难,容易被误认为根尖堵塞。解决的方法是敞开根管冠 1/3 段,然后换用更小号的 K 锉或 C 型先锋锉进入并疏通根管,往往能够收到较好的效果。

四、数字化技术在钙化根管治疗中的应用

尽管传统的根管治疗手段,结合显微超声技术,显著提高了钙化根管治疗的成功率,但仍有一定的局限性,治疗过程中无法避免过多破坏牙体组织或造成根管侧穿、偏移等并发症。近年来,随着数字化技术的发展,为了降低钙化根管治疗的风险、减少牙体硬组织破坏,利用计算机辅助设计钙化根管的疏通路径,发展出"引导牙髓治疗"的概念。引导牙髓治疗技术通过两种方式实现:静态导航技术,使用数字化导板引导治疗;动态导航技术,依靠患者口腔中的标记和摄影系统引导。引导牙髓治疗技术为钙化根管的治疗提供了新的思路。

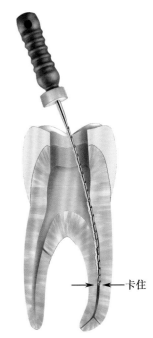

图 5-1-6　根管假性堵塞示意图

静态导航技术是指基于患者术前的三维图像和口内扫描或印模获得的数据,运用计算机将虚拟口腔及患牙情况两种数据叠加,运用辅助设计与辅助制作技术,加工制造三维引导装置即数字化手术导板,治疗中通过导板引导钻针,以规划好的角度、方向及深度获取开髓通道,以最小的偏差引导钻针完成根管定位并疏通钙化或堵塞的根管,最终完成根管治疗。利用数字化根管定位导板治疗,能够保留更多的牙体组织,减少并发症的发生,获得良好的疗效。图 5-1-7 及图 5-1-8 显示在钙化根管病例中使用计算机辅助设计导板及钻针的位置、方向及深度,及在静态导航下完成钙化根管治疗的过程。

动态导航技术是将患者 CBCT 数据与口内扫描相结合,根据虚拟模型设计规划手术方案,通过光学定位跟踪系统在术中进行配准和追踪,指导术者按照事先设计好的位置、方向和深度进行治疗,医生可通过屏幕实时观测器械与术区解剖结构的位置关系,控制手术进程,根据术中的具体状态随时调整手术方案,实现治疗过程的可视化、精准化。应用动态导航技术在定位根管时比自由手更精确、有效,能避免严重并发症的发生。与静态导航相比,动态导航所需手术器械体积较数字化导板小,无需预留放置导板的空间,更适合后牙区域或张口受限患者的治疗。但是,受设备、器械、患者、患牙及操作者熟练程度等各种因素的影响,动态导航技术在体内产生的偏差可能影响该技术本身的精确性,目前动态导航技术在钙化根管中的应用仍处于探索阶段。有学者报道使用 X-Guide 动态导航系统以实时 3D 控制的方式精准定位一例钙化的上颌第一磨牙远颊根管,术中利用光学追踪系统,由计算机软件控制,根据术前计划实时导航车针进入钻孔入口点,调整角度、路径,到达工作长度,然后进行常规根管预备、充填及冠部修复,6 个月后随访,临床症状消失,影像学检查显示根管充填严密,根尖周病变愈合良好。数字化导航技术具备直观、精准、微创的优点,为钙化根管的治疗提供了可预测的结果和降低医源性损伤的风险。

五、钙化根管治疗失败原因及对策

(一) 遗漏根管

一般情况下,治疗上颌第一磨牙和第二磨牙容易遗漏近中颊根第二根管(MB2),治疗下颌第一、第二磨牙时容易遗漏远中舌侧根管,治疗下颌侧切牙时则容易遗漏第二根管。被遗漏的根管,往往比较狭小,根管口通常有牙本质或髓石覆盖,不容易被发现,治疗前必须仔细阅读 X 线片。观察根充前试尖片时,可根据牙胶尖在牙根中的位置,判断是否存在遗漏根管的可能。口腔手术显微镜在根管治疗中的常规应用,可减少遗漏根管的发生率。

(二) 根管偏移

在疏通根管时,使用小号不锈钢锉(10 号或 15 号)扩通根管后,必须尽快换用镍钛根管锉进行根管扩大,以保持根管的天然弯曲度,否则,使用大号不锈钢锉进行后续根管预备,由于柔软性不足,根管锉的回

复力过大,遇到弯曲根管时,随着根管锉号数的增加,弯曲根管被逐渐拉直,根管弯曲角度逐渐减小,弯曲半径、根管轮廓面积增大,根管口及根尖孔被拉开,易导致根管偏移(图5-1-9)。

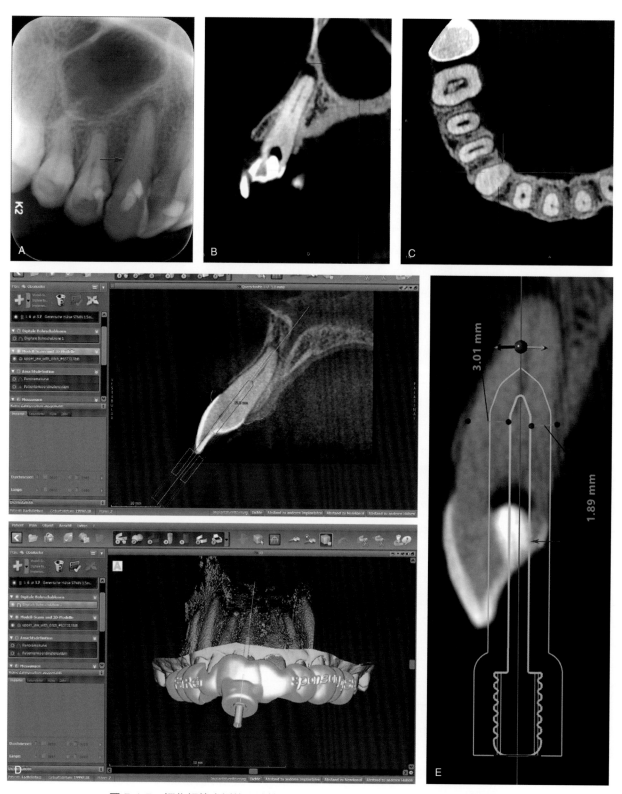

图 5-1-7　钙化根管病例使用计算机辅助设计导板及钻针位置、方向及深度过程
A. 钙化根管如箭头所示;B. 钙化根管 CBCT 矢状面;C. 钙化根管 CBCT 横断面;
D. 钙化根管导板设计;E. 设计钻针方向、深度。

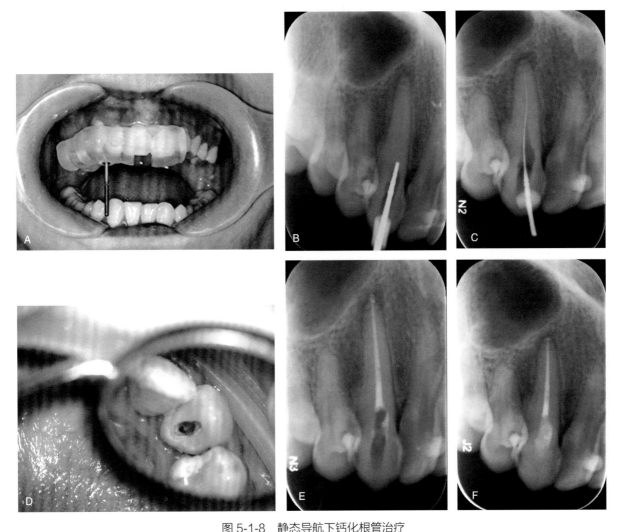

图 5-1-8 静态导航下钙化根管治疗

A. 放置手术导板及钻针；B. 钙化根管疏通中；C. 钙化根管疏通后；D. 显示根管口；E. 根管治疗完成后；F. 术后半年。

（三）台阶产生

对于弯曲根管，过早使用大号手用不锈钢锉进行疏通，或者在使用镍钛锉预备根管时，给予锉尖施加过大的压力，容易在根管弯曲部位的根管壁上造成台阶。台阶形成后，应立即改用小号锉，预弯成较锐的弯曲角度，小心越过台阶处，前进时顺时针捻转器械，到达工作长度或器械前进受阻时，轻轻拉出器械，再捻转进入，不要过度旋转器械，以防折断。小号锉在台阶处沿根管壁四周做小范围的运动，有助于消除台阶，待较为通畅后，换大一号器械进行疏通，直到预弯的20号或25号锉能够到达工作长度后，改用机用镍钛器械进行清理预备。

（四）根管侧穿

钙化根管的疏通，必须借助超声工作尖。超声器械对牙本质的切削作用明显，随着向根管深部的推进，口腔手术显微镜的光线变暗，视线受阻，无法观察到弯曲部位以下的根管情况，因此，在疏通较长距离的钙化根管时，特别容易造成根管侧壁穿孔。解决的方法是每推进1~2mm的距离，可拍X线片或CBCT观察疏通方向是否正确；术中适当降低超声工作尖的功率，防止切削过多组织；另外，超声工作尖尽量在无水下工作，不但视野较好，而且由于有热量产生，在接近侧穿时患者有不适感，可作为是否有侧穿危险的指征。

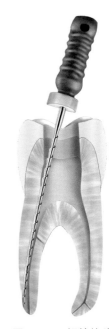

图 5-1-9 根管偏移
示意图

（五）钙化根管疏通失败

钙化根管的疏通,虽然有 CBCT 协助定位、测量,并在口腔手术显微镜下治疗,安全性大大提高,但由于现有技术手段的局限,目前仍然无法做到 100% 成功。有报道称钙化根管显微超声治疗成功率可达74.0%。临床上,对于钙化部位在中下段且钙化范围较长的根管,由于口腔手术显微镜视线的限制,疏通的成功率并不高,而且随着钙化段离根尖越近,侧穿的风险越大,成功率越低。对于此类病例,如果根尖周没有明显的炎症征象,可以暂时不做处理,定期观察即可。相反,如果检查发现根尖周组织有骨质破坏区,存在慢性炎症,可通过根尖切除术及根管倒充填术进行治疗。

（蔡华雄）

第二节　根管台阶的处理

根管治疗过程中,术者在使用器械进行根管疏通或预备时偏离了根管原有的弯曲方向,往往会在根管侧壁造成台阶。根管台阶是根管治疗最常见的并发症之一,常常导致根管预备不充分和充填不完善,削弱根管的清理消毒和封闭效果,降低根管治疗的成功率。处理不当还会引起根管穿孔、器械折断等并发症。根管台阶产生的原因可分为解剖因素和临床因素。台阶的处理有一定的技巧和方法,根管手术显微镜以及辅助器械的应用大大提高了处理的成功率。预防台阶的产生比掌握处理方法更为重要。

一、根管台阶产生的原因

（一）解剖因素

1. 根管弯曲度　研究显示,根管弯曲度是影响根管台阶发生率最主要的解剖因素。Greene 等对根管治疗病例的术后照片进行统计研究,发现根管台阶的发生率为 46%,当根管弯曲度超过 20° 时,发生率显著增加,根管弯曲度大于 30° 时,台阶的发生率可增至半数以上。

2. 根管钙化　疏通钙化根管盲目性较大,预备方向易发生偏移而产生台阶。

（二）临床因素

根管治疗过程中,术者经验不足、操作不当均容易产生台阶。Kapalas 等研究显示,实习医生根管台阶发生率为 52%,牙髓专科医生初次根管治疗及再治疗的根管台阶发生率分别为 33% 和 41%。具体相关的临床因素包括:①开髓洞型制备不够充分,未能提供器械顺畅到达根尖部所需的足够空间和通路;②尝试通过邻面洞或位于邻面的充填体进行根管治疗;③对根管走向判断失误;④根管工作长度测量错误;⑤疏通、预备根管时对器械盲目加力;⑥大号不锈钢器械进入弯曲根管时未预弯;⑦未按顺序、跳号使用根管预备器械;⑧器械遇到阻力时旋转幅度过大;⑨预备过程中冲洗和润滑不充分;⑩取折断器械或根管充填物时技术运用不当;⑪桩道预备方向发生偏移;⑫过度使用含有螯合剂的根管冲洗液或润滑剂。

二、根管台阶的识别

根管台阶如能尽早察觉和识别,将非常有助于处理。根管台阶的识别方法包括手感法和 X 线片法。

（一）手感法

这是识别台阶最直接、最主要的方法。根管预备时,已形成台阶的部分根管会有"拉直"感,根管锉无法沿着根管弯曲方向继续深入,器械尖端失去了根管壁的夹持感,有一种碰到坚硬平台的感觉,这时术者就应该意识到可能产生了台阶。

（二）X 线片法

当手感有台阶形成时,可将根管锉置于疑有台阶的位置,拍插针片。使 X 线的中心光束垂直于台阶所在的部位投照。如果照片显示根管锉尖端偏离根管弯曲方向,则提示产生了台阶。在根管再治疗病例的术前 X 片线中,若根充物顶点与根尖止点距离至少大于 1mm,或偏离根管弯曲方向时,应考虑台阶存在的可能性。

三、根管台阶的处理

掌握处理根管台阶的技能具有十分重要的临床意义。有报道称根管显微镜联合超声技术去除台阶的成功率为 81%。术者的经验和技术对于成功处理台阶至关重要,目前已有报道应用 3D 打印的根管台阶模型进行临床前的模拟练习,取得了较好的成效,且模型具有可批量生产及易于标准化的优点。台阶处理的难易程度因其大小以及根管内的位置而不同。

（一）难度评估

1. 使用大号根管锉产生的台阶较大,难以绕过。

2. 接近根尖区的台阶,由于管腔内间隙较小,较难通过,且该处根管壁厚度逐渐减少,发生侧穿的风险也较高。

3. 台阶所在位置以下的根管弯曲度越大或钙化程度越高,台阶越难以去除。

（二）常用器械

处理台阶需要准备的常用器械包括 6 号、8 号、10 号 C 锉（21mm、25mm）,K 锉（15 号、20 号）,大锥度机用或手动镍钛根管锉（GT 锉,≥4% 锥度）,GG 钻,显微口镜,显微根管锉（10 号、15 号）,超声根管锉（K15、K25）,超声工作尖（ET20、ET25）。

（三）处理步骤

1. 越过台阶,疏通根管　处理台阶需要花费很多的时间和精力,因此需要术者具有较大的耐心和毅力。小号、短的 C 锉（21mm）是用于越过台阶的首选器械。短锉具有较强的韧性,且术者的指端更接近器械尖端,能增强手感,有助于更好地控制器械。将锉的尖端 2~3mm 进行预弯,使扩锉针上方橡皮片所标记的方向与预弯方向一致。锉尖进入根管后,在标记片的辅助下,我们将预弯的锉尖朝向与台阶相对的一侧根管壁（通常是弯曲根管的内侧壁）,轻微地将扩锉针作顺时针、逆时针来回旋转,并结合"扎针"的动作仔细向根管下段进行试探。若初次尝试不成功,则取出根管锉,重新预弯锉尖,根据标记方向再次进入根管,重复上述过程,直至锉尖能越过台阶向根方移动,此时术者可再次感觉到器械尖端在根管壁中的"夹持感"。通过台阶后,继续向根方疏通根管,同时使用根尖定位仪确定是否已疏通至根尖止点。若定位仪显示已到达,则应拍插针片确保根管锉已到达工作长度,排除侧穿的可能性。C 锉由于具有良好的柔韧性,较好的触感,非常适用于处理台阶和疏通钙化根管。镍钛根管锉由于具有较强的回复力,且预弯效果不佳,容易卡在台阶上,不适合用作最先尝试越过台阶的器械。当遇到较难越过的台阶,仅靠上述方法无法成功时,应在根管显微镜下,借助 GG 钻、超声工作尖等辅助器械,将根管口至台阶的通路进一步敞开,同时需注意不应过多破坏管壁牙本质,一边敞开根管上段一边按前述方法继续尝试,一旦越过台阶,则停止敞开冠方。

2. 平整台阶,预备根管　扩锉针一旦越过台阶,不要轻易拔出,在到达工作长度后,向根管壁四周,尤其是台阶所在一侧的管壁（通常是弯曲根管的外侧壁）,运用扩锉的动作平整台阶,辅助使用适量的根管润滑剂,同时进行大量冲洗,防止牙本质碎屑堵塞根管。扩锉动作开始时频率可以较快,幅度较小,向台阶所在的侧壁施加压力,逐渐换成频率稍慢、幅度较大的扩锉动作,进一步削平台阶,顺畅根管。如果扩锉针在根管内的运动已较为轻松,可运用顺时针旋转并回退的动作,增强不锈钢锉尖端部分的扩锉效能,更好地平整台阶。只有当根管疏通至 15~20 号不锈钢锉时,才可以使用尖端直径为 0.20mm 的大锥度机用或手动镍钛根管锉（GT 锉）进行最后阶段的根管预备。术者可根据术前的 X 线片,根管原有的形态、粗细以及临床经验来决定,是进一步平整台阶还是停止预备,以保留足够的牙本质,避免管壁过薄或穿孔。并不是所有台阶都能够或有必要完全去除,需要根据临床实际情况权衡利弊（图 5-2-1）。

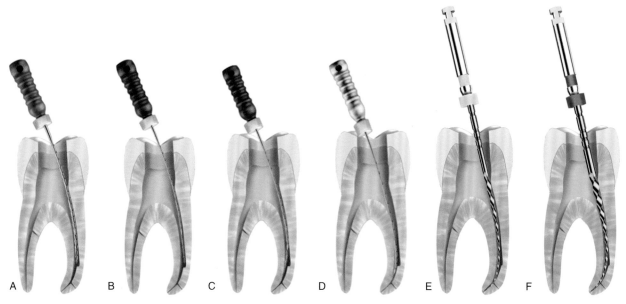

图 5-2-1　根管台阶的处理过程

A. 工作长度丧失,根管侧壁已产生台阶; B. 冠方已扩展,用预弯的 10 号锉尚未越过台阶; C. 用预弯 10 号锉已越过台阶; D. 用预弯 15 号锉进一步疏通根管,平整台阶; E. 机用镍钛 20 号、4% 锥度根管锉继续根管预备,去除台阶; F. 机用镍钛 25 号、4% 锥度根管锉已基本消除台阶,完成根管预备。

3. 根管充填　在无法完全去除台阶的情况下,虽然根管预备已能到达工作长度,但牙胶尖的就位会有一定困难。术者可以根据根管的弯曲方向,将牙胶尖的尖端进行预弯,并在牙胶尖的冠端作凹痕标记,根据标记可判断牙胶尖是否到达工作长度以及其尖端的弯曲方向。此外还可以将牙胶尖的尖段在 70% 的异丙醇中浸泡数秒钟,以增加其硬度,有利于顺利就位。图 5-2-2 示根管台阶成功治疗病例。

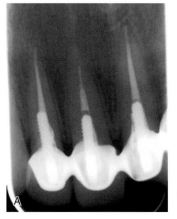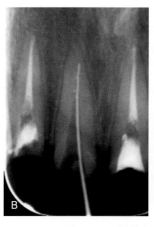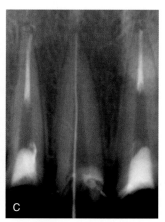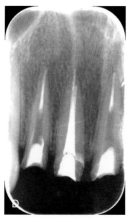

图 5-2-2　根管台阶处理病例

A. 术前 X 线片显示根管充填物距离根尖超过 2~3mm,方向偏离; B. 去除根管充填物后扩锉针无法到达根尖,有触壁感; C. 小号锉已越过台阶; D. 完成根管预备及充填,注意台阶虽未完全去除,但已不妨碍治疗。

4. 预后　台阶的形成会影响根管治疗的预后。若台阶能越过,根管能得以完善的预备和充填,则预后通常较好。若台阶不能越过,则根管的清理、成形、消毒和充填都只能在根管口至台阶之间的根管内进行,如治疗前根尖周组织正常,台阶接近于根尖孔,则预后相对较好;如治疗前根尖周已有炎症表现或骨质吸收,台阶距离根尖孔较远,则预后较差。此外,未处理部分根管内碎屑以及细菌的量也影响着治疗的预后,这和台阶产生于根管预备的哪个时期有关。若产生于预备的早期,则根管清理和消毒的程度较差,预后不佳;若产生于根管预备的后期,则台阶以下至根尖部分的根管已经得到了一定程度的清理和消毒,预后相对较好。治疗的最终结果需经过一段时间的观察和评估才能确定,若出现持续的临床症状、体征,或复查的 X 线片显示根尖透射影进一步扩大,则考虑为治疗失败,应行根管再治疗、根尖手术或拔除。

四、根管台阶的预防

避免台阶产生最好的方法是在根管治疗的每个环节中做到小心预防。采用准确、清晰的 X 线片;术前对影像仔细分析和研究;术者治疗时细致与专注,精确地测定工作长度,使用改良的器械,对扩锉针进行预弯,按顺序、勿跳号使用根管锉,注意根管冲洗和润滑等,都能大大减少根管台阶的产生。具体措施详述如下。

(一) 术前仔细分析研究影像学资料

台阶的预防开始于术前对 X 线片全面的检查和分析,内容包括牙根的弯曲度、根管长度,根管粗细程度等。此外,术者还应熟悉根管的标准形态以及可能出现的变异。近年来,CBCT 由于具有高空间分辨率、低辐射剂量且可从三维角度清晰显示复杂结构等优点,有力促进了术者治疗前对根管解剖结构全面深入的了解。

(二) 术中合理操作与选择器械

1. 开髓洞型的制备和工作长度的确定 工作长度的准确测定对于牙髓治疗必不可少。若器械预备所依据的工作长度短于实际工作长度,往往导致台阶的形成。根管上段较大的弯曲度也是容易造成台阶的原因,可以通过开髓洞型的制备以获得器械到达根管口的直线通路,若想将根尖段的根管也变得易于疏通,则需更充分地展开根管上段,减少来自根管口牙本质肩领的阻力,降低根管上段的弯曲度。在预备的过程中遇到阻力时,要始终注意使用小号扩锉针保持根管的通畅。

2. 冲洗液、润滑剂和螯合剂的使用 大量的冲洗和适量使用润滑剂,是保证根管预备顺利进行必不可少的因素。次氯酸钠溶液具有很好的冲洗、止血、杀菌和润滑根管的作用。用作根管润滑剂的凝胶类的材料,因具有一定的黏性,可粘附在扩锉针上带入根管中,利于扩锉针顺畅进入根管,减少阻力,且有助于清除碎屑。螯合剂如 EDTA 除了在作为根管冲洗液时具有去除玷污层的作用外,还因具有软化牙本质的作用被用于疏通钙化根管,但对于弯曲根管应慎用,因在预备过程中若器械使用稍有不当,可在被完全软化的根管壁的任何部位造成台阶。

3. 合理运用技术及选择器械 有研究表明,运用逐步后退法和平衡力法进行根管预备时,台阶的发生率较低。在运用逐步后退法时,只有当每根锉在根管预备较为顺畅时才换用更大一号的根管锉。如果扩锉针在根管内仍有较大阻力,则应立即回到上一号的扩锉针。到达工作长度后,应将根管锉向根管壁四周加压并上下扩锉,以尽量去除根管内不规则的形态和结构。H 锉的切削力较强,非常适合用于平整根管壁,敞开根管。在弯曲度较大的根管应更加注意按顺序使用根管预备器械,切勿跳号。扩锉针进入根管前应先进行预弯,不盲目加力旋转。使用柔韧性较好的镍钛根管锉能更好地维持根管原有的弯曲度,减少台阶的产生。研究显示,激光预备根管比传统的手动锉(K 锉)预备台阶发生率更高。在弯曲、狭窄根管的预备过程中,由 10 号锉换成 15 号锉进行预备时,术者往往感觉阻力陡然增大,此时稍不注意便会产生台阶。若在 10 号与 15 号锉之间加用一支直径介于两者之间的扩锉针,如 12 号锉进行预备,再换用 15 号锉预备,则可平缓阻力增大的过程,降低预备的难度,预防台阶的产生。

近年来,器械生产所使用的材料以及器械的设计等环节所发生的显著变革,推动着牙髓治疗技术的发展,减少了器械预备过程中发生各类失误的可能性。镍钛根管锉比不锈钢锉具有更好的柔韧性,预备时产生台阶的可能性更小。虽然机用镍钛系统的广泛应用已经降低了临床上根管堵塞、台阶产生、穿孔等的发生率,但有研究表明,担心台阶的产生仍然是部分医生不愿意使用机用镍钛锉的原因。伴随着镍钛器械尖端设计上的不断改良,这个问题逐步得到了解决。锉尖的切削功能越强,越有助于穿通细小根管,却增加了产生台阶和根管侧壁穿孔的风险。如果将器械尖端的倾斜角度降低,使之变得圆钝,则根管锉对根管侧壁各个方向的切削变得更加均匀,在预备过程中根管锉能较好地顺应根管原有的弯曲方向运动而不发生偏离。尖端设计经过改良的器械如 Flex-R 锉,其尖端呈双圆锥状圆钝外形,并且引入了一个导向平面,舍弃了 K 锉所固有的尖锐转角,使得器械尖端具有较好的导向性,不会因为过度切削而嵌入管壁中,发生偏移或产生台阶。

(曾劲峰)

第三节 根管桩的去除

桩冠和桩核冠是根管治疗牙的主要修复手段。当修复完成的患牙出现根管治疗失败需进行非手术再治疗或需更换修复体以提高其美观、抗力等性能时,则有必要去除根管桩以获得治疗通路。了解根管桩的类型、取桩器械及技术,掌握去除根管桩的再治疗方法,可在取出根管桩的同时最大限度保存牙体组织,避免根管台阶、穿孔乃至根折的发生。

一、根管桩的类型

根管桩(post)的类型与其去除的难易程度密切相关。按制造材料,根管桩可分为贵金属铸造合金或非贵金属根管桩、多种金属合金根管桩,以及非金属材料如碳纤维桩、玻璃或石英纤维复合物根管桩;按形状,分为平行桩、锥形桩、光滑桩和螺纹桩 / 锯齿桩;按固位类型,分为传统粘固剂或黏性粘固剂被动固位和通过机械嵌入牙本质的主动固位的根管桩;按制作程序,分为预成桩和定制桩(图 5-3-1)。

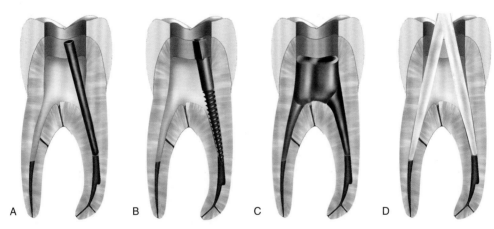

图 5-3-1 根管桩的类型
A. 平行桩; B. 螺纹桩; C. 铸造桩(核); D. 树脂桩。

Dallari 等综合以上分类标准,将根管桩分为三类。①主动固位金属桩:该类型根管桩与根管壁直接结合,包括机械嵌入牙本质固位或通过磷酸锌粘固剂固位的螺纹桩以及金属桩;②被动固位金属桩:包括通过各种黏性粘固剂固位的金属桩、铸造桩等;③被动固位非金属桩:包括通过黏性粘固剂固位的非金属桩如碳纤维桩、玻璃纤维桩、陶瓷根管桩等。

各类根管桩在 X 线检查中具有不同的特点。不锈钢桩、铸造金属桩和氧化锆桩 X 线阻射性强,钛桩的 X 线阻射性与牙胶相似。碳纤维桩、碳核和玻璃纤维加强的复合树脂桩在牙根内仅模糊可见。用于加强根管桩固位力的粘固剂包括磷酸锌粘固剂、树脂粘固剂、玻璃离子粘固剂等。

二、影响桩去除的因素

(一) 操作因素

操作者需熟悉牙体解剖,具备足够的经验,根据患牙和根管桩的情况制订正确的治疗方案;具备并熟悉去除冠修复体、松动和取出根管桩所需的相关器械及其使用方法,掌握 X 线诊断、显微超声、显微套管技术等,对根管桩去除的可行性、安全性等能进行恰当的评估。

(二) 解剖因素

患牙的解剖特点是能否成功取出根管桩的重要影响因素。操作前,术者需检查患者的可用颌间距离、患牙的牙位、根管数目、长度、根管壁厚度、弯曲度及已有的修复体情况等。一般而言,可用颌间距离越小、牙位越靠后,操作难度越大。根管壁越薄、弯曲度越大越易在取桩时发生根管内穿孔。操作前可分别于垂直位、近中、远中倾斜 25°~30° 拍摄三张 X 线片,以获取患牙牙根形态、长度、弯曲度、牙根外部凹陷以及根管壁的厚度等相关信息。近年来,CBCT 的应用为临床提供了更详细准确的患牙根管解剖影像学资料。CBCT 不仅能够准确地从矢状面、冠状面和轴状面各个方向进行观察和测量,避免了由于图像叠加导致的解剖结构模糊,同时具有空间分辨率高、可形成亚毫米级三维图像等特点,为术前了解根管解剖结构提供了有力工具。

(三) 桩及粘固剂

根管桩及粘固剂的类型是决定能否成功去除根管桩的又一因素。术者可通过 X 线检查了解根管桩的类型、数目、长度、直径以及方向等。一般而言,铸造桩较纤维桩难去除;根管桩越长、直径越大、数目越多越难取出;强调美学修复的白色根管桩由于颜色与牙本质相近,难以辨别,使操作难度增加。相较于树脂或玻璃离子粘固剂,传统的磷酸锌水门汀粘固剂更易于去除。

三、常用器械

(一) 拆冠器械

去除部分或全部冠修复体是顺利去除根管桩的前提。拆冠工具主要分为 3 类,可单独或联合应用。

1. 夹持工具　夹持工具是通过两个相对的手柄向内加压,产生较强的夹持能力从而拆除冠部修复体。使用时应注意防止器械滑动,损伤患牙、邻牙或对颌牙。

(1)止血钳或拔牙钳:止血钳或某些拔牙钳如上前牙拔牙钳、上颌根钳等在某些情况下可用于拆冠。由于这类器械在烤瓷冠表面不易获得支点,因此使用时应注意防滑,避免去除修复体的同时造成牙折及损伤对颌牙。

(2)专用冠桥执握器械:常用于取冠和桥体的专用执握器械包括 Trident 去冠器、Wynman 冠夹持器等。这些器械的钳夹处嵌入塑料或橡皮材料,材料表面有粘接性或金刚砂颗粒,利于防滑并获取所需的轴向力,以更有效地去除修复体。在操作过程中,主要使用拉力和旋转力,施力时应注意保护邻牙和对颌牙。

2. 打击工具　打击工具包括敲击式和充气式工具两种。由凿与槌棒组合而成的器械或负载弹簧的去冠器均属于敲击式工具。敲击式工具可直接作用于修复体或通过另一个与修复体啮合的拆卸工具而间接作用。以临床常用的去冠器(图 5-3-2)为例,使用时应使器械前段紧密钩住修复体,并使之固定,沿就位道相反方向用滑动锤冲击末端,力度适当,以防止器械滑脱,损伤对颌牙及口腔黏膜、牙龈等软组织。Corona Flex2005 通过释放气动力产生与牙体长轴一致方向的高速力量去冠,该器械可减少牙折的风险并保持原修复体的完整。

3. 主动工具　主动工具可主动旋进修复体并破坏磷酸锌水门汀粘固剂,产生一定的移动力量将修复体去除。操作时需使用配套钻针在修复体表面

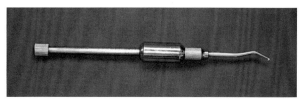

图 5-3-2　去冠器

开一小窗,以固定冠去除器。此类器械包括 Metalift、Kline 冠去除器、Higa 冠桥去除器等。

4. 其他工具   除以上三类工具之外,楔形器械、Richwil 冠桥去除剂以及超声器械均可用于去除冠部修复体。

Copland 牙挺及其他扁平器械均属于楔形器械。使用时需先使用金刚砂钻和碳化钨钻磨除修复体的烤瓷和金属部分,在冠的颊侧外表面制备一条由殆方至龈缘、深及粘固剂处的狭窄凹槽,再将楔形器械插入槽内,利用其较平的边缘撬动修复体,将其从牙齿表面剥离。对于边缘密合性差的修复体,可直接将器械楔入缝隙处施力松动使其脱落。

Richwil 冠桥去除剂(Richwil crown remover)是一种块状、水溶性、可塑性树脂。使用时先在热水中软化 1~2 分钟,去除多余的水分,加压置于需去除的修复体上,使其紧密黏附。嘱患者紧咬,将树脂块厚度压至原厚度的 1/3,冷水喷射使树脂块冷却。随即让患者迅速张口,以产生足够的力量松动并去除修复体。为防止树脂块落入消化道或呼吸道,操作时需用牙线将其绑住。由于该法的临床应用有效性尚有待提高,且可能在操作中损伤对颌牙或对颌修复体,因此,应谨慎选择适应证。

超声器械是利用超声振动产生的能量去除铸造冠和桥体的粘固剂,以方便拆冠。就超声工作尖的选择而言,大号扁平洁治尖较镰形尖能更有效地将超声振动分散,较薄的平行边器械在较小的工作空间内安全性较高。

(二)松桩器械

1. 钻针   钻针用于在桩的周围制备沟槽,使其游离、松动并取出。

(1)LN 钻(long neck round bur):又称长颈球钻或长柄球钻(图 5-3-3)。由不锈钢材料制成,有 26mm、28mm、34mm 长度三种规格。尖端为球钻,其直径约为普通球钻的 1/2,柄部细长,可提供良好的视野并易于控制,常结合口腔手术显微镜和弯手机使用。

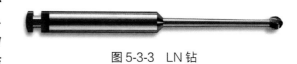

图 5-3-3   LN 钻

(2)Peeso 钻(Peeso reamer):简称 P 钻,与 LN 钻类似,柄部细长,可提供良好的操作视野(图 5-3-4)。长度有 28mm 和 32mm 两种规格,根据直径大小可分为 1~6 号六种型号。

(3)Masserann 环钻:Masserann 环钻为内部中空结构,是 Masserann Micro kit(图 5-3-5)及 Masserann kit(图 5-3-6)的主要组成部分。

Masserann Micro kit 包括一支套管和四支环钻。其中,环钻长度分别为 25mm 和 21mm,工作端内直径为 0.9mm 或 1mm,外直径为 1.2mm 或 1.3mm。

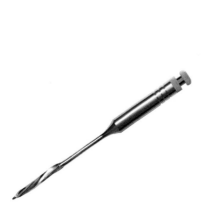

图 5-3-4   Peeso 钻

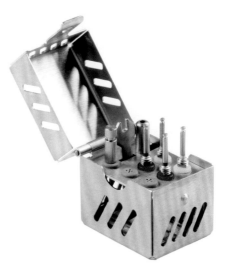

图 5-3-5   Masserann Micro kit

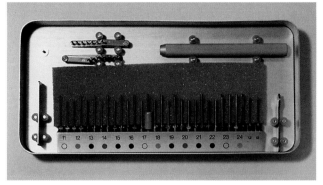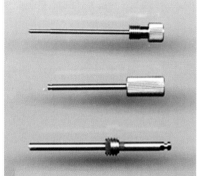

图 5-3-6　Masserann kit

完整的 Masserann kit 则包括以下部件。①14 种颜色标记的两种长度规格、大小不一的环钻：环钻壁厚度不超过 0.25mm，外直径为 1.1~2.4mm，每增大一个型号，直径增加 0.1mm。②两个连接手柄：用于将环钻从机用器械转为手用器械。③两个星状标准器：每个标准器配有 7 个粗细不一的标准管，直径为 1.1~2.4mm，与环钻匹配。④两个夹持器：用于取出折断器械。⑤一个扳手：用于从连接手柄上拆除和安装环钻。

2. 超声器械　超声器械不仅可分解铸造冠和桥体周围的粘固剂，还可用于松动根管桩周围的粘固剂以利于根管桩的去除。根据超声能量转化仪的类型不同，超声系统可分为磁伸缩式超声系统（如 Odontoson 超声仪）和压电陶瓷式超声系统（如 SUPRASSON 超声仪）。

SUPRASSON 超声仪（P5 Newtron，P5、P-MAX 等）配置 4 支超声根管锉（K10、K15、K25、K30）和目前常用的 2 支去除根管内异物、探寻根管口的器械（ET20、ET25）以及专用于松动冠部修复体和根管桩的 ETPR（图 5-3-7）。在根管桩的去除中，ET20 用于根管冠方的桩的取出，ET25 则具有良好的韧性，可用于根管深部器械的取出。

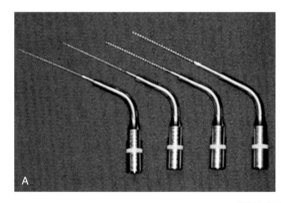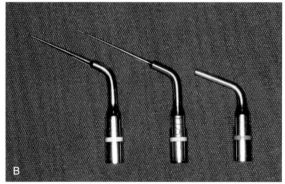

图 5-3-7　超声器械
A. 超声根管锉；B. 超声工作尖。

除此之外，临床常用的超声工作尖包括 CPR 超声工作尖、BUC 超声工作尖、VT 系列超声工作尖等。

（1）CPR 超声工作尖：适用于大多数压电陶瓷超声仪，采用反角外形设计，便于进入根管系统。其中 CPR-1 超声尖适用于采用直接超声法或间接超声法去除各种类型粘固剂固位的根管桩，能量设置为最大挡。CPR-2D 应用广泛，可用于去除髓石及其他钙化物、疑难根管口定位以及清理位于根管口下方的充填材料等。CPR-3、4、5 工作尖直径逐渐较小，可深入至根管冠 1/3、中 1/3 以及尖 1/3 的狭窄区域，用于去除粘固剂及制备根管桩周围通路，能量设置为中挡至低挡。CRP-6、7、8 超声尖由钛合金制成，与 CPR-3、4、5 相比直径更小而长度增加，在一定安全范围内可弯曲形变，利于根管深部的操作，使用时能量设置为最小挡（图 5-3-8）。

(2) BUC 超声工作尖：包括 6 支超声工作尖。其中 BUC-1 和 BUC-1A 尖端为圆弧形，用于去除牙本质以制备进入根管的直线通路，常用于 MB2 的定位和进入。BUC-2 和 BUC-2A 为圆盘形工作尖，用于去除髓腔内的髓石，安全高效。BUC-2A 直径仅为 1.0mm，可用于进入磨牙和前磨牙髓角，避免过多牙体组织的破坏。BUC-3 和 BUC-3A 尖端锋利，具备主动切削功能。可用于根管中上段阻塞物的去除，如制备根管桩和固核载体充填材料周围的沟槽。

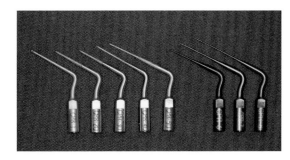

图 5-3-8　CPR 超声工作尖

(3)"4"系列超声工作尖和 SPREADER TIPS：用于根管桩周围沟槽的制备和钙化根管的疏通。其中"4"系列超声工作尖包括 CT-4、UT-4 和 SJ-4 三种型号，均为直线形工作尖，可有或无金刚砂包被。临床应用中常将功率设为最高挡。SPREADER TIPS 较"4"系列工作尖长度增加，可进入根尖 1/3 进行操作，常用于制备根管桩周围的沟槽，使用时功率应设置为低挡。

(4) VT（Vibrator tip）系列超声工作尖：VT 系列超声工作尖直径较粗，是常用的通过超声作用松动和去除根管桩的器械，使用时功率设为最大挡。

(三) 取桩器械

1. 桩拉出器（post puller）　桩拉出器由环抱桩的钳部和加载于根面的臂部组成，通过扳手作用于钳部而拔出断桩，适用于断面位于根管口冠方的根管桩的去除（图 5-3-9）。

2. Gonon 桩去除器（Gonon post remover system）　包括一支指针钻（pointer drill）、8 支环钻（trephine burs）、8 支与环钻相匹配的分接头（CCW tublular taps）、1 支拔除钳（plier with screwing knob）、2 套缓冲垫（washer）以及 2 个配套管（supporting tubes）。该套系统由不锈钢制成，具有 4 种不同规格，可用于去除金属或玻璃纤维制成的光滑桩或螺纹桩。使用要点与 Ruddle 桩去除系统相似。

3. Ruddle 桩去除系统（Ruddle post removal system）　由 Clifford J Ruddle 设计，自面世以来，已成为欧美国家临床常用的后牙根管桩去除系统，常用于直径不小于 0.60mm 的各种类型根管桩和根管内阻塞物的去除。整套系统包括一支 transmetal 车针（transmetal bur）、一支拔除钳和硅橡胶垫、5 支直径大小不同的环钻及与之相匹配的分接头（tubular tap），其内径分别在 0.60~1.60mm 之间（图 5-3-10）。使用时将分接头旋上根管桩，施力拉出。

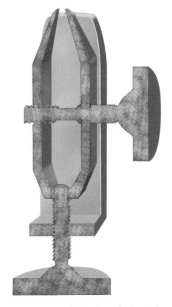

图 5-3-9　桩拉出器（剖面图）

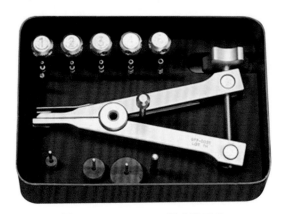

图 5-3-10　Ruddle 桩去除系统

4. Meitrac Endo 安全系统（Meitrac Endo safety system）　类似于 Masserann 的简化版,由环钻和拔除器组成,两种不同直径的环钻分别与直径为 1.2mm 和 1.5mm 的拔除器相匹配。该系统分三种型号：Meitrac Ⅰ适用于去除直径为 0.15~0.5mm 的根管治疗器械；Meitrac Ⅱ适用于去除直径 0.5~0.9mm 的银尖；Meitrac Ⅲ适用于去除直径为 0.9~1.5mm 的器械。在去除根管桩的操作中,主要选择应用 Meitrac Ⅲ系统。使用时,应根据根管桩的直径选择相应的环钻,随后再应用与之匹配的拔除器。

四、操作要点及注意事项

(一) 术前评估

在根管桩的去除和随后的根管清理过程中,将不可避免地切削牙本质,使其强度降低,甚至可能导致根管穿孔或根折。因此,在去除根管桩之前,需根据根管桩去除的难度和预后,分析利弊,从患者、患牙以及术者三方面进行评估,选择合适的治疗方案,有时需放弃去除根管桩获得冠部入路的方法,选择外科手术方案解决问题。

根管桩去除的适应证包括：①原有冠部修复体或桩固位不足或折断,需更换修复体；②患牙出现与原修复体或桩相关的继发龋；③患牙根管治疗失败,需去除原修复体和桩进行非手术再治疗。

根管桩去除的适应证主要受三方面因素的影响。①患者状态：凡患者具有不适于进行牙髓治疗的全身系统疾病和精神心理因素等,均不适于进行根管桩的去除操作；②患牙状态：患牙的解剖位置、牙根形态、长度、弯曲度、根管壁厚度,已有修复体的情况,根管桩的数目、类型、长度、方向以及与根管壁结合是否紧密等；③术者能力评估：术者是否掌握相关的显微超声技术和显微套管技术等。

评估之后,应与患者充分沟通去除原有修复体及根管桩可能出现的不良情况,取得患者知情同意后方可操作。

(二) 去除冠部修复体

冠部修复体的去除是暴露根管桩、建立髓腔入路的前提。是否去除全部修复体取决于能否获得满意的再治疗入口。若原有修复体完好,且去除部分修复体后可以直视根管口,允许器械直线进入根管,可不必完全去除修复体。若部分去除冠修复体不能满足上述条件,或原有修复体需要重新制作,则需全部去除。多数情况下,为清晰显示修复体下方牙体组织状况、去除继发龋、发现可疑的隐裂或折裂以及检查是否遗漏根管等,需要全部去除原修复体。操作前应告知患者并设计临时性的修复体。单个患牙可考虑制作临时冠,而对于多个无牙冠的前牙则选择覆盖义齿,以避免多个临时桩冠粘固失败引起的冠部渗漏。

去除冠部修复体可单独或联合使用几种拆冠器械。若无需保留原修复体,通常先使用超声器械或 LN 钻等清理粘固剂。在超声振动过程中,当牙龈部位有水门汀碎屑时,说明水门汀开始解体分散,而树脂类粘固剂可吸收一定的超声振动,故使用超声治疗仪松冠效果欠佳。粘固剂分解后以夹持、打击或主动器械松动并拆除冠；或在修复体表面制备沟槽后,将楔形器械等楔入冠内,使其松动并施力取下。若原修复体为桩核冠,可采用高速旋转切割器械在桩核的舌侧或殆面开窗,将其切割分离,以分别暴露各根管桩(图 5-3-11)。在清除根分叉和根管口处的桩核材料时,需注意牙色材料和牙本质不易区分,应在口腔手术显微镜的放大照明之下使用探针检查,通过探针划过树脂复合体时遗留下的灰色划痕加以辨别,再使用超声器械振动或低速钻小心磨除。

若需保留冠部修复体,采用从殆面去除部分修复体暴露根管桩的方法,则应注意获得直线通路对于后期的暴露、松动、取出根管桩的重要性(图 5-3-12)。可采用 2 号和 4 号金刚砂圆钻等去除瓷等牙色材料修复体,transmetal 车针去除金属修复体。轴壁及直线通路的最后修整可采用外科长度锥形金刚砂钻。

(三) 去除根管桩

1. 非金属桩的去除　非金属桩拆除方法主要包括机械磨除、特定工具取出、显微镜辅助超声去除、激光拆除以及动静态导航辅助拆除。

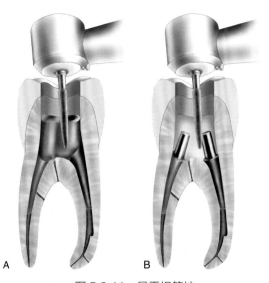

图 5-3-11 暴露根管桩
A. 切割分离桩核；B. 分别暴露各根管桩。

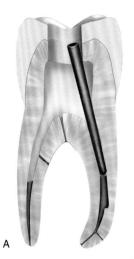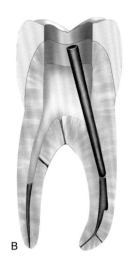

图 5-3-12 获得直线通路
A. 下颌磨牙原桩核修复体，未制备直线通路；
B. 制备直线通路，充分暴露根管桩。

其中，机械磨除法适用于设备条件有限的基层单位，于直视下磨除根管桩，所需时间长、易过多磨除牙体组织，造成侧穿。激光碳纤维桩、玻璃纤维桩、石英纤维桩等非金属桩常配有相应的取桩工具，再治疗时，使用专用工具予以拆除。LN 钻、P 钻亦可拆除非金属桩。使用时需先在纤维桩中央钻出一条沟槽，随后选用合适的 LN 钻或 P 钻将桩去除。对于直径较大的根管桩，可在口腔手术显微镜下使用超声或某些镍钛器械如 ProTaper Universal 根管再治疗锉直接磨除。

近年来，激光技术在牙科领域广泛应用，研究发现 Er,Cr：YSGG 激光和 Er：YAG 激光可以有效激活粘接剂中的单体导致脱粘接，并较少被牙体吸收，相较于显微超声技术，激光拆除根管桩的方式能更好保存冠 1/3 的牙体组织。

此外，动静态导航的计算机辅助拆除根管桩技术也在探索中。静态导航技术通过计算机辅助技术将患者的口内情况与影像学资料相结合制作数字化导板，采用牙支持式导板和相应的钻针。通过导环将钻针准确地保持在纤维桩的轴线上，可防止牙体组织的过多去除、降低了根管壁侧穿的风险，使治疗精准化、微创化。但该技术不能实现实时可视化，不允许术中改变钻针轨迹，咬合空间有限时亦无法使用。动态导航技术则弥补了以上不足，可实时追踪显示钻针的位置和方向，在必要时可改变钻针轨迹，在一定程度上可以降低复杂治疗案例中发生并发症的风险，但是该项技术设备昂贵、技术敏感性较高，目前尚处于研发阶段。

2. 金属桩的去除 金属桩的去除步骤包括清理粘接剂、松动根管桩以及取出根管桩等。其中铸造金属桩和金属螺纹桩的取出技术略有不同。

（1）清理粘固剂：去除冠修复体后，使用 LN 钻去除粘固剂或通过超声振动分解破碎粘固剂，去除包裹于桩核上的修复材料。可使用小号圆形金属切割钻去除桩核颈部的金属材料。

（2）松动根管桩：将口腔手术显微镜和超声技术相结合的显微超声技术是临床上松动根管桩的首选技术。在口腔手术显微镜的放大和照明之下，采用适宜的超声工作尖作用于根管中、上甚至根尖段，通过超声振动分解根管桩周围的粘固剂、制备沟槽、减弱桩的固位力可去除根管桩。显微超声技术保证了手术操作的可视性和精确度，其在临床的广泛应用扩展了根管再治疗的适应证，最大限度地保留了牙体组织，提高了根管桩修复的根管治疗失败患牙的保存率，改善了根管桩去除的安全性及结果的可预见性。此外，钻针切割亦常用于根管桩的松动和去除。

1）断面位于根管口冠方的根管桩：在口腔手术显微镜下，使用 LN 钻或超声器械围绕根管桩周围制备沟槽，以创造空间便于进一步松动根管桩。要注意 LN 钻应配置于慢速手机，切忌高速，以防止钻针失控打滑,损伤牙齿和周围组织。对于长度不超过 5mm 且直径较小的根管桩,采用此方法后常可顺利去除。

超声工作尖如 CPR-1 超声尖常用于去除暴露于根管口冠方的根管桩。为防止超声尖滑动或反弹,可先使用 LN 钻或超声在桩上制备凹槽以固定工作尖,再将工作尖直接作用于根管桩。超声尖工作时,应与桩长轴呈 30° 夹角,使超声能量短时爆发。超声工作尖置于桩的各部位进行圆周运动,每个部位振动时间不能超过 15 秒。超声振动间隙可采用夹持器械(如止血钳等)夹住根管桩侧向摇动,检查桩的松动度。

2)折断于根管内的根管桩:若根管桩折断于根管内,可通过间接超声法去除根管桩。将细嘴钳、根管锉或 Masserann 夹持器置于根管桩上,超声工作尖与之接触,使超声振动传递于根管桩。亦可使用 LN 钻、Masserann 环钻或特制超声工作尖如 BUC 超声工作尖、UT-4 超声工作尖、CPR-3 等深入根管冠方 1/3 去除根管桩周围粘固剂及制备沟槽。若根管桩较长,可依次使用 CPR-4、5 深入根管中 1/3 和根尖 1/3。若操作空间非常狭窄,可进一步选择钛超声尖 CPR-6、7、8 进入根管深部。其他用于根尖 1/3 操作的超声工作尖如 SPREADER TIPS 等亦可。待根管桩 1/2~2/3 的部分游离后,选用 VT 系列或 CPR-1 超声工作尖作用于根管桩,尽量接近桩的根方,将能量设置为最大挡,通过超声振动松动根管桩(图 5-3-13)。研究表明,将超声工作尖尽可能作用于根管桩的根方而非冠方,可更有效地减少根管桩的固位力。在桩的冠部修复材料全部取出的情况下,超声振动 10 分钟即可使桩松动。若桩仍不松动则需放弃此法。

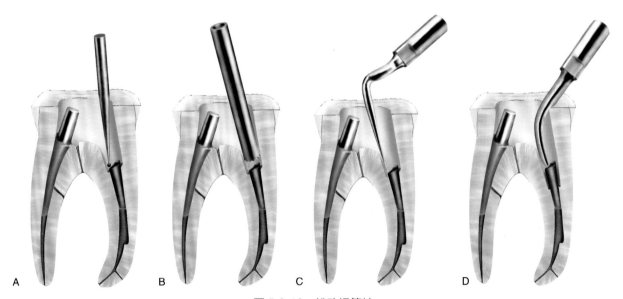

图 5-3-13　松动根管桩
折断于根管内的根管桩的去除需先去除部分牙本质,在桩周围制备沟槽。A. 使用小号球钻;B. 使用 Masserann 环钻;C. 使用超声工作尖;D. 待桩大部分游离后,使用超声松动根管桩。

除根尖外科外,超声尖在工作时不需水,切削下的粉末由助手用 Stropko 三用枪向术区连续吹气清理,以维持术野清晰,同时起到降温冷却的作用。需要注意的是,当超声尖作用于根管桩、产生热量使牙根表面温度上升超过 10℃时,将造成骨组织及牙周附着组织不可逆的损伤。因此,若使用大功率超声长时间取桩,助手需要间断性地喷水,超声每次的连续振动不应超过 10 秒。

(3)取出根管桩:根管桩松动后,断面位于根管口冠方的根管桩可用止血钳等夹出。折断于根管内的根管桩可根据根管桩的类型、长度等选择不同的取桩器械进一步去除。本节主要介绍 Ruddle 桩去除系统、Masserann kit 和 Meitrac Endo 安全系统使用要点。

1)Ruddle 桩去除系统操作要点:①先用 transmetal 车针修整根管桩的冠端,减小其直径,使之为圆弧形或锥形,并加以少量螯合剂(如 Glyde 等)润滑根管桩便于后续器械操作。②选择能与根管桩契合的最大的环钻,置于低速手机上以顺时针方向旋转,转速为 15 000r/min,采用圆周式、间断性钻磨方式以防止产热过多。③待环钻切削根管桩冠端 2~3mm 后,选择与环钻相匹配的分接头,并将合适大小的硅橡胶垫置于分接头远端以起到缓冲作用,使施力分散以保护牙体组织。④分接头逆时针旋入根管桩冠部至环钻切削处1~3mm。注意避免分接头旋入过深,以防分接头内部螺纹滑脱。⑤分接头就位后,硅橡胶垫位于患牙𬌗面保护患牙和对颌牙。⑥将拔除钳两臂分开,置于分接头上,顺时针方向旋紧螺丝旋钮,张开拔除钳便可施力拉出根管桩(图5-3-14)。操作中应注意施力方向,确保轴向力。若螺丝旋钮在旋入时阻力持续增加,操作者可考虑将超声器械置于分接头上,即将Ruddle桩去除系统与间接超声法相结合。Ruddle桩去除系统具有安全高效的特点,同时避免了破坏过多牙体组织,其与显微超声技术联合应用大大提高了根管桩去除的成功率。

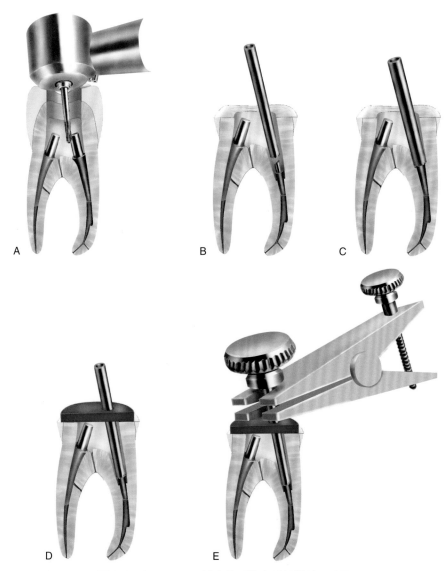

图5-3-14　Ruddle桩去除系统去除根管桩示意图
A. transmetal车针修整根管桩断端;B. 环钻磨削根管桩冠方3mm;C. 分接头逆时针方向旋入根管桩冠部;
D. 硅胶垫置于患牙𬌗面保护邻牙和对颌牙;E. 拔除钳置于分接头上,施力取出根管桩。

　　2)Masserann kit和Meitrac Endo安全系统使用要点:Masserann技术和Meitrac Endo安全系统的操作均首先选择与桩的直径相对应的环钻,用环钻去除根管桩周围粘固剂和少量牙本质,在根管桩周围制备2~4mm深的沟槽,随后插入相应的套管或拔除器,逆时针方向旋转,利用摩擦力去除根管桩。但对于细小弯曲根管以及需在根尖1/3/区域操作的病例,利用Masserann技术去除根管桩后,剩余牙体牙本质厚度及抗折性降低,且磨牙近中根的穿孔率增加,应谨慎使用。

螺纹桩的去除方法与金属铸造桩略有不同。在去除冠修复体和桩冠方的粘固剂后，如果桩的螺纹头尚未损坏，可以用配套工具中的螺帽将桩整体取出。若部分损坏，可在头部制备沟槽，使用螺丝刀将其旋出；或将棉花卷、丙烯酸树脂等暂冠材料塞入螺帽内，防止螺纹头滑脱，然后将桩旋转取出。在螺纹头完全破坏的情况下，可用细喙的钳子或止血钳将桩取出。如果螺纹桩与粘固剂结合紧密，难以取出，可以配合使用显微超声技术。此时超声器械需以逆时针方向振动助桩取出，若桩已松动，则可直接通过超声振动安全旋出。

五、根管桩去除的并发症及处理

尽管在口腔手术显微镜的放大、照明之下，根管桩去除的可视性、安全性大大提高，但是由于操作空间狭窄、根管系统解剖形态复杂多样，在治疗过程中仍可出现一些并发症。根管桩去除的并发症包括根折、根管台阶形成、髓腔穿孔等。根管台阶形成和髓腔穿孔的原因及处理措施参见本章第二节和第六节。本节仅对根折的诊断及处理加以介绍。

根管桩去除过程中过度切削牙本质可引起患牙抗力性降低，导致水平型根折或垂直根折（即纵折）。X线片检查是诊断根折的重要依据。术者应分别拍摄三张角度不同的X线片（5°、90°、110°），确保至少一个角度的X线片上，中心射线与折裂线一致或平行，以显示折裂线。水平型根折折裂线常与牙长轴垂直或有一定斜度。纵折者则可见与牙长轴方向一致的线状透射影。对于X线片不能显示的根折病例，必要时可通过CBCT诊断。口腔手术显微镜下探查根管亦有助于判断是否存在根折。若直视可见位于根管壁的冠根方向折裂线可诊断为纵折；牙髓探针探及粗糙根管壁甚至可见血液渗出，多可结合影像学检查诊断为根折或穿孔。去除根管桩过程中引起的根折，由于根管壁薄弱、愈合困难、预后不佳，通常需拔除患牙。多根牙若牙周状况良好、咬合关系尚可，可考虑行截根术或牙半切术。

（刘红艳）

第四节　根管充填物的清理

临床研究显示，即使经过完善的根管治疗仍有15%~32%病例的根尖周组织出现新的病变，又或者原有病变未愈合甚至扩大，被诊断为根管治疗后疾病。根管充填后持续残留在根管内的坏死组织和微生物或新出现的根管内感染是引起根管治疗后疾病的主要原因。因此，彻底去除根管充填材料并清除残留感染物是根管再治疗成功的关键。

随着现代根管充填材料和技术的迅速发展，去除根管充填物的器械与方法也在不断丰富和完善。目前，临床常见的根管充填材料主要为牙胶尖与糊剂类充填物，少数为Thermafil等固体核材料充填。在进行非手术性根管再治疗前，术者应首先明确根管充填材料的种类与性质，以避免在重新建立到达根尖的根管通路过程中破坏固体核类充填材料的载体部分，影响充填物的顺利取出。通常根管充填材料的类型比较容易辨识，特殊情况下术者亦可通过与前次治疗的医生联系，又或在去除过程中根据材料的颜色和质地等辅助判断充填物类型。

一、牙胶的去除

尽管根管充填材料具有多元化的特点，新型材料的研发也在持续进行中，但大量研究表明目前尚无任何一种材料能够完全满足理想根管充填材料的所有要求。牙胶尖作为现有根管充填材料的"金标准"，主要成份包含杜仲胶（15wt%~23wt%）、氧化锌（60%~80%）、硫酸钡和少量石蜡。其中杜仲胶作为聚合物基体，主要作用是确保牙胶尖的熔融流动，使其具有良好的强度和韧性（纯胶的最高拉伸强度可达30MPa，最大断裂伸长率超过400%）。氧化锌则主要用以提高牙胶尖的导热性能和硬度，硫酸钡等金属盐可赋予牙胶尖 X 线阻射性,石蜡等小分子可提高牙胶材料的柔韧性和操作性能。

　　牙胶尖作为临床最常用的根管充填材料,具备以下特点:①能与根管壁紧密贴合地填充根管空腔,有效防止细菌侵入,减少根管再感染的风险;②具有良好的生物相容性,对根尖周组织无刺激性,不易引起过敏或排斥反应;③具有长期稳定性,不易发生收缩或溶解;④具有良好的 X 线阻射性,有助于医生在治疗过程中观察根管的形态和充填情况,提高治疗的准确性和成功率;⑤具有良好的可塑性、适应性且易于操作。当根管治疗失败后,需通过根管再治疗去尽根管内原有充填物,建立根管通路并进行根管再预备,控制根管内感染。以下将围绕目前临床常用的牙胶尖清理手段进行阐述。

　　(一) 手用锉结合化学溶剂处理法

　　1. 常用手用不锈钢根管锉的种类及特点　手用不锈钢根管锉主要有 K 锉、H 锉和 C 锉。

　　(1) K 锉:K 锉是目前应用较广的根管切削器械,锉针螺纹较密(每毫米 1.5~2.5 圈),螺旋角为 25°~40°,刃口越接近基部,越近乎直角,因此操作时可用旋转和提拉动作。

　　(2) H 锉:H 锉横截面呈逗点状,有锐利的刃部,切刃与长轴呈锐角。H 锉置根管内时,刃口与根管壁接近垂直,旋转刃部嵌入牙本质后易于折断,故只能做提拉动作。在根管再治疗中,H 锉因具备良好的切割能力,常用于牙胶等充填材料的去除。对于根管内充填物较致密者,有时单纯使用 H 锉难以去除充填材料,必须联合使用机用器械和化学溶剂清理牙胶。

　　(3) C 锉和 C+ 锉:C 锉与 K 锉相似,刃部锥度为 2%,硬度较强。C+ 锉是一种由方形不锈钢条板扭制而成的手用锉,其锥度随着锉针长轴而改变,赋予其较强的硬度、强度和切削能力。C 锉和 C+ 锉均有利于钙化根管的疏通,也可用于根管再治疗。值得注意的是,不锈钢材质的手用根管锉,尤其是 C 锉和 C+ 锉因硬度较高、柔韧性和弹性较差,在建立根方通路的过程中可能改变根管的原始形态,形成根管台阶或侧方穿孔,影响治疗效果。故使用过程中需结合术前 X 线根尖片和 CBCT 影像,初步判断根管弯曲度及弯曲方向,必要时预弯根管锉,避免根管治疗并发症的发生。

　　2. 常用化学溶剂的种类及特点　化学溶剂的应用是去除牙胶和糊剂类根管充填物的主要辅助手段,其种类主要包括有氯仿、甲基氯仿、二甲苯、桉油精、氟烷、精馏松节油和丁克除,其中氯仿对牙胶的溶解效率最高。1976 年,美国食品药品监督管理局(Food and Drug Adminstration,FDA)发布了一份关于氯仿可疑致癌性报告,随后国际癌症研究组织确证氯仿是一种致癌物。由于氯仿挥发性强,其在药物和化妆品中已被禁止应用。但至今为止尚未见有关限制氯仿在口腔医学领域使用的禁令。有学者指出,再治疗过程中氯仿被推出根尖孔的量远低于其中毒剂量水平。因此,在临床上只要正确谨慎使用,氯仿仍是一种安全有效的根管充填材料溶解剂。

　　尽管如此,学者们一直致力于寻找氯仿的有效替代物。比如甲基氯仿的毒性虽然较氯仿低,但其对牙胶的溶解效率远不及氯仿。二甲苯和桉油精对牙胶的溶解效率在常温下较低,仅在加热时表现出与氯仿相似的溶解功效。氟烷具有与氯仿相似的牙胶溶解效用,但因具有特异性肝毒性、应用成本高和挥发性更强等问题,极少应用于临床。此外,精馏松节油也因其毒性较氯仿高,操作时容易挥发产生刺激性气味而被限制使用。丁香酚类根管充填材料的溶解剂丁克除在临床中应用广泛,其溶解效果略逊色于二甲苯、氯仿等强效溶剂,但其较二者稳定,不会因光照、温度等变化而汽化,且内含木馏油可杀灭产黑色素拟杆菌,是氯仿的良好替代品。然而,丁克除同样存在一定毒性及致癌性,其受震荡后亦可汽化产生有毒气体,损伤医生和患者的眼睛、呼吸道、皮肤等。此外,有研究认为丁克除对根管壁的硬度具有一定影响。总之,上述各种充填物溶剂几乎都具有不同程度的毒性,因此在再治疗过程中应尽量避免使用。必须使用时应严格遵照规定,在橡皮障隔离术下谨慎操作,保护患者黏膜,同时防止将溶剂推出根尖孔造成化学性根尖周炎。

　　3. 具体操作步骤及要点　去除牙胶充填物前,术者可通过牙胶充填物颜色在髓室底的位置辨识定位根管口。根管上段牙胶可采用机用镍钛锉、超声工作尖或热处理法(详见下文)去除。对于初次根管治疗中预备不足的根管冠 1/3 段,可在 DOM 下采用机用镍钛锉或超声工作尖朝与根管弯曲相反方向磨削,去除牙本质肩领,适当敞开根管冠部,建立根尖 1/3 段的顺滑通路,为化学溶剂的渗入预留空间,但同时需注意操作过程中不要过度扩大根管冠部。

对于采用手用锉结合化学溶剂处理的再治疗患牙,当根管冠 1/3 段牙胶充填物被完全去尽后,可使用 8~15 号小号锉探查根管。如果小号根管锉可以通过充填材料与根管壁之间的间隙,顺利建立根方通路则无需使用化学溶剂。反之,对于根管内充填物致密者,则需使用化学溶剂辅助软化并去除残留于根管中下段的充填材料。具体操作包括通过注射器针头向髓腔及根管冠部注满化学溶剂,选择小号手用锉(10 号或 15 号)轻轻插入软化的牙胶内,建立根管通路。由于 C 锉和 C+ 锉质地较 K 型锉硬,尖端具有切割能力,更容易穿透充填致密的牙胶,故建议采用可预弯的 C 锉或者 C+ 锉完成此项操作。在此过程中应不断补充化学溶剂,并以冠向下深入法为原则,逐步去除根管中 1/3 和尖 1/3 段充填材料。一旦到达根管工作长度,依序使用大号手用锉以顺时针方式旋转进入根管,上下扩锉提拉去除残留于根管内壁的牙胶充填物,直至手用锉自根管内取出时,螺旋凹槽内无牙胶充填材料附着。在整个牙胶清除过程中术者必须小心谨慎,尽可能避免将牙胶和化学溶剂的混合物推出根尖孔、刺激根尖周组织,降低术后疼痛的发生率。

完成上述操作后,术者应注意在显微镜下确认根管的洁净程度,清理根管不规则区域内的牙胶及糊剂类充填物。显微根管治疗作为现代根管治疗中的重要技术手段,运用于根管再治疗有助于术者直视根管系统,在良好的视野下结合 10 号显微根管锉(micro-opener)、H 锉等探查根管壁,并将紧密贴附根管内壁不规则区域的牙胶充填物去除(图 5-4-1)。研究证实,在去除充填物的过程中,联合使用 DOM 有助于发现根管壁尤其是不规则区域内的材料碎屑,较不使用 DOM 显著减少根管内充填物的残余量,去除覆盖于坏死组织和细菌上的充填物,进行彻底、完善的根管清理与消毒。如采用显微根管锉无法将残留牙胶去除,可向根管内注入化学溶剂,随后插入大小合适的纸尖干燥充满溶剂的根管,重复该步骤直至纸尖上不再有肉眼可见的牙胶溶解物为止。应用吸水纸尖的毛细作用,也即灯芯效应(wicking action),能够清除残留于根管内壁和不规则区域内的牙胶和封闭剂。

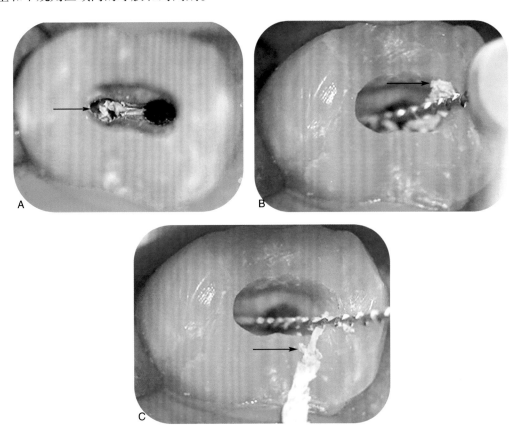

图 5-4-1 显微镜下手用 H 锉辅助清理残留牙胶充填物

A. 显微镜下定位残留于管间峡区的牙胶充填物;B. 采用手用 H 锉清理牙胶充填物;

C. 取出残留牙胶充填物(黑色箭头指示)。

4. 注意事项

（1）在再治疗病例中，化学溶剂和牙胶混合物会覆盖于根管锉表面影响电子根尖定位仪的电导率，导致定位仪测量的精确度降低，测量长度短于或长于实际工作长度。为了避免在去除根管充填材料的过程中，将材料推挤出根尖孔刺激根尖周组织，建议术前应常规拍摄 X 线根尖片和 CBCT 初步估算根管工作长度。当去除大部分根充物后，如果根管锉表面无溶剂与软化牙胶的覆盖，根尖定位仪通常会恢复测量精确性。

（2）化学溶剂的应用会使溶解软化的牙胶材料贴覆于根管内壁，形成一层难以去除的涂层。该涂层的存在会影响根管冲洗液及消毒药物对残留于牙本质小管内细菌及其毒性产物的清理作用，被认为是难治性根尖周炎的病因之一。因此，在根管再治疗过程中，应尽可能少用或不用化学溶解剂，在 DOM 辅助下借助良好的照明及放大作用，建立根管通路。

（3）对于超出根尖孔的牙胶充填材料，可以尝试采用 H 锉插入被推挤出根尖孔的牙胶充填物碎片中，以顺时针方向轻柔地旋转锉针，直到锉尖超出根尖狭窄处 0.5~1mm，再向根管口方向缓慢退出 H 锉，去除超出根尖孔的充填材料。这种方法通常能有效取出根尖孔超充材料，但操作过程中注意不要向根方过度施加压力，以免超充材料进一步被推挤出根尖孔，或发生器械分离。此外，对于超出根尖孔的牙胶充填材料，切忌使用化学溶剂软化，以免妨碍 H 锉切削刃有效嵌入超填材料内部，影响其顺利取出。

（4）生物陶瓷材料凝固后硬度高，渗透进入牙本质小管内的材料及所形成的羟基磷灰石晶体增加了再治疗的难度。研究指出，不论是否使用氯仿等辅助手段，生物陶瓷类封闭剂 EndoSequence BC Sealer 再治疗术后的残留率均高于 AH Plus。然而，对于大部分生物陶瓷类根管封闭剂而言，与 AH Plus 相比，其清除效率及到达工作长度所需时间均不具有统计学差异。现有任何已知的手段均无法彻底清除根管内封闭剂，建议联合应用化学溶剂、超声和激光荡洗等方法提高根管尤其是根尖 1/3 区域内封闭剂的清除率。

（二）机用镍钛根管锉处理法

近年来，各种现代机用式镍钛根管锉系统以其优良的弹性和柔韧性被广泛应用于根管治疗。目前，临床常用的机用镍钛系统主要有 ProTaper Universal、Orodeka、M3、MTwo 和单支锉 Waveone Gold、Reciproc Blue 等，这些器械在横截面、尖端、螺纹和锥度等方面不断改进，有利于提高切削效率和清除根管内残屑。此外，还有专门针对去除充填物设计的镍钛根管再治疗系统，这类器械主要以机械方式切断牙胶和封闭剂，同时通过摩擦产热使根充材料热塑变形以利于其去除。为适应去除充填物的需要，大多数镍钛器械的尖端具有切削力以便于穿透根管内的充填材料，而且具有渐变的凹槽以利于残屑向冠方排出。下面具体介绍四种常用的机用镍钛再治疗系统。

1. ProTaper Universal 根管再治疗锉　ProTaper Universal 系统是 ProTaper 的升级产品，新增了专门针对去除根管内充填物的 3 支再治疗锉 D1、D2 和 D3（表 5-4-1，图 5-4-2），用于去除根管冠 1/3、中 1/3 及根尖 1/3 区域的充填物。D1 包含具有切削力的尖端和切割刃，有助于其破坏根管内充填物的完整性。D2、D3 的尖端不具切削力，独特凹槽设计便于其有效去除根充材料，同时减少穿孔、根管台阶等并发症的发生。操作过程中建议在 DOM 低倍镜（×3~×8）下依次使用 D1、D2、D3 分别去除根管冠 1/3、中 1/3 及根尖 1/3 的充填物，并配套使用 X-SMART 马达，参数设置为转速 500r/min，扭矩 3N·cm。器械进入根管时可向根方轻轻加压，退出根管后应及时检查锉针形态，并去除锉针凹槽内的残屑。需要注意，当再治疗锉无法向根方深入时需辅助使用手用锉探查根管，建立根管通路后方可使用机用再治疗锉。切忌将再治疗锉用于"探查通路"和疏通根管。

有效去除根管内原充填物，同时避免充填材料、坏死牙髓组织、细菌和根管冲洗液等被推出根尖周组织，是根管再治疗成功的关键。鉴于此，学者们对 ProTaper Universal 镍钛再处理技术的清理效果及安全性能进行了评估，结果如下。

表 5-4-1　ProTaper Universal 根管再治疗镍钛锉相关参数与功能特点

镍钛根管锉	尖端直径 /mm	锥度	长度 /mm	尖端切削力	作用部位
D1	0.30	0.09	16	有	根管冠 1/3
D2	0.25	0.08	18	无	根管中 1/3
D3	0.20	0.07	22	无	根管尖 1/3

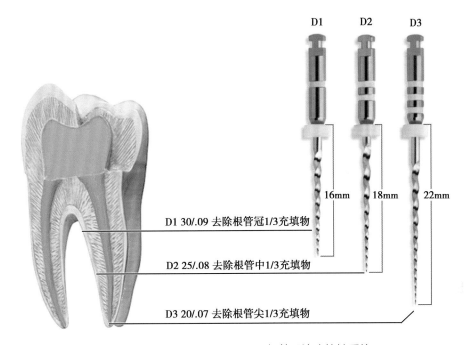

图 5-4-2　ProTaper Universal 根管再治疗镍钛系统

（1）对根管充填物的清理能力：笔者通过透明牙标本法评价了 ProTaper Universal 再治疗系统对牙胶充填物的清理能力。结果显示，ProTaper Universal 处理组（图 5-4-3A、B）的根管内充填物残留量显著少于传统手用器械结合氯仿处理组（图 5-4-3C、D），且差异具有统计学意义。据此认为，大锥度的设计使 D1、D2、D3 在去除牙胶尖的同时，亦可切削部分表层牙本质，有利于根管的清洁与成形。

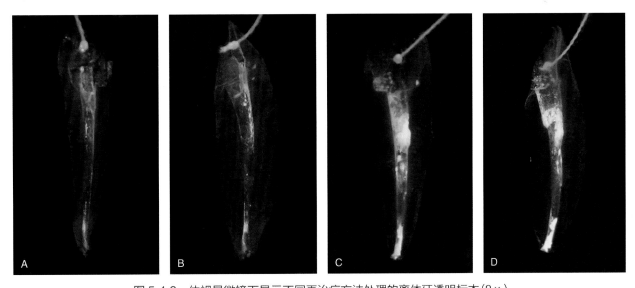

图 5-4-3　体视显微镜下显示不同再治疗方法处理的离体牙透明标本（8×）

A. ProTaper Universal 再治疗锉处理组样本颊舌向图像；B. ProTaper Universal 再治疗锉处理组样本近远中向图像；
C. 传统手用器械结合氯仿处理组样本颊舌向图像；D. 传统手用器械结合氯仿处理组样本近远中向图像

（2）被推出根尖孔的残屑量：研究证实，无论采用何种方法去除根管内充填物，均难以避免充填物残屑被推出根尖孔。与手用 H 锉相比，ProTaper Universal 镍钛再治疗锉针独特的凹槽和切割刃设计，以及所采用的冠向下预备技术，使其具有更好的根管内充填物碎屑排出能力，有利于减少临床治疗期间因残屑推出根尖孔引起的根管治疗期间急症的发生。

（3）操作时间：由于 ProTaper Universal 镍钛再治疗系统具有针对再治疗设计的尖端和切割刃，可显著加快充填物的去除速度，缩短再治疗所需的时间。

（4）根管治疗并发症发生率：研究表明，与传统手用锉相比，ProTaper Universal 镍钛再治疗系统的根管侧穿及器械分离发生率相对较高，且以弯曲根管再治疗更为明显。提示在使用机用镍钛器械进行根管再治疗时，术者需谨慎操作，并适当结合手用锉探查以减少根管侧穿等并发症的发生。

简而言之，与传统手用器械处理法相比，ProTaper Universal 再治疗系统可明显提高充填物清理效率，缩短操作时间，减轻操作者的工作强度。但需要注意，使用过程中应充分结合根管冲洗和润滑，以尽可能避免器械分离等根管治疗并发症的发生。

2. R-Endo 根管再治疗锉   R-Endo 机用根管锉系统作为根管再治疗锉的一种，其独特之处在于去除原有充填材料的同时可完成根管再预备，不需要额外的成形步骤。该系统共有 4 支锉，包括 Rm、R1、R2 和 R3，所有尖端均设计为非切割尖，可有效避免根管偏移和穿孔等并发症的发生。Rm 为尖端直径 0.25mm、锥度 0.04 的不锈钢手用根管锉，硬度高，主要用于破坏充填材料的坚硬表面，避免锉针在探查根管口时弯曲。镍钛机用锉 R1、R2 和 R3 分别为 0.25mm/0.08 锥度、0.25mm/0.06 锥度和 0.25mm/0.04 锥度的尖端设计，用于清除根管冠 1/3、中 1/3 和尖 1/3 段的充填材料（图 5-4-4）。三支锉针均具有适应性长度、特定螺纹以及与根管各段形态相适应的创新外观，遵循根管原有形态，在有效去除根管内充填材料的同时完成根管再预备，不需额外根管成形步骤。

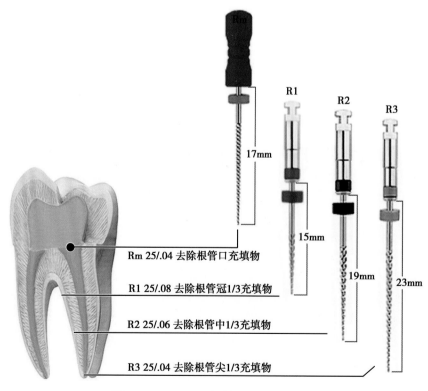

图 5-4-4   R-Endo 根管再处理镍钛系统

具体操作步骤包括：①采用 Rm 向根尖方向施力并旋转 1/4 圈，去除根管口处的牙胶充填物；②用 R1 清理根管冠 1/3 段牙胶充填物，同时进行预备；③用 R2 对根管中 1/3 段进行清理成形；④根据根管解剖情况,将 R3 探入至工作长度。对于弯曲根管,为避免根管偏移和侧穿,使用 R-endo 前建议先用预弯的小号根管锉如 10 号 C 锉探查根管,同时辅助使用工作端大小为 0.25mm/0.12 锥度的 Re 镍钛根管锉去除根管口牙本质领,建立进入根方的直线通道后,再依次使用 R1、R2 和 R3 去除根管上、中和下段牙胶充填物。操作过程中,术者应将转速设定在 300~600 r/min 之间。当接近工作长度时,使用大量次氯酸钠溶液进行根管清理,并减少化学溶剂的应用,可有效防止根管内的牙胶充填物、细菌和坏死组织碎屑被推出根尖孔,刺激根尖周组织,减轻术后疼痛反应。

3. **MTwo-R 根管再治疗锉**　MTwo-R 根管再治疗系统包括 R1(0.15mm/0.05 锥度)和 R2(0.25mm/0.05 锥度)两种规格的镍钛锉针。R1 和 R2 具有恒定的锥度且尖端具备切割作用,有助于其破坏根管内充填物的完整性。两支锉针的横截面设计均呈 S 形,具有两条垂直于根管壁的工作刃,类似于 H 锉,能够有效去除大块充填材料,提高切割效率。此外,从锉尖端至颈部螺纹间距逐渐加宽,为感染牙本质碎屑、牙胶及封闭剂等充填物向根管冠方排出提供了空间。具体操作建议采用单一长度法进行根管再治疗(图 5-4-5),参数设定为恒定的 280r/min 和 20N·cm。R1 应反复提拉、锉削并向根尖方向轻轻施加压力,直至达到工作长度;随后 R2 需同样预备至工作长度,以完成根管清理。待 R2 再治疗锉顺利到达工作长度后,可以使用其他根管预备器械完成根尖段的再预备和成形。有学者通过扫描电镜法比较了 MTwo-R 和 ProTaper Universal 的清除效果,发现 ProTaper Universal 的清除效率和操作时间略优于 MTwo-R;但亦有研究通过 CBCT 法评估发现,MTwo-R 和 ProTaper Universal 预备后根管内充填物的残留率无显著差异,但 MTwo-R 操作时间更短。此外有研究显示,MTwo-R 的清除效率低于 R-endo,提示冠向下技术较单一长度法更有利于根管内充填物及碎屑的排出。

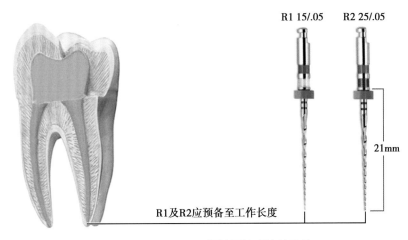

图 5-4-5　MTwo-R 根管再处理镍钛系统

4. **Orodeka PLEX-O 再治疗系统**　Orodeka PLEX-O 再治疗系统包括 PLEX-O1(0.30mm/0.085 锥度)、O2(0.25mm/0.075 锥度)和 O3(0.20mm/0.065 锥度)三种规格的镍钛锉针,分别用于根管冠 1/3、中 1/3 和尖 1/3 段充填物的清理。该系统锉针采用 M-wire 合金制备,柔韧性和抗循环疲劳较好,抗折强度较高,可预弯以顺应根管原始形态。具体操作步骤(图 5-4-6)包括:①向根尖方向轻微施加压力,用 O1 清理根管冠 1/3 段牙胶充填物,同时进行预备;②采用 O2 对根管中 1/3 段进行清理成形;③采用 O3 清理根管尖 1/3 段充填物,并预备至工作长度。根管再治疗过程中无法向根方深入时需辅助使用 8~15 号手用锉探查根管,建立根管通路后方可使用机用再治疗锉。如果根管出现台阶切忌盲目施加压力,防止根管侧穿及器械分离等并发症的发生。

5. **可用于根管再治疗的机用镍钛根管预备系统**　近年随着材料和设计的不断改进,一些新型镍钛根管预备系统也被用于根管再治疗去除充填材料,尤其是弯曲根管的再治疗病例。这些新型器械的主要特点包括:①采用热处理的合金材料制成,其弹性和抗折性能明显优于传统的镍钛合金器械;②具有独特的

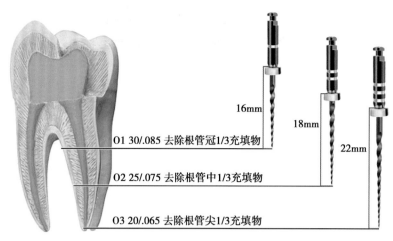

O1 30/.085 去除根管冠1/3充填物

O2 25/.075 去除根管中1/3充填物

O3 20/.065 去除根管尖1/3充填物

16mm

18mm

22mm

图5-4-6　PLEX-O根管再处理镍钛系统

运动学设计,进一步提高了器械的安全性和碎屑清理能力;③尖端设计无切割功能,有效减少了根管台阶和侧穿的发生率;④新型镍钛系统锉针组成数量较少,操作更为简便,能够同时完成根管充填物的清理和根管再预备。以下是对文献报道可用于根管再治疗的五种机用镍钛预备系统的介绍。

(1)ProTaper Next镍钛器械:ProTaper Next镍钛系统由X1(0.17mm/0.04锥度)、X2(0.25mm/0.06锥度)、X3(0.30mm/0.07锥度)、X4(0.40mm/0.06锥度)和X5(0.50mm/0.06锥度)五支锉针组成。该系统属于ProTaper Universal的升级产品,是采用M-wire合金制备的机用镍钛根管锉,变锥度设计为锉针提供了更大的碎屑排溢空间。此外,其独特的偏心矩形截面设计使锉针在根管内呈蛇形摇摆非对称运动,有利于提高器械的中心定位能力和根管成形效率。

体外研究显示与Reciproc相比,ProTaper Next对重度弯曲根管内充填材料的清除率没有统计学差异。亦有研究通过牙齿劈裂法比较了不同器械去除上颌中切牙根管内充填物的效果,发现ProTaper Next和ProTaper Universal再治疗系统的充填物残留量均少于TFA和Reciproc,且ProTaper Universal再治疗锉的操作时间最短。此外,通过X线根尖片法评估ProTaper Next对下颌磨牙弯曲根管内充填物的去除效果,并与ProTaper Universal再治疗锉和传统手用器械处理法相对比,结果显示ProTaper Next和ProTaper Universal再治疗锉在残留物清除率和清除速度方面均明显优于手用器械,但两种机用镍钛系统间没有显著性差异。

(2)XP-Endo Finisher:XP-Endo系列是一种采用Maxwire合金材料制备而成的新型镍钛系统,主要包括XP-Endo Finisher(XP-F)、XP-Endo Finisher Retreatment(XP-R)以及XP-Endo Shaper(XP-S)3种型号的锉针。研究表明其抗疲劳性能优于传统的镍钛器械。在根管预备或根管充填物去除过程中,当温度达到或超过35℃时,锉针镍钛合金会由马氏体相转变为奥氏体相,工作锉的尖端形态变为半圆形并进行偏心旋转运动。此特性使镍钛锉可以随着根管形态扩张或压缩,更好地适应根管形态以实现根管复杂解剖区域的有效清洁。

XP-S和XP-F主要用于根管治疗过程中的根管机械成形和成形后清理。研究表明,XP-F能够有效清除进入感染根管牙本质小管内的细菌生物膜以及根管内的氢氧化钙或其他消毒药物。XP-R是由XP-F发展而来,直径和硬度都更大,可用于根管再治疗过程中根管充填物的辅助去除。在根管再治疗时,使用常规器械对根管内充填物进行机械清理、建立根管通路后,可向根管注入2.5%次氯酸钠溶液,再将非旋转状态的XP-R或XP-F插入根管内,并以800r/min、扭矩1N·cm的参数缓慢上下提拉锉针直至到达工作长度。在此操作过程中,由于人体温度的影响,镍钛锉针会由马氏体相转变为奥氏体相,使器械能够最大限度地接触根管壁,清除管壁上的残余充填材料。研究表明,尽管在再治疗过程中应用XP-R或XP-F作为辅助技术仍然无法完全去除根管内的充填材料,但能够有效提高根充物的清除率。

(3)Reciproc镍钛器械:Reciproc Blue系统包括R25(0.25mm/0.08锥度)、R40(0.40mm/0.06锥度)和

R50(0.50mm/0.05 锥度)三种规格的锉针,其镍钛锉针因受过特殊热处理呈现出蓝色,且器械的抗疲劳性和柔韧性得以提高,其设计特点与前代产品 Reciproc 相同,具备 S 形横截面形态、两条切割刃以及刃间距较宽等特点,但降低了锉针的显微硬度且便于预弯。工作过程中,锉针基于平衡力原理以逆时针 150°、顺时针 30° 交替进行,逆时针旋转用于切割根管壁,而顺时针旋转则用于释放扭转压力,从而降低器械分离的风险。虽然 Reciproc Blue 并非专为根管再治疗设计的镍钛系统,但研究表明其亦可用于根管内充填物的去除。该系统 R25、R40 和 R50 三支锉针的尖端均为引导尖,在工作过程中轻微的根向压力与向上"刷洗"根管壁的侧向力共同作用,可以有效去除根管内充填物,同时完成根尖段的预备和成形,提高工作效率。R25 的设计在靠近锉针尖端的位置保持恒定的 0.08 锥度,而在靠近冠方的位置,锥度逐渐减小。如此设计使锉尖在切削牙胶时能够持续深入,同时还可有效减少根管偏移,尽可能保留冠方健康牙本质的厚度。

(4)Waveone 镍钛器械:WaveOne Gold 系统包含 Small(0.21mm/0.06 锥度)、Primary(0.25mm/0.07 锥度)、Medium(0.35mm/0.06 锥度)和 Large(0.45mm/0.05 锥度)四种规格的锉针,属于 WaveOne 的升级版本。其锉针因采用了金丝热处理和车磨制作的冶金工艺而呈现金色外观,且器械的柔韧性、抗循环疲劳性和灵活性均较前代产品有所提升。WaveOne Gold 镍钛锉针具有渐变锥度以及非对称的"平行四边形"横截面形态,这些设计赋予了其优异的切割能力、碎屑清除能力和根管成形能力。通过逆时针 170° 和顺时针 50° 的往复运动进行根管预备,提高了器械的安全性能。该系统可与根管马达配合使用,在"WAVEONE ALL"模式下进行冠向下预备,以 3mm 的振幅在根管内上下提拉,并通过"刷洗"根管壁去除根管充填物,采用单支锉即可同时完成根管充填物的清理和根管再预备。

(5)TFA 镍钛器械:TFA(twisted file adaptive)是一款采用 R-phase 热处理冷冶金工艺制造的镍钛系统,经过去氧化预处理可有效提高器械的柔韧性、抗折性能和抗扭转疲劳性,同时减少锉针的表面微缺陷。该系统包括 ML1(0.25mm/0.08 锥度)、ML2(0.35mm/0.06 锥度)和 ML3(0.50mm/0.04 锥度)三种规格的锉针。锉针横截面呈三角形且尖端为引导尖,在保持切割效率的同时,可有效减少根管台阶和根管侧穿的发生。马达搭载了自适应模式,以 300r/min 的转速和 20N·cm 的转矩运行,具有特殊的旋转成型设计,能够根据器械在根管内承受的压力自动调整运动模式。当根管内阻力较小时,器械在 0° 到 600° 的范围内进行单向连续旋转运动;当阻力增加时,转变为 -50° 到 360° 范围内的往复运动。全新的运动学设计使其具有较高的中心定位能力,能够在去除根管内充填材料的同时保留原始根管形态,减少根管偏移。

现有研究证明,常规镍钛锉去除根管充填物的效率与专门设计的再治疗锉系统相当。有学者比较了 ProTaper Universal 再治疗锉与单支锉系统对直根管内牙胶的去除效果,结果显示 Reciproc、WaveOne 及 ProTaper Universal 再治疗锉系统预备后的牙胶残留率差异无统计学意义。此外,有研究通过牙齿劈裂法比较多种镍钛器械的再治疗效果时发现,ProTaper Next 与 ProTaper Universal 再治疗锉系统对直根管内牙胶的去除效果相似,且优于 TFA 和 Reciproc。另有研究采用 Micro CT 法评估发现,ProTaper Universal 再治疗锉系统与 TFA 对椭圆形根管内充填物的清除效率相近,且均优于 Reciproc。

尽管多数研究认为,在根管清洁度和根尖孔碎屑推出量方面,机用镍钛器械优于传统手动器械处理法,但亦有少量研究显示,传统手动法能更有效地清理根管系统内的不规则区域。因此,建议在采用机用镍钛器械去除根管内大部分牙胶充填物后,辅以切削能力较强的 H 锉以及化学溶剂纸尖处理法,彻底清理残留于根管内不规则区域的充填材料,获得更为理想的根管清洁效果。此外,值得注意的是,虽然机用镍钛系统能提供较高的牙胶清理效率,但无论使用何种镍钛系统均可能出现器械分离或根微裂等并发症,增加再治疗的复杂性和难度,降低再治疗成功率。因此,建议在采用机用镍钛系统去除根管内牙胶充填材料时,尽可能选用专用的根管再治疗器械,并按照厂家建议设定的最适宜转速进行操作,以提高治疗效率及安全性,减少并发症的发生。

综上所述,各种现代机用镍钛根管锉系统具有清除效率高、操作时间短等独特优势,但当前尚没有可以彻底清除原根管填充物的机用镍钛器械,在实际操作中,临床医生应结合具体情况,联合使用相关技术,从而提高根管内充填物的去除速度及效果,避免根管再治疗并发症的发生。

（三）热处理法

目前常用的牙胶尖类根管充填材料具有受热后流动性增加的特点。去除牙胶充填物前,术者可通过牙胶充填物在髓腔内的位置定位根管口,并使用硬度较强的小号 C 锉或牙髓探针插入牙胶充填物内,初步检查是否存在固体核类载体。如果是固体核充填材料,则加热法不适合用于去除冠部牙胶。反之,可选择性地使用热牙胶充填机携热器提供持续且稳定的热源,以软化根管冠部牙胶充填物并使其黏附于器械表面,待后者冷却后随器械退出根管而被取出。当冠部大部分牙胶充填物被清除后,可使用机用器械去除冠部剩余的根管充填材料,同时扩展前次治疗时预备不足的根管冠 1/3 段,以减少根管弯曲度,利于建立到达根管尖 1/3 段的通路,并为溶剂建立一个贮存空间。需要注意的是,此时应避免过度扩大根管冠 1/3 段,尽可能保留健康的颈周牙本质。在去除冠部牙胶充填物后,可采用 10~15 号 K 锉或 C 锉探查根管。如果前次治疗根管充填物较为稀疏,则小号手用锉能够从旁路通过,无需使用溶剂;反之则需向根管内注入化学溶剂,联合根管锉去除根管中下段牙胶充填物。研究显示,采用携热器去除根管冠部充填材料,再以手动式根管锉结合化学溶剂,或机用镍钛锉等去除根管中下段充填物,可显著缩短操作时间,获得更理想的根管清理效果。

值得注意的是,术中应避免将携热器置于根管内过度加热或停留时间过长损伤牙周组织。因此,操作过程中术者应尽可能使加热的携热器短时间内穿透冠部牙胶充填物并使其软化。此外,针对弯曲根管的再治疗病例,热处理器械的尖端难以达到根尖部,故根尖 1/3 区域仍需依靠根管锉等器械进行清理。

（四）超声处理法

随着现代根管治疗技术的不断发展,较多的超声仪器运用到根管治疗中。在去除充填物的过程中,超声器械可通过超声空穴作用溶解根管内的有机物质和涂层,分解并震碎残留于根管内壁的充填物残屑。同时通过声流和空穴效应促使冲洗液进入根尖区域,彻底清除尖 1/3 区域内的充填物残屑。具体操作包括选用 15 号超声锉针,在冷水冷却下低功率振动,利用超声波的振动和冲洗作用将牙胶震松然后冲洗出来。

研究发现,由于牙胶材料是超声的不良导体,单独应用超声器械去除充填物的效果欠佳,故建议在采用传统手用器械或镍钛根管再治疗系统去除根管内大部分充填物后,再使用超声器械作为终末步骤,彻底去除残留于根管内壁及不规则区域内的充填材料和封闭剂,获得更佳的根管清理效果。由于目前超声技术在临床应用过程中尚存在一定局限性,如在弯曲根管内操作时易形成根管台阶、根尖偏移和侧壁穿孔等并发症。故术者在操作过程中需十分谨慎,一旦器械在根管内遇到阻力,切忌盲目向根方加压,必须先换用小号手用根管锉在化学溶剂辅助下建立根方通路。

（五）激光处理法

近年激光技术在牙髓治疗中的应用主要集中于根管荡洗和消毒。其核心原理是利用激光良好的穿透深度和光热作用,可促使冲洗液有效渗透进入牙本质小管深部,从而更彻底地清除根管不规则区域的牙髓、微生物、毒素以及根管内壁的玷污层,实现根管内部的深度清洁。Nd∶YAG 激光和 Er∶YAG 激光均可用于激光荡洗,但由于 Er∶YAG 激光的波长能够被水特异性吸收,目前更常用于根管荡洗。

光子激活光声流（photon-initiated photoacoustic streaming,PIPS）是一种应用较广的激光活化冲洗（laser-activated irrigation,LAI）技术。工作原理是在髓腔和根管内充满液体的情况下,使用 Er∶YAG 激光进行照射,通过激光能量传播到溶液中产生空穴效应激活荡洗液,达到清除牙本质碎屑、玷污层及残留根管内充填材料,改善根管清洁效果的目的。目前 PIPS 技术常被用于根管内残留充填物及封闭剂的辅助清理。有体外研究应用显微 CT 扫描证实,PIPS 能够有效去除 AH Plus 和 EndoSequence BC 等根管封闭剂。当 PIPS 与机用镍钛系统联合使用时,其对根管内充填物的去除效果优于单独使用机用镍钛系统。同时,使用 PIPS 技术去除根管内残余 iRoot SP 封闭剂及牙胶的效果,显著优于超声荡洗及传统手用注射器冲洗技术;且联合使用 PIPS 与次氯酸钠去除弯曲根管内残余牙胶,其清除效果及后续再充填效果优于超声荡洗与次氯酸钠联合处理的效果。

光波增强光声流（shock wave enhanced emission photoacoustic streaming，SWEEPS）是在 PIPS 的基础上研发的双脉冲 Er∶YAG 激光活化冲洗技术。作为最新的 LAI 技术，理论上可使激光诱导产生的气泡加速破裂，产生更强的冲洗波增强光声流效应，促进冲洗液在整个根管系统内的流体运动和高速剪切应力，提高根管不规则区域的清理效果。体外研究显示，SWEEPS 能有效去除根管内氢氧化钙糊剂和残存牙胶充填物，而且与 PIPS、被动超声冲洗（passive ultrasonic irrigation，PUI）相比清除率差异无统计学意义。目前 SWEEPS 相关体内外研究证据尚且不足，其在根管再治疗中的清理效果仍有待进一步评估。

值得注意的是，激光与超声荡洗技术相似，均需在去除部分根管内充填物并建立一定空隙后才能使用，即其仅能作为辅助手段用于根管内不规则区域残留充填物的清理，不能单独应用于根管再治疗中根管通路的建立。

二、固体核根管充填材料的去除

目前最常见的固体核根管充填材料为 Thermafil 系统和 GT Obturator 系统。上述系统的充填操作主要包括：在完成根管预备后，术者首先将固体核充填材料置于烤炉内加热（α 相牙胶黏附缠绕于带手柄的固体核上），随后置入根管内，待牙胶冷却的同时向根方加压充填。一旦载体核在根管内就位，即可用车针将载体核位于髓腔内的部分截断，并进行后续的牙体修复。此类热牙胶充填系统因其快捷简便的操作特性，曾广受口腔临床医师的欢迎。然而，对于部分经固体核材料充填、需要进行再治疗的病例，由于牙胶块内存在固体核载体，而载体的去除难度远比仅仅清除牙胶要大，故此类固体核充填病例的再治疗显得更为复杂和困难。

一般而言，载体的性质决定了所选用的清理方法和再治疗的难度。目前固体核根管充填系统主要分为金属核载体（不锈钢或纯钛）、塑料核载体和改性牙胶核载体三种类型。所有塑料核载体和少数金属核载体表面是光滑的，但是大多数金属载体具有凹槽设计，类似于外层覆盖了牙胶的手用根管锉。充填过程中，术者常会因根管形态欠佳，又或者为了弥补根管预备不足、对固体核牙胶型号大小选择经验不足等问题，而将这种具有凹槽设计的金属核载体充填材料不适当地插入、楔入或拧入根管内，从而增加了再治疗的难度。改性牙胶核载体系统称为 GuttaCore，它由交联的牙胶制造而成，具有比塑料载体更大的脆性，因此在取出时常易发生断裂。

在确定采用何种方法去除根管内充填材料之前，建议拍摄术前 X 线片辅助判断根管充填物内固体核载体的存在。不锈钢核载体在 X 线片上多表现为凹槽影像，而纯钛载体因密度与牙胶相近似而难以辨识，塑料核载体则几乎无法与牙胶区分。由于多数情况下临床医生需要在获得髓腔入路后才能确认是否存在以固体核为载体的充填体。因此，这里再次强调了术者在建立髓腔入路进入根管前必须小心谨慎探查充填物的重要性，是根管再治疗成功的前提条件。对于存在金属核的牙胶充填物，一般肉眼或显微镜下可见一个被牙胶包绕的金属结构；若发现在牙胶充填物中心有一个小黑点，说明其为塑料核载体，而灰色或粉色点则提示改性牙胶载体的存在。此外，可通过携热器轻触载体的方法区分塑料核载体与改性牙胶载体，前者受热熔化，后者遇热不熔化。偶尔载体核会被包埋于冠部桩核材料内，此时需用小号车针或直的、具有一定锥度的超声工作尖小心去除周围包绕的桩核材料，分离载体，尽可能保持载体核的完整性，以利于将其顺利去除。

（一）金属核的去除

与塑料核载体相比，金属核载体去除难度更大，但目前此类根管充填材料在牙髓治疗中的应用已经逐渐减少。

金属核载体在根管内被放置的深度对成功率的影响至关重要。如果金属核是在与根管口平齐处被截断，再治疗难度极大。因此，建议术者在制订根管充填方案时应考虑再治疗的可能性，尽可能降低患牙根管的再治疗难度，在切断载体核柄时预留 2~3mm 的载体暴露于髓室底水平以上。然而，临床上为了预留桩道空间，医生可能会在载体的根管段中部刻痕，以便旋转载体柄使其在根管深部切断；由于旋转力会让金属载体的凹槽与根尖部的充填物紧密嵌合，增加再治疗难度。

去除金属核载体的具体操作包括：首先用热处理法软化载体周围的牙胶，再在 DOM 下用 Peet 银尖钳或改良 Steiglitz 钳将金属载体取出。如果残留于根管内的金属核载体体积较小，不足以被钳子夹起时，需要辅助应用化学溶剂和小号手动锉去除其冠部周围的牙胶，再如取根管内分离器械般采用显微超声技术将其去除。在操作过程中务必小心谨慎，避免过多产热损伤牙周组织。上述操作同样适用于为预留桩道空间而将金属载体截断于根管内中、下 1/3 的情况。

（二）塑料核的去除

旧款 Thermafil 塑料载体依据尺寸大小分为两种类型。小号载体（≤40 号）的材料为 Vectra，不可溶于现有的化学溶剂；大号载体的材料为聚砜，可溶解于氯仿溶剂。新型的 GT 塑料载体似乎也不溶于溶剂，因此推荐使用溶剂辅助清理载体周围的牙胶。塑料核根管充填物的具体去除方法如下。

1. 手用锉结合溶剂处理法   首先向髓腔入路内注满氯仿等化学溶剂，按照从大至小的顺序（如 25 号、20 号、15 号并以此类推）用手动锉逐步向根方深入，清除包绕于核载体周围的牙胶（图 5-4-7）。在此过程中应注意经常更换溶剂。当 8 号锉能进入载体的根尖部分且周围牙胶基本被清理干净的时候，使用一较大号数的 H 锉沿着塑料核载体长轴插入根管，并沿顺时针方向轻轻地旋转 H 锉使载体嵌入其凹槽内。此时，从根管内退出 H 锉即可将塑料载体一并带出。随后根管内残留的牙胶和根管充填糊剂则按照前面介绍的方法去除。操作过程中应避免对 H 锉施加过大压力，切忌进行"螺旋式旋转"将 H 锉拧入根管，以免发生器械分离或载体折断。如果在牙胶去除后有足够的空间，亦可尝试使用钳子夹持载体并将其从根管内取出。

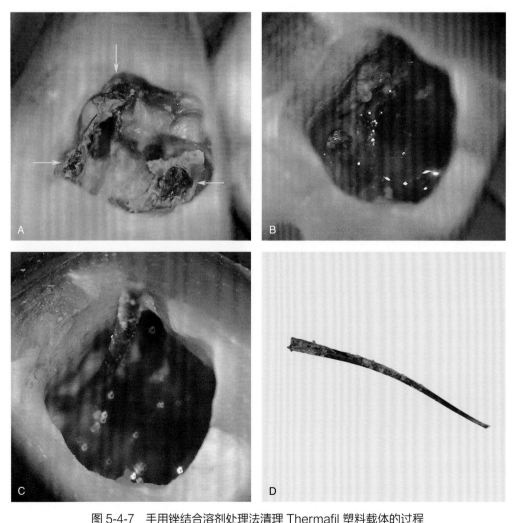

图 5-4-7   手用锉结合溶剂处理法清理 Thermafil 塑料载体的过程
A. 清理前图片（黄色箭头指示被牙胶所包裹的 Thermafil 塑料载体核）；B. 采用化学溶剂软化溶解塑料核周围牙胶；C. 取出塑料核载体；D. 取出的塑料核载体图片。

如果初次根管治疗时塑料核载体超出根尖孔,超出的部分在去除过程中易于折断无法取出,导致再治疗失败,最终需要通过显微根管外科手术的方法来进行处理。

2. 热处理法　使用热牙胶充填仪携热器软化载体周围的牙胶而不熔化载体本身。具体操作步骤是:将温度设置在225℃,把加热的携热器分别置于载体颊舌侧插入根管内软化牙胶,建立通路,随后将50~55号手用锉顺着间隙插入载体周围,扭转使其嵌入载体内将后者去除。与手用锉结合溶剂处理法相比,该类方法所需操作时间明显缩短。然而,由于携热头在使用中产生的热量有可能损伤牙周组织,故在采用热处理法去除塑料核时必须十分小心谨慎,避免过度产热致根周组织受损。

当使用其他技术均失败,而且塑料载体在根尖段区域内折断造成根管根方通路受阻时,术者可以尝试直接将加热的携热器工作尖置于载体上,保持向根尖施加一定压力,待根尖压力稳定后停止加热,使塑料核载体冷却并黏附于携热器工作尖末端,此时可随着携热头退出根管一并将载体带出。一旦载体被取出,建议向根管内注入化学溶剂,采用溶剂浸泡根管结合吸潮纸尖吸除溶剂的方法,清理残留于根管内壁的牙胶和根管充填糊剂。

（三）改性牙胶核的去除

以改性牙胶作为载核根充材料载体的充填系统称为 GuttaCore。GuttaCore 载体由经聚合物链相互交联的牙胶制造而成,表面看似与塑料载体相同,但具有与塑料载体不同的特性。目前尚未有任何已知的溶剂或椅旁热源能够软化改性牙胶载体,即使将携热器设置至最大功率,亦无法使改性牙胶载体熔化。因此,根管再治疗中常用的溶剂处理和热处理法对 GuttaCore 载体均无效。

GuttaCore 充填物的去除直接受改性牙胶特性的影响。非手术根管再治疗时,如术中发现载体核为非金属类充填物时,首先应辨认载体核种类。如果载体呈黑色且使用加热的携热器轻触载体冠方,载体能熔化者则为塑料载体;反之,如载体呈灰色或者粉色,且携热器加热无法熔化者,则为改性牙胶载体。一旦明确载体种类,针对 GuttaCore 改性牙胶核的去除可考虑采用以下方法。

1. 侧向加压法　由于改性牙胶载体脆性大,对 GuttaCore 载体向髓室侧壁施加侧向力即可分离载体柄与根管中的根充物。这种方法易使载体在位于或接近根管口水平离断,因此难以通过钳夹的方式取出根管内载体。

2. 钳取法　直线通路建立后,可尝试使用夹钳取出暴露的 GuttaCore 载体。然而,因 GuttaCore 载体脆性较大,取出时常在夹持部位的根方断裂。此时,推荐使用手用、机用和再治疗器械等方法以有效取出载体。研究表明,与热塑牙胶和塑料载体相比,ProTaper Universal 再治疗锉能更高效地去除中度弯曲根管内的 GuttaCore 载体。然而,超出根尖孔的载体常因脆性大分离而难以去除,导致患牙的根尖周炎持续存在或缓解后复发,此时需考虑根尖手术或者拔除患牙。

3. 超声辅助法　髓腔入路预备完成后,直根管可在 DOM 下采用超声工作尖安全有效地去除 GuttaCore 载体。弯曲根管下段载体,则建议使用手用锉或尖端无切削力的机用锉,以避免过度切削根管壁导致根管侧穿。

一旦去除载体,则可采用前述介绍的显微镜下超声或者激光处理法,以及溶剂浸泡后纸尖蘸干等方法尽可能清理根管不规则区域内的牙胶及糊剂类充填物。

三、糊剂类根管充填材料的去除

鉴于目前没有一种糊剂能有效地封闭根管系统,且常导致患牙无法进行再治疗,故糊剂类根管充填材料常作为封闭剂与牙胶尖联合用于根管充填,获取良好的根管封闭效果。然而,临床上我们偶尔也会遇到单纯用糊剂类材料充填的再治疗病例,其影像学上常因糊剂缺乏阻射性、容易产生气泡而易于辨认。对于该类病例,我们可将根管充填糊剂分为软性和硬性两大类型,采用不同的方法进行再处理。无论是何种类型的糊剂均具有潜在毒性,故去除时必须十分小心,以免糊剂溢出根尖孔导致严重的术后疼痛,或因糊剂自身具有的潜在神经毒性引起术后感觉异常和感觉迟钝。

（一）软性非固化类根管糊剂的去除

通常情况下,操作过程中术者需要凭借经验判断糊剂性质。在充分暴露根管口后,可在 DOM 下采用牙髓探针和根管锉探查根管内糊剂。如果是软性糊剂,则一般较易去除,可采用冠向下预备技术进行清理。在此过程中,术者应注意结合大量的次氯酸钠溶液进行根管冲洗,尽可能避免充填糊剂被推挤出根尖孔。

（二）硬性固化类根管糊剂的去除

如果经牙髓探针或根管锉探查发现根管内糊剂质硬无法穿透,属硬性固化类充填糊剂,则需在 DOM 等良好放大和照明设备的辅助下,先采用超声工作尖去除靠近根管口且在直视情况下可以去除的根管弯曲冠方糊剂。对于存在于根管弯曲根方的充填糊剂,则需改用预弯的小号手用锉探查根方通路,以免造成根管偏移甚至侧穿。由于糊剂类材料的充填密度在根管尖段会有所降低,故通过小号手用锉的探查常可以顺利建立根管的根方通路。反之,如果根管尖段充填物致密,小号手用锉无法建立通路时,则需使用化学溶剂软化残留于根管内的糊剂。一般情况下,建议先尝试使用氯仿,具体操作包括:先将氯仿注入根管内,再用小号手用根管锉小心谨慎地穿透糊剂、建立通路,避免在根管内形成台阶进而影响再治疗的成功率。如果作用一段时间后糊剂充填材料尚未能被软化,小号锉无法顺利建立根方通路,则应把根管内的氯仿彻底冲洗去除,再尝试其他种类的化学溶剂如 Endosolv-E 和 Endosolv-R。对于含有氧化锌和丁香油的糊剂,我们推荐使用 Endosolv-E;而树脂基糊剂材料则建议选用 Endosolv-R。当然,如果未能明确糊剂的性质,则应尽可能与前次治疗的医生取得联系,以明确糊剂性质,确定治疗计划。

此外,超声根管锉可通过超声能震碎根管内硬固的糊剂类充填材料,建立根管通路,并使材料碎屑随着液流自根方向冠方排出,故其常被推荐用于直根管或弯曲根管上段质地坚硬的糊剂类充填材料的去除。需要注意的是,术者应尽可能在 DOM 辅助下进行此项操作,且术中必须时刻警惕,避免器械折断、根管侧穿、台阶形成等根管治疗并发症的发生。对于根管内糊剂质硬、难以一次完全清除的病例,术者可选择在两次就诊期间向根管内封入少量化学溶剂用以软化糊剂,以利于下次就诊时根管内糊剂的彻底清理。需要注意的是,此时应谨慎选择暂封材料,因为溶剂也可软化暂封材料导致诊间封闭不良。如果采用上述方法均未能将糊剂从根管内去除,则建议考虑显微根尖手术或拔除患牙。

四、银尖的去除

20 世纪 70 年代前,银尖因易于操作、韧性及阻射性良好,且具备一定的抗菌性能,曾被广泛用作根管充填材料。然而,由于银尖与组织液、次氯酸钠等化学冲洗剂、封闭剂接触时易于被腐蚀,产生如硫化银、硫酸银、碳酸银和银胺水合物等具有一定细胞毒性的化学物质;而且银尖不能获得令人满意的根管三维封闭效果,故 20 世纪 80 年代以来银尖的使用逐渐减少,目前已不再应用于根管充填。对于临床上偶尔遇到需要取出银尖的根管再治疗病例,银尖的取出可参考分离器械取出技术,在取出的过程中避免银尖折断。由于银尖锥度小、表面光滑,腐蚀可能会导致其在根管内呈松动状态,而分离器械常会卡在根管内,故与分离器械相比,银尖相对易于取出。需要注意的是,因银尖的腐蚀产物具有细胞毒性,在操作过程中应避免将受腐蚀的银尖及其毒性产物推出根尖孔刺激根尖周组织,以降低诊间急症的发生率。

1. 钳取法　拆除银尖的第一步是建立适当的髓腔入路。通常银尖冠段嵌于核材料中,可使用车针或超声工作尖小心清除银尖周围核材料,在形成髓腔入路时尽可能保留银尖的完整性。银尖在可操作空间中暴露越多,越易于去除。一旦建立髓腔入路,应使用氯仿等溶剂反复冲洗浸泡,以软化或溶解封闭剂,同时可辅助应用牙髓探针或小号手用锉将溶剂引入根管深部,尽可能溶解更多的封闭剂。建议使用 Stieglitz 钳或其他合适的钳子夹紧暴露的银尖末端,轻轻提拉取出。在此过程中应缓慢施力以避免银尖折断。对于部分暴露于髓室根管口以上的银尖,可尝试使用 Caufield 银尖取出器去除。

2. H 锉取出法　如前所述,充分溶解封闭剂后,在银尖与根管壁之间的 1~3 个位点使用手用锉尽量向根尖区深入并预备至 15 号,然后用 H 锉轻柔地向根方施力并旋转 H 锉,使 H 锉表面的凹槽与银尖啮合,同时避免卡紧而导致 H 锉折断。最后同时旋紧所有 H 锉,沿根管走向向外带出银尖。可重复多次进行,必要时可换用大号 H 锉。

3. 环钻配合显微套管法　如需暴露更多的银尖以便取出,可在使用环钻磨除银尖周围的牙体组织后,应用套管技术取出银尖。环钻的使用与根管内分离器械的取出方式相同,并将在后文涉及取出分离器械的内容中详述。

4. 超声辅助取出法　与分离器械的取出方式不同,由于银尖十分柔软,超声直接作用会破坏银尖结构导致其折断,使折断处根方的银尖留置于根管内,增加取出难度。因此,建议在 DOM 下使用超声工作尖小心去除银尖周围的核材料和封闭剂,尽可能避免超声器械直接接触银尖。此外,在钳取法中,若银尖与根管壁紧密贴合,可尝试用钳子夹持暴露的银尖末端,再借助超声振动钳子而非直接振动银尖,通过能量传递达到间接松解银尖的效果。

若在取出过程中发生银尖分离,可尝试取出分离部分或应用旁路技术进行根管再治疗后随访观察。对于治疗后炎症无法控制反复肿痛的患牙,则建议考虑显微根尖手术或拔除患牙。

(古丽莎)

第五节　根管内器械分离的防治

器械分离(instrument separation)(图 5-5-1)是根管治疗过程中较为常见的并发症。分离的器械可为不锈钢或镍钛材质的手动或机用器械,最多见根管锉,偶见扩孔钻、螺旋输送器、加压器、携热尖、拔髓针、冲洗针头等。据报道,机用镍钛器械发生器械分离是手用镍钛器械的 7 倍,同时器械分离常发生在磨牙的根尖段。由于分离器械造成根管堵塞,妨碍根管治疗的顺利进行,可能影响患牙的预后。

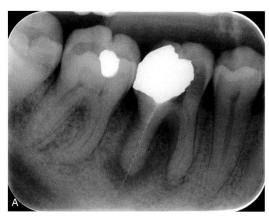
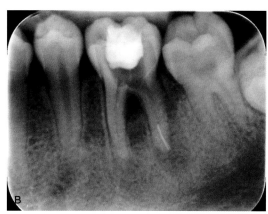
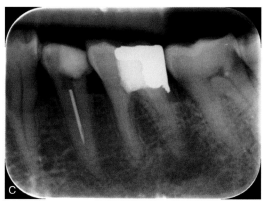

图 5-5-1　根管内的分离器械
A. 螺旋输送器;B. 镍钛根管锉;C. 扩孔钻。

一、器械分离的类型

根据分离器械断面的显微特征及断裂力学的角度,器械分离包括疲劳分离(fatigue seperation)和剪切分离(shear seperation)两类。

(一)疲劳分离

疲劳分离主要发生于弯曲根管中,断面可见金属疲劳纹,其原因系器械在根管内连续旋转的情况下,对应于根管弯曲部位的局部金属不断受到拉伸和压缩,积聚到一定程度而发生断裂。这种分离往往不伴刃部的形变,过度使用器械或消毒引起的器械锈蚀是导致疲劳分离最常见的临床因素。有报道指出,疲劳分离所引起的器械分离占比 50%~90%,因此被认为是器械分离最重要的原因。

(二)剪切分离

剪切分离可发生在器械的尖端或其他任何部位,断面缺乏金属疲劳纹,以磨损印迹为特征,断端附近可见刃部螺纹松解或紧致、反向弯曲等变形缺陷,其原因系根管预备过程中,器械的某一部分嵌于根管壁中而器械继续旋转,超过金属弹性极限、产生塑性形变所致。一般来说,直径小的根管锉更容易发生剪切分离,而大号锉抵抗扭转应力的能力相对较强。

二、器械分离的影响因素

器械分离的发生率从 0.4%~23% 不等,其报道差异与器械分离的影响因素密切相关,具体可归纳为器械因素、患牙解剖因素及治疗操作因素。

(一)器械因素

1. 器械的材质和生产工艺　器械的材质与其机械性能密切相关,目前常用的根管锉包括不锈钢和镍钛合金两种材质。由于不锈钢的弹性模量大、柔韧性欠佳,不锈钢锉趋于发生剪切分离,伴发螺纹松解、拉直或紧致等变形,术者易于观察从而终止对器械的使用(图 5-5-2)。镍钛合金根管锉得益于金属的超弹性,具有良好的柔韧性,遇到切割阻力时可承受 8% 的形变而不变形,因此镍钛合金器械发生疲劳分离时,大体外观上可能没有任何改变。

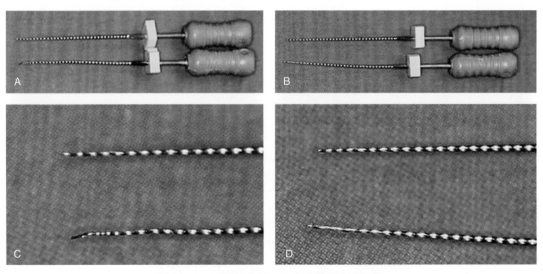

图 5-5-2　正常与变形不锈钢根管锉形态比较

A,B. 正常(上方)螺纹紧致,变形(下方)螺纹松解伴拉直;C,D.A 图与 B 图锉尖分别放大后,可见螺纹形态的不同。

传统镍钛器械大多采用机械切割制作,加工过程可能产生应力集中缺陷区,从而存在潜在薄弱点。而随着加工处理技术发展,出现了特殊的表面处理技术及热处理工艺,新型镍钛器械增加抗折断性能,表现出良好的弹性和抗疲劳能力,使临床安全性得以提高。

2. 器械的直径、锥度、截面形态和切槽深度　器械的型号和锥度不同,分离发生率亦不同。就疲劳分离而言,由于器械承受的应力与其直径成正比,在同一弯曲形态的根管中,大号器械较小号器械更易积聚弯曲疲劳。就剪切分离而言,器械直径越大,抗扭矩能力越强,因此同样号码(锉尖直径)的小锥度器械分离率高于大锥度器械,而同样锥度的小号器械剪切分离的发生率高于大号器械。

不同类型的镍钛器械横截面形态各异,常见有三角形、四边形和 S 形等,通过与根管壁接触发挥切削作用。横截面与根管壁接触点越多,横截面积越大,器械受到的摩擦力越大,发生器械分离的风险增加。对于变锥度及切槽较深的器械在根管内工作时,其刃部横截面沿着长轴变化大,由此产生的剪切力和弯曲应力可增加器械分离的可能性。反之,单一锥度且切槽浅的器械在操作时所承受的剪切力和弯曲应力能够沿着器械长轴均匀分布,有利于降低器械分离的风险。

3. 器械的运动方式　不同的机用镍钛器械有其匹配的转速和转矩。通常而言,转速越低,器械发生疲劳分离的概率越低,临床使用寿命越长。如果操作时手机的转矩超过镍钛机用器械的转矩极限,器械易被锁住、变形进而发生分离。新型往复运动式镍钛器械依据平衡力的原理,通过逆时针和顺时针的交替运动,可有效松解嵌入根管壁的器械、释放应力,减少器械分离的发生。

(二) 牙体解剖因素

患牙解剖形态方面的因素主要包括牙位、根管弯曲(部位、角度和半径)、根管直径以及根管长度等。由于在根管内的弯曲及狭窄部位器械预备阻力增加,预备中受到的拉压应力大,易造成器械的损伤,因此根管器械分离多发生在磨牙弯曲根管、再治疗及根管钙化的病例(图 5-5-3)。在弯曲根管中,器械分离多发生在弯曲角度大于 30° 的根管中下段,这是由于器械受到的拉压应力与根管弯曲角度呈正相关,与弯曲半径呈负相关。因此根管弯曲角度越大、弯曲半径越小,器械分离发生的风险越高,操作越需谨慎。另外,在相同弯曲度的前提下,根管弯曲越靠近冠方,机用镍钛器械的工作长度越长,抗循环疲劳的能力越差,提示根管弯曲的位置及根管长度同样影响器械分离。同时后牙较前牙根管更细窄、弯曲,根管堵塞及钙化的发生率更高,且后牙受张口度可能一定程度地制约器械入口和操作视野,因此后牙发生器械分离的风险性高于前牙。

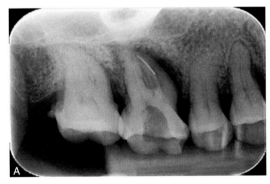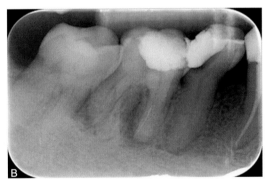

图 5-5-3　根管器械分离易发生部位
A. 弯曲根管;B. 细小根管。

(三) 治疗操作因素

术者的技术因素和心理因素对器械分离的发生有不同程度的影响。研究表明,经验丰富的术者器械发生形变和分离的概率较经验缺乏者低。术者在操作前不熟悉根管解剖、未仔细检查器械,在操作过程中未遵循器械使用规范,如髓腔入路制备不足引起器械过度弯曲、跳号使用、过度用力扭转、遇根管内阻力强行深入、器械尖端施力过大、器械在根管内旋转时间过长以及在预备过程中根管冲洗或润滑不足等,均为导致根管器械分离的危险因素。术者在操作时急于求成、注意力不集中、心情烦躁等也可能因操作不当造成器械分离。

三、器械分离的预防

应对器械分离最好的方法是预防,临床工作中术者可通过加强根管解剖形态的认识、掌握器械的性能特征、遵循预备的技术规范三方面来预防器械分离的发生。

（一）加强根管解剖形态的认识

治疗前术者应对患牙进行全面的临床和影像学检查,仔细评估患牙的髓腔形态、根管数目、走向、粗细、钙化及弯曲情况、既往治疗情况,分析根管治疗难度和器械分离的风险。对于难度较大的病例,术者要具备良好的心态,同时与患者进行术前交流,使患者理解治疗中可能发生的并发症,配合术者完成根管治疗。

（二）掌握器械的性能特征

镍钛预备器械不断推陈出新,操作者应通过必要的临床前训练,认识和掌握不同体系的镍钛机用器械的性能、技术参数及使用方法,培养适当的手感和力量,从而在临床工作中针对不同解剖形态和特征的根管,选用合适的根管预备器械和技术,必要时可数种器械联合运用,避免因器械选择不当而导致器械分离。操作中需严格控制器械的使用次数,每次使用前后均应仔细检查器械,一旦发现变形即应丢弃。对于重度弯曲或钙化缩窄根管的预备,有研究显示往复运动式的镍钛器械抗分离能力优于连续旋转的镍钛器械,此外由于器械在操作过程中承受高扭力、易产生疲劳,完成该病例的预备后即应丢弃。

（三）遵循预备的技术规范

正确的髓腔入口和顺滑的根管通路是防止镍钛机用器械分离的重要环节。髓腔入口的制备包括冠部入口和根管入口,应有适宜的形状和大小,以保证器械可循直线方向进入根管并达到根管开始弯曲的部位,减少牙体冠部对器械的阻碍（图5-5-4）。使用小号手用锉或镍钛通路锉制备根管通路可有效减少镍钛器械在预备过程中受到的应力。在镍钛器械旋转过程中,应采用轻柔的引导手势,避免对器械进行根尖向的施力加压。保持大量冲洗和适时根尖疏通,可结合使用根管润滑剂,防止操作时产生的牙本质碎屑阻塞根管,并可减少预备时根管壁与器械间的相互作用力。

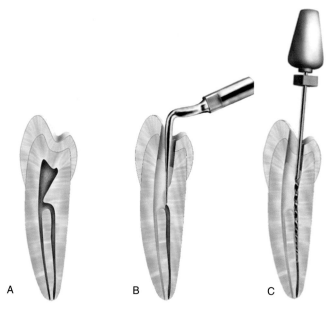

图 5-5-4　根管直线入口的制备
A. 前磨牙牙本质三角；B. 去除牙本质三角；C. 形成直线通路。

四、器械分离的诊断

正确诊断是成功治疗的前提,临床上根据器械和根管情况结合影像学检查可诊断器械分离。

（一）器械检查

如果原本通畅的根管出现明显的堵塞,此时应立即检查使用过的器械,若器械长度变短即可初步判断发生器械分离（图5-5-5）。

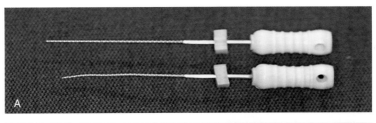
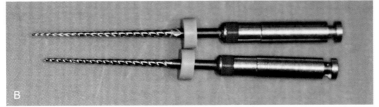

图 5-5-5　正常器械(各图上方)与分离器械(各图下方)长度比较
A. 不锈钢根管锉；B. 镍钛根管锉。

(二) 根管检查

口腔手术显微镜能将根管内区域局部放大并提供充足照明,便于术者观察根管内部结构。对于较直根管内或弯曲根管中上段的器械分离,术者在手术显微镜下均可观察到器械断端而进行诊断(图 5-5-6)。

(三) 影像学检查

根管治疗器械均为 X 线阻射,器械分离后遗留于根管内,因此借助影像学检查可明确诊断。影像学检查可提供分离器械的长度、粗细、种类、在根管内的部位以及根管壁的厚度和根管弯曲情况等信息,操作者借此可预测取出分离器械的难易程度。若发生器械分离的患牙已进行根管充填,由于充填材料亦存在阻射,再治疗时器械分离的诊断难度将提高。此时,根尖 X 线片诊断器械分离的准确率相比 CBCT 更高;同时不锈钢器械发生分离比镍钛器械分离更易被发现。

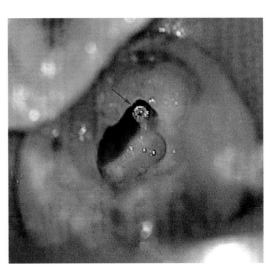

图 5-5-6　显微镜下可视的根管内分离器械

五、器械分离的治疗决策

针对器械分离的病例,操作者需将患者、患牙和操作者三方纳入考量,结合影像学检查,仔细评估治疗成功率、风险和预后,最终确定治疗方案。根管内器械分离的治疗方案包括非手术治疗、外科治疗和拔牙,以保存治疗为首选。在非手术方法取出分离器械的过程中,应避免因过度切削根管壁导致穿孔、折裂等严重削弱患牙预后的并发症,可辅以术中 CBCT 检查,并及时调整治疗方案如采用外科治疗或将器械留置于根管内。

(一) 器械分离的预后评估

Panitvisai 等利用 meta 分析统计近 200 个器械分离的根管治疗病例,发现分离器械留置于根管内的病例总体成功率为 91%,其中术前无根尖周病变的病例成功率为 92.4%,而术前有根尖周病变的病例成功率为 80.7%,由此可见患牙的疗效和预后取决于根管内的感染状态,与分离器械本身并无直接关联。一项对 66 个器械分离病例的追踪观察显示 2 年成功率为 81.8%,不恰当的根管充填是治疗失败的主要因素,而分离器械取出与否以及年龄、性别、牙位等与疗效并无显著性关联。活髓牙根管内发生器械分离后的预后优于感染根管;根管预备初期发生器械分离的患牙,其疗效和预后次于根管预备后期发生器械分离的病例。

对于分离器械自根管内取出或形成旁路通过、未造成根管过度扩大或穿孔等并发症的患牙,以及在基本完成根管预备时分离于根尖区的器械且不能取出者,通常预后良好。如果分离器械未能取出,亦未形成旁路通过,导致根管内感染无法清除,则应考虑外科治疗。对于某些根尖区器械分离或分离器械超出根尖孔的病例,显微根尖手术有可能成为首选治疗方案。

　　(二)治疗方案的决策步骤

　　1. 拍摄患牙根尖 X 线片,必要时拍摄 CBCT,评估器械在根管内分离的位置、长度、根管壁厚度、根管弯曲情况等,患牙有无根尖周病变及范围,器械取出的难度及风险,并取得患者的知情同意。

　　2. 根据治疗记录和分离器械的类型及号码,确认器械分离时根管预备的程度,判断根管内的感染状态。

　　3. 评估操作者有无配备必需的设备、器械,并具备相应技术,以确定是否需要转诊。

　　4. 评估治疗的可行性并确定适当方案　①分离器械取出术:通过显微超声技术或套管技术等,自根管内取出分离器械;②分离器械通过术:在分离器械侧方形成旁路(bypass)通过;③分离器械留置术:对根尖区不能取出的分离器械,作为根充物的一部分留置于根管内(图 5-5-7);④显微根尖手术:无法通过非手术方法处理的分离器械(如超出根尖孔的根尖区分离器械),采用外科手段切除根尖,去除分离器械,刮除根尖区病变组织,经完善的根尖倒预备和倒充填,严密封闭根管末端。

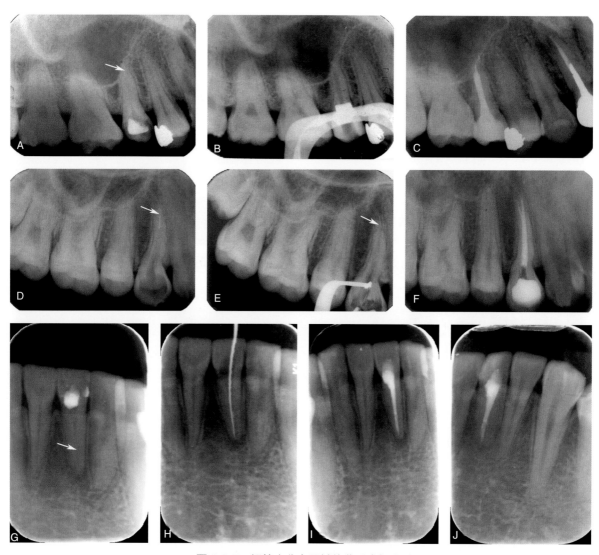

图 5-5-7　根管内分离器械的非手术处理

A~C. 分离器械取出术;D~F. 分离器械保留术(E. 超声尖联合冲洗取出 4.7mm 分离器械,
遗留约 1mm 于根尖);G~J. 分离器械通过术(J. 术后 17 个月复查,根尖阴影面积变小)。

5. 对于非手术治疗失败、患牙症状持续或者根尖周病变不愈者,考虑行根尖手术、意向再植术或拔牙(图 5-5-8)。

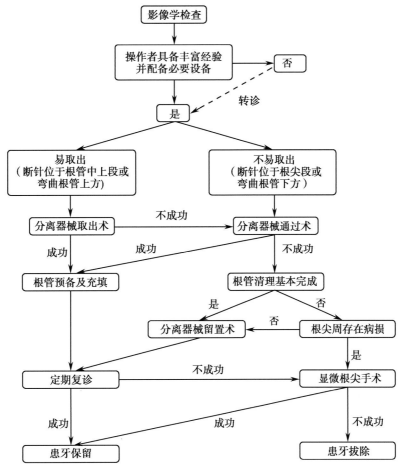

图 5-5-8　根管内分离器械的治疗方案的决策步骤

六、分离器械的取出

分离器械的取出方法包括非手术和手术方法,据统计,非手术方法取出根管内分离器械的耗时为 3~60 分钟,成功率为 33%~95%。非手术方法中最常用的是超声技术,其次为套管技术(匹配相应的器械套装)。无论何种取出技术,都需要在口腔手术显微镜下操作,并保持根管洁净以确保可视度。借助口腔手术显微镜不仅可以增强根管内照明,改善术者视野,还能提高治疗的准确性、增加分离器械取出的效率及安全性。

(一) 影响分离器械取出的因素

1. 分离器械在根管内的位置　器械分离于根管内的位置是影响治疗成功率和治疗时间的关键因素。器械分离的部位与其在口腔手术显微镜下的可视度密切相关。Nevares 等研究显示,口腔手术显微镜可视的情况下,分离器械取出或旁路通过的成功率为 85.3%,而非可视的病例成功率仅为 47.7%,因此能否充分暴露分离器械、使操作者清晰观察整个治疗进程是取出分离器械的先决条件。原则上,只要分离器械全长的 1/3 能充分暴露,即可取出。位于直根管部分的器械易于取出,位于根管弯曲部的分离器械,如果可在其冠方区域建立直线通路,通常也能取出。对于位于弯曲根管根尖段的分离器械,操作者不能安全建立直达器械顶端的直线入口,则难以通过非手术方法取出分离器械,可采取旁路通过或留置于根管内的治疗方法;若患牙出现症状,需行根尖手术、意向再植术甚至拔牙。

2. 分离器械的特征　器械的材质、形态、运动方式等均是取出分离器械时需要考虑的因素。与不锈钢的分离器械相比，镍钛合金机用器械的锥度大，一旦发生器械分离，断端与根管壁接触面积大，且紧嵌于根管壁中，游离器械上段需要切削更多的牙本质，导致治疗难度增大。同时在超声处理的过程中，镍钛器械受热易发生再次断裂，遗留在根尖处的断端常因视野不清而难以安全取出。分离器械的设计同样重要。相较于 K 锉，H 锉的形态设计使其在根管内分离后成功取出的难度更大，因其螺旋角大且切削凹槽更深，分离器械与根管壁接触面积大，因此虽然 H 锉的切削效率更高，但在发生器械分离时取出的成功率偏低。此外，了解器械刃部进入根管的旋转切割方向（顺时针或逆时针），术者操作时反方向旋转，可提高取出分离器械的概率。

3. 根管和牙根的解剖特征　根管的长度、直径、弯曲程度，根管壁牙本质的厚度，牙根表面凹陷的深度等均为影响分离器械取出的重要因素。对于根管壁较薄且根面存在凹陷的牙根，术者在制备分离器械冠方的直线通路时要慎防穿孔（图 5-5-9）。

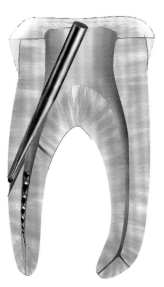

4. 患者因素　患者的张口度、情绪因素和保留牙齿的意愿均会影响临床治疗的效果。治疗前向患者充分解释操作的复杂性及其潜在并发症，有可能减轻患者焦虑、提高配合度，有利于治疗的成功。

5. 操作者因素　充足的操作时间、稳定的情绪、齐全的设备器械以及技术熟练度等均是影响分离器械取出的操作者因素。在条件不具备的情况下，切勿贸然操作，避免取出过程发生其他并发症。同时，操作者采用非手术方法取出根管内分离器械的操作时间勿超过 45~60 分钟，以避免因疲劳而造成并发症。

图 5-5-9　制备器械断端直线通路时根管侧穿

（二）器械分离的处理步骤

1. 修整髓腔通路　确认发生器械分离的根管后，放置小棉球于其余暴露的根管口，以防止碎屑或取出的分离器械弹入其他根管。在口腔手术显微镜下修整髓腔入口，形成到达根管口的直线通路。

2. 暴露分离器械断端　制备从根管口到分离器械断端的直线通路，常用的器械是扩孔钻或超声工作尖。如果分离器械冠方的根管较为狭窄，可先用根管锉从小号到大号顺序预备，为安全使用扩孔钻或超声工作尖提供充足的空间，并最终形成由根管口至分离器械顶端的漏斗状直线通道，注意扩孔钻或超声工作尖仅限于修整直根管部分。

3. 制备分离器械断端的平台　建立由根管口至分离器械的直线通路后，可采用改良的扩孔钻（图 5-5-10）制备平齐分离器械断端的平台，以便操作者清晰观察器械断端并游离器械上部。具体方法是：将扩孔钻的导向尖端连同部分刃部磨去，沿直线通路切削至分离器械的顶端，扩孔钻的选择以其刃部的最大直径略大于折断物顶端为宜。近年来研究显示，经过类似方法改良的镍钛机用器械也可用于建立平台，且在弯曲根管内较扩孔钻能更好地保持根管中心位置。

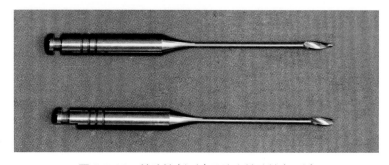

图 5-5-10　扩孔钻（上方）及改良扩孔钻（下方）

4. 游离分离器械上部　平台的建立可以辅助超声器械或显微环钻更好地暴露分离器械上部。根据分离器械的位置、断端直径和根管壁厚度选择合适的超声尖/显微环钻及其匹配的功率/速率,环绕分离器械以与其螺纹设计相反的方向轻轻转动,逐步去除四周的根管壁牙本质,直至分离器械上部2~3mm或器械全长的1/3游离。锥度为0.04~0.08的机用镍钛器械是最常见的分离器械,平均分离长度为2.5~3.5mm,分离器械冠方直径为0.30~0.58mm。当断端直径小于0.45mm时优先推荐使用显微环钻配合套管技术,这是由于显微环钻导致分离器械再次断裂的风险较低。但显微环钻更易在根管内形成台阶,因此在大于15°的弯曲根管中应慎用。超声尖的使用范围相对较广,处理分离于根管内的镍钛器械时,需配合使用一系列超声尖和设置适当功率,进入根管越深,工作尖越细长,选择的功率越低,否则易造成工作尖折断或者根管穿孔。同时还要尽量避免超声尖接触镍钛器械,以减少分离器械再次断裂的可能。游离分离器械上部是取出分离器械操作中最为关键和难度最大的步骤,操作者必须保持显微镜下的良好视野。随着断端上部游离,分离器械可能逐渐出现摆动,但其在根管中的位置仍未改变。只有当分离器械出现"跳动",即断端位置发生移动,方证明已解除分离器械在根管内的卡嵌,进而将松动的分离器械自根管内取出(图5-5-11)。对于嵌入根管且有动度的器械,在操作时要防止将器械推入根管更深处的可能,这种情况下可使用环钻游离分离器械上段,结合套管技术的使用达到预期效果。

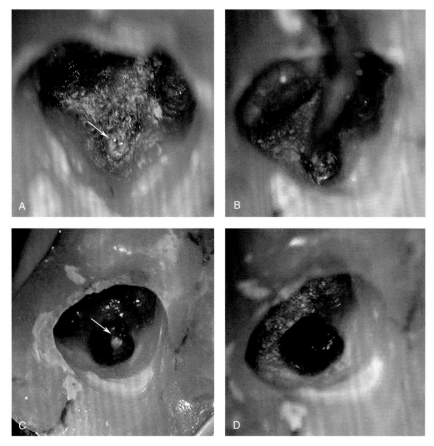

图5-5-11　显微根管分离器械取出术
A.暴露分离器械断面;B.超声尖去除器械周围牙本质;C.游离分离器械上段;D.取出分离器械。

（三）常用器械与技术

1. 显微超声技术　显微超声技术是目前成功率最高的分离器械取出方法,主要通过超声工作尖对根管壁牙本质的切削松解分离器械,再借助超声震动将其从根管内震出。操作时将超声尖置于制备的平台处,逆时针环绕切削分离器械顶端的牙本质(处理反向旋转的镍钛器械,超声尖则为顺时针切削)。对于嵌合不紧密或者较短的分离器械,在显微镜下游离分离器械上部后,随着超声的震动,分离器械将缓缓松解、旋转,超声工作尖逐渐楔入弯曲根管内侧壁与分离器械间空隙的过程中,分离器械会逐渐向根管冠方移动,直至从根管中"跳出"。需要强调的是,超声尖应置于分离器械和根管弯曲内侧壁之间并向根尖方向延伸,形成分离器械上段和弯曲根管内侧壁之间的半圆形空间,同时保留分离器械与根管弯曲外侧壁之间的紧密接触,以防止镍钛分离器械的二次折断;超声尖若置于弯曲根管外侧壁切削,将导致分离器械根向移动而难以取出(图 5-5-12)。此外,为保证术者的视野清晰,超声尖工作时无需喷水冷却,但助手应使用三用枪的气吹清理碎屑和降温。若分离器械松动但滞留于根管内,可用超声锉结合超声冲洗将其从根管内松解取出(图 5-5-13),在根管内注入 EDTA 或者油性液体有利于增强超声冲洗松动器械的效果。当分离的器械长度大于 4.5mm 或长度在 3.1~4.4mm 之间且根管弯曲大于 30° 时,器械取出过程受到过大摩擦力,可通过套管或者钳取的方法将松动的分离器械从根管内取出。

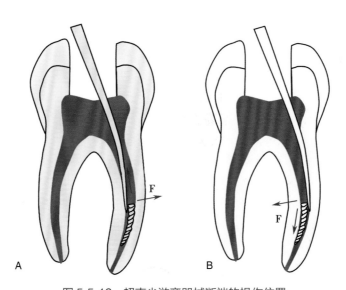

图 5-5-12 超声尖游离器械断端的操作位置
A. 超声尖置于弯曲根管内侧壁,分离器械受力向冠方;B. 超声尖置于弯曲根管外侧壁,分离器械受力向根方。

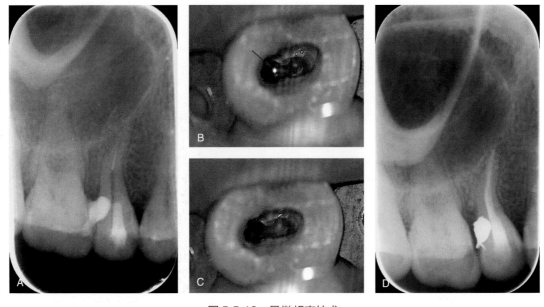

图 5-5-13 显微超声技术
A. X 线片可见根管内分离器械;B. 显微镜下暴露分离器械断面;C. 超声取出分离器械;D. 完成根管治疗 X 线片。

2. 显微套管技术　显微套管技术是将套管旋入根管，与游离的分离器械上段吻合，通过扣锁作用或粘接作用将分离器械取出。为预留放置套管的空间，该技术需要磨除的根管壁牙体组织超过显微超声技术。必须指出的是，足够的牙本质厚度是治疗的基础，过多的牙本质去除势必会增加穿孔或牙根纵裂的风险，因此，成功取出分离器械同时减少根管壁牙本质的破坏是临床需要平衡的关键问题之一。

（1）H 锉套管技术：H 锉套管技术是一种相对简单的显微套管技术。操作时，选择与分离器械上段相吻合的套管，然后将 H 锉穿过套管与分离器械之间的缝隙，并逐步卡紧，使三者形成良好的机械嵌合，反螺纹自冠方旋出即可（图 5-5-14）。

（2）粘接套管技术：对于无螺纹或根管内已松动的分离器械，可采用粘接套管技术进行处理，但需注意控制粘接剂的用量，避免因粘接剂过多造成根管堵塞。

Endo Extractor Kit 包括套管、粘接剂和 4 支不同尺寸的环钻。它最大的优势在于能够与分离器械产生良好的吻合，推荐套管与器械的重叠深度至少为 2mm，同时借助粘接剂的粘接力即可取出分离器械。其缺点在于环钻比同类 ISO 标准器械要大，切割力强，因此在游离分离器械冠部时发生根管侧穿和器械再分离的概率较高。

利用粘接技术取出根管内分离器械的还有 Cancellier instrument，它包括 4 种不同型号的套管，外径为 0.5~0.8mm，由于是通过超声尖暴露分离器械，因此减少了对周围牙本质的切割，相对安全。

S.I.R 系统（separated instrument retrieval system）采用超声尖或环钻去除牙本质暴露分离器械上段，其套管柔软可弯曲，适用于多数牙位。

（3）Masserann 技术：Masserann Kit（图 5-5-15）在临床上已有 50 多年的使用历史。Masserann Kit 及其改良的 Masserann Micro Kit 主要包括 4 支环钻和 1 支套管。操作时用环钻暴露分离器械上段后，插入套管与分离器械上部紧密嵌合，然后插入内芯，与分离器械螺纹相反的方向旋转，将分离器械带出根管。由于 Masserann Kit 最小号的套管外径为 1.2~1.5mm，因此该技术的开展需要切削较多根管壁牙本质，处理不当易导致牙根抗力降低和根管壁穿孔，从安全角度考虑建议限于前牙的处理，且对位于根管尖 1/3 或弯曲部位的分离器械也不适用。改良的 Masserann Micro Kit 内芯尖端锐利，为套管内部提供较大剩余空间，降低了对牙体组织的磨除量，相对安全。

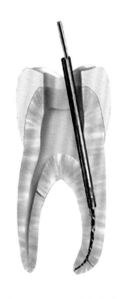

图 5-5-14　H 锉套管技术

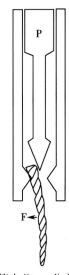

P. 套管内芯；F. 分离器械。

图 5-5-15　Masserann 技术

（4）IRS 技术：IRS 系统（instrument removal system）（图 5-5-16）是专为去除位于根管深部的分离器械而设计的一套装置，由直径匹配的套管和内芯两部分组成，套管尖端呈 45° 斜面，下端有一增强机械效能

的侧方开窗。内芯的尖端似针尖样设计,便于卡住异物。插入
套管时,将尖端斜面较长的一面紧贴根管弯曲的凸面,引导暴露
的分离器械进入套管,然后将内芯滑入套管直至与分离器械接
触,逆时针方向拧紧。由于受到内芯的挤压,分离器械的顶端向
套管开窗处移位,内芯与分离器械紧密结合在一起,连同套管和
内芯自根管内拔出或沿分离器械螺纹的反方向转动,取出分离
物(图 5-5-17)。

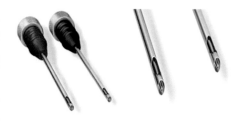

图 5-5-16　IRS 系统

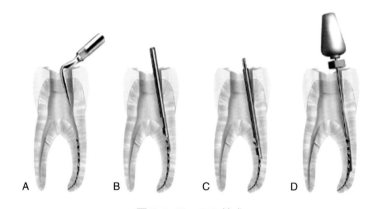

图 5-5-17　IRS 技术
A. 超声游离分离器械上段;B. 插入套管与分离器械吻合;C. 插入楔子;D. 取出分离器械。

　　(5)TFRK(terauchi file retrieval kit)套装:目前临床常用的商品化套装,可用于深部根管器械的取
出。套装可包含多种器械的组合,如专用探针、改良扩孔钻、显微环钻、专用超声尖(锥形尖端和剑形尖
端)、微型套环等。其中显微环钻内径为 0.45mm,可用于游离小于 0.45mm 的分离器械。超声尖可预弯
以满足在弯曲根管内使用,剑形超声尖端通过切削弯曲牙本质内侧壁有利于松解上段器械,锥形尖端用
于扩大器械与根管间缝隙及促进分离器械"跳出"根管。但当器械长度大于 0.45mm 时,推荐配合微型
套环。套环由一个不锈钢套管连接末端金属环及手柄组成,可通过手柄按钮收紧金属环。操作者先在
体外将套索套在 DG16 显微探针尖端调节金属环大小并预弯角度,后将套索放入根管内套紧分离器械
上段取出器械。

　　(6)MR&R 技术:根管治疗并发症微处理(micro-retrieve and repair)系统是我国学者研发的一类显微
套管系统,该系统包括镍钛通道钻、镍钛平台钻、环切套管和夹持套管。操作者首先利用镍钛通道钻和平
台钻修整髓腔通路并制备平台。相较于改良 GG 钻,镍钛器械可减少上段偏移避免牙本质去除过多。此
外与 IRS 系统相比,MR&R 夹持套管的顶端为平面,夹持并取出分离器械时需要游离的器械上段较
IRS 少。IRS 通常建议游离断端 2mm 以上再开始夹持器械,而 MR&R 可在暴露 1~1.5mm 后夹持器
械。同时 MR&R 斜切面内芯可楔入直径更大的分离器械,套管所需直径较 IRS 更小,有利于牙本质
保留(图 5-5-18)。

　　3. 显微钳取技术　位于根管口附近的分离器械,其上部若能被 Stieglitz 钳稳固夹持,可尝试直接钳
取法。Stieglitz 钳的喙部设计有不同的角度及尺寸,适用于夹取不同牙位及深度的分离器械。在夹持器械
时,需找准支点,以分离器械螺纹设计相反的方向旋转取出。

　　Roydent 公司研发的 Extractor System 是一种较保守的根管内分离器械取出套装,其优点是去除牙本
质较少,减少了牙体组织的过度预备。该套装包括一个扩孔钻和三个钳取器,钳取器顶端设计六爪形尖
齿,用于包绕分离器械以便取出。但是由于提取器较小,仅可用于小号器械的取出,同时取出过程存在钳
取器二次分离的风险。

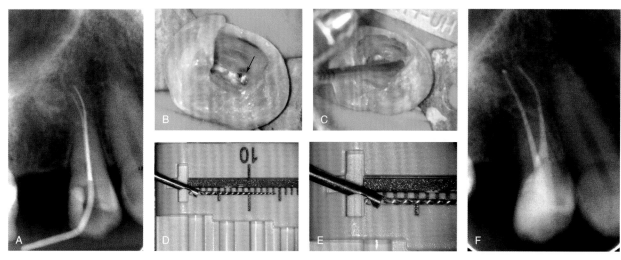

图 5-5-18　MR&R 技术（黄湘雅医师提供）

A. X 线片示根管内分离器械；B. 显微镜下暴露分离器械断面并置备平台；C. MR&R 夹持套管取出分离器械；
D,E. 取出 14mm 分离器械；F. 完成根管治疗后 X 线片。

　　我国学者研发的国内首款根管内分离器械提取套包（专利公告号：CN205598031U），亦利用机械钳取技术提取根管深处的分离器械。套装配有不同型号根管环钻，外径在 0.8~1.2mm 之间，操作者可依据具体情况选择合适的环钻游离分离器械上端。此外套装还配有不同型号的蟹爪镊用于夹取器械，其镊头最大直径介于 0.6~1.2mm。操作者通过握持按压式提取器手柄使操作便捷，机械钳取减少器械二次分离的可能，现已得到广泛使用（图 5-5-19）。

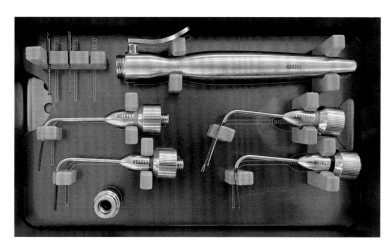

图 5-5-19　分离器械提取套包

　　4. 显微根尖手术　对于非手术方法不可行，或者非手术方法未能取出的根尖段分离器械，若患牙症状持续或加重，在充分评估疗效和风险的前提下，可考虑显微根尖手术治疗，切除根尖及其内的分离器械，有的病例中根尖切除后分离器械易于从根管末端取出，继而完成根尖倒预备和倒充填。

（韦曦）

第六节　髓腔穿孔的修补

　　严密的三维充填是根管治疗成功的关键,然而当髓腔硬组织的完整性不复存在时,则充填效果难以保障。临床上,髓腔穿孔是髓腔硬组织完整性遭到破坏的主要表现形式,作为根管治疗期间的严重并发症,如不能及时发现和治疗,患牙最终会因为牙周组织的破坏而缺失,且患牙术前存在的髓腔穿孔也会显著影响根管再治疗的成功率。此外,年轻恒牙根尖发育完成前发生牙髓坏死,恒牙外伤、根尖周炎症侵袭导致根尖止点受损或根尖孔敞开,无髓牙髓室底侧根管口、副根管口、主根管口等的封闭不全,也将影响根管治疗的预后。因此,本节将系统介绍髓腔穿孔的病因、预防措施和修补方法,以及针对根尖孔敞开、侧根管、副根管口和主根管口的屏障技术(图 5-6-1)。

一、髓腔穿孔概述

(一) 髓腔穿孔的定义

　　髓腔穿孔(perforation)是由龋病、非龋性牙体硬组织疾病、病理性吸收或牙髓治疗并发症造成的髓腔与牙周组织的异常交通。依据穿孔发生位置可分为髓室底穿孔(perforations in the coronal part of the tooth)、根管冠 1/3 侧壁穿孔、根管中 1/3 侧壁穿孔(perforations in the coronal or middle aspect of the root)以及根管尖 1/3 侧壁穿孔(perforations in the apical area of roots)。

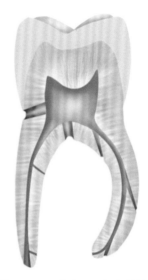

图 5-6-1　髓腔硬组织完整性遭到破坏的主要表现形式示意图

(二) 髓腔穿孔的病因和预防方法

1. 髓腔穿孔的病因

　　(1)龋病和非龋性牙体硬组织疾病:龋源性穿孔多为老年人根面龋、乳牙牙髓炎未及时治疗,龋洞开放至髓室底破坏等原因造成,表现为陈旧性穿孔。

　　(2)病理性吸收:与炎症、创伤、发育等因素有关。通常是由于牙髓炎症引起的内吸收以及龋病的侵蚀、根尖周炎或创伤引起的外吸收,导致髓腔牙体硬组织缺损直至穿通。乳磨牙慢性根尖周炎时,病变范围通常在根分叉区,由于乳牙髓室底薄,且有多条副根管,在长期慢性炎症作用下,根分叉区的牙槽骨、牙骨质和牙本质吸收,最终导致髓室底穿孔。通常病程较长,穿孔边缘粗糙,同样表现为陈旧性穿孔。穿孔大小因病变程度而异。临床上还偶见可能与牙齿发育障碍有关的全口多牙位牙颈部不同程度外吸收所致的髓腔穿孔。

　　(3)牙体牙髓治疗并发症:牙体牙髓治疗过程中髓腔穿孔的发生率介于 2%~12%,其中,47% 的穿孔与牙髓治疗有关,53% 与牙体修复治疗,特别是桩冠修复有关。发生在牙体牙髓治疗过程中的穿孔,多因髓腔解剖形态和病变牙的复杂性,或操作者在揭除髓室顶或者预备根管时对牙髓腔的解剖结构不熟悉,抑或使用高速气动牙钻、超声工作尖、手动或机用根管旋转预备器械时操作支点不良、经验不足以及技术不熟练等造成,通常表现为急性穿孔。

　　其髓腔穿孔的部位与牙位、患牙解剖、患牙病情密切相关,前牙区的穿孔多发生在唇侧,后牙区则多发生在根分叉区域。因前牙的髓室与根管相延续,无髓室底,在开髓和揭顶过程中,若车针没有保持与牙体长轴平行则容易造成髓室壁(尤其是唇侧壁)的穿孔;前磨牙和部分上颌第二磨牙,由于牙冠颈部缩窄,在开髓过程中容易发生髓室侧壁,主要是近中壁或远中壁的穿孔。对于后牙,若髓室顶和髓室底之间的距离少于通常情况下的 2~3mm,则开髓时落空感不明显,特别是老年人和 / 或伴牙体慢性损伤性疾病的患牙,其髓室通常伴有局限性或弥漫性钙化,根管口多靠近髓室底的边缘,在揭除髓顶、探查根管口以及超声去除根管冠段钙化物的过程中,容易出现造成髓室底穿孔或根管冠段的侧壁穿孔。

一些弯曲根管和细小钙化根管等复杂病例,在清理成形或桩腔桩道制备过程中,若操作不当可出现弯曲部位的根管侧壁穿孔,表现为根管内突然出血或预备中患者突然出现不适,电子根管长度测量仪显示工作长度变短,纸捻相应部位有新鲜血渍,显微镜下可见鲜红的穿孔点。对于根管中段弯曲的病例,若开髓不全、根管口段未敞开、根管探查手法不当,则容易在弯曲部位形成肩台,甚至根管壁过度变薄后穿孔(stripping),此时穿孔好发于弯曲根管的内侧壁或凹壁,多为点状穿孔;若根管口段已敞开,由于过度预备或不当通根则穿孔更易发生在弯曲根管的凸壁,多表现为弯曲部位凸壁的带状穿孔(strip perforation)(图 5-6-2)。对于根管尖段弯曲的病例,若开髓不全、根管口段未敞开、根管锉未恰当预弯、根管通路预备不足,器械旋转过度、根管工作长度或宽度过大,则极易形成根管台阶、根管堵塞、工作长度变短甚至弯曲部位凹壁的点状穿孔、肘型根管以及泪滴状根尖孔(图 5-6-3)。

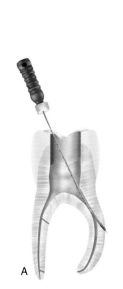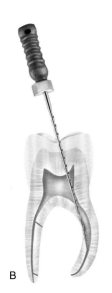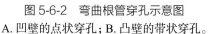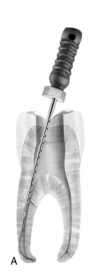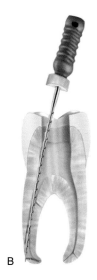

图 5-6-2　弯曲根管穿孔示意图
A. 凹壁的点状穿孔;B. 凸壁的带状穿孔。

图 5-6-3　根管尖段弯曲穿孔示意图
A. 肘型根管;B. 泪滴状根尖孔。

2. 髓腔穿孔的预防方法　对于牙体牙髓治疗过程中出现的髓腔穿孔,应以预防为重点,掌握相应的方法:首先应熟知相应牙位的髓腔位置和大小、该牙及其根管系统可能存在的变异;其次术前应仔细阅读 X 线片了解患牙髓腔的形状、深度及髓室顶底之间的距离。对于根管解剖复杂或根管再治疗病例,必要时可拍摄 CBCT。

(三) 髓腔穿孔的临床表现和诊断依据

1. 临床表现　由于髓腔穿孔发生和治疗的时间显著影响患牙的预后,因此及时发现、诊断穿孔并制订合适的治疗计划至关重要。

治疗过程中出现的髓腔穿孔,其特点是预备过程中突然出血,肉眼或显微镜下可以直视穿孔的存在。对于弯曲根管和细小钙化根管,一旦预备过程中患者突然出现疼痛、根管内出血明显、纸捻尖端较多鲜血和根尖狭窄区手感丧失,应高度怀疑侧穿发生。

髓腔穿孔部位如果伴有牙周附着丧失或牙槽骨吸收,则可能在相应部位检查到牙周袋。因为牙颈部穿孔和伴有牙周组织丧失的根中部穿孔,会极大降低患牙的治疗效果,所以牙周检查可有效帮助判断患牙的预后。

2. 诊断依据　诊断髓腔穿孔时需综合考虑穿孔原因、术中口内牙体牙髓牙周检查情况,以及影像学检查结果。

在临床上,微小的穿孔容易被遗漏,因此根管治疗术中可使用纸捻放入根管内,观察是否有渗血来进行辅助判断,同时使用口腔手术显微镜则有助于辨别穿孔位置。电子根尖定位仪同样可作为诊断根管穿孔的工具之一,通过仪器警报可以检测到不易发现的穿孔区域,但是根管内的液体(如根管冲洗药物)可能会影响仪器的准确性,因此使用这种方法时需结合其他辅助检查。

插诊断丝分角度投照也是一个诊断髓腔穿孔的方式,但是二维影像可能会遗漏唇/颊侧和舌/腭侧的穿孔,而三维影像 CBCT 检查可以提供更准确详细的信息。一般推荐选择小视野 CBCT,可以减小辐射范围,减少放射剂量,同时还可以提高清晰度。但是 CT 影像易受到周围高密度结构,如冠、桥、种植体、根充材料和根管内桩核的影响,产生伪影和失真,导致漏诊和误诊,因此建议临床上通过调节对比度减小这类因素的干扰。

(四)髓腔穿孔的预后评估和管理办法

髓腔穿孔是根管治疗期间的常见并发症,如果未能及时发现和正确治疗,则患牙可能因牙周组织的丧失而最终脱落。因此,在诊断髓腔穿孔后,应及时根据患牙情况评估预后并制订合适的治疗办法。

1. 髓腔穿孔的预后评估   在评估髓腔穿孔的预后时,穿孔相对于牙槽骨水平和上皮附着的位置(即临界区,the critical zone,图 5-6-4)极为重要。当穿孔位于临界区时,预后最差,因为穿孔越靠近牙龈组织则越容易被口腔细菌污染。当上皮组织迁移到穿孔部位时会产生牙周缺损,从而快速形成牙周袋,导致患牙修复成功率降至最低。当穿孔发生在多根牙的根分叉处时,由于它靠近上皮附着和龈沟,因此也可以将根分叉处视为临界区。

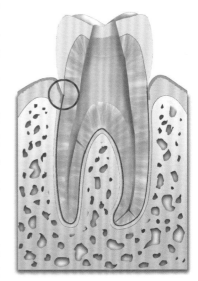

图 5-6-4   临界区示意图

通常来说,临界区冠方的穿孔预后良好,这是因为此部位易于检查和操作,同时无需牙周参与即可使用传统材料进行充分封闭。当穿孔位于临界区根方时,如果该根管可以进入并且进行根管治疗,那么在完善的根管清理和封闭后,细菌从冠方侵入并导致慢性炎症发生的风险将大大减小,则该部位的穿孔也将具有更佳的预后。

影响髓腔穿孔预后的因素较多,包括以下因素。

(1)穿孔水平:穿孔可发生在根管的冠 1/3、中 1/3 和根尖 1/3。髓室底根分叉处穿孔可按牙根冠 1/3 穿孔对待。一般来说,穿孔部位越靠近根尖,预后越好,但治疗难度也相对增大。

(2)穿孔部位:穿孔可发生在颊侧、舌侧、近中或远中根管壁。在非手术修补中,穿孔的具体部位对临床操作的影响不大;但若采取手术治疗,穿孔的部位则有重要的意义,因为有些部位的穿孔是无法用手术方法进行修补的。

(3)穿孔大小:穿孔的大小与能否进行严密的修补以及修补的密合度有关。穿孔越大,越难取得严密的修补效果。不过,随着生物陶瓷类材料的发展,其应用于穿孔修补后,目前认为穿孔大小对患牙预后不再具有显著影响。

(4)穿孔时间:无论何种原因造成的髓腔穿孔,都应及时修补,以减少其对牙周组织的破坏。慢性穿孔常造成牙周附着的丧失,髓腔受到感染者尤甚。此时往往需要外科手术修补结合牙周组织引导再生术。

(5)患牙牙周状态:发生穿孔的患牙需接受仔细的牙周检查,尤其是牙周探诊。如果牙周附着完整,宜尽快进行非手术修补;如果已有附着丧失,则可能需要牙髓、牙周、修复,甚至正畸的联合治疗。一般来说,髓腔穿孔与牙周袋相通则修补效果差。

(6)其他:亦应考虑美观及术区可视度等其他实际因素。

2. 髓腔穿孔的管理   髓腔穿孔管理的目的是使穿孔处再生健康的牙周组织,且不出现持续炎症或牙周附着丧失。如果出现牙周缺损,则管理的目的为重建组织附着。因此,穿孔修复的成功取决于封闭穿孔和重建健康牙周韧带的能力。

文献报道的髓腔穿孔发生率为0.7%~12%,其中,由于穿孔造成患牙无法保留的概率为2.9%~4.2%,无论患牙穿孔的部位、大小或修补时间如何,一旦出现症状就必须临床干预,此时有修补或拔除这两种方案。因此必须先评估穿孔患牙的可修补性,如果该牙无法修补或无法完成牙髓治疗,如广泛性病理性穿孔的患牙,则应充分告知患者拔牙的好处和可能的修复方案。对于一些修补时具有明显附带损伤或失败风险的患牙来说,拔牙可能是唯一的选择。

但是,术者的经验和专业能力同样对穿孔处的封闭性掌控及治疗效果具有重要作用。在临床上一旦发生髓腔穿孔并发症,通常建议转诊至牙体牙髓专科医生或具备处理复杂病例能力的医生处,在口腔手术显微镜下进行处理。若患者保留天然牙意愿强烈,同时能够配合先进的治疗设备、技术及材料,对穿孔患牙是否能够保留的评估标准可适当放宽。

二、髓腔穿孔修补术和屏障术

(一)髓腔穿孔修补术和髓腔屏障术定义

1. 髓腔穿孔修补术　髓腔穿孔的修补方法包括非手术修补和手术修补。由于髓腔穿孔的修补效果受穿孔的原因、治疗时机、修补材料、牙周状态、穿孔部位、穿孔范围、治疗方案、机体反应和术者的操作技能等因素的影响,因此当患牙选择修补方案时,无论是非手术还是手术修补髓腔穿孔均建议在口腔手术显微镜下进行。

当然,修补穿孔的最终目标不仅仅是通过封闭穿孔来修复髓腔硬组织完整性,而是封闭穿孔的同时不断引导其周围牙周组织再生,力求达到理想的形态和功能上的再生性愈合。虽然目前有很多材料可以促进新骨形成,但是组织学证明大多数修补穿孔病例的新生骨中并无牙周膜与相应的根面连接,原先病变根面覆盖的是长结合上皮,而不是功能性排列的主纤维束,这种情况只能称为"修复",而不能称为"再生"。因此,如何引导牙周组织再生,提高牙周组织再生率仍是实验室和临床的重要研究方向。

(1)髓腔穿孔的非手术修补:髓腔穿孔的非手术修补中,应完成穿孔根方的根管预备和根管充填,如果无法在修补前完成穿孔根方的根管充填,则可使用易于去除的材料来防止修补材料对根方根管的阻塞,如Cavit(3M ESPE,Seefeld,Germany)、小棉球、牙胶或纸尖等。其次,应重点考量穿孔发生和修补之间的时间间隔,如果立即修复未受污染的穿孔,则可以防止牙周韧带破裂。如果穿孔长期存在,则可能是慢性感染,修补时应去净穿孔缺损内的任何原有材料。此外,当穿孔部位存在感染时,患牙能否修补成功则取决于污染物的去除和无菌条件的制备。在放置修补材料之前,可用0.5%~2.5%的次氯酸钠溶液大量冲洗感染的穿孔和伤口部位作进一步清洁。由于次氯酸钠有增加并发症的风险,因此应谨慎使用。若想避免次氯酸钠挤压至根尖组织造成损伤,则更推荐使用氯己定来替代次氯酸钠,而非使用无菌水,因为无菌水无清洁除菌作用。

通常来说,在患牙常规术区清创完成后,先依据穿孔组织面骨缺损程度决定是否制作髓腔外屏障。如果周围骨组织紧贴穿孔处则不需要进行外屏障。但穿孔伴有大面积骨缺损则需要对穿孔处放置外屏障以防止修补材料大量超出。修补材料要求一定层厚,≥2mm的厚度可有效减少微渗漏的发生。对应的根管则可采用热牙胶垂直加压充填技术进行充填。

(2)髓腔穿孔的手术修补:过去,因放大和照明技术的限制,髓腔穿孔通常采用外科手术方式修补。随着口腔手术显微镜的广泛使用,现在认为应尽可能使用非手术方式来修补穿孔。但是,在以下特殊情况时,可以考虑手术干预。①穿孔的形状/性质存在不确定性;②该穿孔位于牙槽嵴下,伴随有病理改变或症状;③由于患牙存在冠内/冠外修复体,无法获得根管内部通路;④穿孔范围大且存在阻塞材料;⑤根尖1/3穿孔伴有慢性疾病,无法充分清洁和修补;⑥牙颈部外吸收,不适合内部修复。总而言之,若病例不适合或对非手术治疗无效,或者需要对受影响的牙周组织一并进行治疗,则可采用手术修补方法。

采用手术修补时,应先完成患牙的根管治疗。术中翻瓣至穿孔部位,为修补提供通道。穿孔部位的修整一般使用刮匙等简单的手用器械,也可以使用超声或小球钻,在放置修补材料前应对穿孔部位进行止血,防止MTA等生物陶瓷材料在潮湿环境中被冲刷,无法形成完整封闭。

2. 髓腔屏障术定义　髓腔屏障术依据其功能和放置部位可分为髓腔外屏障和髓腔内屏障。

（1）髓腔外屏障术：是指用生物相容性好的屏障材料填塞穿孔周围骨腔以避免修补材料超填的一种方法。屏障材料既可起止血作用，也可为修补材料的放置和加压提供支撑。

（2）髓腔内屏障术：包括以下两种（图5-6-5）。

1）根尖屏障（apical barrier，AB）：对于根尖孔敞开的病例，于根尖段放置适当的封闭材料，形成人工根尖止点，便于根管严密的三维充填，同时促进硬组织形成，称为根尖屏障。

2）冠方屏障（coronal barriers，CB）：在髓室底或根管口段放置封闭能力较强、一定厚度的充填材料，减少经根管口以及髓室底侧副根管等途径引起的冠方微渗漏，以提高根管治疗成功率为目的，称为冠方屏障。其中，将材料置于根管口段，减少经根管口引起的冠方微渗漏，以提高冠根联合治疗成功率的称为根管内屏障（intraorifice barriers，IBs）。

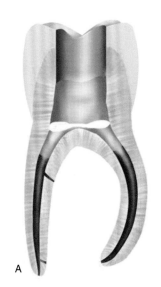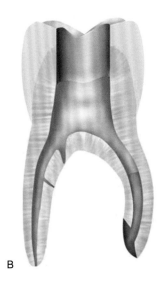

图 5-6-5　髓腔内屏障示意图
A. 根管内屏障；B. 根尖屏障。

（二）髓腔穿孔修补术和屏障术的操作要点

1. 髓腔穿孔修补术操作要点

（1）髓底及根管冠1/3侧壁穿孔的修补：髓底及根管冠1/3穿孔一般在口腔手术显微镜下采用非外科手术修补。首先，建立从根管口到穿孔处的直线通路，定位并预备根管以制造充足的冠方空间防止根管被修补材料堵塞。清理穿孔区，必要时使用超声器械或机用旋转器械（如根管口预敞锉）将其扩大，以去除穿孔周围潜在感染的牙本质。如果穿孔区较小，可用次氯酸钠溶液冲洗消毒，穿孔区较大则采用氯己定代替。穿孔出血可采用明胶海绵、硫酸钙以及氢氧化钙止血，但避免采用硫酸铁类收敛剂，因为其产生的血凝块会导致细菌生长并影响材料封闭性能。

术区准备工作完成后，视穿孔大小采取两种路径进行修补：①若穿孔范围小，则先修补穿孔，再完成根管治疗。首先将易于取出的材料（如棉球、牙胶尖等）置于穿孔根方根管内，以保护根管不被修补材料阻塞，再采用MTA显微输送器、注射器或银汞充填器将调拌好的生物陶瓷类修补材料置入穿孔处，然后以显微充填器械进行加压固位，待材料硬固再行根管充填。若使用MTA作为穿孔修补材料，应在MTA上方放置消毒湿棉球并严密暂封患牙48~72小时，待复诊检查修补材料坚硬且固位良好方可进行根管充填。②若穿孔范围相对大，则先完成根管充填，再修补穿孔。为确保修补材料层厚，根管充填材料应止于穿孔点根方以下至少1~2mm。此部位穿孔修补后建议常规制作冠部屏障，包括根管内屏障，以最大限度降低由于冠方微渗漏导致的治疗失败（图5-6-6）。

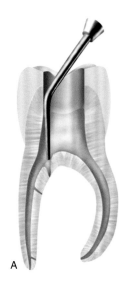
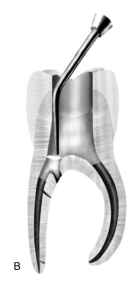

图 5-6-6　髓底及根管冠 1/3 侧壁穿孔修补示意图
A. 穿孔；B. 修补。

（2）根管中 1/3 侧壁穿孔的修补：根管中 1/3 穿孔可在口腔手术显微镜下采用非外科手术修补。穿孔位于根管更深处时，缺损的入路更为复杂和困难，严密修补穿孔区以及保护根管不被修补材料堵塞的难度也随之增加，此时更需要口腔手术显微镜提供适度的放大倍数和良好的光源。修补前常规完成穿孔的定位、清创、止血以及根管预备和试主牙胶尖工作。

同样，视穿孔大小和形态采取两种路径进行修补：①穿孔范围大或呈带状穿孔，则先完成穿孔根方的根管充填，再修补穿孔，同时用修补材料填塞相对根管腔，穿孔冠方视根管长度采取注射热牙胶充填或直接修补材料填塞。②穿孔范围小，则先修补穿孔再完成根管充填。首先在根管内置入保持锉或主牙胶尖，这样不仅可以防止根管充填通路被堵塞，当难以直接放置修补材料时，还可以作为间接的载体，通过超声能将生物陶瓷材料，如 iRoot BP-Plus 或 MTA 等，导入缺损处。将锉置入根管内稍低于穿孔的水平，置入并加压，然后将超声工作尖接触根管锉冠部，震动使修补材料可以进入缺损区。随后以 1~2mm 幅度用力上下提拉根管锉防止其与修补材料粘连，以便复诊时顺利将其取出。有证据表明，在根尖成形术模型中超声法放置 MTA 可增强其对细菌的封闭性，但也有学者认为超声法与手工法相比可能降低材料的管壁适应性，超声法放置 MTA 还需要进一步的研究（图 5-6-7）。

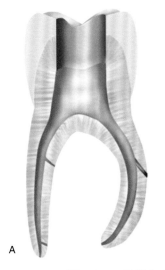
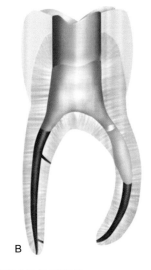

图 5-6-7　根管中 1/3 侧壁穿孔修补示意图
A. 穿孔；B. 修补。

（3）根管尖 1/3 侧壁穿孔的修补：位于根尖 1/3 的根管侧壁穿孔，通常发生在弯曲根管预备和成形过程中，尤其是使用大号不锈钢器械或小号但较硬的比如 C 锉、C+ 锉进入根尖段，且往往伴发根管阻塞或台阶形成。这类穿孔的修补不仅要求穿孔区良好的清理和封闭，还要求探查、清理、成形和充填原始根管通路，治疗难度较大。首先应完成原始根管的探查、清理和预备，然后考虑是使用生物陶瓷材料修补穿孔并填塞根管尖端，还是修补穿孔处结合热牙胶材料充填原始根管来封闭根管尖 1/3 段。目前使用的生物陶瓷材料生物相容性良好，封闭效果好（尤其是根管无法保持干燥时），但难以理想地输送至弯曲根管的根尖段缺损处。置入保持锉可以维持根管通路以利于修补穿孔后进行牙胶充填，但有可能妨碍修补材料进入缺损的根尖段。而如果不置入保持锉，修补材料流入根管根尖段可能影响其三维充填。此类根管穿孔修补的预后难以保证，应该建议患者定期复查，必要时需行根尖外科手术甚至拔除患牙（图 5-6-8）。

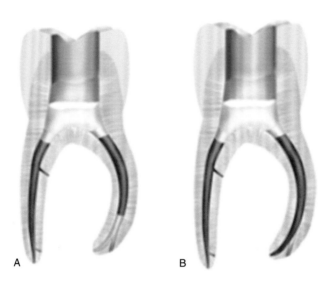

图 5-6-8　根管尖 1/3 侧壁穿孔修补示意图
A. 侧壁穿孔处及其尖段均采用修补材料充填；B. 修补穿孔处后再常规牙胶尖充填根管。

2. 髓腔屏障术操作要点

（1）髓腔外屏障术：髓腔外屏障术是用屏障材料填塞穿孔周围骨腔以避免修补材料超填的一种方法。操作时将屏障材料放入穿孔周围的骨腔中，一侧与牙周组织直接接触，另一侧平齐牙周膜位置且与牙根或髓底的外表面形状一致，然后选用玻璃离子粘固剂、复合树脂、生物陶瓷类等材料修补穿孔（图 5-6-9）。髓腔外屏障术为修补材料的充填提供了良好的操作环境。首先，外屏障技术支持修补材料的加压操作，其作用类似于邻面洞充填时的成形片，作为人工假壁，便于充填材料加压，防止超填，从而保持穿孔底部或侧壁正常生理外形。其次，屏障材料具有压迫止血并隔绝渗出液的作用，便于粘接性修补材料的使用。此外，屏障材料具有消炎杀菌、促进骨组织愈合的作用。屏障材料分为可吸收屏障材料和不可吸收屏障材料两类。可吸收屏障材料主要包括硫酸钙和胶原类材料；不可吸收屏障材料主要为生物陶瓷类，它既可作为屏障材料，也可作为穿孔修补的材料。选择屏障材料时应注意所用的修复材料。胶原材料吸收水分后可能影响粘接性材料的性能，因而不能与树脂类、玻璃离子类修复材料合用；硫酸钙固化后则不影响湿粘接材料应用。此外，术中应注意勿将屏障材料压入邻近重要结构如颏孔和上颌窦底。屏障材料要求具有良好的组织相容性，通常采用可吸收屏障材料如胶原、同种异体冻干骨、羟基磷灰石粉、明胶海绵和硫酸钙等。

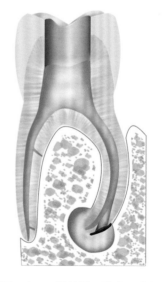

图 5-6-9　髓腔外屏障术示意图

（2）髓腔内屏障术

1）根尖屏障：年轻恒牙阶段，因龋病、非龋性牙体硬组织疾病如畸形中央尖和畸形舌侧沟、牙外伤而发生牙髓根尖周病变，出现牙根停止发育、根尖孔不闭合或根尖孔敞开。到恒牙阶段，由于炎症时间长，根尖周骨质明显破坏，牙乳头细胞和上皮根鞘的分化能力差，根尖诱导成形术疗程长且效果不佳。临床还偶见与遗传性疾病有关的颌骨发育不全，伴全口多个牙位先天缺失，伴萌出恒牙牙根未发育完成、牙根短、髓腔大、根尖孔呈敞开状的病例。这些情况下，单纯根管充填不能严密封闭根管系统，通常需要制作根尖屏障。

临床上可依据牙根长度、根管壁厚度、根尖孔敞开形态以及根尖炎症程度范围，口腔手术显微镜辅助下，采用手术和非手术方式制作根尖屏障。目前多应用生物陶瓷类材料作为屏障材料，充填厚度以3~5mm 为宜。

2）冠方屏障：临床上需要进行冠根联合治疗的牙齿多数有较大牙体缺损，甚至是残冠、残根，而且永久性修复体需要在根管治疗后一段时间才能完成，仅用暂封材料封固牙齿冠方易导致因微渗漏引起的治疗计划失败。在根管口段和髓室底各放入 1mm 或单纯在根管口段放入 2mm 的屏障材料，均能够不同程度地提高根管治疗牙冠方封闭能力。根管内放置 2mm 玻璃离子或流动树脂比单纯使用 Resilon 根管充填系统更能有效防止冠方微渗漏的发生。根管内屏障能够提供除暂封材料外的第二重保护，以防止根管系统的污染。永久性修复之前，根管内屏障能够在短期内有效地保护根管系统。且屏障材料厚度越大，冠方封闭能力越强。根管桩预备后，剩余 2~3mm 的牙胶冠方放置 1mm Virebond 能够有效防止冠方微渗漏的发生。

理想的冠方屏障材料要求：①便于临床操作；②能够与牙体粘接；③能有效防止冠方微渗漏发生；④容易与天然牙体组织区分；⑤不影响永久性修复体的应用。目前临床常用的氧化锌丁香油水门汀（ZOE）或磷酸锌水门汀，其使用的局限性除封闭性能不理想以外，尤其是氧化锌丁香油水门汀，丁香油酚还在于其对树脂永久修复材料的阻聚作用，ZOE 固化反应具有可逆性，可释放丁香酚，并进入牙本质小管，污染粘接界面，丁香酚能够增加复合树脂表面粗糙性，减小其硬度和降低树脂的颜色稳定性，若原有的复合树脂没有完全去除，丁香酚可在表面形成蜡样薄膜，影响树脂 - 树脂的粘接，ZOE 暂封的牙本质表面，对不同类型粘接系统的粘接力都有一定的影响，全酸蚀系统降低 9.6%，两瓶和一瓶自酸蚀系统分别降低 22.3%、22.1%。玻璃离子水门汀（glass ionomer cement，GIC）能够与牙体化学性粘接，释放氟具有抗菌能力，是较理想的材料。流体树脂于 20 世纪 90 年代中期出现，流动性能好，便于临床操作，可塑性强，配合使用相应粘接系统，与牙体粘接力比传统玻璃离子水门汀大，可提供良好的边缘封闭，但粘接力受丁香酚的影响，因此，根管充填时建议使用不含丁香酚类的根管糊剂。树脂加强型玻璃离子水门汀（resin modified glass ionomer cement，RMGIC）于 20 世纪 80 年代后期出现，具有玻璃离子水门汀和复合树脂的特点，可双固化，性能不受丁香酚的影响，粘接力与 GIC 无显著差异，临床操作方便，能够用超声工作尖去除。另外，RMGIC 与牙本质适合性好，充填边缘孔隙形成较少，固化膨胀，其成分在光固化时可抑制微生物生长，一定时期内能够防止根管系统污染，但固位力较流体树脂差。Filtek Z350 为新型纳米流体树脂，其作为根管内屏障材料能够有效防止冠方微渗漏发生，原因为流体树脂流动性能好，容易操作，能够良好地湿润牙体表面到达不规则区域，实现最小厚度充填并减少气泡产生，但流体树脂组成成分中的无机填料少，固化时聚合收缩大，影响材料 - 牙体间的封闭效果。Fuji Ⅶ为新型树脂加强型玻璃离子水门汀，与 Filtek Z350 的冠方封闭能力相近，差异没有统计学意义，且 Fuji Ⅶ为橘红色，容易和天然牙体组织区分，但使用时需要人工调制，难以完全避免气泡产生，在一定程度上影响材料的均质性。

三、髓腔穿孔修补术常用材料及其应用

（一）髓腔穿孔修补材料

1. MTA　MTA（mineral trioxide aggregate）是一种新型牙髓治疗材料，由细腻的亲水颗粒组成，包括波特兰水门汀（portland cement，PC）、三氧化二铋和痕量的二氧化硅、氧化钙、氧化镁、硫酸钾、硫酸钠等。PC 主成分为硅酸二钙（$2CaO \cdot SiO_2$）、硅酸三钙（$3CaO \cdot SiO_2$）、铝酸三钙、石膏和铁铝酸四钙。MTA 可用

于直接盖髓术、活髓切断术、髓室底穿修补、根管侧穿修补、根尖诱导成形、根管倒充填等多种治疗。MTA具有良好的封闭性,当其与牙本质接触时,沉积于其表面的磷灰石晶体可与牙本质发生化学性粘接,能严密封闭根管系统,杜绝再感染。MTA还具有良好的组织相容性、抑菌性和一定的诱导成骨性,同时可以促使牙骨质和牙槽骨的形成以及牙周韧带的重建,消除根尖炎症,诱导根部硬组织再生。MTA为放射线阻射材料,阻射性高于牙胶尖和牙本质,在X线片上易于与周围组织区分,能通过X线观察充填效果。它在术区受血液污染的情况下也可发挥作用,且既可用作修补材料,也可作为屏障材料,因此多用于髓腔穿孔修补术中。但MTA固化时间较长,在与牙龈相交通的缺损区使用会在固化前被唾液、龈沟液等冲走,因而限制了其应用,所以MTA并不适用于发生于牙槽嵴顶上方的穿孔,此时需要选择其他材料如Geristore等树脂加强型玻璃离子,既可以达到美学要求,又能满足快速固化的需要。MTA其他主要不足之处包括价格昂贵、可诱导牙体变色、操作特性难以掌握、固化后难以溶解或取出等,所以遇到需要考虑红白美学的前牙区域,尤其是当患者存在高笑线的情况下,可以更换使用Biodentine、BC膏体(RRM)和糊剂(RRMF)等不易导致牙体变色的材料。

2. 新型生物陶瓷材料　生物陶瓷是一种非金属无机材料,约2008年引入牙髓治疗,可用于穿孔修补和根管倒充填、直接盖髓和根尖诱导。生物陶瓷材料增强的生物相容性远超传统的封闭材料,与MTA相比,生物陶瓷材料不会导致牙齿变色。

(1)iRoot BP Plus:iRoot SP/BP/BP Plus是一类硅酸钙合成物,主要成分包括氧化锆、硅酸钙、磷酸钙和氢氧化钙等,不溶于水,不含铝,需水凝固和硬化。

iRoot SP是一种即刻应用的根管封闭剂,可注射。作为根尖封闭剂时,与AH Plus具有相似的根尖封闭能力。在粘接强度性能方面,它也比以往的材料要好。iRoot SP表明能诱导磷灰石形成,是优良的生物活性材料,并具有优良的物理性能,无凝固收缩,根尖微渗漏较小。iRoot SP能有效杀灭粪肠球菌,在混合后3~7天持续有杀菌能力。在生物细胞相容性方面,有研究比较了AH Plus、iRoot SP和MTA的细胞毒性,发现AH Plus最大,iRoot SP其次,MTA最小。此外,有研究发现,iRoot SP能诱导MG63细胞与基质矿化相关的基因的表达及蛋白质的合成,是一种合适的促进细胞与材料相互作用的修补材料。

(2)Biodentine:Biodentine是一种生物活性牙本质替代材料,其主要成分为硅酸三钙、氯化钙水溶液及赋形剂等。它具有与牙本质相似的机械特性,应用时无需预处理牙本质。由于其由高纯度无单体矿物成分组成,生物相容性良好。Biodentine能与牙本质紧密结合,有良好封闭性,从而为保存活髓提供适宜的环境,避免术后敏感,保证修复耐久性。研究表明,在Biodentine与牙本质结合界面,由硅酸钙水合产物降解牙本质胶原成分,形成多孔结构,促进了钙离子、氢氧根离子、碳酸根离子的渗透,形成了高度矿化的区域,称为"矿化浸润区(mineral infiltration zone)"。Biodentine在与牙本质交界区可形成由富含钙、磷的结晶沉积物及材料本身组成的钉突状结构,在30~90天时Biodentine形成的富钙磷层宽度大于MTA。Biodentine还具有生物活性,能促进反应性牙本质生成及牙本质桥的形成。有学者发现Biodentine在体外可促进鼠永生牙髓细胞(OD-21)向成牙本质细胞分化,且能促进其生物矿化。Biodentine促进人牙髓细胞释放TGF-β_1和早期牙髓细胞的矿化。Biodentine可应用于牙体永久、暂时修复,盖髓术,切髓术,各类髓腔、根管穿孔的修补,根尖屏障,根尖倒充填,根尖诱导成形术等。

(3)Bioaggregate:Bioaggregate作为一种新型材料,是MTA的改良型。它的成分与MTA类似,具有良好的组织相容性,能诱导成骨细胞产生成骨相关的基因表达。与MTA类似,同样具有抗粪肠球菌活性,还能有效地对抗白念珠菌。而在根尖封闭性能方面,Bioaggregate与MTA具有同等的能力。

(4)Portland cement:Portland cement(PC)是一种建筑用材料,译为波特兰水门汀,由于化学性能与MTA接近而被认为是MTA的替代物。PC除了不含三氧化二铋,其余成分与MTA组分相似,包括硅酸三钙、硅酸二钙等。PC具有良好的边缘封闭性,可以作为根管充填材料使用。PC的边缘适应性和封闭能力与MTA不相上下,固化时间则短于MTA。PC可促进牙髓细胞的矿化,具有抑菌性,作为根管封闭剂时,能抑制粪肠球菌、白念珠菌、铜绿假单胞菌、金黄色葡萄球菌和黄色微球菌的生长,而粪肠球菌是难治性根尖周炎的主要致病菌。PC 价格较 MTA 低廉,是一种有望部分替代 MTA 的材料。

(5)EndoSequence® BC Sealer™ 和 TotalFill® BC Sealer™:EndoSequence® BC Sealer™(Brasseler) 和 TotalFill® BC Sealer™(FKG)是成分相同的生物陶瓷类的根管修补材料,其成分包括硅酸钙、氧化锆、氧化钽、磷酸钙,需要液体进行钙化,因此具有非常好的亲水性。BC Sealer 为预混型,包括 RRM(膏体)和 RRMF(糊剂),RRM 的固化时间约为 2 小时,FKG Dantire 的 Fast-Set Putty 有更短的约为 20 分钟的固化时间,优于 MTA。

(6)BioRoot™ RCS:BioRoot™ RCS(Septodont)为双组份封闭剂,是一种新型硅酸三钙基 CSH 生物材料,可用作根管封闭剂,这类材料比氧化锌丁香酚封闭剂表现出更小的细胞毒性和更强的诱导血管生成、成骨生长因子分泌能力,能够提供更合适的环境来诱导干细胞,有利于细胞向成牙或成骨方向分化。

(7)C-root SP:C-root SP(北京赛濡特口腔医疗器械有限公司)于 2021 年在中国上市并通过 FDA 认证,是一种新型硅酸锶基根管封闭剂,主要成分为硅酸锶、磷酸钙、氧化锆、氢氧化钙、填料和增稠剂等组成,具有亲水性,C-root 作为生物陶瓷类材料,在固化过程中能够利用牙本质小管内水分,经水合反应及沉淀反应与牙本质结合面及邻近牙本质小管内诱导生成羟基磷灰石,具有一定程度的体积膨胀,可以减少微渗漏的发生,具有良好的封闭效果。其对牙周韧带干细胞具有良好的细胞相容性,含促成骨愈合活性成分,X 射线阻射性强,抗菌性强,但目前只有糊剂产品,仅用作根管封闭剂。

3. 其他材料

(1)玻璃离子:玻璃离子(glass ionomer cement,GIC)作为一种牙科充填粘接材料用于临床,是由硅铝酸玻璃和聚丙烯酸水溶液反应而成,具有粘接性强、对牙体刺激性小、可释放氟有效防龋等优点,广泛用于牙体牙髓病科、儿童牙科以及口腔修复科的牙体充填或粘接。研究显示 GIC 的封闭能力与银汞相比具有显著差异,微渗漏率为 0.007microliter/min,表明 GIC 是一个合适的修补侧穿的封闭剂。新配制的 GIC 具有细胞毒性,随着材料的凝固,细胞毒性随之减小。GIC 充填时易操作,具有良好的边缘密合性、抗溶解性,且凝固后无细胞毒性,可以作为较理想的修补穿孔材料。

(2)Geristore:Geristore(Denmat)是一种专门用于修补严重的牙颈部穿孔的树脂改性玻璃离子水门汀的商品名,它与牙本质有良好的粘接性,用 Geristore 修补龈下的缺损前,牙本质表面一定要用磷酸预处理,此外还需要使用粘接技术,随后对材料进行光固化。Geristore 具有双固化、亲水性 BIS-GMA 配方,组织学生物相容性良好,能粘附牙本质、释放氟化物,热膨胀系数低,聚合收缩率低。

(3)SuperEBA:SuperEBA 属于氧化锌丁香酚类根尖倒充材料,是一种在调拌时加入苯乙酸改变凝固时间、增加混合物抗压强度的改良型 ZOE。SuperEBA 很多物理性质优于传统型 ZOE,具有良好的抗压性和抗牵拉能力,pH 呈中性,不易溶解,即使在潮湿的环境下,也可以与牙体组织紧密粘接,适用于根尖处的特殊环境。Super-EBA 聚合收缩小,与洞壁适应性好,聚合过程中的吸湿膨胀可在某种程度上弥补了聚合收缩,因而降低了边缘微渗漏。有研究表明其封闭能力小于 MTA,促进细胞的矿化能力也不及 MTA,且细胞毒性大于 MTA。

(二)髓腔穿孔修补术中常用止血药物

当病变较大时,缺损处通常会出现肉芽组织,这种肉芽组织应小心刮除并去净,但可能导致穿孔部位的大量出血,此时可使用胶原蛋白、硫酸钙或氢氧化钙进行止血。目前的局部止血药,依据其起效模式可分为机械性制剂、化学性制剂、生物性制剂和吸收性止血剂。具体参见第六章第一节"麻醉与止血"。

但是当出血无法控制时,明智的做法是根管内封氢氧化钙糊剂,严密暂封患牙,安排后续复诊再进行修补。

1. 机械性制剂

(1)骨蜡(bone wax):主要由蜂蜡和软化剂组成,是一种具有百年历史的材料,通过形成机械屏障密封伤口来控制破损骨表面的出血。目前的骨蜡产品通常以无菌棒或板的形式包装在易于打开的箔纸中,具有出色的延展性和平滑性,从而为出血控制提供了经济高效且易于操作的方法。也有报道称,骨蜡的惰性会引起并发症,包括异物反应、促进感染和抑制骨愈合。

(2)硫酸钙（Calcium sulphate）：同样具有良好的生物相容性和止血效果。且同时可作为可吸收的支撑材料，根据材料的密度不同，其吸收时间也不同，大致在 4 周左右。在作为支撑材料时，临床操作需要通过垂直加压器或 MTA 输送枪系统放置在骨缺损处。放置好材料后需要使用超声等工具清理穿孔周围的牙本质壁，为后续粘接提供干燥洁净的环境，提高材料密闭性。

2. 化学性制剂

(1)肾上腺素（epinephrine）：既是一种神经递质，也是一种激素，是最常用的外用血管收缩剂，肾上腺素会导致许多微小血管网络收缩，但会扩张骨骼肌和肝脏中的血管。使用浓缩的局部肾上腺素（1∶1 000）已被证明在控制手术区域内大面积黏膜出血方面非常有效。治疗剂量的肾上腺素可能会出现焦虑、头痛、恐惧和心悸的短暂和轻微副作用，尤其是在甲状腺功能亢进的个体中。由于血管收缩，反复局部注射可能导致注射部位坏死、脑出血、半身不遂、蛛网膜下腔出血、心绞痛患者发生心绞痛、焦虑、不安、搏动性头痛、震颤、头晕、呼吸困难、出汗、恶心、呕吐等。

(2)硫酸亚铁溶液：常用的凝血剂。因其会对牙槽骨造成不可逆损伤，并延迟愈合，因此并不建议在髓腔修补穿孔术中使用。

3. 生物性制剂　凝血酶（thrombin）是一种局部止血剂，凝血酶是人体天然产生的丝氨酸内肽酶，在凝血级联反应和复杂的止血过程中起着至关重要的作用。作为一种局部止血剂，用于控制和减少外科手术过程中的失血，可与标准手术技术联合使用或替代。FDA 已批准三种凝血酶类产品：重组凝血酶、人凝血酶和牛凝血酶。

4. 吸收性止血剂

(1)明胶海绵（gelfoam sponge）：是一种用于出血表面的医疗制品，是一种不溶于水的灰白色、由纯化的猪皮明胶颗粒和注射用水制成的非弹性、多孔、柔韧的产品。它可以在不磨损的情况下切割，能够吸收数倍于其自身重量的血液或其他液体，并保持在其间隙内。当通过加压、结扎和其他常规方法控制毛细血管、静脉和小动脉出血无效时，明胶海绵可在外科手术中用作止血制品。明胶海绵的常见副作用包括发烧、感染、脓肿形成、异物反应、积液以及血肿。

(2)可吸收胶原：包括 CollaCote ™、CollaTape® 和 CollaPlug® 可吸收胶原蛋白，具有生物相容性，临床操作性好，可在 2~5 分钟内快速止血，并在 10~14 天内吸收。临床也可作为穿孔修补时的支撑材料，使用时将材料切成小块连续放置在牙周膜边缘处，防止 MTA 超出根管系统。由于材料会逐渐吸收，胶原蛋白应该仅放置在骨缺损内。胶原不建议与粘接剂一起使用，因为它会吸收水分并污染粘接界面。

（三）常用止血方法

穿孔区的止血效果直接影响修补术预后，因此在穿孔修补过程中应及时止血。

1. 急性穿孔止血方法　对医源性的急性穿孔，通常可以通过温生理盐水冲洗、棉球压迫来止血。

2. 陈旧性穿孔止血方法　对陈旧性穿孔，在口腔手术显微镜下刮除术区肉芽肿，修整穿孔缘时，依穿孔大小、周边骨质吸收程度均有出血，应考虑使用局部止血药压迫或填塞止血。

（高燕）

参 考 文 献

1. 黄定明, 周学东. 根管治疗难度分析的要点. 中华口腔医学杂志, 2006, 41 (9): 532-534
2. 黄昕, 许晓杰, 张荣华, 等. 牙髓钙化及其治疗方法的研究进展. 国际口腔医学杂志, 2024, 51 (1): 82-90
3. ZEHNDER M S, CONNERT T, WEIGER R, et al. Guided endodontics: accuracy of a novel method for guided access cavity preparation and rootcanal location. Int Endod J, 2016, 49 (10): 966-972
4. CONNERT T, WEIGER R, KRASTL G. Present status and future directions-Guided endodontics. Int Endod J, 2022, 55 (Suppl

4): 995-1002

5. DIANAT O, GUPTA S, PRICE J B, et al. Guided endodontic access in a maxillary molar using a dynamic navigation system. J Endod, 2021, 47 (4): 658-662

6. LING J Q, WEI X, GAO Y. Evaluation of the use of dental operating microscope and ultrasonic instruments in the management of blocked canals. Zhonghua Kou Qiang Yi Xue Za Zhi, 2003, 38: 324-326

7. KAPALAS A, LAMBRIANIDIS T. Factors associated with root canal ledging during instrumentation. Endod Dent Traumatol, 2000, 16: 229-231

8. JAFARZADEH H, ABBOTT P V. Ledge formation: review of a great challenge in endodontics. J Endod, 2007, 33 (10): 1155-1162

9. ZHANG R, TANG R, SPINTZYK S, et al. Three-dimensional printed tooth model with root canal ledge: a novel educational tool for endodontic training. Dent J, 2023, 11 (9): 213

10. ZANZA A, REDA R, TESTARELLI L. Endodontic orthograde retreatments: challenges and solutions. Clin Cosmet Investig Dent, 2023, 24 (15): 245-265

11. BERMAN L H, HARGREAVES K M. Cohen's pathways of the pulp. 12th ed. St. Louis: Elsevier, 2020

12. IQBAL M K, KOHLI M R, KIM J S. A retrospective clinical study of incidence of root canal instrument separation in an endodontics graduate program: a PennEndo database study. J Endod, 2006, 32 (11): 1048-1052

13. SOBOTKIEWICZ T, HUANG X, HAAPASALO M, et al. Effect of canal curvature location on the cyclic fatigue resistance of reciprocating files. Clin Oral Investig, 2021, 25 (1): 169-177

14. AZIM A A, TARROSH M, AZIM K A, et al., Comparison between single-file rotary systems: part 2-the effect of length of the instrument subjected to cyclic loading on cyclic fatigue resistance. J Endod, 2018, 44 (12): 1837-1842

15. PANITVISAI P, PARUNNIT P, SATHORN C, et al., Impact of a retained instrument on treatment outcome: a systematic review and meta-analysis. J Endod, 2010, 36 (5): 775-780

16. FU M, ZHANG Z, HOU B. Removal of broken files from root canals by using ultrasonic techniques combined with dental microscope: a retrospective analysis of treatment outcome. J Endod, 2011, 37 (5): 619-622

17. SHEN Y, CHEUNG G S, PENG B, et al. Defects in nickel-titanium instruments after clinical use. Part 2: Fractographic analysis of fractured surface in a cohort study. J Endod, 2009, 35 (1): 133-136

18. LIANG Y, YUE L. Evolution and development: engine-driven endodontic rotary nickel-titanium instruments. Int J Oral Sci, 2022, 14 (1): 12

19. MCGUIGAN M B, LOUCA C, DUNCAN H F. Endodontic instrument fracture: causes and prevention. Br Dent J, 2013, 214 (7): 341-348

20. ROSEN E, VENEZIA N B, AZIZI H, et al. A comparison of cone-beam computed tomography with periapical radiography in the detection of separated instruments retained in the apical third of root canal-filled teeth. J Endod, 2016, 42 (7): 1035-1039

21. KOC C, SONMEZ G, YILMAZ F, et al. Comparison of the accuracy of periapical radiography with CBCT taken at 3 different voxel sizes in detecting simulated endodontic complications: an ex vivo study. Dentomaxillofac Radiol, 2018, 47 (4): 20170399

22. MADARATI A A, HUNTER M J, DUMMER P M. Management of intracanal separated instruments. J Endod, 2013, 39 (5): 569-581

23. TORABINEJAD M, FOUAD A, SHABAHANG S. Endodontics: Principles and practice. 6th ed. Amsterdam: Elsevier Inc, 2021

24. MOHAMMED SAED S, ASHLEY MP, DARCEY J. Root perforations: aetiology, management strategies and outcomes. The hole truth. British Dental Journal, 2016, 220 (4): 171-180

25. CLAUDER T. Present status and future directions-managing perforations. International Endodontic Journal, 2022, 55 (Suppl 4): 872-891

26. LOETZEN S C S, HÜLSMANN M. Root perforation repair concepts and materials: A review. ENDO-Endodontic Practice Today, 2018, 12 (2): 87-100

27. SIBONI F, TADDEI P, ZAMPARINI F, et al. Properties of BioRoot RCS, a tricalcium silicate endodontic sealer modified with povidone and polycarboxylate. International Endodontic Journal, 2017, 50 (S2): e120-e136

28. PATEL M, PATEL H, KESHARANI P, et al. Evaluation of sealing ability of MTA flow, biodentine and pro-root MTA to seal the furcal perforation with and without internal matrix-an in vitro study. J Pharm Bioallied Sci, 2023, 15 (Suppl 2): S1192-S1194

第六章
显微根尖手术

第一节　病例选择和术前准备

根尖手术是通过外科手术的方法到达患牙的病损区,对患牙进行治疗的方法。2023 年欧洲牙髓病学会提出 S3 级临床指南,指出显微根尖手术与非手术的根管治疗和根管再治疗相比,没有证据表明其在根尖周炎的治疗效果方面具有统计学差异,但根尖手术是在保守治疗困难或者不可能采用常规疗法时选择的一种替代方法。临床上几乎没有绝对的根尖手术适应证。因此,根尖手术被看作是牙髓治疗的扩展,而不是一种单独的方法。显微技术的出现,使我们能借助显微镜,对细小而复杂的结构进行外科操作,准确估计和去除病变组织而不损伤正常组织。与常规根尖手术相比(表 6-1-1),采用显微根尖手术可以去除更少的牙槽骨,在清晰展示牙根表面结构、裂纹、峡区、多根尖孔、C 形根管等复杂解剖区域的基础上,精确地进行根尖切除、倒预备和倒充填。

表 6-1-1　传统根尖手术与显微根尖手术的比较

手术步骤	传统根尖手术	显微根尖手术
根尖的定位	有时较困难	精确
去骨	很多(≥10mm)	很少(≤5mm)
牙根表面的观察	不准确	准确
倾斜角度	很大(45°)	很小(<10°)
确认峡部	几乎不可能	常规操作
根尖倒预备	模糊	精确
根尖倒充填	不精确	精确

一、病例选择

根管治疗仍是绝大多数牙髓根尖周病的首选治疗方案,但限于患牙复杂的解剖学因素和病史,根管治疗并不能完全适用或解决所有临床问题。当根管治疗存在局限时,显微根尖手术既是探查病因的手段,又是有效消除根尖周病损的方法,有非常广泛的适应证。在患牙的牙周和剩余牙体组织状况稳定时,显微根尖手术是消除根尖周炎最有效的手段之一。

（一）适应证

1. 已行根管治疗但 X 线根尖片显示根尖周有持续的低密度影病变。

2. 已行根管治疗但患者有持续疼痛不适伴或不伴肿胀。

3. 根尖偏移、台阶、阻塞、穿孔或其他医源性问题伴有持续的病变和症状。

4. 根管内充填物为无法取出的银尖、牙胶载核且伴有持续的病变和症状。

5. 根管内器械分离在根下 1/2 段。

6. 伴有根尖周低密度影的超填根管。

7. 已行桩冠修复，无拔牙计划或无法完整取下修复体时，特别是上颌前牙。

8. 传统根尖手术失败病例。

9. 真性根尖周囊肿。

10. 钙化根管伴或不伴根尖周低密度影和症状。

11. 不能经常规根管治疗的复杂根管，根管解剖变异和形态异常，如根尖分歧和根管峡区，严重的弯曲或细小的根管，又伴有根尖周病变者。

12. 外伤性根尖横折，并伴有断端移位和牙髓坏死者。

13. 常规根管治疗后久不愈合的病损，具有不典型的症状、体征和治疗反应，需要进行病损区探查和病理检验以进一步确诊。

14. 需要确诊是否牙根纵裂以及纵裂程度的患牙。

（二）禁忌证

1. 牙体组织状况 牙根吸收至根中乃至根冠 1/3、牙根切除后冠根比不足、根管壁带状穿孔或明确的牙根纵折，这一类患牙预后不佳。

2. 牙周状况 牙周健康状况不佳的患者，特别是手术会导致牙髓和牙周相互连通时，显微根尖手术的成功率较低，颊侧骨板和根分叉骨质缺失者预后不确定，应综合考虑牙齿松动度和牙周袋深浅两个关键因素。

3. 邻近解剖结构 患牙位置邻近重要组织结构属于相对的禁忌证，诸如邻近下牙槽神经管、下颌颏神经血管束、腭部神经血管束、上颌窦的患牙，手术有可能带来损伤或严重后果者，应综合考虑患牙的状况和术者的技术。

4. 全身状况 患严重系统性疾病，不能承受手术的患者。例如处于白血病或中性粒细胞减少症的活动期、糖尿病不可控制、近期频发心脏病、心肌梗死恢复期、刚做过肿瘤手术、正在进行颌骨放射治疗、高龄等患者。妊娠前后 3 个月尽量避免手术。

需要格外注意的是，抗凝药和抗血小板药物正广泛用于冠状动脉粥样硬化性心脏病等疾病，并在老龄化人群中得到了广泛使用。临床上常常遇见服用抗血小板和抗凝药物的患者，这些患者进行显微根管外科治疗前，需要评估患者的出血风险和血栓形成风险，根据内科医生的意见调整患者服用抗血小板和抗凝药物的用量。2021 年的一篇综述对显微根管治疗围手术期的抗凝和抗血小板药物安全管理提出了相关建议（表 6-1-2）。

表 6-1-2 围手术期抗凝药和抗血小板药物管理

药物分类	代表性药物	小手术的停药建议
抗血小板药物	氯吡格雷	不需要更改用药方案；术后局部止血
	阿司匹林和非甾体抗炎药	美国牙科学会不建议在牙科手术前停止服用阿司匹林；术后局部止血
	替格瑞洛	美国牙科学会建议不需要更改用药方案；术后局部止血
	西洛他唑和沙格雷酯	除非有严重出血风险否则不需要更改用药方案，建议咨询该患者内科医生；术后局部止血

续表

药物分类	代表性药物	小手术的停药建议
抗凝药物	华法林	当凝血酶原国际标准化比值位于 2.0~3.5 之间时大多数小手术可以进行
	肝素	对于部分凝血活酶时间位于 25~35 之间,且手术出血风险较小时,无需更改用药方案
	利伐沙班	目前研究表明不需要更改用药方案
	阿哌沙班	当 INR 位于 2.0~4.0 之间不需要调整手术方案
	依度沙班	目前研究表明不需要更改用药方案
	达比加群酯	美国牙科学会建议不需要更改用药方案

(三)药物相关性颌骨坏死与显微根尖手术

双膦酸盐类及其他抗骨吸收药物可以用于治疗骨质疏松等骨科疾病,也可以参与癌症的管理,但它们在发挥作用的过程中抑制了破骨细胞的功能和活性,贝伐珠单抗等抗血管生成药物在抑制肿瘤进展的同时也限制了颌骨的血运。近年来这两类药物引起越来越多的颌骨坏死,被称为药物相关性颌骨坏死。根尖手术被认为是促进药物相关性颌骨坏死的高危因素,因此在涉及显微根尖手术治疗时,对药物相关性颌骨坏死的预防是十分重要的,当患者考虑接受抗骨吸收 / 血管生成治疗时,应提前于口腔医院会诊咨询,抗骨吸收 / 血管生成药物治疗最少应于拔牙 / 手术部位黏膜基本愈合(14~21 天)后进行。若患者已经接受过抗骨吸收 / 血管生成治疗,其根尖手术的指征见表 6-1-3。

表 6-1-3   接受抗骨吸收 / 血管生成治疗患者的根尖手术治疗建议

药物种类及给药途径	手术指征
静脉注射双膦酸盐类药物	不建议手术
静脉注射抗血管生成药物	不建议手术
口服或皮下注射抗骨吸收药物少于 4 年	可以行根尖手术
口服双膦酸盐少于 4 年,同时使用皮质类固醇或抗血管生成药物	根尖手术前停药 2 个月观察颌骨和黏膜愈合情况
口服或皮下注射抗骨吸收药物多于 4 年	根尖手术前停药 2 个月观察颌骨和黏膜愈合情况

二、患者检查与评估

(一)患者全身状况的评估

在开始任何治疗前,全面检查身体的主要系统,包括心血管、呼吸、消化、泌尿、生殖、内分泌和中枢神经系统。在进行显微根尖手术之前要求患者具备能接受口腔局部手术的全身健康情况,美国麻醉医师协会(American Society of Anesthesiologists,ASA)制订了一个广泛使用的分级来确定手术风险,见表 6-1-4。其中 ASA Ⅳ 和 ASA Ⅴ 的患者应先治疗全身疾病,待基本恢复健康后再行显微根尖手术。ASA Ⅱ 或 ASA Ⅲ 的患者应视情况会诊、调整手术方案。值得注意的是 ASA 单独使用时不能十分可靠地预测手术风险,因此仅能作为一般指南。

表 6-1-4   ASA 分级

ASA 分级	定义
ASA Ⅰ	体格健康、各器官功能正常
ASA Ⅱ	罹患轻度的系统性疾病
ASA Ⅲ	罹患严重系统性疾病,尚能应对日常活动
ASA Ⅳ	罹患严重系统性疾病,常威胁生命
ASA Ⅴ	无论手术与否,生命难以维持 24 小时的濒死患者

全面检查时应特别注意以下方面。

1. 过去和现在用药史。

2. 过敏史。

3. 出血倾向。

4. 过去和最近住院史。

5. 传染性疾病（如结核、肝炎、疱疹和艾滋病等）。

6. 风湿热。

7. 糖尿病。

8. 心血管病史

(1) 高血压（治疗前测定并记录基础值）。

(2) 过去或最近的心肌梗死病史。

(3) 心脏旁路手术。

(4) 瓣膜置换手术。

9. 癌症。

10. 免疫抑制治疗。

11. 癫痫。

12. 青光眼。

13. 哮喘。

患者任何可疑不健康的身体状况均应由医生在术前排除。由于显微根尖手术过程会造成一过性的菌血症，因此对于风湿热、心脏内膜炎、发育异常或已损伤的心脏瓣膜、器官移植、使用假体（如假的髋部或假膝盖）的患者，术前应预防性给予抗生素。必要时请内科医生进行会诊。

（二）患者的口腔检查

口腔检查应遵循系统的方法顺序进行。根据患者的主诉和病史进行相应的检查，确定病因和问题所在。在显微根尖手术前，患者最常见的主诉症状是疼痛和肿胀。初诊时，患者可能会有疼痛史，有时会诉及牵涉性的疼痛症状，如耳区痛、颌骨或肌肉的僵硬感和沉重感。耳区痛通常意味着来自同侧感染的下颌磨牙的放射性痛。如果患者口外肿胀则必须推迟手术，口服抗生素至肿胀消退为止。如果局部有窦道，可用牙胶尖示踪法定位患牙。对患牙的牙周情况进行评估也很重要，对确认为根尖周病损伴牙髓与牙周互通或根尖周病损伴颊侧骨板完全丧失的病例，显微根尖手术的预后相对较差。通过临床检查和 X 线检查怀疑牙根纵裂的患牙，可以通过探查性手术进行确认。

（三）术前 X 线根尖片检查

根尖手术前，通常拍摄两张 X 线根尖片，一张正位片，另一张近中或远中倾斜 25°~30° 角，建立三维空间模型，获取以下信息。

1. 牙根的长度。

2. 牙根的数量和形态（融合或分离）。

3. 牙根的长轴方向和弯曲度。

4. 根尖周病损的大小和类型。

5. 根尖周病损至相关解剖结构（如颏孔、上颌窦腔）的距离和相互位置关系。

6. 根尖到下牙槽神经管骨皮质的距离。

7. 根尖之间的距离，尤其是前牙。

X 线根尖片检查同时可以获得的信息，如解剖结构的异常、折裂、根尖周的病损、外伤、牙根的吸收、牙周的疾病、骨结构的改变、前期根管治疗的成功和失败等。变化角度拍摄的 X 线根尖片能显现副根管和 / 或牙根的状况，是否有堵塞、根裂以及钉或桩的位置。早期的 X 线根尖片，应予以保存并作为永久性病例档案的一部分。通过比较早期和近期的 X 线根尖片，可以判断根尖周的病损是新发还是复发，或是否已经扩大，需要进行根尖手术治疗。

在任何治疗前，需要拍摄新的 X 线根尖片。对于后牙区的手术，还要拍摄曲面断层片。曲面断层片对于后牙区手术尤其重要，它可显示解剖标志，如下颌骨下界、颏孔、下颌管、病变范围和程度，以及上颌窦的前界、后界和下界等。进行腭根手术时最好拍摄咬合片。需要显示下颌管颊舌向位置时，则须从不同角度拍摄。

(四) 术前 CBCT 检查

二维 X 线片虽然可以提供很多信息，但仍然有一定的局限性，不能真实反映牙齿和邻近组织的三维结构及其位置关系。即使应用平行投照技术，根尖区结构的变形和叠加还是不可避免。锥形束 CT（cone beam computed tomography，CBCT）的优势在于能够准确地从矢状面、冠状面和轴状面进行观察和测量，避免了由于图像叠加导致的解剖结构模糊。CBCT 的三维图像能清楚地辨认根尖组织和邻近组织的相互关系，比如下颌管、颏孔和上颌窦，且相较 X 线根尖片能检查到上牙槽神经和腭大动脉管，并可以探测到开口于中切牙和侧切牙之间的上颌窦管副管（36.9% 的中国人存在副管），减少其术中损伤引发出血的可能。同时能检查遗漏根管，定位牙根外吸收及其范围等。例如，在上颌第一磨牙腭根的根尖手术中，CBCT 能帮助术前定位腭根根尖距骨皮质的距离、上颌窦的位置、皮质骨板的厚度、骨松质的状态、开窗的位置、牙根的倾斜度、牙根的三维解剖（形状、大小、弯曲度和牙根的数量）等，从而清晰地观察到牙根和周围组织的结构和位置关系，而不受颧弓、牙槽骨、上颌窦和其他牙根的干扰。

与传统的 X 线根尖片相比，CBCT 能早期检查到根尖区牙槽骨密度的变化，因此具有早诊断根尖周病变的潜能。已证实 CBCT 在诊断根尖周囊肿和肉芽肿方面是一种有效的非损伤性方法。CBCT 还能评估显微根尖手术治疗和非手术治疗的效果，与二维图像相比，CBCT 能更精确检查到骨密度的改变和病损范围的变化。

(五) 病例的术前评估

1. 根尖外科手术病例的分型　根尖外科手术病例分为六型（图 6-1-1）。

(1) A 型：无明显的根尖周病损，但有持续的根尖周症状且经非手术牙髓治疗无效。

(2) B 型：有较小的根尖周病损，无牙周病变。

(3) C 型：有较大的向冠方发展的根尖周病损，无牙周病变。

(4) D 型：有较大的向冠方发展的根尖周病损，有牙周病变。

(5) E 型：有根尖周病损，并且牙髓牙周系统相交通，无根折。

(6) F 型：有根尖周病损，颊侧骨板完全消失。

其中 ABC 型属于单纯牙髓根尖周病变，根尖手术成功率高，DEF 型属于牙周牙髓联合病变，根尖手术成功率相对较低。

2. 患牙局部解剖的评估

(1) 上颌前牙与下颌前牙：相对于后牙区来说，上、下颌前牙区的根尖手术涉及较少的解剖学风险及并发症。但是，仍然有一些因素，比如较长的牙根、较浅的前庭和舌倾的牙根。部分上颌中切牙和侧切牙的根尖很靠近鼻底和鼻前棘，会增加前牙区的手术难度。一般上颌中切牙长度在 26mm 以内可以较顺利地建立手术入路，如前庭较浅或牙根过长则会增加手术难度。当不利因素存在时，借助骨切开术达根尖常常极其困难，此时可以选择进入骨组织，切除自根尖向冠方 3mm 的牙根部分，于切除处再行探查与刮治。

下颌切牙根尖手术的难度常常比预期的更大。舌倾的牙根、较浅的前庭和较大的颏凸，都是增加治疗难度的因素，同时要防止舌侧根管的遗漏。

(2) 上颌后牙：上颌后牙的根尖手术，最需重视的解剖结构是上颌窦。有报道显示，手术中的上颌窦穿孔率可高达 10%~50%。在没有根尖周病变的情况下，根尖孔与上颌窦的距离可以小于 1mm。但根尖周炎症常常增加手术穿孔的概率。Wang 等人利用 CBCT 测量了 1 134 颗上颌后牙垂直于颊侧骨板表面并

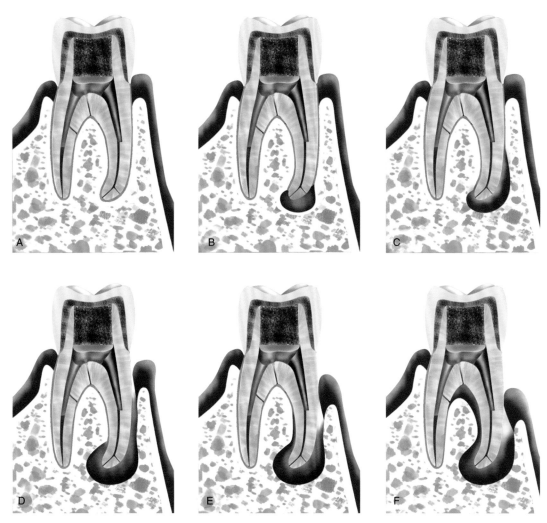

图 6-1-1 根尖外科病例分型示意图
A. A 型；B. B 型；C. C 型；D. D 型；E. E 型；F. F 型。

连接根尖的根尖手术入路线（surgical access line，SAL）与上颌窦底的距离，第一、第二前磨牙和第一磨牙的 SAL 到上颌窦底的平均距离分别为（7.11 ± 4.40）mm、（4.92 ± 3.69）mm 和（4.76 ± 3.61）mm。然而上颌窦穿孔较少造成长期的术后反应。报道显示，对比 146 名上颌窦穿孔的患者和在相似手术中并未穿孔的患者后发现，两者的组织愈合无明显差异。尽管骨的再生较难预测，但上颌窦黏膜往往可以再生，并伴随薄层的新骨生成。当有穿孔风险时，要在术区近远中至少 1 个牙位做纵行切口，因为一旦穿孔发生，需要能完整覆盖封闭创口的黏骨膜瓣。

上颌磨牙的腭根在建立手术入路时难度更大。腭根的手术可以从颊侧或腭侧进入。若从颊侧进入，则需先翻起颊侧瓣，切除颊侧根，将连通上颌窦的骨组织扩大至 1~1.5cm，再行腭根根尖的切除、超声预备及倒充填。穿孔处覆以湿润的纱布，并用无菌的生理盐水冲洗。若从腭侧进入，术区的可见度下降，操作难度加大。较深而垂直的腭穹隆比宽而浅的腭穹隆更适宜采用此方法。在切口和翻瓣时需小心保护前腭动脉。此动脉从腭大孔出，经第二磨牙牙槽突与腭部水平部的交界，继续向前走行。垂直切口可置于上颌第一前磨牙与尖牙之间，因为此处动脉变窄且分为数支。一些情况下，可以在远中增加一短小的垂直切口，此切口常位于第二磨牙的远中，但不可接近牙槽突与腭板的交界。如果前腭动脉出血严重，当局部结扎和加压无法有效止血时，则应考虑结扎颈外动脉。

（3）下颌后牙：下颌后牙根尖手术需要注意的重要解剖结构包括贯穿下颌管和颏孔的血管神经束和颏孔，手术前应进行个体评估确定所在位置以避免损伤。Kug 等通过 CBCT 分析下颌后牙与颊侧骨板的关系,该研究发现随着牙位的靠后,颊侧骨厚度增加,根尖与下颌神经管距离缩短,下颌第一前磨牙牙根和第一磨牙近中根常和颊侧骨板接触。对于牙根较长的患牙,颏孔的垂直位置比水平位置更为重要。下颌第一前磨牙进行根尖手术时,垂直切口做在同侧尖牙的近中位置,第二前磨牙和第一磨牙手术时,垂直切口可做在第一和第二磨牙之间。同时需要注意避免损伤位于下颌第一磨牙附近下颌前庭穹隆下的面动脉。

　　下颌管在下颌骨中的位置就颊舌向走向而言在第二磨牙远中根的位置偏颊侧,至下颌第一磨牙的位置偏舌侧,然后在下颌第二前磨牙的位置偏回颊侧并延续至颏孔。下颌管上缘距下颌第二磨牙远中根尖的平均距离为 3.5mm,下颌第一磨牙近中根尖为 6.2mm,下颌第二前磨牙为 4.7mm。因此,与下颌第二前磨牙相比,下颌第一磨牙的手术相对安全。由于下颌第二磨牙在解剖结构上颊面骨质较厚、牙根舌侧倾斜以及相对偏颊侧的下颌管,手术相对更加复杂。有病例报道称下颌后牙术前正畸治疗将根尖拉向颊侧骨板,可以降低根尖手术难度。对于需要考虑根尖手术的下颌第二磨牙也可考虑再植或拔牙后种植。

　　近年来,有学者尝试构建用于评估显微根尖手术病例难度的人工智能模型,利用 CBCT 数据,根据病变大小、根尖与重要解剖结构的距离、根管解剖形态等因素对显微根尖手术的难度进行分析评估,以期辅助临床医生进行准确的术前分析,并帮助建立显微根尖手术病例难度评估体系。

三、患者术前准备

(一) 术前谈话和签署知情同意书

　　治疗前,医患之间应进行交流,建立相互信任的关系,了解彼此所关注的事项。术者应该简明扼要用患者能理解的语言向患者介绍病情,解释疾病的性质、治疗的理由、对每一种状况将采用的治疗方法、手术的过程、术后医嘱等。向患者解释显微镜和显微根尖手术的方法,包括瓣设计、骨质去除、术中牙根探查和处理方法(可能出现垂直根裂)、瓣复位和缝合等,对手术可能涉及的解剖结构进行说明。与患者讨论预后以及可能出现的术后并发症,包括肿胀、疼痛、神经损伤(颏神经和下颌神经)致感觉异常、上颌窦损伤、出血致血肿形成或面部变色,定期随访的必要等,让患者参与治疗的决策过程。

　　术前谈话能使术者了解患者的心理状况和身体状况,增进患者对术者的信任。手术相关的谈话内容应同时以文字形式提供给患者,并签署知情同意书(图 6-1-2)。

(二) 术前用药

　　1. 消炎止痛药　术前服用布洛芬(800mg)可减少术后的炎症反应,术后 48 小时内服用可减少疼痛和肿胀。

　　2. 镇静剂　如果患者对手术非常紧张,可于术前 30min 口服地西泮 10mg 放松情绪。

　　3. 抗生素　由于根尖外科手术会产生一过性菌血症,患者健康状况很差,如患有严重的糖尿病、心脏瓣膜病、血液系统疾病或有植入假体时,必须咨询相应专科医生制订术前抗生素使用方案。

　　4. 抗菌漱口液　手术前有效的菌斑控制和健康的牙龈组织是最基本的要求。除了正确刷牙和使用牙线外,手术前后推荐使用氯己定漱口液。患者应在术前晚上、手术当天早晨及术前 30 分钟,分别用 0.12% 的氯己定葡糖酸盐液体漱口。术后 1 周内持续漱口,可减少口腔内的微生物并促进伤口愈合。

四、器械材料及术区准备

(一) 手术器械

　　1. 检查器械　包括口镜、牙周 / 牙髓探针和显微探针。显微探针是显微手术专用器械,一端呈 90° 弯曲,另一端呈 130° 弯曲,弯曲尖端均为 2mm 长,便于在较小的骨腔中操作,探查牙根切断面渗漏的位置,区分折裂线和根管(图 6-1-3～图 6-1-8)。

牙体牙髓病科显微根尖手术知情同意书

姓名: 　性别: 　出生日期: 　年 月 日
地址: 　　　　　电话:
病历号: 　　X 线片号: 　　全景片号: 　　CT 片号:
诊断: 　　　　　　手术名称:

一、我理解医生对我介绍的根尖手术的目的及必要性,了解治疗内容,同意配合医生完成整个疗程并承担治疗风险,可以接受治疗过程所需的时间和费用。

二、我已如实向医生报告自己的健康状况,同意接受对原有全身疾病的防治措施,病情变化时将及时与医生联系。

三、我已了解医生对我介绍的根尖手术术中及术后可能出现的治疗反应和并发症,我同意医生为我实施手术治疗及应当采取的救治措施:
1. 麻醉意外或诱发全身疾病,医生将即时处置。
2. 术中、术后出血,医生将根据情况作止血处理。
3. 术中根据实际情况可能改变手术方案或终止手术。
4. 术中、术后患牙如出现明显松动,医生可根据情况建议患者就诊牙周科或口腔外科采取必要措施(固定、牙周治疗或拔除)。一般术后出现的暂时性松动、咀嚼不适、冷热敏感等症状可望自行改善。
5. 术后可能出现某些并发症。如:肿胀、疼痛、局部(颊部、下唇、颊、舌以及翻瓣凿骨区)一时性或永久性麻木、局部皮下淤血及皮肤一时性变色、感染、龈瓣坏死、龈裂、颌骨骨髓炎、颌骨骨折、病灶区邻近组织(如鼻窦、上颌窦、下颌神经管等)损伤及炎症等,必要时及时就诊。
6. 术后发生感染,需定期复诊、换药、服用抗菌素等。
7. 术后病灶可能出现复发需再次手术;修复体可能需拆除后重新冠修复。
8. 术后原瘘道可能继续迁延不愈,致使患牙需要拔除后重新修复。
9. 其他手术意外和并发症,需对症处理。

四、我已了解口腔卫生不良会导致手术愈合不良、术后感染并因此影响手术效果,不利于保持疗效,我同意遵从医嘱,坚持实行正确的口腔卫生措施,确保良好的口腔卫生。

五、我同意医生选择的麻醉方式,同时保证手术后 24 小时内不开车,术后一周内不做剧烈运动。我同意术后 3 月、6 月和 1 年定期复查,有不适随诊。

六、我同意将我的病历、照片和视频资料用于非商业意图的临床及教学研究和学术交流。

患者(监护人)签字:
医生签字:
　　　　　　　　　　　　　　年 月 日

图 6-1-2 显微根尖手术知情同意书

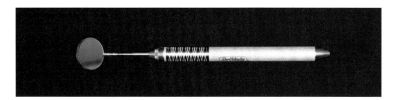

图 6-1-3 单面高清口镜 4#22mm

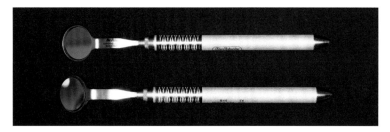

图 6-1-4 双面高清口镜 4#22mm
(上:正面下:反面)

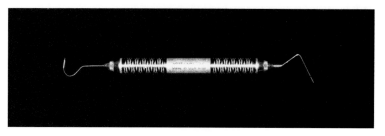

图 6-1-5　23/UNC15 探针

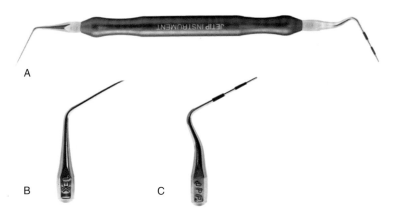

图 6-1-6　牙周 / 牙髓探针
A. 牙周 / 牙髓探针；B. 牙髓探针工作端；C. 牙周探针工作端。

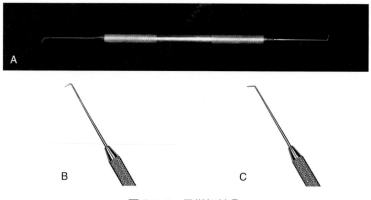

图 6-1-7　显微探针①
A. 显微探针；B,C. 显微探针工作端。

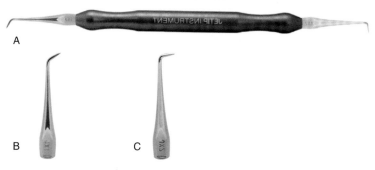

图 6-1-8　显微探针②
A. 显微探针；B,C. 显微探针工作端。

2. 显微手术口镜　显微手术口镜是显微外科中的一个关键器械,其反光面是高度抛光的不锈钢或蓝色宝石。显微手术口镜直径一般较小,以适应显微根尖手术较小的骨腔,在倒预备前后,都应使用显微口镜来观察牙根表面的解剖结构。镜面有圆形和改良长方形,口镜颈部可以弯曲以适应不同位置和角度的需要(图 6-1-9)。

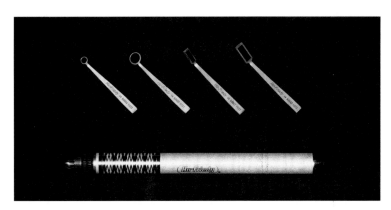

图 6-1-9　显微手术口镜

从左至右依次为显微圆形口镜(3mm)、显微圆形口镜(5mm)、显微矩形口镜(2×7mm)、显微矩形口镜(3×9mm)。

3. 拉钩　KP(Kim/Pecora)型拉钩是为显微根尖手术设计的拉钩,工作端为锯齿形,有不同的宽度,较宽的有 15mm,较窄的有 5mm,厚度为 0.5mm,有凸形和凹形的边缘以适应颊侧骨壁不规则的轮廓。工作端呈锯齿形以便提供更好的固位,防滑性能好。拉钩的表面是无光泽的,不会对显微镜的光线产生反射。KP-1 型拉钩的工作端呈 V 形,适用于上颌磨牙和下颌前牙区的隆起。KP-2 型拉钩的中央有一个凹向内侧的凹陷,适用于上颌尖牙轻微的骨隆起。KP-3 型拉钩的尖端有一个轻微的突起,适用于下颌前磨牙和磨牙的骨解剖结构。这些工具不仅减轻了助手的牵拉工作,同时可以保护组织、减少手术时间。KP-4 较小,工作端宽度 10mm,是通用型拉钩(图 6-1-10)。

KimTrac 型拉钩作为显微根尖手术拉钩,采用了可弯曲的设计。其最大特点是可将工作端进行预弯,在调整好左右两侧的角度后,拉钩可适应不同的组织形态。手术结束后,由于自身良好的镍钛性能,弯曲的工作端可以复原。另外,工作端的末端边缘形态为锯齿状,可较好地保护骨皮质板(图 6-1-11)。

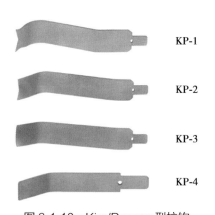

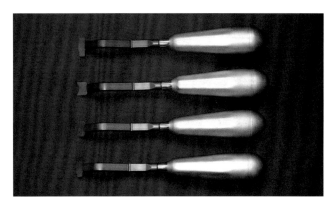

图 6-1-10　Kim/Pecora 型拉钩　　　　图 6-1-11　KimTrac 型拉钩

改良 Labanca 骨膜分离器的一端为拉钩,其拉钩端倾斜角度的设计为牵开组织提供了更好的控制力和稳定性(图 6-1-12)。

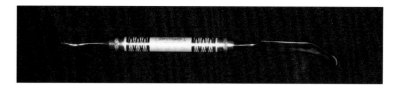

图 6-1-12　改良 Labanca 拉钩 / 骨膜分离器

4. Frazier 吸唾器　用于显微根尖手术的精密吸引,尖端直径为 2.0mm,可以抽吸唾液、血液,以及清除根尖区骨质或牙碎屑(图 6-1-13)。

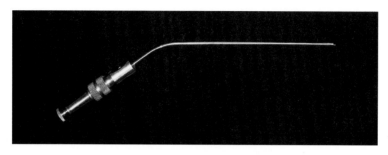

图 6-1-13　Frazier 吸唾器

5. Stropko 微冲洗器　即 Stropko 水气两用喷枪头,与直径 0.5mm 的 Mircotip 配合使用,也可与 Monoject 根管冲洗针、Monojet27 针和 Maxiprobe 针相接,能有效地冲洗和干燥骨腔、切除的牙根表面和倒预备的根尖洞型,代替纸尖干燥根尖倒预备洞型(图 6-1-14)。

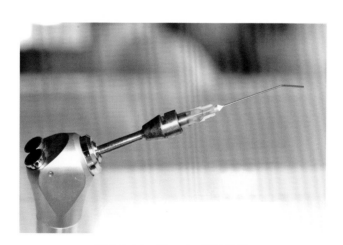

图 6-1-14　Stropko 微冲洗器

6. 切开和骨膜剥离器械　包括 15C Bard-Parker 刀片、显微刀片与分离软组织和骨膜的分离器等。15C Bard-Parker 刀片在显微手术中既可在牙龈乳头间操作,又可行垂直切口。显微刀片用于邻面间隙很窄时。常用的分离器有 Periosteals Molt9、Prichard PPR3、PPBuser、P145S、P9HM 和 JETip、改良 Labanca 分离器等。JETip 分离器的工作端设计为三角形和不同尺寸与弧度的圆形,喙薄而锋利,可以完整地将软组织分离。改良 Labanca 分离器工作端相较传统分离器尺寸更小、精度更高(图 6-1-15~图 6-1-17)。

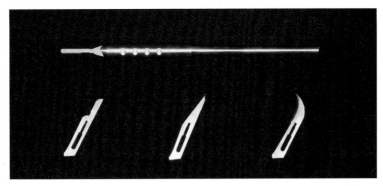

图 6-1-15　5E 手术刀柄及刀片

下方从左至右依次为 15 号、11 号、12 号刀片。

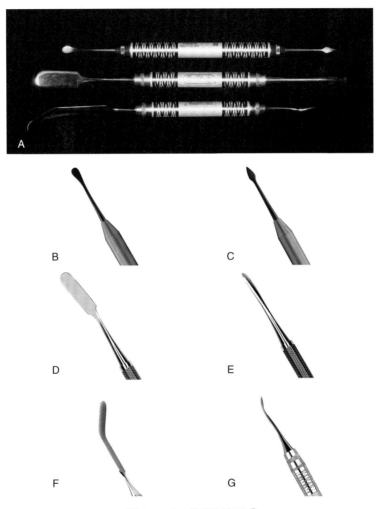

图 6-1-16　骨膜剥离器①

A. 骨膜剥离器(从上至下依次为 Buser 骨膜剥离器、Prichard 骨膜剥离器、改良 Labanca 骨膜剥离器);

B~G. 剥离器工作端。

7. 截骨器械　45° 角气动手机,其设计使冷却水通过与钻柄平行的沟槽沿着车针表面直接到达切割表面,气流通过手机后部喷出,与传统手机相比,水雾喷溅减少,发生组织气肿和脓血症的机会也减少。H161 Lindemann 骨切开器比传统车针的沟槽少,切磨过程产生的摩擦热少,能有效地进行切割(图 6-1-18)。必要时使用骨锉平整骨面,或显微骨钳去除病损处骨腔的粗糙边缘。

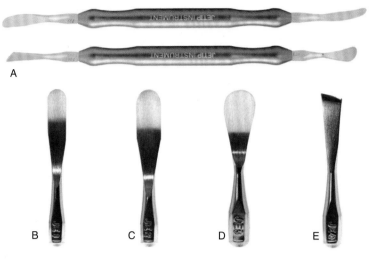

图 6-1-17 骨膜剥离器②
A. 骨膜剥离器；B~E. 剥离器工作端。

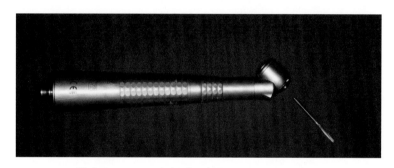

图 6-1-18 45°角气动手机和 Lindemann 车针

8. 搔刮器械 牙周刮匙同样适用于根尖的刮治,较大的病损骨腔可用 Lucas 骨刮匙、33L 刮匙和 Molt 刮匙,但牙根舌侧壁和牙周韧带的刮治要求微型化的刮匙,如 13 号和 14 号 Columbia 刮匙、34/35 号的 Molt 或 Jaquett 刮匙和微型牙髓刮匙(图 6-1-19)。Abou-Rass 显微根管挖匙具有较长的工作柄,可以进入常规器械难以进入的部位(图 6-1-20)。JE Tip 刮匙设计了 5 对工作端角度相反、不同形状和大小的刮匙,以适应不同牙位和病损的需要(图 6-1-21)。

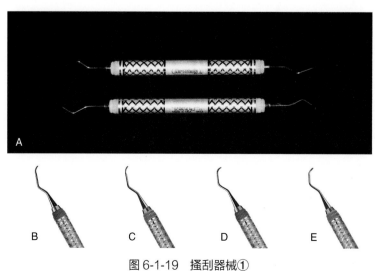

图 6-1-19 搔刮器械①
A. Columbia 通用刮治器；B~E. 搔刮器械工作端。

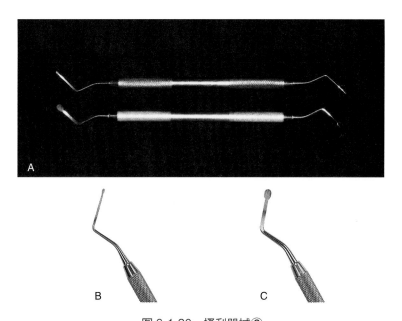

图 6-1-20 搔刮器械②
A. Abou-Rass 显微根管挖匙(上：1.0mm 下：3.0mm)；B，C. 显微根管挖匙工作端。

9. 超声工作尖 显微根尖手术的一大特点是应用了高效率的压电式超声发生器进行根尖预备。超声发生器的工作端有许多形状，可适用于各种不同的根尖入路，进行根尖倒预备，其微型尖端尺寸是传统微型手机的 1/10。

第一个应用于根管和根管外科的超声仪是 1990 年由 Dr. Gary Carr 设计的不锈钢制作的 CT 工作尖(Carr tips)，其大小是传统超声工作尖的 1/10，直径 0.25mm。CT1 和 CT5 外形相似，CT5 的尖端比较尖锐，CK 尖端呈鱼钩形，能有效清洁根管的颊侧壁。CT2 和 CT3 是双弯外形，适用于后牙。CT 工作尖在显微根尖外科应用了十余年，随后术者对超声工作尖切割效率和冲洗方式提出了更高的要求。

1999 年，KiS(Kim Surgical)超声工作端问世，在很多方面进行了改进，工作端进行氮化锆涂层处理提高切割效率，弯曲角度更方便操作，重新定位冲洗孔。相比较，CT 较短，角度比 KiS 大，KiS 冲洗区的定位在尖端上而不是在柄上，可以直接将冲洗液最大程度喷到切割区域，减少微裂纹的产生。KiS 端与 CT 端的手柄角度、工作端的角度和长度都不同。KiS1 尖端呈 80° 弯曲，直径 0.24mm，适用于下颌前牙和前磨牙。KiS2 尖端直径较宽，适用于根尖孔大的牙齿，如上颌前牙。KiS3 有两个弯曲，尖端弯曲呈 75°，适用于上颌左侧和下颌右侧的后牙。KiS4 与 KiS3 相似，尖端弯曲呈 110°，适用于磨牙的舌侧根尖。KiS5 与 KiS3 是一对，适用于上颌右侧和下颌左侧的后牙。KiS6 与 KiS4 是一对（图 6-1-22）。

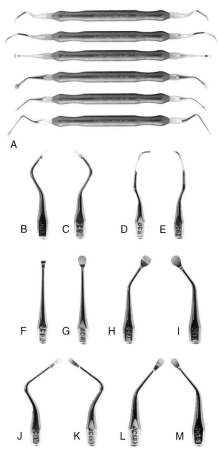

图 6-1-21 搔刮器械③
A. JE Tip 刮匙；B~M. 搔刮器械工作端。

B&L's JETIP 超声工作尖是一种尖端可根据手术倒预备的需要进行不同角度和长度弯曲的超声工作尖。工作尖主体上整合了末端尖锐的微粒磨料，切割效率高，适应性强。JE 工作尖有不同的形状和尺寸，配有可弯 5 种长度(3mm、4mm、5mm、6mm、7mm)的尖端弯器。JT-1 系列适用于前牙，工作端体部弯

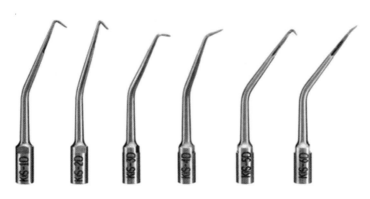

图 6-1-22　Kis 超声工作尖

曲角度 120°,微粒磨料直径 50μm。JE-2 系列是前后牙通用型,工作端体部弯曲角度 150°,微粒磨料直径 50μm。JE-3 系列适用于较大的根管,工作端体部弯曲角度 150°,微粒磨料直径 100μm。JE-4 系列适用于根管峡区,工作端体部弯曲角度 150°,微粒磨料直径 50μm(图 6-1-23)。

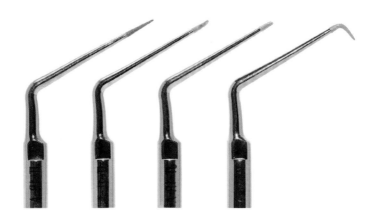

图 6-1-23　JETIP 超声

SATELEC P5 超声工作尖采用了独特的 3-6-9mm 尖端长度配置,可以帮助进行更具保存性的根尖倒预备(图 6-1-24)。

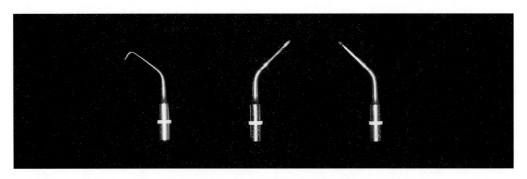

图 6-1-24　SATELEC 超声工作尖

使用超声工作尖的优点在于:①获得更好的根尖入路,尤其在难以到达的部位,例如舌侧的根尖;②更好地清除根管组织碎片;③精确地进行沿牙根长轴 3mm 的倒预备;④精确地进行根管壁峡部的预备,有利于充填材料的固位。

10. 根尖倒充填输送器、加压器和球形磨光器　倒充填输送器工作端为 1mm 宽的片状刃,片状刃端有的与手柄呈直线,有的呈一定角度如 45°,用于输送倒充填材料(图 6-1-25,图 6-1-26)。

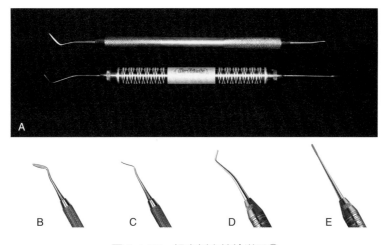

图 6-1-25　根尖倒充填输送器①

A. 根尖倒充填输送器；B~E. 根尖倒充填输送器工作端。

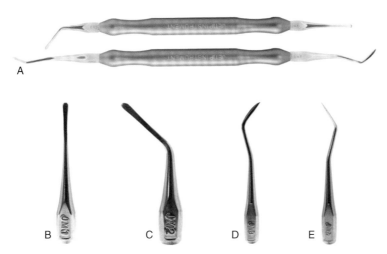

图 6-1-26　根尖倒充填输送器②

A. 根尖倒充填输送器；B~E. 根尖倒充填输送器工作端。

Micro-Retro 显微倒充填器的一端为加压端，一端为输送端。Abou-Rass 无角度显微充填器工作尖端有椭圆头和圆柱头两种，尖端直径从 0.5mm 至 3mm 有多种选择，方便用于多种尺寸根尖加压（图 6-1-27，图 6-1-28）。

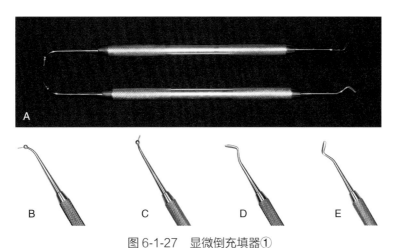

图 6-1-27　显微倒充填器①

A. Micro-Retro 显微倒充填器（上：右；下：左）；B、C：加压端；D、E：输送端。

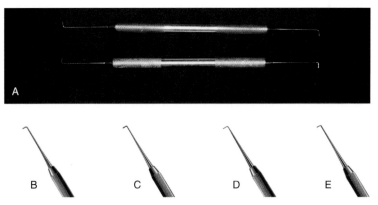

图 6-1-28　显微倒充填器②

A. Abou-Rass 无角度显微倒充填器（上：0.8mm；下：0.6mm）；B~E. 显微倒充填器工作端。

　　JETIP 显微加压器有直手柄和弯手柄两种，工作尖端长度为 3mm，顶部为直径 0.2~0.5mm 的球形体。通用型直手柄显微加压器有工作尖端呈 90° 弯曲和 65° 弯曲两种，65° 弯曲直手柄显微加压器用于舌侧根尖加压。弯手柄显微加压器分左侧弯曲和右侧弯曲，分别用于左侧和右侧磨牙（图 6-1-29~ 图 6-1-31）。

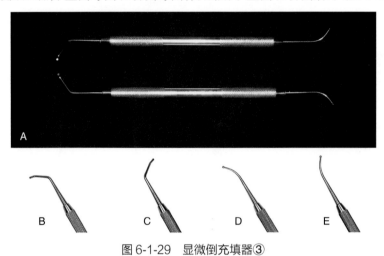

图 6-1-29　显微倒充填器③

A. 显微充填 / 研磨器（上：右；下：左）；B，C. 加压端；D，E. 研磨端。

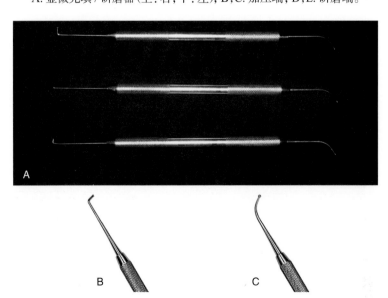

图 6-1-30　显微倒充填器④

A. 通用型显微充填 / 研磨器（从上至下：大、中、小）；B. 加压端；C. 研磨端。

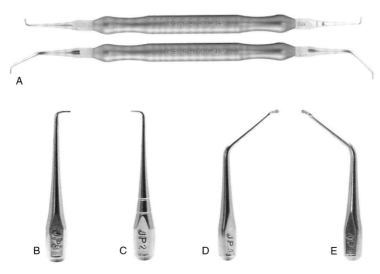

图 6-1-31　显微倒充填器⑤
A. 显微加压器；B~E. 显微加压器工作端。

11. 缝合器械　可使用 Castro、Laschal 显微剪和 Castroviejo 持针器,缝线为 5-0 或 6-0 的合成单丝缝线,如 Supramid 和 Monocryl,没有芯吸效应,可避免切开区因积存菌落而造成感染。6-0 或更小的缝合线多用于有冠修复体的上颌前牙部位的缝合,获得牙龈和冠边缘较好效果的美观。缝合针多使用三角形横截面的 1/2 和 3/8 英寸的弧形针或直针(图 6-1-32~ 图 6-1-36)。

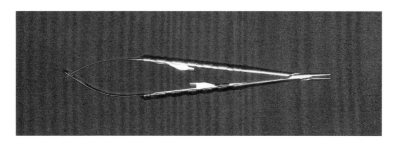

图 6-1-32　Castro 持针钳(直头)

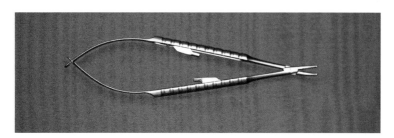

图 6-1-33　Castroviejo 持针钳(弯头)

(二) 根尖倒充填材料

在根管外科历史上,曾用过很多牙科材料作为根管倒充填材料,如牙胶、银汞、Cavit、玻璃离子、复合树脂、羧酸盐水门汀、磷酸锌水门汀、氧化锌丁香油水门汀等。理想的倒充填材料应该有理想的生物相容性、封闭性、不可吸收性和抗菌抑菌性。临床使用的根尖倒充填材料主要有银汞合金、复合树脂、氧化锌丁香油水门汀类材料、三氧化物聚合体以及生物陶瓷材料等。

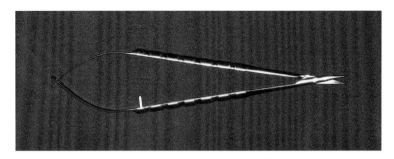

图 6-1-34　Castro 显微剪

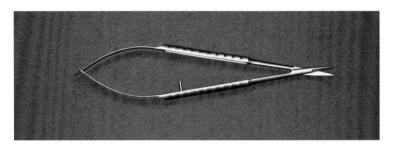

图 6-1-35　Laschal 显微剪

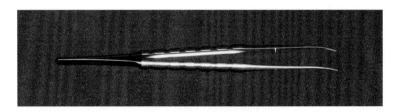

图 6-1-36　显微组织镊

银汞合金操作简便、价格低廉,但研究表明缺乏生物相容性,微渗漏风险高,根尖倒充填后预后较其他材料差,随着更多的倒充填材料进入临床,目前已不再使用。

复合树脂材料在体外作为倒充填材料时表现出良好的密闭性,而且在术中不需要制备传统的根端洞型。值得注意的是,该项技术需要术区严格止血以便形成良好粘接,有研究表明其加权成功率低于三氧化物聚集体等现代倒充填材料。但在超声器械无法有效进行根端倒预备时(如根管内桩接近根尖),复合树脂可以作为一种适合的倒充填材料。

氧化锌丁香油水门汀也是拥有数十年历史的根管倒充填材料,现多以改性后 IRM 和 SuperEBA 的形式投入临床使用。与银汞合金相比,其具有明显更少的微渗漏,同时具有良好的抗菌性。一项发表于2018 年的 meta 分析显示 IRM 和 SuperEBA 在根管倒预备后作为倒充填材料其成功率明显高于复合树脂倒充填。

硅酸钙水门汀拥有理想倒充填材料的诸多特性。研究表明,MTA 作为根尖倒充填材料用于显微根尖手术时可以获得较高成功率(94%),其与氧化锌丁香油水门汀等其他材料相比具有更好的生物相容性,可以促进细胞附着并有诱导成骨和成牙骨质,抑制炎症,促进牙本质结合面羟基磷灰石层形成、增强长期封闭性等特性,因此广受欢迎。但其可操作性较差,凝固时间长,抗冲刷性差,成本较高,且可能会导致牙齿变色。

iRoot BP Plus 和 iRoot SP 属于新型生物陶瓷材料,近年来也作为倒充填材料投入显微根尖手术使用。生物陶瓷材料具有与 MTA 相似的生物相容性和抗菌性。iRoot BP Plus 是一种主要成分为硅酸钙的生物陶瓷,遇水 2 小时硬固,硬固过程无收缩,一项前瞻性研究表明 iRoot BP Plus(94.4%)和 MTA (93.1%)作为显微根尖手术倒充填材料成功率无明显差异。iRoot SP 是一种主要成分为硅酸钙的可注射即用生物陶瓷材料,一项体外研究表明 iRoot SP 拥有比 MTA 更优秀的根尖封闭性,但目前尚无长期临床研究。

（三）根尖手术中手术显微镜的使用

显微根尖手术要求基本配置包括:12.5 倍目镜、200~250mm 目镜、180° 可倾斜双目镜、5 级手动放大调节器或放大倍数变换器、光前照明系统、视听配件(如录像照相系统)。显微镜 3~30 倍的放大范围能有效地进行显微根尖手术。低倍放大(3~8 倍)可获得较大范围视野,用于术区定位和器械工作端的校准;中倍放大(8~16 倍)获得中度聚焦景深,适用于显微根尖手术的全过程和倒预备;高倍放大(16~30 倍)用于观察微小细节,如切除的牙根表面等。

（四）显微根尖手术操作区设置

1. 助手的位置和器械传递系统　显微根尖手术常规配置两名助手。一名在手术者对侧负责吸唾和牵引,该助手一般位于患者左侧,2 点钟至 4 点钟位置,面向术者,要求头顶高于术者约 10cm,双眼平面高于医生约 4cm,另一名站在手术者一侧负责传递器械,同时负责视频收集录制工作。助手和手术者之间要借助视频实时监控系统建立良好的默契,手术过程中术区保持在显微镜视野的中心区域,医助之间保持平静的交流方式,减少患者的紧张情绪。

2. 手术者的位置　手术体位时术者体位和坐姿的要求包括:①头部保持正直;②双目平视镜筒;③脊柱垂直地面;④上臂自然下垂;⑤前臂平放肘托;⑥肘部靠近躯干;⑦双手等高术区;⑧大腿平行地面;⑨小腿垂直地面;⑩双脚平放地面。医师一般位于患者右侧或头顶后方,可以根据需要在 9 点至 12 点方向调整,也可以在相对更大的范围内调整位置

3. 患者的位置　患者的体位首先应保持舒适,以保证快速而平稳的手术,特别对于超过 45 分钟的复杂手术。常规准备一个小型符合人类工程学原理的枕头,为患者的头颈部提供合适的支持物。患者头部处于中央位置,能轻微地朝向或远离术者移动。观察上颌牙齿时,患者的下颌略微向下转动,观察下颌牙齿时,患者的下颌略微向上转动(图 6-1-37~ 图 6-1-43)。

由于头部扭转的时间较长可能导致颈部肌肉的疲劳,这种情况可以让患者通过侧躺体位来避免。后牙区手术时多选择侧躺体位,左侧后牙的手术患者用右侧躺体位,反之相反。当患者侧躺时,可以准备第二个枕头支撑患者的下背部,防止患者平躺。

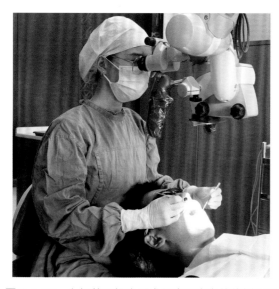

图 6-1-37　上颌前牙根尖手术医生及患者体位侧面照

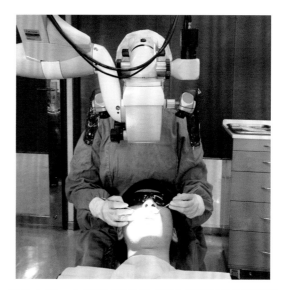

图 6-1-38　上颌前牙根尖手术医生及患者体位正面照

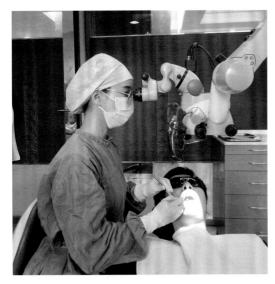

图 6-1-39　下颌前牙根尖手术医生及患者体位 1

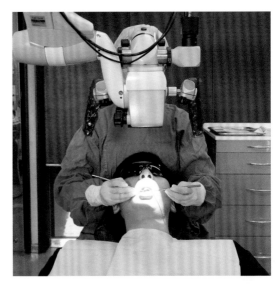

图 6-1-40　下颌前牙根尖手术医生及患者体位 2

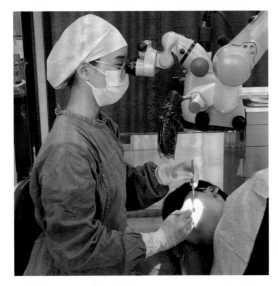

图 6-1-41　左侧后牙根尖手术医生及患者体位 1

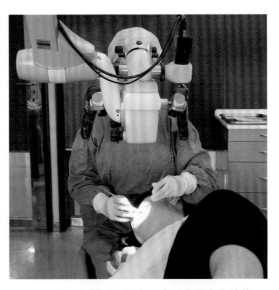

图 6-1-42　左侧后牙根尖手术医生及患者体位 2

4. **后牙手术时下颌的位置和手术入路**　患者的张口度和手术入路是根尖手术的评估条件之一。除了患者在牙椅上的体位，后牙区手术时下颌的位置在改善术区的入路方面有重要的作用。如果患者能向左或向右侧向移动下颌骨并保持体位，磨牙区域的手术入路能得到改善。例如，上颌磨牙区手术时，如果下颌向相同侧移位，颊部就能被牵引约 2.5cm 的距离，而下颌前伸使上颌和下颌的前牙切端对切端能提高下颌磨牙区手术的操作空间。

5. **牙椅的位置**　牙椅应调节到术者的舒适体位。通过调节牙椅的高度和椅背的位置，使术者有充足的空间容纳双腿，显微镜和术区之间保持合适的距离。首先调节目镜和患者口腔的距离，达到理想的清晰度。这时牙椅处于最低位或接近最低位。在这个位置上，术者直立坐姿通过双目镜能轻松看到患者的口腔。一旦术者获得正确的人体

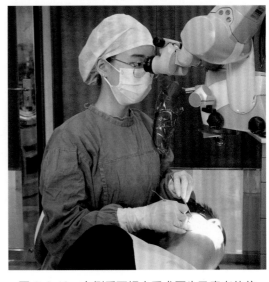

图 6-1-43　右侧后牙根尖手术医生及患者体位

工程学位置和正确的显微镜位置,再对牙椅位置做微调。通常上颌区手术时患者的位置稍低,而下颌区手术时患者的位置稍高。调整好的位置应该使术者能看到从牙冠到牙根整个牙齿的范围。

6. 调整操作位置　当手术者调整好自己的位置,呈放松舒适的坐姿且手臂搁在扶手上时,可以开始进行操作位置的调整。首先,牙椅处于倾斜的最低位,根据手术区域调节患者的头或身体。显微镜设置在最低放大倍数,调节到距患者口腔约25cm处。投射在患者口腔上的小光圈必须通过微调达到高度清晰的聚焦,确定显微镜和术区之间的大概距离。此时术者也可以通过调节牙椅的位置和显微镜的高度来进行调整。

特殊手术区域必须经过精细的调节,例如上颌或下颌区域,有必要时,患者通过调节下颌的位置以获得更好的手术入路。手术区域要调整到视频监控器的中央,使助手能观察到手术的全过程并进行图像收集存储。

7. 显微镜的位置　在手术过程中能始终保持显微镜对正在操作的术区根端的直接观察,显微镜的显示器屏幕应正对助手,可以保证助手实时观察手术过程。

（五）消毒铺巾

对手术间进行空气循环消毒1小时。因为患者在术中是神志清醒的,关于无菌技术的描述和讨论可减少患者对手术的焦虑和恐惧,增强患者对标准化感染控制措施和手术的信心。术者和助手穿手术衣、戴手术帽和手套。患者0.12%的氯己定葡萄糖酸盐液体漱口,用碘伏棉球对麻醉注射区和术区消毒,并对口周进行消毒,消毒方向从术区开始,逐步向四周环绕涂布,患者铺巾、戴帽并遮盖眼睛。口角和嘴唇涂抹润滑剂以预防干裂。在手术过程中,必要时再次使用润滑剂。

五、麻醉与止血

良好的止血效果对于保持清晰的手术视野非常重要,有利于在手术过程中仔细检查骨腔、牙根以及倒预备洞型,是显微外科手术的先决条件;充分的止血还可以确保根端充填材料放置在合适的环境,并最大限度地减少根端充填污染。作为手术的重要内容,止血在术前、术中和术后都应考虑在内。

1. 术前阶段　在根尖外科手术中,局部麻醉包括麻醉和止血两个方面。术区的良好麻醉,既能让患者感到舒适,又能提高医师手术的效率。将局麻药和收缩血管的肾上腺素配合使用,既可以将局麻药长时间滞留于微循环,保证局麻效果,又可以有效止血。近期研究表明,传统1:100 000肾上腺素阿替卡因的血管收缩作用并不能在术区提供理想的止血效果,1:100 000肾上腺素麻醉的出血量约为1:50 000肾上腺素麻醉的两倍。研究人员进一步观察到1:50 000肾上腺素麻醉减少出血量可保持术野清晰干燥,缩短手术时间,且术后止血效果更好,Kim等观察到在根尖周围手术期间,大多数患者在接受1:50 000肾上腺素局麻药后脉搏有短暂的、统计学上不显著的增加,并在几分钟后恢复正常。但尚无指南性文件及专家共识推荐在根尖手术中使用含1:50 000肾上腺素的局麻药。使用4%阿替卡因配以1:100 000肾上腺素,可以提供长效的麻醉和止血效果,在软组织中的持续时间为180~360分钟。研究表明,在浸润/阻滞麻醉前于注射位点进行表面麻醉有助于减少患者痛苦,有效减少内源性儿茶酚胺的产生。无论采用何种麻醉注射方式,在手术区附加浸润麻醉对止血都非常重要。

浸润麻醉的部位应在牙槽黏膜靠近根尖处的疏松结缔组织处。如果注入深部的基底牙槽骨骨膜上组织,则不但起不到止血作用,反而使麻醉药进入肌肉组织中。由于肌肉组织多含β-2受体,进入其中的肾上腺素会起到血管扩张作用,不但止血效果不好,而且会加快对麻醉药和血管收缩剂的吸收,术中有潜在的出血危险。

麻醉药应多点注射以保证遍布整个术区。注药速度不应超过1~2mL/min,注射过快会形成溶液池,反而延迟和限制了液体向周围组织的渗透,造成与微血管和神经束接触面积的减少,止血效果不好。麻醉后过早开始手术是根尖手术的常见错误之一,局麻药需要20~30分钟才能充分浸润颌骨骨髓间隙、并收缩间隙血管,对止痛和止血都至关重要,前牙区在注射后至少要待注射区域变白才开始切开。

(1)上颌麻醉：上颌牙齿在颊黏膜转折处、根尖附近的近中和远中区域进行浸润麻醉非常有效。如果在前牙区手术，可以在切牙孔附加鼻腭神经阻滞麻醉。后牙区可在腭大孔进行阻滞麻醉。如果患者的尖牙和前磨牙区有肿胀症状，附加眶下孔阻滞麻醉效果很好。附加用药也是 4% 阿替卡因配以 1 : 100 000 肾上腺素。

注射的顺序和剂量如下：①术前 15 分钟，麻醉药分 3 次注入。②表面麻醉后，患牙根尖区注入 1 支的剂量(1.8mL)；邻牙根尖区域的剂量，根尖区注入 1/2 支(0.9mL)。③注射之前进行回吸，确保不会刺入血管。④在初次浸润麻醉完成后 10 分钟，颊腭侧注入 1/2 支(0.9mL)的剂量。保持慢速注射，以免患者有不适感。⑤颊侧完全麻醉后，用超短的 30 号针，从颊侧牙龈乳头底部直到腭侧，注入 0.2mL 麻药。⑥待牙龈乳头腭侧发白，同样用 30 号超短针，与硬腭平行注入 0.4mL 麻药，使腭侧组织全部变白。⑦最后，将 0.4mL 的麻药垂直注入腭侧组织中，完成腭侧的充分麻醉。

(2)下颌麻醉：下牙槽神经和颊长神经阻滞麻醉与颊黏膜皱褶、根尖舌侧浸润麻醉联合使用是下颌区手术最理想的麻醉方式。

首先进行下牙槽神经阻滞麻醉，然后进行患牙根尖的颊侧黏膜转折处及近远中区域的浸润麻醉。10 分钟后，注射 1/2 支(0.9mL)麻药到患牙的舌侧。

2. 术中止血 局部区域的术中止血可以通过棉球或纱布填压骨腔来实现。如果出血不止，可考虑使用局部止血药。目前有很多种局部止血剂，依据其起效模式可分为：机械性制剂，如骨蜡、硫酸钙；化学性制剂，如肾上腺素、硫酸亚铁溶液、氯化铝糊剂等；生物性制剂，如凝血酶 USP；吸收性止血剂，如明胶海绵、可吸收胶原、微胶原和可吸收性止血纱布。也可以使用电刀灼烧止血。Khater 等进行的一项 meta 分析对肾上腺素、氯化铝、硫酸铁、电凝等止血方法的效果进行了评估，结果提示氯化铝的止血效果优于肾上腺素，而其余止血剂止血效果无显著差异。

(1)肾上腺素棉球：Racellets 是含消旋盐酸肾上腺素的棉球，由 Grossman 首先提倡使用，是根尖手术最常使用的止血方法之一，且细胞毒性最小。其中肾上腺素的含量因标号不同而异。例如，3 号小棉球含 0.55mg 消旋肾上腺素，2 号棉球含 0.2mg。2 号棉球填塞骨腔 4 分钟不会增加患者的脉搏率。这是因为局部应用肾上腺素时，即刻血管收缩作用使进入微循环的药量很少。

在根尖手术中，迅速采用以下的局部止血步骤：首先将一个小棉球浸透肾上腺素，向骨腔的舌侧壁填压。随后立即将数个无菌小棉球压到第一个棉球上，直到填满骨腔。对小棉球施压至少 2~4 分钟，即使顽固性出血也能止住。将棉球移走时要非常小心，避免破裂的血管再次开放。肾上腺素与压力的联合作用会产生协同效应，对骨腔的止血效果很好。肾上腺素通过对血管壁上的 α-1 受体的作用产生血管收缩效果，同时压力有助于血栓的形成。需要注意的是，棉球遗留的纤维可能会引起异物反应和炎症，使手术部位延迟愈合，因此肾上腺素小棉球应该在最后的冲洗和术区关闭之前完全取出。为了避免残余异物可能引起的炎症和细胞毒性反应，Peñarrocha-Oltra 等提出在根尖手术中采用肾上腺素 - 聚四氟乙烯条作为止血材料，聚四氟乙烯具有优异的生物相容性，摩擦系数极低，可以在去除时不留残余物，并可在止血时起到机械屏障作用。

(2)氯化铝作为止血剂在临床上得到广泛使用，其作用机制为酸性氯化铝与血液中的蛋白质反应，使蛋白质凝固形成屏障，从而阻止血液从血管中流出，即使应用于出血性疾病患者也十分有效。有研究报道氯化铝可以提供比肾上腺素更好的止血效果。但当其作为糊剂应用于根尖手术时，如果有残余颗粒粘附于骨壁上，将会导致明显的炎症反应，延迟愈合，因此建议在使用后清洗、用骨刮匙完全清除。

(3)硫化亚铁溶液：硫化亚铁(FeS)作为止血剂在修复科应用已久，但其作用机制不明。推测主要是硫离子、亚铁离子与 pH(0.21)酸性物质和血液发生化学反应，使血液蛋白产生凝集，而凝集的蛋白有助于在毛细血管中形成血栓。不同于其他止血剂，FeS 是通过一系列与血液的化学反应达到止血的目的，因此，FeS 对于颊侧骨板上小的、持续不断的出血是一种理想的表面止血剂，使用方便并容易被冲洗掉。黄色的 FeS 液体一遇到血液和肾上腺素，立即变成黑褐色或深绿褐色的凝固物。颜色的区别对于确定出血来源非常有用。商业化产品有含 50%FeS 的 Cutrol、含 70%FeS 的 Monsel sol 和含 21%FeS 的 Stasis。

然而,FeS 也是一种细胞毒素,会造成组织坏死,但人体很少吸收,因为凝固物能阻断它进入到血管中。在大剂量使用或被遗留在术区时,FeS 可以破坏骨质并且延缓恢复。只要在止血后和缝合前,用盐水彻底冲洗术区去掉 FeS 凝固物,就不会造成不良影响。

通常在用肾上腺素棉球技术失效时,应该使用 FeS 溶液。最常用到 FeS 的情况是在颊侧骨壁上有小的、持续不断的出血时。在倒充填之前,冲洗颊侧壁上的 FeS 是一个非常重要的步骤。

(4)硫酸钙糊剂:医用级半水化合物硫酸钙糊剂(CS)最初用来作骨诱导剂,可在 2~3 周内被人体吸收,作为止血剂时通过对开放血管的机械堵塞作用达到止血效果。操作时根据术区需要将粉液调拌成较稠的柱状,用湿棉球压到骨面上。CS 很快变硬后,去掉多余的材料,暴露出根尖区域,就可以进行手术了。其最大的优点是具有良好的生物相容性,残余材料不会引起炎症反应,而且完全可以吸收。术后 CS 可留在骨腔内,作为屏障,阻止软组织的生长,并为成骨细胞提供基质,有助于骨的再生。CS 是一种很好的止血剂,适用于较大的骨腔。

(5)电凝止血:电凝可以使局部组织血液和蛋白凝固,从而阻止血液流动,这种方法不会将异物存留于术区,但 Jensen 等观察到电凝的热损伤引起了愈合延迟,因此为避免组织不良反应和潜在并发症,应用骨匙等器械彻底清除电凝的组织。

(6)根管显微外科推荐的止血技术:获得良好止血效果的前提是有效的局部麻醉和血管收缩。当应用表面止血剂的时候,医生应等待 2~3 分钟,待机体的凝血机制起效,获得最佳效果。有效的麻醉可以确保术中获得良好的止血效果。基本步骤为,①局部麻醉时,使用 4% 的阿替卡因配以 1 : 100 000 的肾上腺素;②切开后尽可能迅速清除肉芽组织,并经常冲洗截骨区;③浸透肾上腺素的棉球用来辅助控制截骨区的出血;④肾上腺素棉球止血效果不佳时,可使用 FeS 溶液,多用于小于 5mm 的骨腔;⑤CS 糊剂用于大于 5mm 的骨腔。

3. 术后止血　为避免术后持续出血,瓣缝合后使用止血剂是很重要的。缝合处放置一块冰冷的、无菌的纱布有助于保持瓣的稳固和预防术区的渗出。颊侧黏膜转折处可放置纱布 1 小时,相应脸颊上放一个冰袋,放置 10 分钟再拿开 5 分钟,交替持续 1~2 天。

(麦穗)

第二节　操作要点和注意事项

一、软组织瓣设计与切开翻瓣

口腔中的软组织包括牙龈、黏膜、肌肉、牙周韧带和骨膜组织。正确的瓣膜设计和软组织处理是进行显微根尖手术的关键,可促进美学和功能双重目标的实现。显微牙髓外科手术中软组织瓣的设计应达到两个目的:①获得合适的手术通路至骨组织创面与牙根部位,防止对邻近解剖结构的损伤;②促进良好的组织愈合,减少瘢痕生成并维持软组织的美学效果。术者应掌握正确的软组织瓣设计原则和技巧,采用精细的切口设计,减少组织创伤,并确保组织瓣能准确复位和缝合至原有位置。

(一)软组织瓣的设计原则

显微根尖手术的软组织瓣为全厚黏骨膜瓣,包括黏膜组织、结缔组织和骨膜,其设计应在不损伤瓣的血液循环和保持周围组织健康的基础上,能毫无阻碍地进入其下方骨组织和患牙根尖处通路,必要时可适当扩大术区。影响显微根尖手术中黏骨膜组织愈合的因素包括皮瓣设计、组织处理、伤口缝合和术后护理。全厚黏骨膜瓣能降低手术对软组织的创伤,减少出血,并且为组织瓣提供足够的血供,利于术后组织愈合。

在手术开始切口设计之前,应根据临床和影像学检查评估手术区域的软硬组织情况,考虑以下因素。①牙龈组织生物型:牙龈薄生物型(牙龈乳头呈窄三角形)和牙龈厚生物型(牙周组织厚而平,牙龈乳突宽)的皮瓣设计不同;②唇线和微笑线位置;③是否存在修复体、牙冠边缘和桥体,修复体与牙龈的位置关系;④手术部位的入路;⑤膜龈组织评估,附着龈的宽度和膜龈交界位置;⑥牙周状况,牙周探诊深度、附着丧失程度,是否牙龈退缩、开裂或开窗;⑦软组织厚度;⑧前庭深度、肌肉附着和系带位置;⑨病变的位置和大小;⑩涉及手术的牙数量;⑪ 牙和牙根长度、倾斜角度,外层牙槽骨厚度;⑫ 邻近重要解剖结构;⑬ 软组织的局部血液供应。

组织瓣的定位和设计应符合以下原则。

1. 切口设计不能跨越骨质病变缺损区,骨缺损与切口之间应留有 5mm 的间隙。X 线片显示的病损区域往往小于实际病损的范围,因此评估病损大小时,应适当增加其范围,切口的设计也相应增大。切开后再修改瓣膜设计会影响手术效果。

2. 切口应避开肌肉附着点。切口位于肌肉附着点将导致组织瓣张力过大,复位缝合难度较大,常导致二期愈合和瘢痕形成。一般可通过向侧方延伸水平切口来改善,使垂直切口越过肌肉附着点,并使之包含在组织瓣内,从而避免组织瓣张力过大。

3. 垂直松弛切口应位于两牙根骨隆突之间的骨凹处,避免将切口置于骨隆突处,该处组织较薄,更易撕裂和坏死。瓣的张力太大会导致术后的疼痛和感染,当术中可能需要进行植骨和引导骨再生术(guided bone regeneration,GBR)时,组织瓣的范围应能覆盖植骨材料和膜材料,并减小张力促进愈合。

4. 位于龈缘的垂直切口应设计在牙的近中或远中轴角处,保存较厚的牙间龈乳头,避开菲薄脆弱、血运不足的牙龈嵴顶组织,减小组织瓣坏死脱落和裂开的可能,位于轴角处的垂直切口也有利于缝合。垂直切口的末端不要延伸至黏膜皱襞处,此处的弹性纤维含有丰富血管,切开后易出血,妨碍术中操作视野并影响瓣膜复位缝合,术后因唇部运动还可造成疼痛和水肿。当患者的前庭沟较浅时,可适当加大垂直切口与水平切口之间的切开角度,呈钝角,以避免切到皱襞,注意不要越过邻牙的骨隆突,并保持切口位于附着龈上。

5. 水平切口要有足够延伸,避免锐利角度的切口。水平切口的设计应延伸至患牙邻近的 1~2 颗牙,既可提供充足的手术视野,又能减小组织瓣的张力和对软组织的创伤。要注意牙龈黏膜中血管和胶原纤维的分布和走向,血管进入牙龈后,形成与牙长轴平行的血管网。此外,牙龈黏膜中有大量的胶原纤维,有的平行于牙长轴排列,有的斜行或围绕牙颈部呈环形排列。若形成锐利角度的切口可切断血管和胶原纤维,影响血供,导致组织瓣收缩,复位困难,甚至因张力过大而造成软组织破裂,导致延期愈合。

6. 水平切口和垂直切口的连接点应避免位于龈乳头上。水平切口和垂直切口相交于牙近远中线角处,不能破坏龈乳头。对于扇形瓣,水平切口和垂直切口的交角处应圆滑,避免形成锐利的交角,而导致牙龈撕裂。

7. 瓣基底的宽度应与游离端相等。牙龈的血管为垂直排列,因此垂直切口的设计应顺着血管分布的走向,以避免出现瓣膜局部缺血。手术过程中整个瓣组织必须保持湿润,避免施加机械性压力。矩形瓣水平切口和垂直切口的长宽比例达到 2∶1 时有利于维持瓣膜的血供,垂直切口越短,水平切口越长;反之,垂直切口越长,水平切口越短。

(二) 软组织瓣的种类

软组织瓣的切口包括水平切口和垂直切口,根据水平切口可将软组织瓣分为四类(表 6-2-1)。

1. 龈沟内全厚瓣(sulcular full-thickness flap) 龈沟内全厚瓣的水平切口从龈沟通过牙周韧带延伸到牙槽嵴顶,并通过颊舌侧龈乳头的中间区域,由龈沟将牙龈组织连同龈乳头切开,从牙槽骨上分离。选择龈沟内切口时,牙龈的血液供应不会受到影响,但患牙必须无牙周袋,牙龈无明显炎症。手术时,应尽量保护附着上皮和龈缘组织,沿着牙颈部紧贴根面进行切开。垂直切口距患牙 1~2 个牙位从龈缘开始,通常靠近龈乳头的近中或远中,在两牙根骨隆突之间的骨凹处与牙长轴平行,一直切到膜龈联合处。龈沟内瓣的缺点是可能引起龈缘的退缩,如在前牙涉及冠修复体时会影响美观。龈沟内全厚瓣适用于绝大多数根管外科手术,最常见的龈沟内全厚瓣是三角形瓣和矩形瓣。采用三角形瓣还是矩形瓣,主要取决于牙根长度、邻近解剖结构以及是否便于达到手术部位的根尖区域。

(1)三角形瓣(triangular flap):由 1 个龈沟内水平切口和 1 个垂直松弛切口组成的瓣称三角形瓣(图 6-2-1)。该瓣的优点是组织瓣的血供破坏较小,有利于伤口的复位缝合和组织愈合,缺点是单一的垂直切口限制了手术的视野,如牙根较长则无法充分暴露根尖 1/3 区域,出现该情况需将水平切口向近中或远中方向延伸以暴露术野。三角形瓣多用于后牙和张力较小的前牙区域。

需注意的是,对于下颌第一磨牙的根尖手术,垂直切口应位于下颌第一前磨牙的近中,有两个重要原因:①避免损伤颏神经,因其常位于下颌第二前磨牙的根尖处;②肌肉附着于下颌第二前磨牙处,当其损伤时可造成愈合不佳或愈合延迟。

(2)矩形瓣(rectangular flap):由 1 个龈沟内水平切口和 2 个垂直松弛切口组成的瓣称为矩形瓣(图 6-2-2)。该瓣最大的优点是手术视野较好,更适宜于前牙区,利于暴露前牙根尖,尤其是牙根较长的患者。缝合后组织愈合较快,没有瘢痕。当设计矩形瓣时,瓣基底和顶部的宽度应一致,以保持瓣的供血和软组织纤维的连贯性。缺点是难复位和缝合,在后牙区,远中垂直松弛切口不能扩大视野,并且由于进路的限制易造成缝合困难,因而不建议用于后牙。

2. 膜龈瓣 膜龈瓣(mucogingival flap)又称为扇形瓣(scalloped flap)、Ochsenbein-Luebke 瓣(图 6-2-3),由 Ochsenbein 和 Luebke 于 1974 年命名,该瓣的水平切口位于颊侧附着龈中份,距龈缘 3~5mm 处,依照龈缘的形态切成扇贝形,切口与骨皮质表面呈 45° 角以最大限度扩大切割面,利于缝合。垂直切口位于两牙根骨隆突之间的凹陷

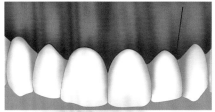
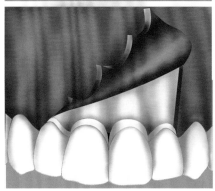

图 6-2-1 三角形瓣

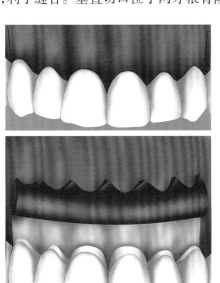

图 6-2-2 矩形瓣

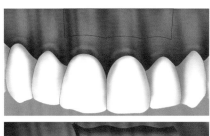
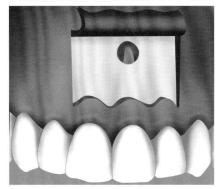

图 6-2-3 膜龈瓣(扇形瓣)

区内,起于水平切口的两端,与水平切口垂直,切至附着龈上距龈缘和龈沟底 3~5mm 处,垂直切口与水平切口的交界处应呈圆滑的弧形,以促进愈合,避免在交界处形成直角形的锐利交角,会导致小的坚硬瘢痕形成。当采用两个垂直松弛切口时,两个垂直切口应相互平行,减少切断胶原纤维和血管,利于愈合和减少瘢痕的产生。

该瓣的优点是不破坏边缘龈和牙龈附着,易于切开和翻瓣,术野清楚,适用于已进行冠修复的前牙,避免牙龈退缩,可最大程度地保持冠边缘附着龈的美观性。但缺点是易切断垂直向的血管和胶原纤维、出血较多和组织瓣收缩。对于附着龈较短、牙根较短或根尖周病变较大的患牙,不宜采用该瓣膜设计。当牙周袋深度过大或附着牙龈宽度不足时,使用这种皮瓣会导致牙龈开裂或开窗等并发症。此外,若附着龈宽度不足或水平切口超出附着龈范围则会产生明显的牙龈水平方向瘢痕,因此术前需对附着龈宽度进行正确的评估。

3. 龈乳头基底瓣   龈乳头基底瓣(papillae base flap)是 2002 年由 Velvart 提出,该瓣的水平切口由龈乳头基底切口和沟内切口相连组成(图 6-2-4)。牙龈乳头是两颗相邻牙齿间的牙龈部分,其存在与否取决于相邻牙的接触点与牙槽嵴顶的距离,当邻牙接触点与牙槽嵴顶之间的距离小于等于 5mm 时牙龈乳头可 100% 充满乳突间隙,接触点与牙槽嵴顶之间的距离为 6~7mm 时牙龈乳头比例降至 56%。保留牙龈乳头可有效降低术后牙龈退缩。

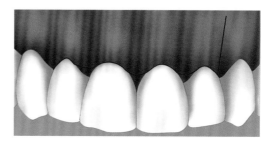

图 6-2-4   龈乳头基底瓣

龈乳头基底切口需要两步完成:第一步在牙间乳头龈下 1/3 处,垂直牙龈切开上皮和结缔组织,龈缘呈圆滑弧形,深度约 1.5mm;第二步刀片沿着第一切口,朝向根尖切至牙槽嵴顶,方向基本平行于牙体长轴,与牙齿颊侧龈沟内切口相接。与龈沟内瓣相比,龈乳头基底瓣的优点在于保留了牙龈乳头,防止形成薄的组织瓣缘,并提供足够的血液以确保组织瓣的成活,可有效避免龈退缩,牙龈高度维持较好,减少术后疼痛肿胀程度,促进愈合,瘢痕形成不明显。

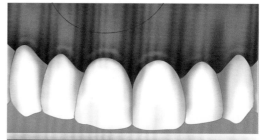

4. 半月形瓣   半月形瓣(semilunar flap)由单一的弧形切口构成,切口从牙槽黏膜开始,弯向冠方的附着龈,再回到牙槽黏膜,呈半月形(图 6-2-5)。龈瓣的边缘应延长至附着龈,不可距龈缘太近。这种瓣的优点是容易复位和缝合,缺点是手术通路不佳视野受限、切口水平切断血管走行导致难以控制出血、切口位于病损上方导致缝线易松脱暴露术区,易留下瘢痕,临床上已较少用于根尖手术,仅在切开引流时使用。

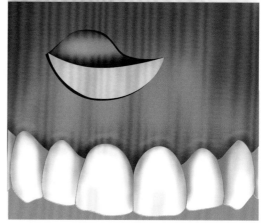

图 6-2-5   半月形瓣

表 6-2-1 软组织瓣的分类和特点

分类	适应证	优点	缺点
矩形瓣	前牙长根病例 附着龈短 大病损及开放性手术 颈 1/3 处病损	水平切口不会位于骨缺损上 便于同时进行牙周刮治和牙槽骨成形术 为根侧修复提供更好入路 组织瓣易于复位	初始翻瓣较困难 龈缘水平退缩 牙间缝合较困难 不易维护口腔卫生
三角瓣	短根病例 后牙 磨牙腭侧根 需植骨病例	水平切口不会位于骨缺损上 为根侧修复提供更好入路 组织瓣易于复位 血供较好	龈缘水平退缩 龈裂或牙周袋形成 牙根较长时需延长切口以减小瓣张力及暴露根尖 牙间缝合较困难
膜龈瓣	前牙长根病例 美学修复冠	易于切开及翻瓣,获得到达根尖通路,未累及龈缘,减少龈退缩和龈裂可能,较易牵拉组织瓣 切口解剖标志明确,易于复位	病损大小估计有误可导致切口位于骨缺损上 涉及肌肉附着和系带等解剖结构时需调整水平切口 水平切口接近龈缘可导致龈裂发生 可能形成瘢痕影响美观
半月形瓣	切开引流	易复位和缝合	手术通路不佳 易留下瘢痕
龈乳头基底瓣	前牙	保留牙龈乳头,有效避免龈退缩 提供足够的血液以确保组织瓣的成活 减少术后疼痛肿胀程度 利于愈合	牙间缝合较困难

(三)切开

　　手术显微镜可用于切开和翻瓣步骤,将提供优越的照明及放大功能,更易于观察软组织中的血管分布和走行方向,一般采用低倍放大倍数。切开全厚瓣时,垂直松弛切口可选用 15C Bard-Parker 刀片,由牙轴角处开始沿着黏膜纤维方向垂直切开,尽可能一次性连续切开附着龈、黏膜和骨膜,直到骨皮质表面,连续光滑的切口边缘将易于对位缝合、拆线、缩短愈合时间。瓣的基底要与顶部一样宽,以保证其内部血供。水平切口切开龈沟时,可选用微型 Beaver 刀片,顺着牙根形状沿牙龈边缘轮廓准确切开,至牙间乳头时向舌侧扩展,如未能紧沿牙颈部轮廓切开,将导致牙间乳头变钝,影响前牙美观。

　　15C 号圆刀片适合于大多数根尖手术组织瓣切开,其刀片半圆形尖端 2mm 的刃缘设计可始终保持与骨组织接触,有效切至骨表面,并防止打滑(图 6-2-6)。12 号刀片较少使用,其弧形设计与牙颈部凸度一致,主要用于龈沟内切口以及入口困难的手术区域,例如上、下颌磨牙的远中颈部区域(图 6-2-7)。

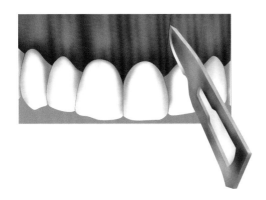

图 6-2-6 　15C 号刀片用于组织瓣切开

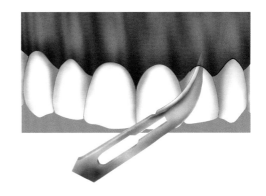

图 6-2-7 　12 号刀片用于组织瓣切开

（四）翻瓣

翻瓣时应将黏膜骨膜瓣完整翻开,骨膜剥离器分为凹面和凸面,翻瓣时其凹面朝向骨面,骨膜剥离器的尺寸和进入角度由瓣的位置、大小和设计来决定。为了不损伤沟内上皮和牙龈血管,翻瓣时一般从牙轴角的垂直切口和水平切口结合处开始翻瓣,采用锐利的骨膜分离器凹面朝向骨面,沿牙体长轴方向以45°角紧贴骨皮质壁表面,从冠部向根方分离骨膜,在骨和软组织之间逐步推进,稳固地向侧面和根尖方向施力,直至黏膜骨膜瓣完整翻开(图6-2-8)。骨膜剥离器的边缘必须时刻与骨面保持接触,当软组织(包括骨膜)从骨面被翻起时,骨膜剥离器保持朝侧面和根尖方向移动,不可脱离骨面接触。要充分地翻起瓣膜,以暴露病损区上下缘的骨面。尽可能避免对瓣的挤压或撕裂,保证瓣膜的完整以利于缝合,促进愈合,并减少术后疼痛和炎症反应。

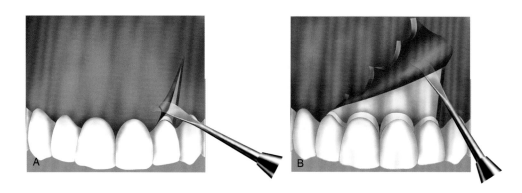

图 6-2-8   翻瓣方法

A. 骨膜分离器从牙轴角的垂直切口和水平切口交界处开始翻瓣;B. 骨膜分离器凹面朝向骨面,
沿牙体长轴方向以 45° 角紧贴骨皮质壁表面,从冠部向根方分离骨膜。

瓣膜完全翻开后,在骨皮质暴露表面尤其是在根间凹陷处经常可发现一些小的出血点,一般会在几分钟内停止出血,而不必刻意损伤或刮除。这些出血点是骨皮质表面的骨膜组织,可在组织瓣与骨皮质的愈合和再附着中起重要作用。

牙槽骨的颊侧骨皮质表面并不平坦光滑,其上有许多骨隆突、空腔和穿孔等,翻瓣时应注意骨皮质表面的这些不规则区域,保持支点和均衡的力度,避免翻开时突然滑动,造成瓣膜的撕裂和穿孔。一般情况下,翻开的瓣膜在剥离后会有一定程度的收缩,若瓣膜撕裂还会引起出血,导致复位和缝合的困难。正确的翻瓣术则可减少出血,并易于复位缝合。

若患牙牙周状况不好,翻瓣时阻力较大,牙龈组织有被撕裂的危险。此时可用头端较小的骨膜分离器,在距水平和垂直切口结合处的龈沟底 2~4mm 的位点,小心平行于水平切口插入垂直切口内侧向推动,进入足够深度后,朝冠方分离牙槽嵴顶的附着组织。

对于长期存在的窦道,病损与黏膜和黏膜下组织粘连,此时可先剥离病损周围未受累组织,再用 15C 号手术刀片沿骨面锐分离、切断上皮窦道,从而充分剥离瓣膜暴露术区。

（五）牵拉

牵拉可由主刀医师与助手共同完成,目的是将组织瓣从术区撑开,在不损伤组织瓣及其周围组织的情况下,最大限度地为手术提供入路和视野。正确温和的牵拉可缩短手术时间,减少术后水肿,降低术后并发症,并有助于组织的美观愈合。组织拉钩边缘必须支抗在健康骨组织上,不能挤压组织瓣和病损组织。应充分翻开组织瓣,暴露出根尖和病损区骨的上缘或下缘后,拉钩才能稳固地放置。组织瓣翻开较长时间容易脱水,应定期将组织瓣放松复位、冲洗或用温纱布润湿。频繁地牵拉瓣膜和反复放置拉钩会造成瓣膜损害,干扰术者注意力,影响手术进程,并延长手术时间。

选择合适的拉钩有助于牵开固定瓣膜,减轻术者疲劳。目前有针对根尖手术设计的专用 KP 拉钩,其工作端为 15mm 长、0.5mm 宽的锯齿形,可提供更好的固定和防滑功能。有凹形和凸形设计,以适应颊侧骨壁的不规则轮廓。拉钩表面不会反光,避免对显微镜的光线产生反射。

在颏孔附近的手术,可采用刻槽技术,避免损伤颏血管神经束,用 Lindemann 钻或 piezo 超声器械在颏孔上方骨组织上切磨一条浅槽作为拉钩的固定点,既增加拉钩的稳定性,亦可保护颏血管神经束,从而最大限度地减少对神经组织的压力创伤导致的感觉异常和周围组织水肿。

二、去骨

去骨是指去除适量的骨皮质以暴露根尖或根面缺损区,为去除病变组织提供充足的入路。术前获取患牙平行投照及从两个不同角度投照的 X 线片,可了解牙根长度、弯曲度、数目,根尖孔与牙尖的关系,使用 CBCT 对于确定根尖周围病变的位置和大小以及骨皮质板的厚度至关重要,能准确评估手术牙根与邻牙、颏孔、下牙槽神经管、上颌窦等重要解剖结构的位置关系和距离,从而确定去骨的具体位置和范围。

（一）去骨方法

翻瓣后,如果骨皮质板已被病变组织穿通,刮除肉芽组织或囊肿后,可直接显露根尖。若骨质完整,则应确定根尖所在部位,再去骨开窗。可以根据牙根的解剖外形、术前 X 线片及 CBCT 确定根尖的位置;也可先去除近根尖处的骨质至根面暴露,然后沿着牙根的走向去骨直到根尖暴露。

去骨可在显微镜低倍放大倍率（×3~×8 倍）下完成操作。显微根尖手术理想的去骨装置是 Impact Air 45 手机和 H 161 Lindemann 去骨车针,Impact Air 45 手机呈 45° 斜角,其水路方向是沿车针长柄射出,气流则呈背向式,可减少术中水气飞溅及皮下气肿的发生,同时 45° 斜角不会遮挡手术视野具有更佳的可视性;H 161 Lindemann 去骨车针较传统车针有较少的切割槽,不易被卡住,在工作过程中产热少,切割效率较高。在去骨过程中需用大量无菌水或生理盐水连续冲洗冷却术区,以免产热灼伤骨质。

当根尖病损表面的骨质致密而完整时,若去骨不当易导致根面受损,因此需精确定位根尖,以免去除过多骨质或破坏根面。确定去骨部位的方法有:①根据平行投照片预测牙根的长度;②参照根管治疗的工作长度评估牙根长度,并根据患牙长轴的角度进行校正;③ X 线片辅助定位:使用 1 号球钻在颊侧骨面做浅凹形标志,填入牙胶等阻射材料,再拍 X 线片观察标志点与根尖的关系;④ CBCT 三维测量牙根长度和表面骨皮质厚度,确定根尖位置和与相邻牙根的关系。

随着现代技术的发展,超声骨刀和数字化三维打印导板、动态导航技术也开始应用于显微根尖手术中,为精准去骨和定位根尖提供了更加先进的方法。2018 年 Giacomino C 等首次介绍了数字化靶向导板显微根尖手术（Targeted endodontic microsurgery,TEMS）的概念,采用 CBCT 结合计算机辅助设计和制造技术（computer-aided design and computer-aided manufacturing,CAD/CAM）数字化扫描和 3D 打印技术制作而成的 3D 打印导板（3D-printed surgical guides,3DSGs）辅助下,使用环钻精准去骨、切除根尖及病变软组织,避免了自由手操作可能导致的过度去骨或根尖切除不佳,去骨、根尖切除和根尖刮治可同步完成,因此具有微创、精准、高效的优点。环钻切除的骨皮质还可作为自体移植物,而切除的组织块保留了骨组织、根尖及软组织间的关系,有助于病因学分析,是影像学、材料学和牙体牙髓病学多学科领域的综合体现。

骨窗技术（bony window technique）是指在病变表面完整的骨板上进行切割以形成骨窗和游离骨块,从而获得手术入路,并在手术最后阶段将脱位的骨块重新放置到原位的手术方法。1987 年 Khoury 和 Hensher 首次在下颌磨牙根尖手术中通过制备游离骨块暴露术区并在结束时将其复位,从而实现健康骨质的最大化保存,术后半年成功率达到 98.67%,证明此项技术在下颌后牙根尖手术中有较好的应用价值。虽然此项技术最早主要应用于后牙区的根尖手术,但随着科技的进步和设备的更新,骨窗技术相较于传统截骨术的优势更加显著,因此该技术也被应用于其他牙位的根尖手术中。在显微根尖手术中应用此技术有改善手术视野和可操作性、减少术后骨缺损、促进病变区域骨愈合、维持颌骨轮廓完整性等优势。在手术过程中,准确定位和制备骨窗是进行后续操作的重要前提,但在术区位置靠后或病变表面骨皮质厚而完整等情况下完成此步骤较困难,同时游离骨块复位后能否稳定在原位也与手术预后密切相关,数字化导航技术和骨腔填塞材料的辅助应用可能有助于改进骨窗技术,为疑难病例患牙的保留提供更多可能。

（二）根尖与牙槽骨的区分

在显微镜下去骨可清晰地分辨根尖与周围骨组织,根尖颜色较暗、黄色,质感较硬,而牙槽骨颜色较白,质感软,探诊有渗血。当根尖与周围骨组织不易区分时,可采用亚甲蓝进行染色,亚甲蓝染料易使牙周膜着色,可辅助鉴别。当显微镜放大倍率在中等放大倍率(8~16倍)时,容易区分骨组织与牙根,如果牙周韧带有部分没有被染色,表明根尖区并未完全暴露,需继续去除根尖周的骨质以充分暴露根尖。

（三）最佳去骨尺寸

传统根尖手术去骨的范围一般在10mm以上,去除过多健康颊侧骨板将导致术后疼痛、愈合延迟、愈合不全等术后并发症。而在显微镜及显微器械的帮助下,只需去除较小骨质,便可得到清楚的视野和足够的操作范围,从而减少骨组织的损伤,缩短创口愈合时间。

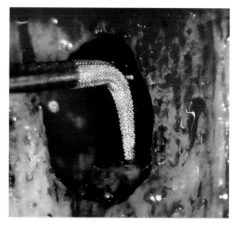

图6-2-9   去骨尺寸(黄湘雅医师提供)

当显微镜放大倍率在8~16倍时,去骨区域可得到有效放大,因此可尽量缩小去骨的范围,关于去骨区域尺寸的新标准是"在骨腔内有足够空间操作超声工作尖即可",由于超声工作尖长度为3mm,骨腔的大小只需略大于超声工作尖即可,因此理想的去骨尺寸是4mm,这一空间可刚好用来操作超声工作尖和其他显微器械(图6-2-9)。

三、根尖刮治

根尖刮治的目的是在根尖区病变组织暴露后,用刮治器去除根尖区域的所有病变组织、异物和牙根残片。根尖切除前需去净肉芽组织,显微根尖手术可在10~16倍中倍放大倍率下选用合适的显微刮治器进行根尖刮治,去净根尖周的病变组织有利于减少出血,并为组织学检查提供病理标本。刮治器的种类较多,一般可根据术者的习惯选择不同的刮治器,常选择锐利的、大小与病损区相协调的刮治器,一次性将根尖区所有炎症组织刮除。尽量不破坏炎症肉芽组织的完整性,否则将导致出血,并使剩余的炎症组织更加难以刮除。为保证炎症组织的完整性,刮治时先将刮治器的凹面朝向骨面,刮治器锐利的边缘可从骨窗边界处楔入骨壁与病损区软组织之间,刮治器一直紧贴骨腔壁推进入骨腔中,尽量不穿透炎症肉芽组织,当肉芽组织与骨组织分离后,再将刮治器凹面转向软组织,使之与骨面分离,最后用镊子将分离的肉芽组织完整取出(图6-2-10)。取出的组织应立即放入10%的缓冲甲醛溶液中固定,并送检进行病理学诊断。刮除病变组织时应谨慎处理重要的神经、血管或鼻底、上颌窦等解剖结构。

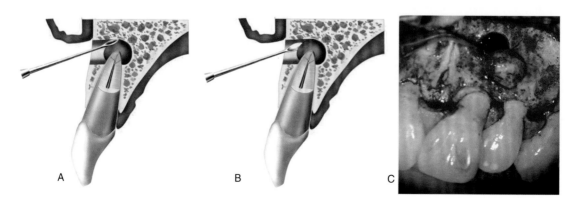

图6-2-10   根尖刮治(黄湘雅医师提供)
A. 刮治器凹面朝向骨面,紧贴骨腔壁推入骨腔中;B. 刮治器凹面转向软组织,
使之与骨面分离;C. 刮除的根尖周囊肿组织。

去除牙根舌面附着的肉芽组织时,可根据需要扩大去骨范围,并可使用牙周刮治器和有角度的刮治器深入到牙根舌侧进行操作。当病变组织穿通舌侧骨板(through and through lesion)时,应用手指支抗于病损区对应的舌侧黏膜小心搔刮,避免穿通。

四、根尖切除

根尖区的处理对显微根尖手术的成功率有重要的影响。显微根尖手术的目的是创造良好的周围环境以利于牙周组织愈合及根尖周围的牙槽骨、牙周韧带和牙骨质的再生,因此根尖区的处理,即根尖切除、根尖倒预备和根尖倒充填的效果将直接关系显微根尖手术的预后。刮除根尖周病变组织后,需在显微镜下仔细检查根面和牙根走向,找出引起根尖周病变的可能因素,如多根尖孔、超充材料、折断器械、根裂等,然后在直视下进行根尖切除。

(一) 根尖切除的必要性

根尖周的病损主要是由于根尖封闭不严密而导致的根尖微渗漏所造成,细菌和毒素通过根尖微渗漏而溢出至根尖周组织。由于根管系统的复杂性,在根尖部位难以达到严密的充填,从而造成根尖微渗漏,是导致根管治疗失败的主要原因。根尖刮治术仅能去除根尖周的感染组织,不能解决根尖微渗漏的根本原因,只进行简单的根尖刮治术而不切除感染的根尖组织将导致根尖病损复发。因此,显微根尖手术不仅要去除根尖周的病变组织,更重要的是还需切除感染根尖,并对根尖区的根管系统进行超声倒预备和倒充填,严密封闭根尖组织,避免微渗漏,以提高显微根尖手术的治疗成功率。

(二) 根尖切除范围

众多离体牙的形态学研究结果表明,根尖区的侧支根管和根尖分歧在根尖 1/3 区的分布比率较根中1/3 和冠 1/3 高,根管系统的这种解剖结构导致感染根管与牙周组织之间形成复杂的交通支,造成根管治疗的失败。根尖切除的范围取决于根尖区侧支根管和根尖分歧的分布比率,Kim 等的研究表明(表 6-2-2),当根尖切除 1mm 时,可减少 52% 的根尖分歧和 40% 侧支根管;切除 2mm 时,可减少 78% 的根尖分歧和 86% 侧支根管;根尖切除 3mm 时,98% 的根尖分歧和 93% 的侧支根管被去除,根尖切除 4mm 以上与3mm 无明显差别。因此,根尖切除的范围应在牙根长度允许的情况下,切除根尖 3mm 的牙根,这样既去除了绝大部分根尖分歧和侧支根管,同时又保留了平均 7~9mm 的牙根长度以维持良好的冠根比率,保证患牙术后的强度和稳定性(图 6-2-11)。

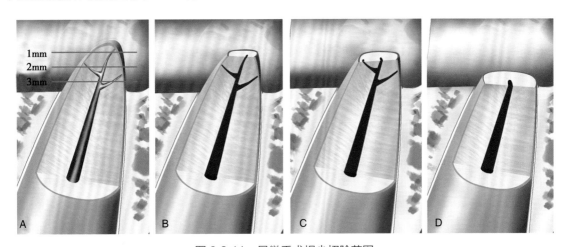

图 6-2-11　显微手术根尖切除范围
A. 根尖切除 1~3mm 范围示意图;B. 根尖切除 1mm;C. 根尖切除 2mm;D. 根尖切除 3mm。

表 6-2-2　根尖分歧和侧支根管的去除比率

解剖结构	根尖切除 1mm 时 /%	根尖切除 2mm 时 /%	根尖切除 3mm 时 /%
根尖分歧	52	78	98
侧支根管	40	86	93

（三）根尖切除角度

传统的根尖手术，通常将根尖断面制备成与牙体长轴呈 45° 的斜面，一方面是受器械限制，以获得根尖切除的视野和操作通路；另一方面是为了便于根尖倒预备和倒充填的操作。根尖 45° 斜面切除角度的缺点在于有可能导致根尖微渗漏和根尖舌侧的侧支根管遗漏。研究证实，根尖切除断面的角度越小，暴露的牙本质小管越少，根尖微渗漏越小。根尖断面为 0°，即根尖断面与牙体长轴垂直时，根尖微渗漏最小，随着断面角度的增加，根尖微渗漏增加，因此，根尖切除的角度应尽量垂直于牙根长轴，通常根尖切除的角度不应大于10°。在显微根尖手术中，使用显微器械进行根尖切除，可将根尖切除斜面的角度控制在 10° 以内，可减少牙本质小管和侧支根管的暴露，有效降低了根尖微渗漏，利于根尖区感染的控制，提高手术成功率，同时相对以往的 45° 斜面，可减少去骨量，降低对根尖区皮质骨的破坏，防止牙周牙髓的贯通（图 6-2-12）。

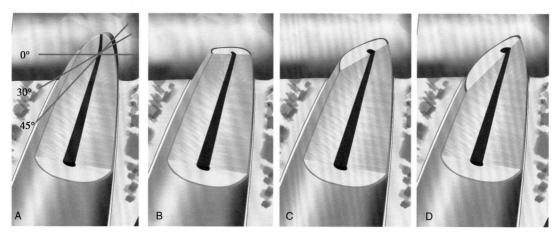

图 6-2-12　传统手术与显微手术根尖切除角度

A. 根尖切除角度示意图；B. 显微手术根尖切除角度 0°；C. 传统手术根尖切除角度 30°；D. 传统手术根尖切除角度 45°。

（四）根尖截面的处理

根尖切除一般在显微镜低倍放大倍率（×3~×8 倍）下，用 Impact Air 45 气动手机和 Lindemann 去骨车针，在大量喷水冷却下完成。根尖切除后，需对术区进行有效的止血、清洗和染色，Stropko 气 / 水两用喷枪有助于清洗根尖区的血液和组织残渣，亚甲蓝根尖染色后，再次在显微镜高倍放大倍率（×16~×30 倍）下观察根尖横截面，可将显微口镜置于去骨窗口处，与根尖切除面呈 45° 斜角，从而检查根尖横截面的情况（图 6-2-13）。在显微根尖手术中于高倍放大倍率下对根尖横截面进行检查有重要的作用，可观察到根尖区的细节，如管间峡区、C 形根管、根尖孔、根尖微裂纹及伴有牙胶尖封闭不全的微渗漏等，以判断根管治疗失败的原因来源于解剖性还是医源性，为治疗效果和预后提供依据。

传统根尖手术未对根尖区进行染色观察，会导致根尖孔、管间峡区等重要解剖结构的遗漏，亚甲蓝可对胶原纤维进行染色，包括牙周膜、根尖充填封闭不严区域、微裂纹以及根面的解剖异常区域，是根尖区染色的一种简易有效的方法。根尖区冲洗干燥后，用小毛刷将 1% 亚甲蓝涂布于牙根表面 10~15 秒，盐水冲洗去除多余的色素后，牙周韧带和微渗漏区被染成蓝色。可用于检查：①根尖横截面界限。如根尖完全切除，则牙周韧带在牙根表面呈围绕牙根的不间断蓝色连线，如根尖仅部分切除，则牙周韧带连线有间断不连续。②根管定位。检查钙化根管、侧副根管、C 形根管以及管间峡区等特殊结构的定位。③根管充填不严密的微渗漏区域。④牙根表面或横截面的微裂纹（图 6-2-14）。

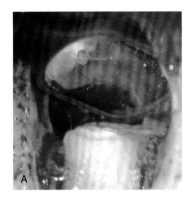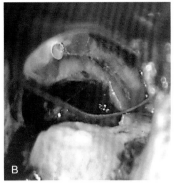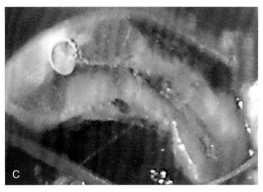

图 6-2-13　根尖横截面的检查（黄湘雅医师提供）

A. 根尖切除横截面；B. 根尖切除横截面亚甲基蓝染色；C. 高倍放大倍率下可见 MB2、MB3 根管和管间峡区。

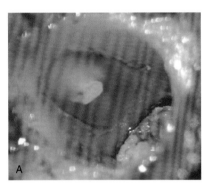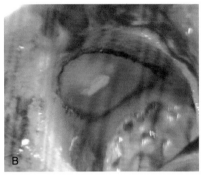

图 6-2-14　根尖切除后亚甲基蓝染色（黄湘雅医师提供）

A. 根尖切除后横截面；B. 亚甲基蓝染色显示完整牙周膜呈蓝色连续环形。

五、根尖倒预备

（一）根尖倒预备的目的和标准

根尖倒预备的目的是彻底清理和成形根管尖端 3mm 区域内残留的感染物质，并形成一定深度的固位形，创造可以容纳倒充填材料的空间，严密封闭根管系统，隔绝根管内和根尖周组织之间感染物质互相渗透。根尖倒预备需达到以下标准：①倒预备洞形位于牙根横截面中央，与牙体长轴平行，避免根面侧壁形成薄壁。②预备洞形深度达到 3mm，以形成足够空间容纳倒充填材料。根尖切除 3mm 后再倒预备至横截面下 3mm，根尖 1/3 区根管内共 6mm 的充填物和感染物经清理成形并严密封闭后，可隔绝大部分根管和牙周组织间的感染交通支（图 6-2-15）。③根尖切除后暴露的根管系统，包括主根管、侧副根管、管间峡区等部位均需彻底清理。④形成一定的固位形和抗力形，避免倒充填材料脱落及剩余牙体折裂。⑤预备后的窝洞应清洁干燥，不残留牙本质碎屑和牙胶。

（二）显微超声根尖倒预备技术的优点

传统的根尖手术常用微型反角手机驱动小号球钻预备根管末端。但受通路限制，预备根管末端时球钻长轴很难与牙体长轴一致，几乎都是与牙体长轴呈倾斜角，无法预备成理想的 I 类洞，容易导致过度切

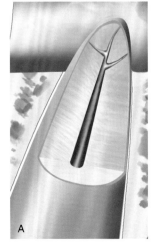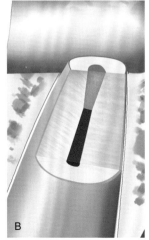

图 6-2-15　根尖切除 3mm 和根尖倒预备 3mm

A. 根尖切除前；B. 根尖切除 3mm 和根尖倒预备 3mm。

削舌/腭侧牙本质甚至造成根管和牙周组织穿通。与传统根尖倒预备技术相比,显微根尖外科的优势在于应用了显微超声倒预备技术,采用特殊设计的压电式超声工作尖,可沿牙根长轴精确预备 3mm,并清理管间峡区,更彻底地去除组织碎屑,提高倒预备技术的质量,减少牙体硬组织的损伤。

1. 保持根管形态并预备出足够深度　显微超声倒预备工作尖设计有不同的角度和方向,可针对前后牙、颊舌/腭根管等不同部位和角度的根管方向选择合适的工作尖,从而保证根尖倒预备可以沿着牙体长轴方向操作,尤其在舌侧根尖等不易形成良好通路的困难部位,可避免偏移而导致的侧穿。超声工作尖尖端的工作长度一般均为 3mm,可使根尖倒预备的深度精确至 3mm,有利于根尖倒充填材料获得足够的固位力和良好的封闭性,降低微渗漏,同时最大程度地减少根尖段牙本质的破坏。

2. 去除根尖段感染物质　超声工作尖在根尖倒预备过程中同时具有超声冲洗作用,可发挥空穴效应、声流效应和热效应,有效去除根尖段根管内的感染物质、玷污层和组织碎屑,可获得理想的根管清理效果,提高根尖倒充填材料的封闭性能。

3. 有效清理管间峡区　在传统根尖手术中,肉眼难以观察到管间峡区的细微结构,是根尖倒预备的盲点,易造成根尖封闭不全而导致微渗漏,影响手术成功率。显微根尖手术在显微镜下能清晰地观察到管间峡区及其形态,并可采用不同设计的超声工作尖进行管间峡区的精确预备,彻底清理感染物质,促进根尖病变的愈合。

（三）显微超声倒预备技术步骤

选择合适的超声工作尖,在显微镜低倍率(×3~×8 倍)下将超声工作尖放入根尖,保持工作尖与牙体长轴一致。启动工作尖,在持续水流冷却下,倒预备根尖 3mm。预备时,应该做短距离的前后轻扫动作和上下啄击动作,以有效切割。工作尖不能压得太紧,防止降低其效率。倒预备完成后,用无菌生理盐水彻底冲洗,显微加压器压紧根尖冠方的牙胶。然后在高倍率(×16~×30 倍)下,使用显微口镜检查根管壁的清理效果,避免残留任何牙胶或碎屑。

六、根尖倒充填

根尖倒充填的目的是在根管系统与根尖周组织之间建立一个严密的屏障,封闭所有暴露于根尖周组织的根管系统,防止微渗漏,促进根尖周组织的愈合。理想的根尖倒充填材料应具有以下特性:①与根尖周组织间有良好生物相容性;②与根尖组织牢固粘接;③体积稳定,不易溶解;④促进牙骨质再生;⑤抑菌作用;⑥不易发生电化学反应;⑦良好的操作性能,易凝固;⑧X 线阻射性。目前尚无一种倒充填材料能达到理想状态,过去常用的根尖倒充填材料有牙胶、银汞合金、氧化锌、牙本质粘接材料和玻璃离子,但这些材料根尖封闭性能不佳,远期效果较差。在显微根尖手术中,目前常用的倒充填材料有 IRM、Super EBA、MTA 和近年来广泛应用的 Bioceramic 生物陶瓷活性材料,其中 MTA 和生物陶瓷材料在密封能力、生物相容性和生物活性方面具有较大的优势。

IRM 和 Super EBA 均为丁香油氧化锌水门汀改进后的材料。IRM 是在丁香油氧化锌水门汀的粉剂中添加了 20% 的聚甲基丙烯酸酯,减少了材料吸收,并具有较好的生物相容性。Super EBA 是在丁香油氧化锌水门汀中添加了乙基苯甲酸 EBA 后的材料,改善了凝固时间并增强了混合物的强度,是所有丁香油氧化锌配方中硬度最高、溶解性最低的,能产生较高的抗压强度和抗张力强度。

MTA 是经典的倒充填材料,又被称为"生物水泥",主要成分为三钙化硅、三钙化铝、三氧化钙和氧化硅,还加入了一些其他矿物氧化物,以提高聚合物的理化性能,如加入氧化铋粉剂以提高 X 线阻射性。MTA 具有与氢氧化钙相似的高 pH,具有良好的生物相容性和根尖封闭性能。MTA 与根尖周组织接触时会诱导纤维结缔组织和牙骨质增生,能有效促进软硬组织的再生,这是 MTA 与其他倒充填材料相比最大的优势,因此成为根尖倒充填的首选材料。

Bioceramic 生物陶瓷活性材料具有生物相容性、亲水性、不易溶解、体积稳定、pH 碱性、工作时间 30 分钟、固化时间短至 2 小时等特性。研究表明,EndoSequence 修复材料(EndoSequence root repair material,RRM）与 MTA 在抗菌作用、生物相容性和密封能力方面无显著差异,在动物研究中 RRM 附近可观察到与 MTA 研究相似的骨样组织。组织计量学分析发现,与 MTA 相比,RRM 填充的根尖组织面附近有更多的牙骨质样、牙周韧带细胞样组织和骨组织,表明该材料具有良好的生物相容性和密封能力。

MTA 或生物陶瓷材料根尖倒充填时应先在骨腔内放置无菌棉球,仅暴露牙根横截面,彻底止血并干燥术区。用无菌蒸馏水或无菌生理盐水将 MTA 调成疏松的颗粒状聚合物,使用特殊设计的器械或 MTA 输送器将其放入窝洞内。生物陶瓷材料则无需调拌,可将预混的成品材料置于玻板上调成条状,采用输送器置于根尖倒预备的窝洞中。根尖倒充填材料放入窝洞后,用显微加压器轻轻加压,防止将材料挤出窝洞。然后用小湿棉球轻轻清理根切面,去除多余的倒充填材料。

根尖倒充填材料的厚度可影响 MTA 和生物陶瓷材料的密封性,因此建议倒充填材料的厚度不小于 3~4mm。一旦放置 MTA 和生物陶瓷材料后,切勿冲洗骨腔,以避免材料流失。MTA 固化时间 2.5~3 小时,RRM 固化时间约 2 小时。一般选择在中等放大倍率（×8~×16 倍）下进行倒充填操作,充填完毕后在高倍率（×16~×30 倍）下检查充填情况,观察充填材料的边缘封闭情况和表面光滑程度（图 6-2-16）。

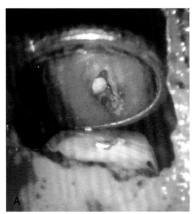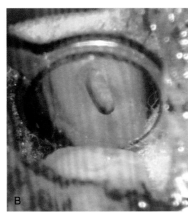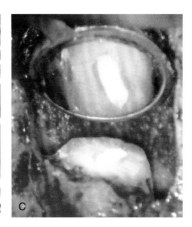

图 6-2-16　iRoot BP Plus 根尖倒充填
A. 根尖切除后亚甲基蓝染色；B. 根尖倒预备后；C. iRoot BP Plus 根尖倒充填。

七、瓣的复位与缝合

手术完成后用生理盐水冲洗术区,注意避免冲洗根尖区以免倒充填材料流失,用组织钳将瓣复位,注意动作轻柔并尽可能将瓣复位至原处。用湿纱布在唇颊面由根方滑向冠方轻轻挤压组织瓣 2~3 分钟,可去除瓣膜下血液和其他液体,减少瓣膜与骨组织之间血凝块形成,使瓣与骨面紧密贴合并形成薄薄的纤维层,取代血凝块,由于平行的纤维素可促进胶原蛋白附着,从而促进切口愈合。

常用的缝合材料包括合成纤维（尼龙、聚酯纤维等）、羊肠线和丝线等。传统根尖手术一般选用单丝合成缝线（如 4-0 缝线和可吸收肠线）进行缝合,但拆线后有龈乳头的退缩和切口瘢痕形成。显微根尖手术中常用的缝针是 3/8 圆针和 6-0 至 8-0 的丝线,可减小对软组织的损伤并精确对位,促进组织愈合,同时保持龈乳头的高度和形态,创口组织缺损和瘢痕也明显减少。

常用的缝合技术有 4 种:间断缝合法、连续缝合法、褥式缝合法和悬吊缝合法。一般来说,垂直松弛切口用间断缝合,沟内切口和邻牙间切口用连续缝合。

八、术后护理和复查

缝合完成后,用生理盐水纱布轻压术区 10~15 分钟,可以缩小血凝块的厚度并有利于止血。术后应告知患者术后反应以及家庭护理的方法,嘱患者:①术后 24 小时内使用冰袋在颊部或下颌间歇轻压术区以收缩血管、减小肿胀和促进血液凝固;②防止黏膜撕裂或损伤,必要时进食流食;③保持良好的口腔卫生,适当刷牙,术后 1 周内用 0.12% 氯己定溶液含漱。在手术过程中,组织损伤特别是瓣的损伤较小时,术后疼痛一般较轻。如去骨较多、血凝块较大、上颌窦穿通等情况,应在手术后服用抗生素。一般术后 5~7 天拆线。

术后 3 个月、6 个月复查,并于术后 12 个月和 24 个月再进行两次复查。复查包括临床表现和 X 线片检查两个方面。如果患牙无临床症状和体征,X 线片示骨缺损开始修复和牙周膜形成,可视为成功;如果患牙出现咬合痛、牙松动、瘘管或 X 线片示骨缺损范围扩大,则视为失败;如果患牙未出现临床症状,X 线片的骨缺损较治疗前无明显变化,则可继续观察。

(黄湘雅)

第三节　根尖手术术后评估

一、根尖手术疗效评估

随着口腔手术显微镜、超声器械和显微外科器械的广泛应用,在进行显微根尖手术操作时有了更清晰的视野和更好的手术操作性,手术的成功率有了大幅提高。

(一)疗效统计

常规的根尖手术成功率较低。Setzer 等在一项 meta 分析中报道显微根尖手术的加权成功率(94%)是传统根尖手术(59%)的 1.58 倍。近年来许多学者对显微根尖手术的成功率进行了报道,Tsesis 等研究报道,采用现代技术的根尖手术,1 年成功率目前已提高到 91.6%,甚至更高。Kohli 等 2018 年的一项 meta 分析将 11 项使用现代显微外科器械、材料、方法进行根尖手术的研究纳入统计,总样本量为 915,显示进行根尖倒预备并倒充填的显微根尖手术加权成功率达到 94.42%。手术成功率的统计受观察时间、实验设计等临床研究试验因素影响而数据不一。根尖周病变愈合是一个动态的过程,大多数病例考虑 1 年后的复诊结果。但更大的病损和贯穿性的骨缺损,需要更久的愈合时间,因此长期研究是很有必要的。一项 meta 分析提示,根尖手术后根尖周病损愈合率在 24~48 个月达到最高,而在此后几个月略有下降;同时分析结果也表明早期的"完全愈合"可能并不是永久性的,在 5~10 年的随访期内,有 13%~42% 的患者出现了延迟失败。但也有一些早期看起来失败的病例在一段时间之后证明是成功的。

(二)疗效判定

判定根尖手术是否成功可以使用病理检查、影像学检查和临床表现等方法。根尖手术理想的愈合应该包括牙骨质、根尖周组织及骨皮质在切除的根端和倒充填材料周围再生。2021 年欧洲牙髓病学会制定了 S3 级临床实践指南用于评估根尖周炎的治疗效果,并对显微根尖手术治疗牙髓根尖周病效果的各项评价指标进行分类和优先级排序。①最重要的标准包括:牙齿的存留、疼痛、压痛、药物治疗、瘘管、软组织再生、根尖周病损缩小和牙周膜间隙恢复正常的影像学表现;②重要标准包括:松动度、能否行使功能、是否需要进一步治疗、口腔健康相关生活质量。疼痛、压痛、药物治疗和口腔健康相关生活质量的建议随访期在 14 天至 3 个月之间,其余指标随访期最短为 1 年,并尽可能延长随访时间。

1. 组织学表现　组织病理表现包括:①有无炎症细胞;②上皮增生;③硬组织形成。根据 Peterson 等组织的炎症反应程度的标准分为:①无炎症——无炎症细胞;②轻度炎症——有少量散在慢性炎症细胞浸润;③中度炎症——大量慢性炎症细胞聚集;④重度炎症——大量急性炎症细胞聚集。

组织学的特征是较为客观的判断标准,但将组织学表现作为判断根尖手术成败的常规标准是不现实的,研究者必须要获得患牙治疗后的牙体组织切片,才能判断相关组织的状况是否正常,但这不符合伦理。因此,目前判断根尖手术是否成功主要依靠临床表现和影像学检查。

2. 影像学特征 虽然欧洲牙髓病学会制定的S3级临床实践指南规定了根尖周病损愈合指标,但Duncan等认为采用严格的影像学标准来确定根尖手术的愈合情况更为明智,至少对该病例随访2年,并尽可能持续更长时间。

Molven标准在过去的几十年内一直是评价根尖手术效果的2D影像学判断标准,这也是目前评价根尖手术效果最广泛使用的标准。通常将病例以治疗后1年的时间点来进行影像学类型分类(表6-3-1),在此基础上再过1年,这些病例要么被认定为彻底痊愈,要么就归为"失败"需要进一步治疗。

表6-3-1 根尖手术后主要影像学特征(Molven标准)

影像学标准的痊愈类型分组	根尖周骨再生	根尖牙周间隙宽度	根尖稀疏影形状/轮廓	从牙周间隙到稀疏影的过渡	稀疏区的骨结构	稀疏区的位置和根尖的关系
完全愈合	完全	2倍	—	—	—	—
不完全愈合	部分	2倍	不规则	通常有一定角度	中心有成骨结构	多数不对称
不确定愈合	部分	2倍	圆形或半圆	漏斗形	经常有骨结构形成	多数对称
不满意愈合	没有或稀疏影增大	2倍	圆形或半圆	漏斗形	偶尔有骨结构形成	多数对称

(1)完全愈合(图6-3-1):临床上患者无自觉症状。影像表现为牙周膜间隙和硬骨板重建,根尖牙周膜间隙恢复为原来的2倍。根尖周缺损区已完全修复,(牙槽)骨腔充满骨质。邻近根尖倒充填材料处的硬骨板细小缺损不超过1mm。

(2)不完全愈合(瘢痕)(图6-3-2):影像表现为病损未完全愈合,但范围缩小(瘢痕组织),常在根尖周出现无症状的不规则稀疏区,围绕根尖不对称分布,边缘有致密骨线。在上述稀疏区边缘的骨质通常有良好的网状结构或散在致密骨小梁结构。在组织再生的过程中,牙槽骨圆形的稀疏区周围可能会形成硬骨板。

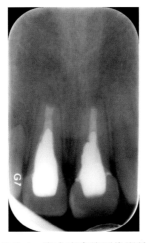

图6-3-1 完全痊愈的影像学特征

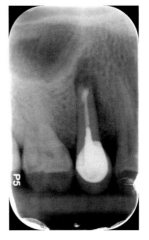

图6-3-2 不完全痊愈的影像学特征

(3)不确定愈合(图6-3-3):临床上无症状和体征,有轻微压痛。影像图像上初期病损未完全消失,范围或有缩小(或维持不变)。根尖稀疏影是正常牙周膜间隙的2倍,稀疏影有或没有硬骨边界,根尖透照区有领状增宽的硬骨板环绕。根尖存在圆形或半圆形的稀疏区并伴有临床症状,围绕根尖对称分布,形成根尖牙周膜间隙的漏斗状延伸。骨腔内有可辨识的骨结构形成,稀疏影边界的骨结构和密度正常。

(4)不满意愈合(失败)(图6-3-4):临床上有持续疼痛及压痛。影像学特征与不确定型相似,但同治疗后影像或复诊影像相比,稀疏区范围不变或变大。

2017年Schloss等人证明,使用三维CBCT成像,可以将二维X线根尖片愈合评估中没有结论的病例明确划分为特定的愈合类别,且该方法经过了临床验证。有研究报道与传统X线根尖片相比,CBCT可以更准确地评估显微根尖手术术后病变的愈合情况。Schloss等2017年提出了改良PENN 3D标准,将通过CBCT评价的根尖手术愈合状况分为完全愈合、不完全愈合、不确定愈合和不满意的愈合四类,其中完全愈合和不完全愈合为成功,不确定愈合和不满意的愈合为失败(表6-3-2)。

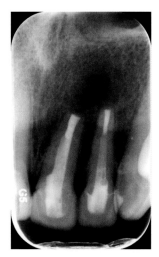

图6-3-3 不确定型痊愈的影像学特征

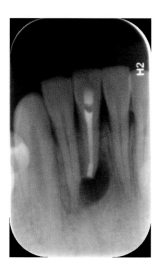

图6-3-4 令人不满意的痊愈的影像学特征

表6-3-2 根尖手术后主要3D影像学特征(改良PENN 3D标准)

3D影像学标准的根尖手术痊愈类型分组	
完全愈合	切除的牙根表面可观察到以下情况之一: ①完全/不完全切除的牙根表面重建硬骨板和正常牙周膜间隙; ②牙周膜间隙宽度小于正常2倍; ③倒充填区骨硬板恢复,无明显缺损; ④完全骨修复伴随可观察到的骨硬板; ⑤完全骨修复,硬组织完全覆盖被切除的根端,无牙周膜间隙。
不完全愈合	在完全愈合的基础上,出现以下情况之一: ①骨板的连续性被一个低密度区中断; ②一个不对称低密度区位于根尖或者与牙周膜间隙相通; ③截骨区的骨质尚未完全恢复; ④在已有牙周病或生理性骨开窗的区域,未切除的牙根表面无骨覆盖或牙周再附着。
不确定愈合	低密度区体积缩小,同时出现以下情况之一: ①牙周膜间隙宽度大于正常2倍; ②低密度区以根尖为中心对称,是牙周膜间隙的延伸。
不满意愈合	低密度区体积变大或无改变

CBCT较高的辐射剂量限制了其作为常规复诊检查手段的应用,但小体积低分辨率成像CBCT技术的进展,增加了其作为常规复诊手段的可行性。但仍需要在行CBCT检查时严格遵守辐射防护ALARA(as low as reasonably achievable,ALARA)原则。值得注意的是,高密度的倒充填材料可能会产生CBCT

伪影,影响诊断的灵敏度。

3. 临床意义上的成功　临床意义上的成功指经过根尖手术后患牙能保留,并且无症状。以往认为符合临床和影像成功标准时,手术就判定为"成功"。现在则结合更多功能性准则来进行判断,如果患牙无症状且病损尺寸确定缩小,就认为治疗成功。

术后患者多次复诊,对患牙及根尖病变进行临床及影像学评估,然后综合其结果进行疗效评估。

(1)临床评估:所有患者分别于术后 1、3、6、9、12 个月时进行复诊。复诊内容包括患者主观感觉、患牙功能、叩诊及松动度变化、牙周情况、窦道愈合等情况。同时,所有患牙均须拍摄 X 根尖线片。

临床检查可以如下描述:①痊愈:患者无自觉症状,牙无叩痛、松动,根尖瘘管愈合,咀嚼功能良好,X 线根尖片示根尖周透射区消失;②好转:患者无自觉症状,牙无叩痛、松动,根尖瘘管愈合,咀嚼功能良好,X 线根尖片示根尖周透射区明显减小;③无效:患者有自觉症状,牙有叩痛、松动,瘘管未愈合,咀嚼功能丧失,X 线根尖片示根尖周透射区不变或增大。痊愈和好转均可认为手术治疗有效。

(2)疗效评估:综合临床及影像学评估结果,将术后疗效评判分为 3 级。

①成功:临床检查无症状或体征,影像学评估为完全愈合或不完全愈合。②有效:临床检查无症状或体征,影像学评估为不确定愈合。③失败:无论影像学评估为几级,当有临床症状和体征:如疼痛或肿胀、叩诊或扪诊不适或者存在瘘管时;或者无论是否有临床症状,影像学评估为失败时,均判定为失败。

二、根尖手术疗效影响因素

(一) 术前因素

1. 患者年龄　患者年龄和健康情况可能会影响根尖手术的疗效;Su 等利用 CBCT 对经过显微根尖手术治疗的 82 颗患牙进行评估,平均随访时间为两年半,结果提示年龄 45 岁以上的患者愈合状况较 45 岁以下患者差,结果有统计学意义。但也有学者认为年龄与最终愈合情况无明显相关性,VonArx 等报道根尖手术后年轻组(<45 岁)比年老组(>45 岁)的 1 年治愈率高 10%,但在 5 年的随访中,两组治愈率无明显差异,提示年轻患者术后初期愈合速度更快,但不影响最终愈合情况。

2. 病例选择

(1)病例分型:Kim 等人同样提出将根尖手术病例分型作为评估预后的临床指南,详见第六章第一节第五部分,其中 ABC 型作为单纯牙髓根尖周病变,预后较好,DEF 型为牙周牙髓联合病变,预后较差。

(2)根管再治疗效果不佳:根管再治疗效果不佳是引起根尖手术失败最基本的原因。根尖手术治疗的前提是已行根管再治疗。再治疗的基本原则是去除原根管治疗失败可能的原因,主要包括台阶、未发现的侧穿、遗漏根管、冠部渗漏、钙化和任何未去除干净的修复体。完善的再治疗本身是可以找到手术无法找到的、可能导致操作失败的因素。无论是哪一种根尖手术,其最终成功率都基于根管再治疗的效果,所以根管再治疗要保证根管的清洁程度,达到整个治疗的完整性。如果根管再治疗效果不佳,应当在根尖手术前重新行根管再治疗。成功的根尖手术能在影像学上表现为良好的根尖封闭和根管充填。不能只根据影像学上根尖封闭形成不良,而不考虑根管再治疗效果就去行根尖手术。同时,理想的根端倒充填可以降低冠方根充物质量对根尖手术愈合效果的影响。

(3)二次根尖手术:大多数研究表明二次根尖手术的成功率低于首次根尖手术,这可能是因为二次手术时,并没有解决首次手术失败原因(根端预备不良、未处理的峡部、冠方微渗漏、根折、根尖封闭不良)。有学者认为基于显微根尖手术的应用,在解决首次手术失败原因的基础上,按照指南进行二次行根尖手术同样可以获得很高的成功率。

(4)冠部修复体:如果患牙做过冠、桩等修复体,往往需要拆除修复体再行根管再治疗。保留原有修复体不利于根管再治疗进而影响整个根尖手术的成功率。根内桩也被认为是不利于根尖周愈合的因素,过长的桩会阻碍术者完成标准的 3mm 根尖倒切除和根管倒充填。且根内桩可能在术前或术后造成应力集中相关的根部裂纹,有研究报道根内桩降低了根尖手术的成功率。

(5)根管不通：折断器械、树脂、钙化根管等都是影响根管再治疗疗效的重要因素。若根尖手术前无法进行完善的根管再治疗，可能会影响根尖手术的预后，但也有学者认为如果根尖手术放置了足够的倒充填材料并充填密实，术前根充物的位置可能不会对预后产生影响。

(6)根管解剖：包括解剖变异的根管形态和根尖结构。常规治疗无法抵达根尖内/外感染的区域，但这些区域会影响根管清洁的效果，导致再治疗的成功率下降，所以必须在根管预备和根管封闭方面严格要求，通常根管封闭长度要与冠部封物平齐。

3. 牙周支持   牙周组织的状况也会影响根尖手术的成功率，研究表明一定程度的附着丧失会导致根尖手术预后不良。Kim 等对进行显微根尖手术的 263 颗患牙进行为期 2 年的随访，发现单独牙髓病变患牙手术成功率为 95.2%，而在牙周牙髓联合病变患牙手术成功率仅有 77.5%。有根尖边缘骨质缺损的病例，且术后未使用牙周组织再生技术者，往往预后不佳。

4. 病损大小   一般来讲，没有骨结构缺损的病例比有骨组织缺损的病例痊愈率高。手术前病损小于 5mm 的比大于 10mm 的痊愈速度快且容易完全痊愈，后者则更有可能发展为不完全型痊愈或是不确定型痊愈。Çalışkan 等研究支持更大的病损需要更久的愈合时间，小(2~5.9mm)、中(6~9.9mm)、大(10~20mm)病损的平均愈合时间分别为 6 个月、9.5 个月和 16 个月。尽管如此，根尖病损的大小与根尖手术预后的关系目前仍存在争议。有研究报道，根尖病损较小的患牙，其根尖手术后的成功率要高于根尖病损较大者。但也有学者认为，根尖手术的成功率与根尖病损的大小无直接关系，根尖周病变的大小会影响术后愈合的时间和类型，但不会影响最终是否愈合。

5. 根尖病变类型   根尖病变类型主要有根尖肉芽肿、根尖周脓肿和根尖周囊肿，不同病变类型的治疗和预后不同。三者之间可以相互转归：根尖周囊肿在机体抵抗力降低时，可继发感染，形成根尖周脓肿；而机体抵抗力增强时，脓液吸收，又恢复成囊肿。根尖周囊肿一旦形成，其上皮衬里不会自行消失。根尖肉芽肿、脓肿和囊肿不经过治疗均不能自愈。

传统观点认为，任何边缘骨密质化且直径大于 1cm 的根尖周病损，需行外科根尖切除术。但近年来，有关非手术治疗根尖周囊肿的研究显示，仅行根管治疗术，不行根尖手术，大部分根尖周囊肿也可以被治愈。另外也有研究显示，根尖囊肿非手术治疗 1~6 年，痊愈率可达 43% 左右。随着根管治疗技术，特别是显微根管治疗技术的飞速发展，在高水平的口腔医疗机构，绝大多数病例均可通过根管治疗治愈，并且再治疗的指征也在不断扩大，真正的根尖手术适应证并不多，应谨慎掌握。但在我国大部分的基层医院，由于种种原因，根管治疗水平还有待提高和完善，临床上仍存在着相当一部分根管治疗失败和无法进行完善根管治疗的患者。因此，根尖手术仍有一定的适应范围，不失为一种可靠的根尖病变辅助治疗方法。

不同根尖病变类型中，有根尖周囊肿者，加入与不加入碘仿氢氧化钙糊剂疗效有明显不同，甚至有研究认为再治疗消毒封药中加入碘仿氢氧化钙糊剂者与再治疗后做根尖手术者疗效相当。但对于难治性的真性囊肿，糊剂只能破坏根尖袋型囊肿而不能破坏真性囊肿使囊肿消退，疗效较差。目前尚无法区分根尖袋型囊肿和难治性的真正囊肿，所以根尖周囊肿应先行根管治疗，明确效果后再考虑是否外科手术治疗。

多数学者认为，一旦成功切除病变组织并控制感染，病变组织的类型不太可能影响愈合的机制。

6. 牙本质缺陷   文献表明根管预备和充填可能会造成根部的牙本质缺陷。相较传统的根管预备手用器械，如今的机用旋转器械更易造成牙本质缺陷。这种缺陷常在根尖手术根尖倒切除后发现，Peter 等将牙本质缺陷定义为从牙根外表面延伸到根尖切除后的牙本质表面或从根管内部延伸到切除的根端表面的所有破坏牙本质完整性的线，这种线性缺陷不能被亚甲蓝染色或探诊感知。这种牙本质缺陷可能导致潜在的微渗漏和根折，但尚未得到证明。有研究报道存在牙本质缺陷的患牙行显微根尖手术后成功率略低，为 78.3%。

7. 根尖外吸收   损伤和炎性刺激是引起根尖外吸收的重要原因。对于慢性根尖周炎合并根尖外吸收的病例，常规的根管治疗很难达到良好的治疗效果。因为根管内封药很难阻止牙根外吸收部位病变肉芽组织持续性地破坏牙根组织；同时，根尖部位的牙体吸收已破坏根尖孔，常规的根管充填无法达到较好的根尖封闭作用而导致治疗失败。根尖手术可即刻消除病灶,缩短疗程,有效地弥补常规根管治疗术的不足,但根尖吸收导致的牙根长度变短、根尖周炎症组织损伤等会影响手术疗效。

8. 根尖感染　根管在污染的状况下不能进行根尖手术。与根管治疗失败后持续性根尖周炎相关的细菌主要是粪肠球菌、白念珠菌、放线菌、丙酸杆菌、假分枝乳杆菌等,它们在原发性感染根管中偶被检出或检出率极低,但在根管治疗失败病例中有较高检出率。根尖生物膜作为细菌生物膜的一种,具备抗生素耐药性,机体免疫和液体冲刷作用的抵抗能力,其隐蔽的病理位置使其在根管治疗过程中不能被化学和机械的根管预备方式完全去除。根尖手术可以破坏根尖的缺氧环境,从而抑制专性厌氧菌的生长。所以,根尖手术能否彻底清除病灶区的细菌生物膜、炎性肉芽组织、生物膜矿化后形成的牙石样物质以及细菌代谢产物,并改变根尖周微生态,是治愈难治性根尖周病变的关键。

9. 牙位　大多数关于根尖手术的研究主要集中在前牙和单根牙上,而失败的根尖手术和根管治疗大多集中在拥有复杂根管的后牙。有研究报道前牙显微根尖手术成功率高于前磨牙,Kim 等报道前牙显微根尖手术成功率要高于磨牙,可能与磨牙的根管峡部有关,对具有根管峡部的牙齿进行倒预备可能会导致根端薄弱甚至引起牙根纵折。此外,上颌前牙的根尖手术成功率要高于下颌前牙,可能与下颌前牙根尖手术操作难度更高有关,在切割下颌前牙根尖时往往会形成角度更大的斜面,从而增加暴露牙本质小管的面积。

10. 与上颌窦 / 重要解剖结构的关系　上颌后牙牙根与上颌窦关系密切,有研究报道上颌后牙根尖手术上颌窦穿孔的比例在 10.4%~50%。尽管根尖手术上颌窦穿孔导致的上颌窦炎等严重术后并发症罕见,但增加了术中出血和术后鼻腔出血、面部肿胀的风险。因此,术中用胶原膜等材料封闭上颌窦穿孔部位是十分重要的。此外,若根尖周病变已累及上颌窦,会降低根尖手术的成功率。

(二) 手术因素

影响根尖倒充填效果的主要因素是微渗漏。根尖倒充填术后发生微渗漏的影响因素很多,包括根尖切除方法、根尖洞型预备、根尖牙本质表面处理和根尖倒充填材料的性能等因素。手术的质量对整个根尖手术的成功有非常大的影响,一些难以预料到的手术缺陷也会使成功率严重下降。此外手术入路的选择,引导组织再生术的配合使用、靶向根管显微外科手术也都会对根尖手术的疗效产生影响。

1. 未发现的侧穿　超声尖预备方向与根管方向不一致时会导致侧穿,在用显微镜进行倒充填时要在低倍镜下观察器械,保证预备方向的正确。影像学检查可以显示近远中侧穿时引起的牙周组织改变,但较难观察到颊向或舌腭向的侧穿。根尖手术可以清晰暴露或封闭颊侧侧穿,但难以处理舌腭侧和邻面侧穿。

2. 垂直向根折 / 根纵折　根尖手术可清晰暴露颊侧的根纵折,但舌腭侧根折则很难辨认。多数情况下可以用亚甲蓝显示根折,采取相应处理。有些病例还应该结合 CBCT,将较小的裂纹显示出来,避免不必要的根尖手术。根折患牙应该采取单根牙拔除、截根术或多根牙根尖半切断术等相应处理。

3. 超声根尖预备　超声根尖预备相较传统根尖预备的优点,临床上超声根尖预备器械的普及和使用,推动了显微根尖手术技术的发展:①更利于进入操作区,尤其是传统根尖预备较难到达的区域(如舌根);②超声清洁组织碎片;③沿根管走向精准预备 2~3mm;④精确的峡部预备;⑤根管的平行预备利于充填材料的固位。Wuchenich 比较超声根尖预备和球钻根尖预备后固位型、清洁度和根管平行情况,结果显示经超声根尖预备的根管洞壁更平行,固位型更好,表面更清洁。

4. 根管倒充填材料的选择　根管倒充填材料的选择对于显微根尖手术的成功也很重要。其影响因素主要包括封闭性能、微渗漏、生物相容性和抗菌抑菌性。详见本章第一节第四部分。

5. 引导组织再生技术　从 20 世纪 70 年代起,有文献报道在没有处理牙周病损的情况下,即使经过规范的显微根尖手术治疗,病例预后依旧不良。这是因为连接上皮附着只有很微弱的封闭效果,细菌可以从暴露的牙周组织渗漏至截短的根尖区而继发感染。引导组织再生技术包括使用屏障性膜、骨移植材料以及具有生物活性的宿主调节剂,以最大化发挥牙周及根尖周组织的愈合潜力。为了获得较好的远期疗效,需在术后行引导组织再生技术,对缺失的牙周组织进行重建,给牙齿提供稳定的牙周环境。同时,引导组织再生技术也可以应用于根尖周牙槽骨缺损的修复,在骨缺损中植入的骨替代材料可促进缺损区血管再生以及成骨细胞的迁移;覆盖生物膜有利于成骨细胞的长入,并阻止结缔组织向骨缺损区内生长,为缺损区新骨的生成提供足够的时间。Kim 等认为在行显微根尖手术时,需要根据以下三种情况判断是否使用牙周组织再生技术(表 6-3-3)。

表 6-3-3 显微根尖手术三种病例分型

简单截骨分型	复杂截骨分型	涉及牙周分型
单纯牙髓根尖周病变	单纯牙髓根尖周病变	根尖周 / 牙周相通
牙周探诊正常	贯穿性缺损,包括上颌窦穿孔	颊侧骨板缺损、开裂、牙根暴露
牙根有完整的牙槽骨支持,骨丧失局限于根尖周	直径超过 10mm 的大型缺损	根分叉病变

对于简单截骨分型的病例,引导组织再生术对增加显微根尖手术的成功率没有帮助,但一项队列研究指出引导组织再生术可以改善根尖区骨质重塑的质量。对于复杂截骨分型,动物研究和组织学证据都强烈支持使用骨移植材料和屏障性膜以促进牙周组织再生,特别是根尖周病变体积超过 100mm³ 者,引导组织再生术与更好的愈合显著相关。对于涉及牙周分型的病例,引导组织再生术可以促进愈合,提高手术成功率,并改善牙周状况,当颊侧骨板厚度小于 1mm 或至少伴一侧骨板缺损时,引导组织再生术可以明显改善预后。

2020 年的一份 meta 分析对多种引导性组织再生术的方法进行分析,结果提示单独使用胶原膜或自体血小板浓缩物可能促进显微根尖手术术后愈合,胶原膜与羟基磷灰石联合使用可以显著促进愈合,尤其是对于大型根尖周病变的患牙。

6. 靶向根管显微外科手术(targeted endodontic microsurgery,TEMS) 该技术源自口腔种植修复中的数字化技术,其核心是基于术前 CBCT 和口内光学扫描数据,利用计算机技术设计、3D 打印技术制作外科引导器。引导器就位后帮助术中患牙根尖区精确定位,控制截骨方向和尺寸,利用特制的环状钻头,以期在不损害邻牙、邻近重要结构的情况下进入根尖区。一项研究在计算机模拟模型上对靶向根管显微外科手术和显微根尖手术的操作流程进行比较,其结果表明靶向根管显微外科手术大大缩短了手术时间,且可以进行更有效的截骨和根尖切除,从而提高显微根尖手术的可预测性并尽可能降低术后并发症的风险。有研究报道 TEMS 可以实现在不翻瓣的情况下完成上颌磨牙腭根的根尖手术。Buniag 等报道该技术的 1~2 年愈合率(92%)与常规显微根尖手术相当。

7. 手术入路 对上颌磨牙行根尖手术常伴随着困难,因为上颌磨牙邻近的腭大动脉和上颌窦限制了腭根的暴露,腭部入路有很高的伤害腭大动脉的风险,且难以在直视下操作,而前庭入路则增加了上颌窦穿孔的风险,而且腭根定位困难。然而近年来术前 CBCT 成功实现了腭根和上颌窦底的精确定位,提高了前庭入路的可行性。Sule 等研究显示经前庭入路的上颌磨牙根尖手术产生并发症风险更低。

(三) 术后因素

1. 根尖外感染 生物膜是根尖外感染的重要因素。它提供了利于细菌定植的多糖基质环境,帮助细菌有效抵御人体防御系统。忽视牙根的根面情况而进行截根术常导致治疗失败,在进行倒充填时需检查外根面是否有菌斑沉积或再吸收。清洁根管及倒充填前使用四环素、氯己定可有效抵抗生物膜的形成和根尖外感染。另外,使用有抗菌效应的新型纳米复合树脂的粘接剂可有效降低根纵折和根尖外感染的发生。

2. 冠部封闭的质量 冠部微渗漏是影响根尖手术预后的一个重要影响因素,密合度不好的冠修复体会加速微渗漏。对于术前确定存在封闭不良的冠部修复体,要在术后重新行牙冠修复。根尖手术中倒充填的材料不一定能完全封闭根管,因此残留的再治疗根充物也要达到密实,从而更好地封闭根管阻止冠部细菌的微渗漏。

3. 术后护理 为了预防术后感染,根尖手术的拆线通常要在术后 3~4 天尽早进行。近年来有学者认为短期内缝合部位感染的概率很小,且这种感染对根尖周愈合的影响微乎其微,拆线时间的选择更应该考量皮瓣的愈合时间以防止术后皮瓣移位,文献建议拆线时间可以是术后 7 天左右,此时患者的疼痛和肿胀基本消退,术后皮瓣移位的风险更小。

三、根尖手术术后并发症及处理

(一) 疼痛

术后第一天创伤促进大量代谢产物和活化物质产生,刺激神经末梢引起疼痛等不适,后逐渐缓解,一般在伤口愈合早期完全消失。为避免疼痛,术前应禁用含阿司匹林的药物,术后疼痛较重者可以服用布洛芬、对乙酰氨基酚等镇痛药,术后在术区注射布比卡因等长效麻醉剂也可减少患者的疼痛,但镇痛时间一般不大于 8 小时,需跟患者交代清楚。

(二) 肿胀

部分患者术后会出现由微血管渗出引起的轻中度肿胀。术后肿胀开始于术后 12~24 小时内,3~5 天逐渐消退。为减少术后肿胀,应在手术中完整剥离骨膜,组织瓣严密复位,并在缝合前后适当加压。术后嘱患者立即间断使用冰袋冷敷术区对应的面颊部区域,可有效降低肿胀的发生。

(三) 出血

术后轻微出血属于正常现象,应告知患者短时间内唾液中可见到血丝。出血较为轻微者,可用无菌冰水打湿纱布后贴在相应黏膜处,数分钟即可止血,患者也可自行用冰袋放置在脸颊上 30 分钟左右,达到收缩微血管止血的作用。但如果出血严重或者出血不止,应该怀疑是否有重要血管的损伤,对于情况较为严重者要重新打开创口探查并止血。术前详细询问患者是否罹患影响凝血功能的疾病,条件允许时还应该做凝血常规检查以评估患者凝血功能。对这类患者应在术前做好预防措施,手术切口应尽量控制在最小范围以减少创伤性出血。

(四) 淤斑

淤斑是由于血液持续不断地从血管等部位渗出到皮下组织中,红细胞崩解后造成口腔软组织等部位的颜色改变。因为老年人的毛细血管比较脆弱,所以淤斑常发生于老年患者。由于重力作用,淤斑的常见区域一般位于术区稍下方。需要告知患者瘀斑通常会在 2~3 周消失,且不会引起其他并发症。

(五) 感染

根尖手术感染多由刮除不彻底、消毒不严、术区暴露、医源性等因素引起。根管倒预备时也可能会将一些携带细菌的物质带入根管引起根管内感染,需引起重视。慢性感染发生率较低,一般在口腔卫生不良的情况下发生,可见创口愈合不良、充血,或者有暗红色、疏松、水肿的炎性肉芽组织增生,有时可伴有脓性分泌物。手术过程应严格遵守无菌观念,器械严格消毒,彻底刮除感染病变组织,手术完成后要彻底清理掉残留在术区的异物。如果创口较大,为预防感染,可以常规对创口消毒,保证创口的无菌环境。有研究报道根尖手术术后感染和手术持续时间相关,术后感染的可能性随手术时间的延长而增加。

(六) 术区异物

术区异物包括根尖残留物如切断的根尖段,倒充填时残留的充填材料如 MTA、银汞合金等。从根尖取出的断针也可能会被遗忘而封闭在术区。手术过程中应该严密观察,及时去除切除的根尖和断针,避免残留在术区。术后严密缝合创口,防止其他外来物质进入术区。必要时通过 X 线根尖片或 CBCT 等辅助检查排查术区残留异物。

(七) 软组织创伤

根尖手术造成的软组织创伤主要包括牙龈和系带的损伤。在保护和隔离措施不足的情况下,高速涡轮机会损伤到邻近软组织。黏骨膜瓣设计不合理时,强行牵拉会撕裂黏骨膜瓣。防止软组织创伤的有效措施包括充分暴露手术视野,注意隔离保护邻近组织,以及避免暴力牵拉。

（八）神经损伤

上颌神经损伤较常发生于鼻腭神经和上牙槽神经,术后会引起短暂的感觉异常,常可以迅速恢复而不产生影响。下颌根尖手术因操作不当等因素可能会引起颊神经、颏神经和下牙槽神经的损伤,以下牙槽神经损伤多见。颏孔处于下颌前磨牙的下方,所以在行下颌前磨牙的根尖手术时,应注意颏孔的位置以免损伤颏神经。下牙槽神经损伤常发生于根尖离下颌管较近的情况,损伤后,会出现下唇及颏部皮肤不完全麻木或兼有灼烧、刺痛、蚁走等异常感觉。有研究在对 62 名患者的 63 颗下颌后牙进行显微根尖手术术后评估时发现,14% 的患者出现了术后感觉异常,且前磨牙发生率较磨牙更高,可能与颏孔与前磨牙牙根密切的解剖关系有关。为预防下牙槽神经的损伤,术前应仔细评估影像资料,判断根尖与下颌管的关系,术中应尽量减少对下颌管的接触。如果神经损伤不严重,通常在几周内可以恢复正常,下牙槽神经损伤多在 6 个月内恢复,可用维生素 B_6 等药物恢复神经活性,但如果受损严重可能导致部分功能的永久丧失。

（九）口腔上颌窦交通

上颌磨牙根尖病变可能会导致上颌窦窦底骨质缺如,搔刮病变时容易穿破窦底。手术前应该仔细评估根尖距窦底的距离,术中切忌向上方过度加压。一旦发生口腔上颌窦交通,需尽可能避免任何材料进入窦腔造成感染,以防以后形成口腔上颌窦瘘。根尖手术一般造成的上颌窦穿孔都较小,可以使其自然愈合,嘱患者切忌鼻腔鼓气、吸食饮料、吸烟,并配合使用常规抗生素预防感染。

（麦穗）

参 考 文 献

1. HARGREAVES K M, BERMAN L H. Cohen's pathways of the pulp. 11th ed. Philadelphia: Elsevier, 2011
2. KIM S, KRATCHMAN S. Microsurgery in endodontics. New Jersey: Wiley-Blackwell, 2018
3. DUNCAN H F, KIRKEVANG L L, PETERS O A, et al. Treatment of pulpal and apical disease: The European Society of Endodontology (ESE) S3-level clinical practice guideline. Int Endod J, 2023, 3: 238-295
4. SETZER F C, KRATCHMAN S I. Present status and future directions: Surgical endodontics. Int Endod J, 2022, 4: 1020-1058
5. PEÑARROCHA-OLTRA D, SOTO-PEÑALOZA D, PEÑARROCHA-DIAGO M, et al. Hemostatic agents in endodontic surgery: A randomized controlled pilot study of polytetrafluoroethylene strips as an adjunct to epinephrine impregnated gauze versus aluminum chloride. J Endod, 2019, 45 (8): 970-976
6. SCHLOSS T, SONNTAG D, KOHLI M R, et al. A comparison of 2-and 3-dimensional healing assessment after endodontic surgery using cone-beam computed tomographic volumes or periapical radiographs. J Endod, 2017, 43 (7): 1072-1079
7. NG Y L, GULABIVALA K. Factors that influence the outcomes of surgical endodontic treatment. Int Endod J, 2023, 56 (Suppl 2): 116-139
8. DUNCAN H F, NAGENDRABABU V, EL-KARIM I, et al. Outcome measures to assess the effectiveness of endodontic treatment for pulpitis and apical periodontitis for use in the development of European Society of Endodontology S3-level clinical practice guidelines: A consensus-based development. Int Endod J, 2021, 54 (12): 2184-2194
9. VON ARX T, JENSEN S S, JANNER S F M, et al. A 10-year follow-up study of 119 teeth treated with apical surgery and root-end filling with mineral trioxide aggregate. J Endod, 2019, 45 (4): 394-401
10. HUANG S, CHEN N N, YU V S H, et al. Long-term success and survival of endodontic microsurgery. J Endod, 2020, 46 (2): 149-157

第七章
根管治疗后冠部修复

第一节　根管治疗后的牙体修复

一、根管治疗后牙齿抗力分析

根管治疗后牙齿抗折性能下降,主要原因是开髓窝洞预备及牙体本身组织缺损引起的牙体解剖结构的丧失,特别牙冠殆面边缘嵴等重要解剖结构的丧失,导致根管治疗后牙齿抗折力下降。研究表明,根管预备、Ⅰ类洞预备和MOD洞型预备分别使剩余牙体组织抗力下降5%、20%和63%;大锥度镍钛器械根管预备、高浓度次氯酸钠冲洗、根管侧压充填和垂直加压充填对牙体抗力也会产生一定影响。此外,根管治疗后牙齿由于牙髓组织丧失,与牙髓组织相关的神经反射消失,这将降低咀嚼运动中对牙齿的反射性保护,增加牙体折裂的风险。因此,根管治疗过程中应尽可能保留健康的牙体组织,维护牙体组织结构的完整性,根管治疗后良好的冠方修复可以提高根管治疗后患牙的强度和抗折力,这是保证根管治疗成功的重要因素。

二、根管治疗后牙体缺损的修复方法

目前对于根管治疗后牙体缺损修复方式有许多临床和体外实验相关研究报道,但由于患牙条件和实验方法不同仍无法得出统一结论,总体来说选择什么修复方式取决于剩余牙体组织结构和需要恢复的牙齿功能。根管治疗后牙体缺损修复方法有复合树脂直接充填、嵌体修复、全冠修复和桩核冠修复,其中嵌体修复又分inlay、onlay和overlay嵌体修复(图7-1-1)。在微创开髓的根管治疗后牙齿中,由于更多的健康牙体组织被保留,牙体组织结构相对完整,牙齿的生物力学性能未受明显影响,采用常规的复合树脂直接充填患牙仍有很高的成功率,但复合树脂充填后存在微渗漏和磨耗等原因,可能会影响根管治疗的成功率。全冠修复是最常见的一种修复方式,包绕整个牙冠表面,恢复根管治疗后牙齿的外形和功能,提供良好的固位力和冠方封闭,同时起到保护剩余牙体组织的作用。但全冠修复的缺点需要去除大量健康牙体组织来提供足够的修复空间和获得固位力,这不符合微创牙科的理念。全冠修复过程中如果修复不当,与邻牙邻接关系得不到有效的恢复,有可能导致食物嵌塞、牙周组织炎症等问题。

嵌体修复是牙体预备量较少的一种修复方式,牙体预备时除了去除倒凹和薄壁弱尖外,嵌体修复不需要额外去除牙冠外围剩余牙体组织,但是如果不采用全覆盖殆面的嵌体修复,殆力经由嵌体传导后,会对髓室侧壁产生应力,增加牙齿折裂的风险。桩核冠是修复根管治疗后严重牙体缺损的一种方式,由插入根管中的桩、树脂或金属内核和包裹内核的冠部结构组成,插入根管中的桩主要为内核提供固位力,但不能提高牙根的强度,桩道预备会导致牙根部牙体组织和解剖结构完整性丧失,插入根管内的桩会产生楔力导

致应力集中,这有可能导致牙根折裂的发生。

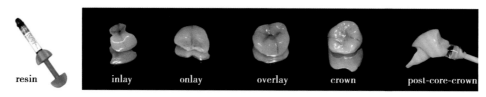

图 7-1-1   根管治疗后牙体缺损的 6 种修复方式

三、髓腔固位冠在后牙根管治疗后牙体缺损修复中的应用

髓腔固位冠(endocrown)目前是临床中后牙根管治疗后牙体缺损的一种常用修复方式,最早是由学者 Pissis 在 1995 年提出使用髓腔固位的方式修复根管治疗后牙体缺损。髓腔固位冠是一种 overlay 的修复方式,修复体被固定在髓腔内部和窝洞边缘,通过降低咬合面,不需要额外去除剩余牙体组织,是一种较为保守的根管治疗后牙体缺损修复方式。随着牙体粘接技术的发展,固位型在牙体预备时作用相对较低,最少的扩展预备和最多的牙体组织保留是牙髓治疗后牙体修复的主要原则。体内外研究表明髓腔固位冠抗折裂能力与全冠或桩核冠相似,临床成功率也无明显差异。甚至有研究通过模拟咀嚼时进行有限元分析,认为髓腔固位冠修复的磨牙比使用纤维桩核冠修复的磨牙具有更高的抗折力。因此,近年来髓腔固位冠更多地被应用于根管治疗后具有较严重牙体缺损的修复,特别是牙冠垂直高度不足、咬合空间小的患牙。髓腔固位冠由髓室壁提供宏观固位力,通过粘接提供微观固位力,在剩余牙体组织四壁过薄不能进行传统修复时,髓腔固位冠是一种可代替桩核冠的修复方式。此外,对于牙冠过短、牙根过短、过度弯曲和钙化的牙齿,均可采用髓腔固位冠修复。髓腔固位冠相比其他修复方式,具有技术要求简单、磨除牙体组织少、牙体预备和修复时间短、成本低和美观性更好等优点。

(一)影响髓腔固位冠设计的因素

髓腔固位冠在修复根管治疗后大面积牙体缺损时采用什么设计形式仍没有明确定义,这也是目前很多学者通过体内外实验研究髓腔固位冠的主要原因之一。髓腔固位冠的生物力学行为受多种因素的影响,包括边缘形态、聚合角度、修复体厚度、髓室内延伸深度和髓室侧壁厚度等,特别是在髓室内延伸深度的设计存在不同的观点。有学者认为髓室内延伸深度越大,修复体的固位力和机械性能越好;但也有学者认为过度的髓室内延伸可增加导致无法修复的牙体折裂。修复体𬌗面厚度被认为是影响修复体抗折裂性能的关键因素,修复体的𬌗面厚度越厚,抗折裂性能越高,但是临床中经常面临咬合高度降低或临床牙冠过短的问题,修复体的𬌗面厚度难以达到最少 2mm 的标准厚度,这种情况下可考虑使用𬌗面只有 1mm 厚度的超薄型髓腔固位冠修复。采用三维有限元对𬌗面 1mm 厚度的超薄型髓腔固位冠,从𬌗面不同部位进行最大咬合力加载进行应力分析显示该方案是可行的。

髓腔固位冠和预备的牙体对接时一般采用平面和曲面对接(图 7-1-2),虽然两种对接方式产生的应力分布比较相似,但曲面对接的牙体预备方式保留了更多牙体组织,并提供了更多的粘接面积,因而我们提倡使用曲面对接形式的髓腔固位冠修复根管治疗后的牙体缺损;在正常修复体𬌗面厚度和髓腔延伸深度进行研究时,以 EMAX 为例,髓腔固位冠修复体的 2mm 咬合厚度和髓室内延伸 2mm 深度应力分布最佳。

(二)修复材料的选择

髓腔固位冠需要通过粘接进行固位,因此修复材料需要具有良好的粘接性能。目前临床中主要应用于髓腔固位冠的修复材料是以玻璃基质为主的玻璃陶瓷和纳米复合树脂瓷。玻璃陶瓷材料可以通过氢氟酸处理形成粗糙面,与双固化树脂水门汀形成良好的机械嵌锁,具有很强的粘接作用,临床上比较常用的材料有长石质玻璃陶瓷(如 Mark2)、二硅酸锂玻璃陶瓷(如 EMAX)和氧化锆增强型玻璃陶瓷等。长石质玻璃陶瓷在临床应用已达 30 余年,是一种传统修复材料,是由细小的长石陶瓷颗粒压缩成块的陶瓷修复材料,在美学性能、生物相容性、耐磨性、机械性能和耐着色性方面均优于复合树脂,其最小抗压强度约为120MPa。很多研究表明长石质玻璃陶瓷修复体修复失败率低于 1%。二硅酸锂玻璃陶瓷以玻璃陶瓷为基质,辅助嵌入二硅酸锂基质晶体。二硅酸锂玻璃陶瓷(如 EMAX)具有良好的抗压强度、抗折裂性和美观性,同时拥有粘接强度高和粘接稳定性好的优点,其弯曲强度超过 400MPa,可应用于全冠、嵌体、贴面、部分冠等修复体。树脂纳米陶瓷如[Lava ultimate(LU)]在树脂基质中加入了 80% 的纳米级无机填料颗粒(主要是氧化锆和二氧化硅)。这种陶瓷具有抗裂性能好、弯曲强度优异、粘接强度高、低硬度和低模量等优点。

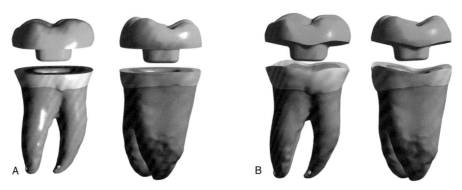

图 7-1-2　髓腔固位冠
A. 平面对接; B. 曲面对接。

四、根管治疗后显微髓腔充填的操作流程

根管治疗后患牙髓腔内的充填是进行冠部修复第一步,选择合适的充填材料进行良好的髓腔充填是成功的冠部修复的前提条件,过去髓腔内的垫底经常采用磷酸锌水门汀进行垫底,但由于磷酸锌水门汀抗压强度低,无法获得和牙本质接近的弹性模量,目前已经逐渐被弃用。

牙颈部是髓腔固位冠修复后的应力集中区,应尽量保留重要抗力区的牙颈部牙体组织,同时通过合理的修复体设计来使应力分布更加均匀,防止应力过度集中。髓腔固位冠的修复设计有利于保留颈部的剩余牙体组织,髓腔内进行垫底可承托修复体,具有缓冲应力的作用。但是,髓腔固位冠因其具有深入髓腔的固位体,有可能会对牙颈部产生过多的拉应力,不利于修复体的长期稳定性。有研究表明当有垫底层存在时,颈周牙釉质和牙本质上的最大应力峰值均小于无垫底层时,提示髓腔内垫底能缓解髓腔固位冠修复后牙颈部的应力集中。

我们在髓腔垫底时通常使用流动性树脂材料,具有与修复体相比更接近牙体组织的弹性模量,可以通过与牙体组织形成的良好粘接,起到增强牙体组织壁的作用;从受力分析的角度,相同髓腔深度,无垫底层时髓腔内固位体更加深入,与髓腔接触的表面积更大,受力更多地分散在髓腔侧壁上,使得舌侧髓室壁处的应力增加,但有垫底树脂后,修复体深入髓腔相对变浅,减小髓腔侧壁的受力,转变殆面的压应力。

大块流动树脂具有流动性好、弹性模量接近天然牙本质、聚合收缩小等优点,是髓腔内垫底充填的最佳材料。口腔显微镜在根管治疗后髓腔内大块流动树脂充填时具有很多优点:检查根管口的牙胶是否被清除、髓腔内的清洁度、充填时减少气泡产生、保证髓腔充填严密,具体操作流程如图 7-1-3所示。

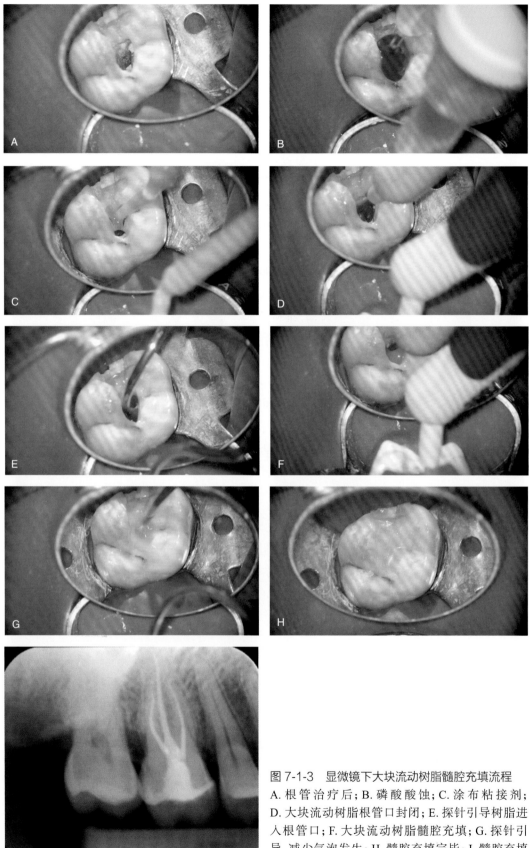

图 7-1-3　显微镜下大块流动树脂髓腔充填流程
A. 根管治疗后；B. 磷酸酸蚀；C. 涂布粘接剂；
D. 大块流动树脂根管口封闭；E. 探针引导树脂进
入根管口；F. 大块流动树脂髓腔充填；G. 探针引
导，减少气泡发生；H. 髓腔充填完毕；I. 髓腔充填
完 X 线片。

第二节　根管治疗后显微镜下桩核和冠修复

一、桩在根管治疗后牙体缺损修复中的应用

保留天然牙是口腔患牙治疗的首选目标,保存牙齿结构的完整性是恢复根管治疗后患牙的主要目标。随着牙体牙髓治疗的日益完善,以及粘接材料的不断更新和发展,越来越多的牙体缺损严重的患牙在经过完善根管治疗后,通过桩核冠修复的方法得以保存,并且继续发挥功能。后牙由于是发挥咀嚼功能的功能区,对修复体的固位和强度有较高要求,后牙缺损桩核冠的设计需要从多方面因素进行考量,如桩核材料、桩体数目、桩体尺寸与形态、牙本质肩领、桩体粘接等。

根管治疗后牙体缺损比较严重的患牙通常需要使用桩来增强抗力,但也有一些研究认为根管内桩道的预备会削弱牙齿的结构,因而根管治疗后的牙齿要减少桩的使用,虽然纤维桩可以帮助增加核和冠修复体承担的应力,降低在根管内的应力分布,但纤维桩置入在备桩道时也有可能产生微裂纹,导致根折的发生。因此,当牙体组织缺损较小,我们采用微创牙髓治疗,保留了原有更多的健康牙体组织,可以减少桩的使用。

过去我们经常关注使用什么类型的根管桩来修复,但随着粘接材料和技术的发展,我们现在更关注桩在一些牙体缺损病例中是否需要使用。在使用桩前,我们需要先考虑牙位和牙体缺损还有几壁,如果牙体缺损还保留三壁或四壁时桩的使用就不是必需的。尽管已经有大量关于桩在根管治疗后牙体缺损修复中应用研究报道,但对于牙体到底剩余多少时需要使用桩仍没有一个明确结论,现在一般普遍认为对于后牙来说,如果根管治疗后牙体保留量达到50%以上,并且进行全覆盖式的修复时,可以不使用桩。

目前很多体外实验对于桩在牙体缺损修复中应用,多数是使用前磨牙作为研究对象,通常使用抗力和折裂类型作为主要实验检测方法。当前磨牙剩余牙体组织较多,全冠修复时根管内置桩与不置桩,抗折力没有明显区别;当牙体仅剩一壁时,根管内置入纤维桩可以明显提高牙齿的抗折力,因此在前磨牙根管治疗后修复中是否置桩主要看牙体组织剩余量。在牙体修复时采用牙尖全覆盖式复合树脂修复体可以提高上颌前磨牙的抗折力,特别是牙体剩余壁的厚度小于2mm时。有研究表明前磨牙根管治疗后进行MOD洞型预备时,纤维桩结合复合树脂充填修复与没有纤维桩的全覆盖修复,两者的抗折力没有明显区别。当牙体组织缺损较小没有进行全覆盖式修复时,根管内置入纤维桩可以提高牙齿抗折力,前磨牙根管治疗后Ⅱ类洞进行常规树脂充填时置入纤维桩,可以提高牙齿抗折力,但在使用高嵌体(overlay)修复前磨牙时,根管内置入纤维桩并不能提高抗折力,这些研究主要是针对前磨牙的研究结果。在磨牙根管治疗后修复中,置入纤维桩是否提高抗折力,目前还缺乏相应资料。在前牙的根管治疗后的修复中,由于根管预备和冠的预备导致剩余牙体组织,特别是颈部牙本质部分丧失,置入桩可以增强牙体的抗折力,再加上前牙本身因为龋损或其他原因引起的牙体缺损,将进一步引起抗力下降,所以前牙根管治疗后修复中经常需要使用桩来增强抗折力。总体来说,目前体外的实验研究主要是前磨牙的实验结果,而前牙和磨牙的相关研究较少,并且由于实验方案的设置不同,所以体外实验的结果数据不一定能准确反映口腔内实际情况。

二、显微镜下根管桩道的预备

桩的选择对于桩冠修复具有重要意义,理想的桩冠材料需要具有较高的耐腐蚀性、弹性强度及透光性,且操作简单。传统的桩冠修复中多采用金属桩,金属桩弹性模量明显大于牙本质的弹性模量,应力过

于集中,易导致根折的发生,并且金属桩核还会在局部病灶部位游离出金属离子,引起牙龈边缘着色,影响美观。纤维桩等新型桩材料具有较好的机械性能、生物特性、良好的透光性,对牙齿无腐蚀性,耐磨损,有逐渐取代传统的金属桩的趋势。石英纤维桩具有良好的物理性能,其尺寸变化较小,在口腔内不会因化学、物理作用产生较大变形,降低松动和脱落的风险(图 7-2-1)。

现代粘接材料的发展,明显提高纤维桩的粘接效果,减小桩脱位的发生。纤维桩的粘接效果和桩道的预备具有相关性,预备桩道可以从小号钻开始,根据根管的粗细预备到合适的型号(图 7-2-2)。由于显微镜在口腔治疗中的应用越来越广泛,显微镜下的桩道预备,结合桩道内的超声荡洗,可以有效地去除根管壁的封闭剂和牙胶,建立一个清洁和新鲜的根管内壁,明显提高双固化树脂水门汀的粘接作用,防止桩脱位发生(图 7-2-3)。

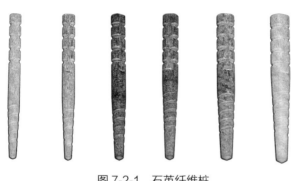

图 7-2-1   石英纤维桩

从左至右为 1# 至 6#。

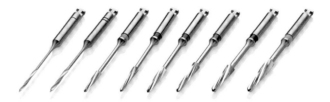

图 7-2-2   桩道预备钻

从左至右分别是启动钻 1#、启动钻 2#,纤维桩的修整钻 1#、2#、3#、4#、5#、6#(1# 到 6# 的颜色依次为黄红蓝绿黑白)。

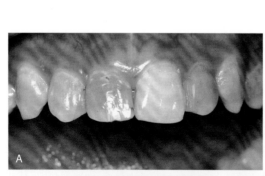

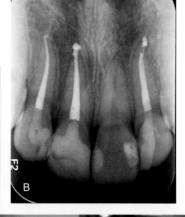

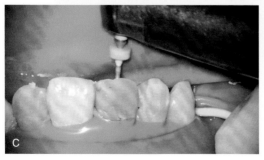

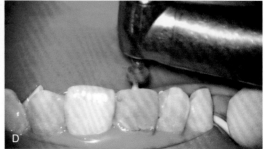

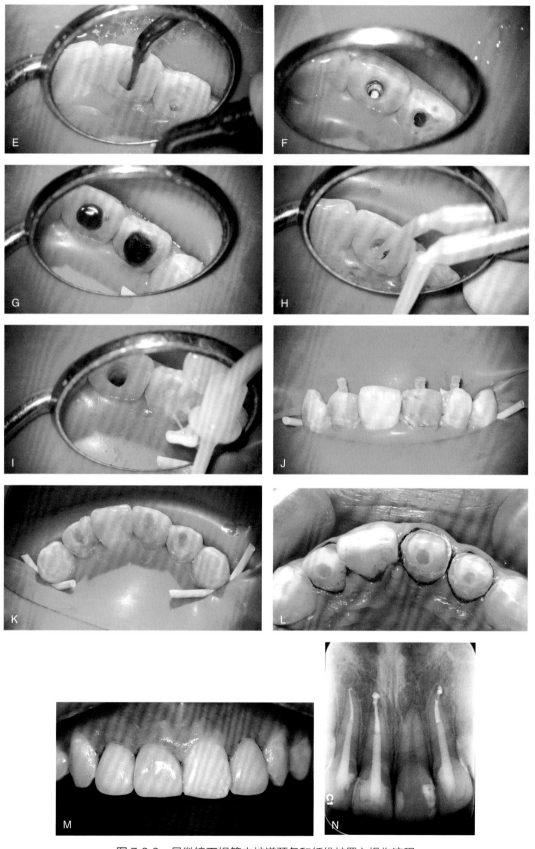

图 7-2-3 显微镜下根管内桩道预备和纤维桩置入操作流程

A. 修复前口内照；B. 修复前 X 线片（根管治疗术 2 年）；C. 备桩道（修整钻 1#）；D. 备桩道（修整钻 2#）；E. 根管内超声荡洗；F. 根管内检查；G. 桩道内酸蚀；H. 涂布粘接剂；I. 根管内注入粘接树脂水门汀；J. 置入纤维桩；K. 截除纤维桩；L. 牙体预备；M. 全冠修复后；N. X 线片。

三、显微镜下冠部修复牙体预备

牙体预备是指临床医生在患者口内对牙齿硬组织进行定量切割、成形的操作过程。以往牙体预备的操作一般都是裸眼下在临床工作者的经验和相关的预备规范基础上完成的。随着显微镜和高倍放大镜在口腔治疗中广泛应用，显微镜下进行牙体预备操作，可有效提高口腔临床操作视野清晰度及视觉敏锐性，补偿裸眼视力的不足造成的操作不标准，提高牙体预备的准确性，减少细节操作的失误，保证获得长期的修复效果（图 7-2-4）。显微牙体预备有助于微创美学修复，手术显微镜清晰的视野和镜下精细的牙体组织切割操作更容易保护近髓处的牙体组织，保护邻牙避免被切割，最大程度保护健康牙体组织，实现牙体牙髓、牙周组织以及功能的健康。

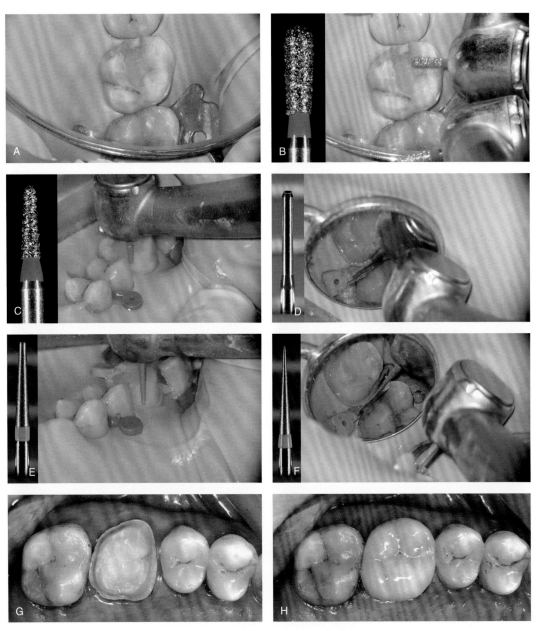

图 7-2-4　显微镜下全冠预备操作细节
A. 右上第一磨牙预备前；B. 殆面预备；C. 轴壁预备；D. 肩台预备；E. 轴壁抛光；F. 打开邻间隙；
G. 预备后口内照；H. 全瓷冠修复后。

（童忠春）

参 考 文 献

1.　BHUVA B, GIOVARRUSCIO M, RAHIM N, et al. The restoration of root filled teeth: a review of the clinical literature. Int Endod J, 2021, 54 (4): 509-535

2.　LAI H, LIN X, ZHANG Y, et al. Effect of different endodontic access preparations on the biomechanical behavior of lithium disilicate and resin nanoceramic onlay restorations: An in vitro and 3D finite element analysis study. J Prosthet Dent, 2024, 131 (1): 64-74

3.　ZHANG Y, LAI H, MENG Q, et al. The synergetic effect of pulp chamber extension depth and occlusal thickness on stress distribution of molar endocrowns: a 3-dimensional finite element analysis. J Mater Sci Mater Med, 2022, 33 (7): 56

4.　BUD M, JITARU S, LUCACIU O, et al. The advantages of the dental operative microscope in restorative dentistry. Med Pharm Rep, 2021, 94 (1): 22-27

5.　AURELIO I L, FRAGA S, RIPPE M P, et al. Are posts necessary for the restoration of root filled teeth with limited tissue loss？A structured review of laboratory and clinical studies. Int Endod J, 2016, 49 (9): 827-835

6.　MENG Q, ZHANG Y, CHI D, et al. Resistance fracture of minimally prepared endocrowns made by three types of restorative materials: a 3D finite element analysis. J Mater Sci Mater Med, 2021, 32 (11): 137

7.　LIU B, ZHOU X, YUE L, et al. Experts consensus on the procedure of dental operative microscope in endodontics and operative dentistry. Int J Oral Sci, 2023, 15 (1): 43

8.　PAPATHANASIOU I, KAMPOSIORA P, DIMITRIADIS K, et al. In vitro evaluation of CAD/CAM composite materials. J Dent, 2023, 136: 104623

9.　MARCHESI G, CAMURRI PILONI A, NICOLIN V, et al. Chairside CAD/CAM materials: Current trends of clinical uses. Biology (Basel), 2021, 10 (11): 1170

10.　PORCIUNCULA M, TEIXEIRA A P, DUQUE T M, et al. Age and experience with dental operating microscope: Do these factors influence on the post space preparation and adhesion of glass fiber posts？ Microsc Res Tech, 2022, 85 (6): 2206-2211

11.　SILVA N R D, RODRIGUES M P, BICALHO A A, et al. Effect of magnification during post space preparation on root cleanness and fiber post bond strength. Braz Dent J, 2019, 30 (5): 491-497

第八章
活髓保存治疗

第一节　活髓保存治疗概述

牙髓组织包含血管、神经、牙髓细胞、免疫细胞等,具有营养、感觉、防御以及形成牙本质等功能。既往认为龋源性牙髓损伤后感染范围不清,需行根管治疗术摘除全部牙髓以彻底去除感染,患牙治疗后丧失牙髓功能且硬组织缺损较大,远期牙体折裂风险增加。近年来,随着新型盖髓材料的问世和治疗流程的优化,活髓保存治疗(vital pulp therapy)作为牙髓损伤患牙的治疗方法进入人们视野。活髓保存治疗包括盖髓术(间接盖髓术、直接盖髓术)和牙髓切断术(部分牙髓切断术和冠髓切断术),通过去除感染的牙体硬组织或感染牙髓、将盖髓材料直接或间接放置于牙髓上以维持受损牙髓活力、保护牙髓健康、刺激新的矿化组织形成,达到阻止龋病进展、促进牙髓愈合、保存健康牙髓、维持牙齿功能的目的,符合微创治疗理念,是牙体牙髓病学的发展趋势。

一、活髓保存治疗的适应证

既往基于传统治疗方法与盖髓材料的临床研究显示,以氢氧化钙为盖髓剂对龋源性露髓患牙行直接盖髓术,术后十年治疗成功率仅为 13%~59%,牙髓坏死是治疗失败的主要原因。2014 年,美国儿童牙科协会(American Academy of Pediatric Dentistry, AAPD)制定指南,提出活髓保存治疗是治疗根尖孔未发育完全的年轻恒牙、维持牙髓活力的重要手段,而临床诊断为不可复性牙髓炎的成熟恒牙则是活髓保存治疗的禁忌证。Trope 等人认为龋源性露髓患牙牙髓组织的感染范围及深度难以确定,易残留感染牙髓组织,导致活髓保存治疗失败,因此推荐活髓保存治疗用于机械性或外伤性露髓的牙齿。

近年来,活髓保存治疗在成熟恒牙龋源性牙髓损伤治疗领域再度引起人们关注,有赖于牙髓组织病理学、牙髓生物学的发展和材料学的进步。前者使人们意识到,牙髓暴露并不代表冠根部牙髓组织的全部感染,即使是诊断为不可复性牙髓炎的恒牙,其冠部也存在健康牙髓组织;人健康牙髓中多种细菌 DNA 的检出,提示健康牙髓中可能存在特定微生物群,牙髓的防御和修复潜能可重塑牙髓微生物稳态,改善局部微环境,恢复和维持牙髓健康;在去除感染因子和炎症组织后,剩余牙髓可能实现自我修复。后者则是自20 世纪 90 年代以 MTA 为代表的新型生物活性类盖髓材料问世以来,国内外陆续有采用 MTA 等对根尖孔发育完成的露髓患牙(年龄跨度从 6 岁到 70 岁)进行活髓保存治疗获得成功的报道。其中,Çalışkan 等应用 MTA 对无症状龋源性露髓恒牙行直接盖髓术,1 年、2 年、3 年成功率分别为 93%、89%、71%;Aguilar等针对龋源性露髓恒牙采用 MTA 行直接盖髓术 3 年成功率达 72.9%,部分牙髓切断术与冠髓切断术 3 年成功率可达 99% 以上;Asgary 和 Taha 等针对不可复性牙髓炎进行活髓保存治疗,1 年后临床成功率达100%,X 线检查成功率达 94%,5 年成功率超过 75%;刘思毅等对临床表现为深龋或可复性牙髓炎的龋源性露髓成熟恒牙以生物陶瓷盖髓剂 iRoot BP Plus 进行直接盖髓术,术后 1 年、2 年及 ≥3 年的成功率分别为 98%、89% 和 81%;Zhu 等对临床诊断为"不可复性牙髓炎"的成熟恒牙以硅酸钙生物活性陶瓷为盖髓剂行冠髓切断术,术后 1 年的成功率达 92.6%。一项系统性回顾研究表明,对有症状的不可复性牙髓炎的成熟恒牙行活髓保存治疗,1~5 年的术后成功率达 78%~90%,其疗效与根管治疗相当。

有鉴于此,学者们提出在符合病例选择标准和患者充分知情的前提下,活髓保存应作为合适的治疗策略施行,尤其是对于期望避免或延缓根管治疗、长期保存天然牙的患者,可通过控制局部感染、结合盖髓材料的生物活性作用,实现预防和控制牙髓炎发生发展的目的。2017 年,周学东等发表专家共识,提出活髓保存治疗可作为龋源性露髓患牙的一种治疗方法。2019 年 1 月,欧洲牙髓病协会(European Society of Endodontology,ESE)发表声明,指出保存活髓、保持根尖周组织的健康、进行最低程度的有创性治疗是当代牙髓病学的主题,在严格无菌操作、使用口腔手术显微镜和消毒剂、以钙硅基类生物活性材料为盖髓剂的前提下,对于龋源性露髓的牙髓健康或伴可复性牙髓炎的患牙,可行活髓保存治疗(直接盖髓术或部分牙髓切断术),对于伴不可复性牙髓炎症状、炎症局限于冠髓者可行冠髓切断术。2021 年,美国牙髓病协会(American Association of Endodontists,AAE)发表关于活髓保存的立场声明,提出不可复性牙髓炎患牙可酌情采用活髓保存治疗。

二、活髓保存治疗的生物学基础

活髓保存治疗的生物学基础主要在于牙髓的免疫防御及修复功能。

(一)牙髓的免疫防御功能

随着龋病发展,龋损中的致龋菌或其毒性产物可导致牙釉质和牙本质脱矿,当病变进展至距牙髓 1.5mm 或更短距离时,细菌抗原和代谢产物通过牙本质小管进入牙髓,激发牙髓的炎症和免疫反应。炎症是一种复杂的保护性生物反应,在早期可消除病原体产生的有害刺激并启动修复进程,重建牙髓的生理平衡。当有害刺激持续存在并占据上峰时,牙髓炎症将导致牙髓溶解和根尖病变。免疫反应则包括固有免疫和适应性免疫。固有免疫反应是牙髓牙本质复合体抵抗感染的第一道防线,参与细胞包括自然杀伤细胞、中性粒细胞、成牙本质细胞、牙髓细胞、树突细胞、内皮细胞、单核细胞、巨噬细胞等。其中成牙本质细胞作为牙髓最外层的细胞可通过细胞表面的模式识别受体(pattern recognition receptor,PRR)识别微生物及其副产物上表达的不同的病原体相关分子模式(pathogen-associated molecular pattern,PAMP)。Toll 样受体(Toll-like receptors,TLRs)是细胞表面的 PRR。当致龋菌持续侵入牙髓组织后,其毒性代谢产物作为 PAMP 与成牙本质细胞及随后的牙髓成纤维细胞、未成熟的树突细胞和巨噬细胞的 TLR 结合,刺激促炎细胞因子如白细胞介素 1(interleukin-1,IL-1)、IL-8、IL-12 等及趋化因子的释放,从而刺激和招募免疫细胞、杀伤细菌、控制炎症。胞质内 PRR 家族的核苷酸结合寡聚化结构域蛋白(nucleotide-binding oligomerization domains,NOD)和 NOD 样受体蛋白 3(NOD-like protein 3,NLRP3)也参与牙髓牙本质复合体的固有免疫反应。此外,成牙本质细胞、树突状细胞等表面表达主要组织相容性复合体 Ⅱ,可将抗原递呈给 T 淋巴细胞、B 淋巴细胞启动适应性免疫反应。巨噬细胞可通过消除病原体和衰老细胞,参与固有免疫和适应性免疫,同时通过修复和重塑炎症后的组织来促进组织稳态(图 8-1-1)。

(二)牙髓的修复功能

当发生龋病、创伤或窝洞预备时,牙本质暴露,牙髓免疫防御系统在协助清除病原体的同时,可引发轻度炎症并启动修复反应。此时炎症反应可随刺激去除而消退。成牙本质细胞则因受到刺激,产生部分变性,牙髓深层未分化细胞向该处迁移、分化为成牙本质细胞,与尚有功能的成牙本质细胞一起分泌牙本质基质,继而矿化并形成修复性牙本质,亦称反应性牙本质、第三期牙本质。修复性牙本质的形成可能与牙本质及成牙本质细胞中释放的一系列生长因子有关,如转化生长因子 β1(transforming growth factor-β1,TGF-β1)、骨形成蛋白 -7(bone morphogenetic protein-7,BMP-7)、胰岛素样生长因子 -1(insulin like growth factor-1,IGF-1)、血小板衍生生长因子(platelet-derived growth factor,PDGF)、血管内皮生长因子(vascular endothelial growth factor, VEGF)和成纤维细胞生长因子-2(fibroblast growth factor-2, FGF-2),以及牙本质基质蛋白成分如骨涎蛋白、牙本质基质蛋白-1和牙本质涎蛋白。

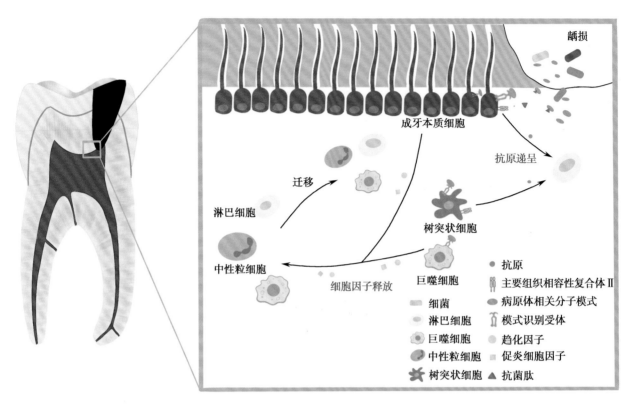

图 8-1-1　牙髓免疫防御反应模式图

去龋后剩余牙本质的厚度对修复性牙本质的形成有显著影响。当牙本质厚度小于 0.25mm 时,仅有约 50% 的成牙本质细胞存活。而当牙髓暴露时,与龋病对应的牙髓组织中所有的原始成牙本质细胞都已死亡,此时牙髓深层的间充质干细胞将响应刺激,迁移、增殖及分化为成牙本质样细胞,形成修复性牙本质。牙髓成纤维细胞、巨噬细胞及淋巴细胞分泌细胞因子并相互作用,诱导该过程的进行。

有学者针对牙髓的修复机制提出不同观点。Ricucci 等对 96 颗牙齿进行组织病理学检查,发现龋源性露髓并行直接盖髓治疗的患牙在露髓处形成的牙本质结构多不均一、无定形且无牙本质小管结构,在组织学上不同于原发性、继发性牙本质及反应性牙本质;修复性牙本质与牙髓交界处并未发现成牙本质样细胞,而仅观察到牙髓成纤维细胞。由此认为成牙本质细胞死亡后的组织修复过程中,间充质干细胞的迁移、增殖、分化与牙髓成纤维细胞的生物学行为相竞争,后者更快的增殖速度导致组织修复过程中的胶原和瘢痕组织增加,进而导致了无定形钙化组织的形成,故而提出修复性牙本质结构的形成是受刺激后的"修复"过程,而非"再生"(图 8-1-2)。

三、活髓保存治疗方法

活髓保存治疗包括盖髓术(间接盖髓术、直接盖髓术)和牙髓切断术(部分牙髓切断术和冠髓切断术)(图 8-1-3),通过去除感染的牙体硬组织及牙髓,在近髓牙本质或暴露牙髓表面覆盖盖髓材料而促进牙髓愈合和修复性牙本质的形成。

间接盖髓术将盖髓材料覆盖在接近牙髓的牙本质表面以保存牙髓活力,通过保留近髓牙本质形成的天然屏障,保护牙髓组织的健康和完整性,是一种相对无创的治疗方法。通常适用于深龋或其他原因导致的牙体缺损近髓但无症状或伴可复性牙髓炎表现的患牙。其原理在于通过覆盖盖髓材料以隔离和杀灭牙本质小管内的细菌,并刺激修复性牙本质的形成,保持牙髓健康。

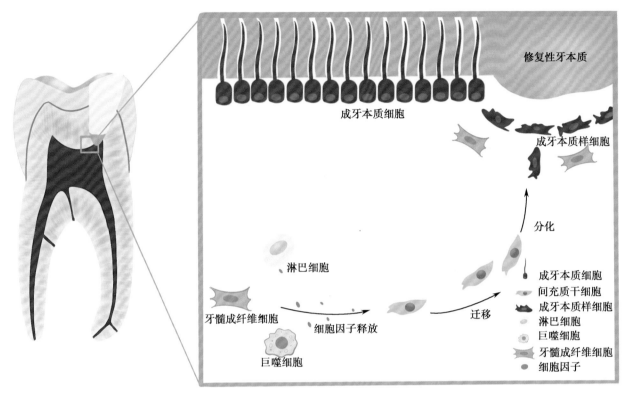

图 8-1-2 牙髓修复反应模式图

直接盖髓术通过将具有牙髓保护作用的盖髓材料直接覆盖于暴露牙髓表面从而促进修复性牙本质形成及受损的牙髓愈合。根据 2019 年 ESE 发表的关于活髓保存治疗的立场声明,直接盖髓术适用于有修复价值的、去龋过程中意外穿髓、无症状或伴可复性牙髓炎的患牙,以及外伤或牙体预备穿髓且牙髓健康的患牙,是一种对牙髓组织无侵入性、操作相对简单且经济的治疗技术。

部分牙髓切断术是通过去除露髓处下方的 2~3mm 的炎性牙髓组织,将盖髓材料覆盖于剩余的健康牙髓组织,从而保存剩余的冠髓及根髓活力的一种治疗方法。切除部分冠髓后将次氯酸钠棉球直接覆盖在牙髓断面 5~10 分钟,若口腔手术显微镜下观察到持续出血,需继续去除冠髓,直至出血停止。

冠髓切断术需去除全部冠髓并将盖髓材料覆盖于根管口处牙髓组织以保存根髓的活力,是一种侵入性更强的活髓保存治疗方法。随着盖髓材料的发展,冠髓切断术已不仅仅适用于乳牙和年轻恒牙。2017 年周学东等学者提出,冠髓切断术适用于无明显疼痛、肿胀、松动且影像学无异常的露髓患牙。ESE 关于活髓保存的立场声明中指出,对于炎症局限于冠髓的部分不可复性牙髓炎(partial irreversable pulpitis),在严格无菌操作、使用口腔手术显微镜和消毒剂、以钙硅基类生物活性材料为盖髓剂的前提下可行冠髓切断术,作为根管治疗的替代方法,但是需要长期前瞻性的临床研究进一步验证。

四、常用盖髓材料

盖髓材料是影响活髓保存治疗结果的重要因素。理想的盖髓材料应具有良好的密封性能,在牙髓与口腔之间形成屏障以阻止微生物入侵,同时应具有良好的抗菌性、生物活性、生物相容性和促进矿化组织形成的能力。临床上常见的盖髓材料包括氢氧化钙和钙硅类生物活性陶瓷,以生物活性分子为基础的盖髓材料尚处于研发阶段,具有潜在的应用前景。

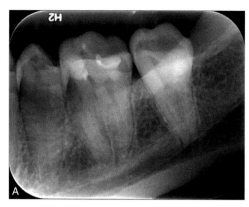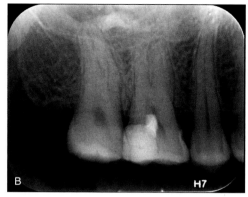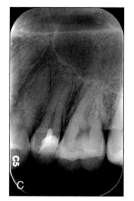

图 8-1-3 活髓保存治疗
A.直接盖髓术；B.部分牙髓切断术；C.冠髓切断术。

（一）氢氧化钙

自 20 世纪初由 Hermann 引入口腔领域以来，氢氧化钙在相当长的时期内被广泛应用于活髓保存治疗，曾被认为是盖髓材料的"金标准"。氢氧化钙的强碱性使其具有良好的抗菌作用，可中和酸而减轻炎症及疼痛；可刺激牙髓成纤维细胞和酶系统，促进牙髓的免疫防御和修复及牙本质的形成。但氢氧化钙具有与牙髓组织黏附力弱、边缘密闭性差、随时间推移而溶解从而导致微渗漏、形成的牙本质桥存在"隧道形缺陷"等缺点，最终可导致营养不良性钙化和牙髓坏死并增大了后续根管治疗的难度。Kundzina 等的研究表明氢氧化钙直接盖髓 36 个月后成功率仅为 52%。Cushley 等通过系统回顾和荟萃分析以氢氧化钙作为盖髓剂治疗牙髓暴露患牙术后 6 个月、1 年、2~3 年及 4~5 年的成功率分别为 74%、65%、59% 和 56%，表明以氢氧化钙作为盖髓剂行直接盖髓的失败率随时间推移而增加，其原因与材料的溶解和牙本质桥的缺陷相关，因此目前临床已不再将氢氧化钙作为首选盖髓材料。2022 年 Ricucci 等对龋源性露髓的牙髓正常或可复性牙髓炎以氢氧化钙为盖髓剂行直接盖髓术的 225 颗患牙进行临床疗效的回顾性研究，其中最短随访时间为 1 年以上，最长随访时间为 35 年，发现在使用放大镜 / 口腔手术显微镜、橡皮障等条件下，术后 1 年、5 年、10 年、20 年和 35 年的成功率分别为 100%、95%、95%、86% 和 89%。由此认为使用氢氧化钙盖髓的临床疗效与适应证选择、医生的专业背景与临床操作技能、治疗过程中放大镜 / 口腔手术显微镜的使用、无菌环境、严格控制感染密切相关。此外，永久性冠部修复体质量至关重要，即使氢氧化钙诱导形成的牙本质桥不够致密，具有良好密闭性的冠部修复体也能有效避免细菌感染和微渗漏。

（二）钙硅类生物活性陶瓷

钙硅类生物活性陶瓷是一组与水接触后发生水合反应的新型生物活性盖髓材料，以硅酸三钙和硅酸四钙为主要成分，具有良好的促进矿化组织形成的能力。此类材料包括三氧化矿物凝聚体（mineral trioxide aggregate，MTA）、生物活性牙本质替代材料（Biodentine、iRoot BP Plus/Endo Sequence Root Repair Material Putty、BioAggregate、Endo-CPM、EndoSeal MTA、MTABio、MTAPlus、OrthoMTA、MEDCEM MTA、Tech Bioseale）等。与氢氧化钙相比，钙硅类生物活性陶瓷具有优异的生物相容性、边缘封闭性、低溶解性，可有效防止微渗漏，所诱导形成的修复性牙本质桥"隧道形缺陷"更少、质地均匀、力学强度较高。多项临床研究表明，以此类材料为盖髓剂治疗不可复性牙髓炎患牙，术后 1 年成功率为 77.5%~97.78%，相较于 MTA，Biodentine 和 iRoot BP Plus 不会引起牙体变色且技术敏感性较低，已成为目前临床上应用最广泛的盖髓材料。

（三）生物活性分子

如前所述，牙本质基质中储存多种生物活性分子，如 TGF-β、BMP-7、牙本质唾液蛋白等。龋病或外伤条件下，牙本质和牙髓中被激活的基质金属蛋白酶（matrix metalloproteinases，MMPs）可消化牙本质基质成分，释放和活化生物活性分子。这些生物活性分子单独或彼此相互作用，可减少牙髓炎症反应，募集牙髓干细胞并促进其增殖分化诱导牙本质桥形成。由于内源性生物活性分子的释放速率及剂量难以调控，因此，应用外源性生物活性分子调控矿化组织形成已成为盖髓材料研发的方向之一。以胶原蛋白、羟基磷灰石、聚乳酸 - 羟基乙酸共聚物（poly lactic-co-glycolic acid，PLGA）等载体携带生物活性分子可实现生物活性分子释放的持续性及可控性；部分支架的膨胀性、诱导矿化能力和优良的机械性能更有助于其在活髓保存治疗中的应用。但生物活性分子与载体间存在相互作用，其生物学性能受到载体材料组成、降解产物的浓度和化学性质、微生物、组织对生物活性材料的反应性等多种因素的影响。目前基于生物活性分子的盖髓材料的研究多局限于基础研究及动物实验，缺少临床随机对照试验评估其盖髓效果，尚未应用于临床。

第二节 活髓保存治疗操作流程及影响因素

相较于根管治疗，活髓保存治疗相对保守、技术敏感性较低，在规范的操作流程指引下，全科医生也可取得较好的治疗结果。临床上术前需仔细评估牙髓状态，术中在使用口腔手术显微镜及橡皮障隔离的情况下根据有无牙髓暴露及露髓后牙髓出血、止血状态等进行间接盖髓术、直接盖髓术及牙髓切断术。本章节结合国内外学者就活髓保存治疗的专家共识、AAE、ESE 立场声明以及相关研究进展，对活髓保存治疗流程归纳如下。

一、术前牙髓状态评估

术前对牙髓炎症状态的正确评估是活髓保存治疗获得成功的关键因素。临床上主要根据患者的病史、症状、体征、影像学检查及牙髓活力电测试及温度测试结果评估牙髓状态。当患牙无明显自发痛及放射痛，仅有温度或化学刺激的一过性疼痛时，提示患牙更可能处于可复性牙髓炎状态；当患牙表现为自发痛、剧烈疼痛、放射性疼痛、夜间痛、温度刺激痛及疼痛不能定位时，则多为不可复性牙髓炎状态。询问病史时应注意病情的发展过程，对于曾有明显疼痛史而就诊时无不适的患牙应考虑到牙髓炎进展至晚期或牙髓坏死的可能性。牙髓活力电测试及温度测试是判断牙髓状态的主要方法，应注意排除假阳性及假阴性结果。对牙髓炎症的早期病变，推荐将牙髓活力电测与冷诊相结合。此外，牙齿对叩诊的反应和影像学显示根尖周病变与否也可辅助判断牙髓炎症状态。激光多普勒血流测试是新型牙髓活力检测方法，通过激光反射光强度和频移大小反映牙髓血细胞的流量和流速，不依赖于患者的主观感受，客观性和可靠性较高，是术前判断牙髓状态较可靠的方法，但可因探头移动、周围组织或牙体着色的干扰出现假阳性结果。

二、去除感染组织

局部麻醉，橡皮障隔离患牙，3% 次氯酸钠清洁牙面。在口腔手术显微镜下使用无菌器械（高速手机或挖匙，可辅助使用激光）去除龋损组织及坏死或感染的牙髓组织。

国际龋病共识协作组及 ESE 建议对于临床无明显症状或仅表现为可复性牙髓炎、影像学检查显示在龋损与髓腔之间有一层牙本质的深龋患牙，采用选择性去龋法去除龋坏组织，包括一步去龋法（one-stage selective carious removal）和分步去龋法（stepwise excavation），以避免牙髓暴露。这两种方法均需完全清除窝洞边缘的龋坏组织以形成良好的牙本质粘接，仅保留轴壁或髓壁近髓处脱矿软化的皮革样牙本质（leathery dentine）或韧化牙本质（firm dentine），将钙硅类生物活性陶瓷或玻璃离子水门汀覆盖于近髓牙本质上，改变致龋环境并促进牙髓组织修复（图 8-2-1）。一步法在覆盖生物材料后即刻放置永久性修复体。分步法则是在放置生物材料后先放置临时修复体，6~12 个月后重新去除龋坏组织至硬化牙本质，再放置永久修复体。相较于分步法，一步去龋法进一步降低了二次去龋时牙髓暴露的风险，2019 年，ESE 推荐对深龋患牙进行一步法选择性去龋。但是,Ricucci 等认为应完全去除感染组织,即无论是侧壁还是髓壁、轴壁处的龋坏组织都应被完全去除至硬化牙本质,以避免影响对牙髓炎症水平的评估和潜在坏死区域的观察、降低牙体与材料的粘接力。基于此种观点,2021 年,AAE 发表立场声明,推荐非选择性去龋(图8-2-2)。

　　对于伴不可复性牙髓炎症状、炎症局限于冠髓、影像学上龋损及髓者,需在显微镜下完全去除龋坏组织。可先去除侧壁、龈壁等远离牙髓部位的感染物质,后去除髓壁、轴壁等近髓处感染物质,以减少牙髓暴露时牙髓进一步感染的风险。

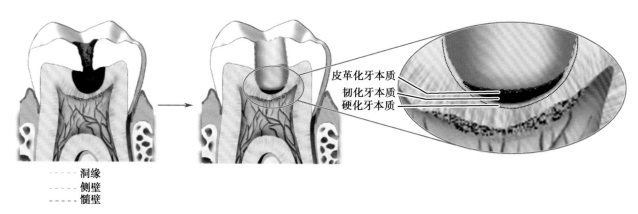

图 8-2-1　选择性去龋模式图

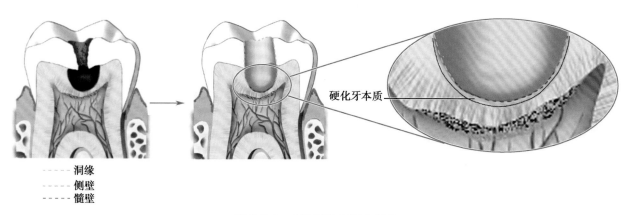

图 8-2-2　非选择性去龋模式图

三、暴露牙髓止血及术中牙髓状态评估

　　龋坏组织去除后牙髓未暴露可直接进行间接盖髓。若牙髓暴露,则通过检查牙髓暴露后的出血程度及止血情况对牙髓炎症程度进行临床评估,这是现阶段判断活髓保存治疗预后的重要指标。建议使用0.5%~5% 次氯酸钠或 0.2%~2% 氯己定棉球覆盖于牙髓表面,若 5min 内止血,可行盖髓处理,反之需进一步去除感染牙髓组织(图 8-2-3 A~D)。需注意,若牙髓去除至根管口仍不能止血,提示根髓感染,需行根管治疗。次氯酸钠作为抗菌溶液,具有止血、消毒、去除生物膜、去除血凝块和纤维蛋白、清除牙本质碎屑、防止牙体变色等功能,是目前最常用的止血剂。有研究认为将激光用于活髓保存治疗的止血环节,可促进组织再生,破坏残余的炎症组织和杀菌,减少术后疼痛,促进修复性牙本质形成。

四、覆盖盖髓材料

　　止血后牙本质用清水轻轻冲洗干净并干燥,去除残余次氯酸钠,将 iRoot BP Plus、Biodentine 等盖髓材料覆盖于牙本质表面(去龋后未露髓者)或露髓创面及周围至少 2mm 范围的牙本质上,避免微渗漏并封闭露髓点附近牙本质小管中的残留微生物。盖髓材料厚度为 1.5~3mm,周围保留 1.5~2mm 的牙体组织粘接区域(图 8-2-3 E)。

五、冠部修复

为实现严密的冠部密闭,永久性修复应当在盖髓材料放置完成后即刻进行,即刻修复不仅可以保护生物活性材料、降低术后敏感性和导热性,还能有效预防微渗漏。

随着冠部修复的材料不断发展,冠部修复方式逐渐多样化,包括树脂充填、牙尖覆盖式修复等。无论采用何种修复方式,均需尽可能保留更多的牙体结构以利于长期维持牙齿功能。目前临床以复合树脂充填为常见,可在盖髓后等待盖髓材料凝固或使用自粘接流体树脂封闭盖髓材料,清理窝洞,涂布粘接剂后复合树脂分层严密充填,调整咬合并抛光(图 8-2-3 F)。

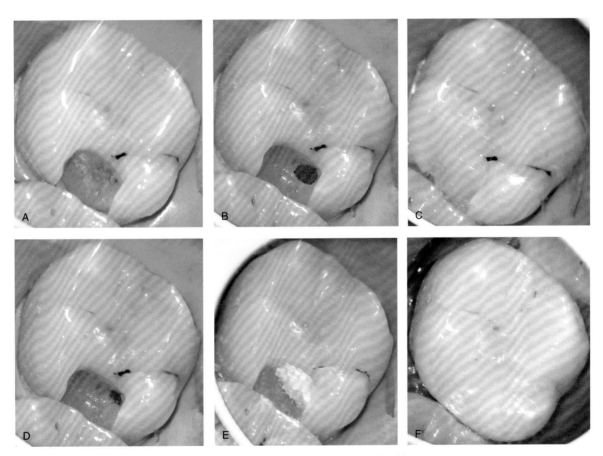

图 8-2-3　牙髓止血及术中牙髓状态评估
A. 去龋未尽露髓;B. 去净感染牙本质和牙髓;C. 次氯酸钠棉球覆盖于牙髓表面;D. 止血后健康牙髓断面;
E. 覆盖盖髓材料;F. 复合树脂直接充填。

六、术后随访与疗效评估

活髓保存治疗完成后需定期随访和复查,对牙髓状态再次检查以评估疗效。建议在活髓保存治疗完成后的 1、3、6、12 个月复查并在此后每年复查一次,持续至术后 4 年。

疗效评价内容包括临床症状、牙髓活力、影像学检查等。治疗成功的标准为:随访时间至少 1 年,患牙保持活力,牙髓温度测试及电活力测试反应正常(冠髓切断术者可无反应);无疼痛、不松动、无软组织肿胀或窦道等症状或体征;影像学检查显示修复性牙本质桥形成,无牙根内吸收或外吸收、无根尖周透射影及异常钙化等；年轻恒牙的牙根继续发育，根管壁增厚，根尖孔逐渐闭合（图 8-2-4）。2023 年 ESE 发布疗效评估的 S3 级临床指南流程，建议将口腔健康相关的生活质量（OHRQoL）纳入疗效评估内容。

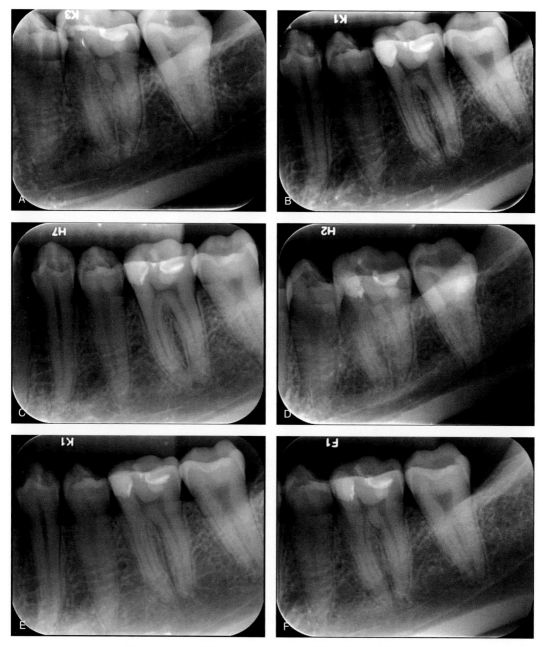

图 8-2-4　36 深龋 iRoot BP Plus 直接盖髓术影像学资料
A. 术前片；B. 术后即刻；C. 术后半年复查；D. 术后 1 年复查；E. 术后 3 年复查；F. 术后 4 年复查。

疗效评估时需注意：①患牙可在外伤后不久出现牙冠变色，其原因可能是牙髓处于炎症期或根尖孔处血管受损伤导致静脉血增加和代谢物累积，或小血管破裂释放出的血液成分穿透牙本质小管。若未出现牙髓炎或根尖周炎等临床症状可追踪观察，一般情况下 4~8 周后局部组织的血运重建完成，牙髓腔和牙本质小管内代谢物清除，牙色可恢复正常。②接受冠髓切断术、牙冠大面积复合树脂充填或全瓷修复者以及老年人的患牙，牙髓活力测试可无反应；若外伤等原因造成患牙牙髓损伤，可能 1 年以后牙髓活力测试才出现反应。必要时可通过激光多普勒追踪监测，若牙髓血流参数值趋于稳定，提示牙髓基本恢复正常状态。对于无法通过温度测试和牙髓电活力测试评估疗效者，需结合影像学检查的间接证据判断冠髓切断术结果。

活髓保存治疗操作流程总结如图8-2-5。

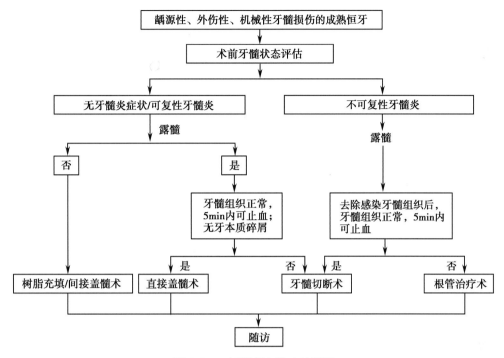

图 8-2-5　活髓保存治疗流程图

七、疗效影响因素

研究报道活髓保存治疗预后与多种因素有关,包括患者年龄、性别、全身状况、术前牙髓状态、盖髓材料、冲洗液、牙髓止血时间以及术式选择等。综合而言,可将其分为术前因素、术中因素、术者因素三方面。

（一）术前因素

1. 患者全身状况　既往认为年轻患者由于牙髓血运丰富,活髓保存治疗成功率高于年老患者,但现有的临床回顾性研究、前瞻性研究及系统性综述表明,患者年龄与活髓保存治疗的预后无明显相关性,对于所有年龄阶段的患者而言,在准确判断牙髓状态、遵循标准操作流程、应用合适的盖髓材料的前提下,均可获得活髓保存治疗的成功。但由于现有研究部分存在偏倚,该结论需要在设计良好的临床研究中进一步验证。

Kunert 等在一项回顾性研究中分析患者全身状况与牙髓切断术预后之间的相关性,认为高血压、心脏病、糖尿病、肝炎、艾滋病等不是影响牙髓切断术预后的主要因素。但是在多数临床研究中,患有全身性疾病往往作为排除标准,该类患者未被纳入研究。因此,未来临床试验中应补充相关信息,以便对潜在的影响因素全面分析。

2. 术前牙髓状态　牙髓无炎症或炎症局限于冠髓是现阶段活髓保存治疗获得良好疗效的前提条件。根据 AAE2009 年提出的诊断标准,牙髓炎分为"可复性牙髓炎""有症状不可复性牙髓炎"及"无症状不可复性牙髓炎",后两者统称"不可复性牙髓炎"。其中,"有症状不可复性牙髓炎"可表现为自发痛、放射痛、温度刺激后的持续疼痛;"无症状不可复性牙髓炎"则无明显临床症状,常由外伤或龋源性露髓所导致。我国现行沿用"可复性牙髓炎"和"不可复性牙髓炎"的分类标准,将后者分为"急性牙髓炎""慢性牙髓炎""残髓炎"及"逆行性牙髓炎"。活髓保存治疗的适应证应为"可复性牙髓炎"及"不可复性牙髓炎"中的部分"急性牙髓炎"和"慢性牙髓炎"。Hashem 等提出可将牙髓炎分为"轻度可复性牙髓炎""重度可复性牙髓炎"以及"不可复性牙髓炎"。ESE 提出在原有 AAE 分类基础上,增加"部分不可复性牙髓炎"的诊断术语,用以指示无剧烈自发痛、无持续激发痛,组织病理学上炎症局限于冠髓的病例。2017 年,Wolters 等提出将牙髓炎分为"初期牙髓炎""轻度牙髓炎""中度牙髓炎""重度牙髓炎",其中"初期牙髓炎"表现为冷诊疼痛增强,呈一过性,无叩痛及自发痛;"轻度牙髓炎"表现为冷、热、甜刺激疼痛增强,持续 20s 后缓解,可叩痛,提示冠髓存在局限性炎症;"中度牙髓炎"对冷刺激反应强烈,持续数分钟,可自发性钝痛,止痛药可缓解,提示冠髓存在广泛炎症;"重度牙髓炎"则表现为严重的自发性跳痛、冷热刺激痛、夜间痛、叩痛,提示冠髓存在广泛炎症,可能累及根髓。Wolters 等建议前三种可行活髓保存治疗,后者则行根管治疗。2021 年,Careddu 和 Duncan 对龋源性露髓的有症状的成熟恒牙进行部分牙髓切断术,随访 1 年,分别分析传统牙髓分类法和 Wolters 分类法与预后的相关性,发现可复性牙髓炎和不可复性牙髓炎 1 年成功率分别为 100% 和 78%;轻、中、重度牙髓炎 1 年成功率分别为 100%、88%、60%。由此可见术前牙髓炎症程度是影响活髓保存治疗预后的关键因素。

3. 龋坏深度   龋坏深度与术前牙髓状态密切相关。如前所述,随着龋病发展,龋损中的致龋菌或其毒性产物可导致牙釉质和牙本质脱矿,当病变进展至距牙髓 1.5mm 及更短距离时,细菌抗原和代谢产物通过牙本质小管进入牙髓,激发牙髓的炎症和免疫反应。当去龋后剩余牙本质厚度小于 0.25mm,约 50% 的成牙本质细胞存活,对修复性牙本质的形成有显著影响;当剩余牙本质厚度大于 1mm,治疗后发生重度炎症反应的比例为 5%;当剩余牙本质厚度小于 0.5mm,该比例则升至 60%。2019 年 ESE 将龋损分为深龋(deep caries)和极深龋(extremely deep caries),前者是指在影像学上龋损达到牙本质内部 1/4,在龋损和髓腔之间可见牙本质,但是在去龋过程中有牙髓暴露的风险;后者则是指龋损穿通牙本质区域,在去龋过程中牙髓一定会暴露(图 8-2-6)。组织学研究表明,深龋患牙中,细菌仅存在于原发性牙本质中,而极深龋中细菌往往与牙髓组织直接接触、牙髓组织中炎症浸润,并可伴有部分牙髓坏死。在上文提及的 Careddu 和 Duncan 的研究中,所有的失败病例都是极深龋。

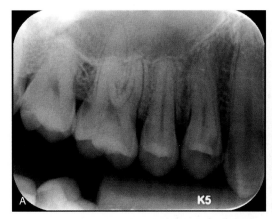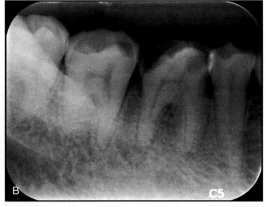

图 8-2-6   深龋与极深龋患者术前根尖片
A. 14 近中邻𬌗面龋;B. 46 近中邻𬌗面极深龋。

4. 根尖周透射影   根尖周牙周膜增宽或轻度骨密度下降不是活髓保存治疗的绝对禁忌证,但选择适应证时应谨慎对待。Linsuwanon 和 Taha 等的研究均提示伴有根尖区骨质破坏影的患牙仍可能保留部分活髓,由于研究中未使用根尖周指数(periapical index,PAI)等定量指标,因此对术前根尖周病变范围未能界定,其远期疗效及预后影响因素尚需进一步评估。

(二) 术中因素

1. 术式选择   对于无症状或伴可复性牙髓炎症状的露髓患牙,可行直接盖髓术。不可复性牙髓炎患牙中细菌多已侵入牙髓,需去除感染及坏死牙髓组织,治疗上依据牙髓感染范围可行部分牙髓切断术和冠髓切断术。相较于部分牙髓切断术,冠髓切断术去除牙髓组织较多,感染牙髓组织残留的可能性降低,但其侵入性更强,且冠髓去除后患牙牙髓活力测试无反应,影响预后评估。部分牙髓切断术保留了富含细胞的部分冠髓组织,有利于颈部牙本质的持续沉积、降低牙折风险、减少根管口闭塞的发生,但增加了残留感染牙髓组织、治疗失败的可能性。Jassal 等通过随机对照试验比较部分牙髓切断术和冠髓切断术治疗成熟恒牙龋源性不可复性牙髓炎的临床疗效,发现二者术后 1 年成功率分别为 88% 和 91.6%,冠髓切断术呈现成功率较高的趋势,但二者差异无统计学意义;Ramani 等的研究结果相似,认为两种方法均可用于不可复性牙髓炎的治疗,而鉴于部分牙髓切断术更保守,在去除感染组织和充分止血的前提下,可优先选择部分牙髓切断术。

2. 感染控制 微生物对于牙髓组织的再感染。建议全程使用橡皮障及无菌器械,在牙髓暴露后及时消毒并更换新的无菌器械,并使用次氯酸钠等消毒止血制剂,应使用口腔手术显微镜,借助于显微镜的放大照明作用更好地确定感染范围、牙髓炎症状态从而去除感染的软硬组织、保留健康的牙髓组织。

3. 盖髓材料 盖髓材料是影响活髓保存疗效的重要因素。以 MTA、Biodentine、iRoot BP Plus 等为代表的生物活性牙髓水门汀(bioactive endodontic cement,BEC)具有优异的生物相容性、边缘封闭性、低溶解性,可有效防止微渗漏、诱导修复性牙本质桥的形成。

4. 冠部修复 严密的冠方封闭是防止微渗漏、维持牙髓活力的重要条件。进行冠部修复时选择具有良好密闭性的材料进行修复,同时充分分析患牙的抗力和自洁情况,尽可能保留剩余牙体组织,治疗时选择保守的冠部修复方式更有利于保存牙髓活力。修复材料是影响疗效的因素之一。研究发现,以复合树脂或银汞合金作为最终修复材料,二者的成功率无显著差异;以玻璃离子水门汀作为最终修复材料,失败率则显著增加。最终修复时间是影响疗效的另一关键因素。研究表明在多种盖髓材料上覆盖暂时性修复体、超过 2 天后进行永久性修复将明显降低治疗成功率。但是盖髓后是否即刻完成永久修复研究尚未达成一致。有学者认为亲水性钙硅基材料需较长的凝固时间,建议在盖髓后采用临时修复体严密封闭,待盖髓材料硬固后再行永久充填,以保证盖髓材料的完全硬固和永久修复体的良好粘接和封闭。亦有研究认为,以 MTA 为盖髓材料,盖髓后即刻完成永久修复或先临时修复、待 MTA 硬固后再完成永久修复,二者就临床疗效和组织学结果而言,无显著差异。因此建议在活髓保存治疗完成后即刻进行永久修复。即使因盖髓材料固化时间的需要而选择二次修复,也应合理安排复诊时间,尽快完成永久修复。

（三）术者因素

医师的临床技能和专业知识背景是影响医师制订治疗决策的重要因素。Al-Asmar 等在针对约旦口腔医师的问卷调查中发现 77% 的口腔医师对不可复性牙髓炎患牙进行根管治疗,仅 23% 的口腔医师采用活髓保存治疗。系统回顾分析表明,学历高、从业年限长、临床经验丰富的专科口腔医师更倾向于对合适的病例行活髓保存治疗,而缺乏活髓保存治疗操作技能、对治疗效果存疑、对并发症的担忧以及不具备手术显微镜、橡皮障、生物活性盖髓材料等则是限制活髓保存治疗实施的因素。Li 等针对广东地区恒牙活髓保存治疗现状开展问卷调查,结果显示应用恒牙直接盖髓术或部分牙髓切断术的受访者比例分别为89.6% 和 55.2%。不熟悉治疗方式和认为疗效不确切是影响恒牙活髓保存治疗应用最常见的原因。

八、局限与发展

基于现有活髓保存治疗流程,炎症局限于冠髓是不可复性牙髓炎行活髓保存治疗的前提,而以现有牙髓炎检测方法和分类标准为基础的临床诊断与组织学诊断并不完全一致。临床上表现为不可复性牙髓炎的病例,15.6% 的牙髓组织表现为可复性炎症,在龋坏组织下方有局部炎症细胞聚集、血管舒张,大量第三期牙本质形成,未见坏死组织和细菌感染;而组织学上显示牙髓可保存的患牙,40% 曾有疼痛症状,如激发痛、自发痛、放射痛等。Giuroiu 等评估急慢性牙髓炎临床诊断与组织学诊断的一致性,发现急性牙髓炎的敏感性和特异性分别为 36% 和 87%,慢性牙髓炎的敏感性和特异性分别为 87% 和 36%,临床诊断和组织学诊断的相关性仅为弱相关($r=0.282$)。Ricucci 等则认为牙髓炎症的临床诊断和组织学诊断之间存在较高的一致性,其中健康牙髓 / 可复性牙髓炎临床诊断与组织学诊断匹配率达 96.6%,不可复性牙髓炎组匹配率为 84.4%,不可复性牙髓炎组较健康牙髓/可复性牙髓炎组低,提示部分临床表现为自发痛、持续痛或冷热刺激痛的患牙在组织学上仍具有保存活髓的可能性。

目前,已有多项研究达成共识,认为牙髓出血程度较临床症状、体征和温度测试能更准确反映牙髓的健康状况。牙髓炎发展过程中,牙髓细胞产生神经肽等导致血管扩张及通透性增高,若镜下牙髓呈红色并伴有明显出血,则提示牙髓充血,是牙髓炎症的表征;若牙髓暴露后未出血而呈深色或淡黄色或苍白、或见明显脓液,则表明该处牙髓坏死。正常或可复性牙髓炎牙髓暴露后出血较少、颜色鲜红,且短时间内可以止血,而不可复性牙髓炎牙髓暴露后出血较多、颜色暗红,短时间内无法止血。AAE 推荐术中牙髓止血时间应小于 5~10min,ESE 则推荐术中牙髓止血时间应小于 5min。但是亦有研究认为以术中牙髓出血时间不能准确反映根管口处牙髓组织的炎症状态,与活髓保存治疗预后亦无显著相关性。因此,寻求能准确评估牙髓炎症状态的新型诊断工具是目前活髓保存治疗领域里亟须解决的问题。

使用生物标志物改善牙髓决策是近年来人们研究牙髓炎诊断领域的热点。既往研究对人健康牙髓、可复性和不可复性牙髓炎的牙髓组织和血液中超过 89 种炎症介质进行初步检测,其中至少有 64 种炎症介质的分泌水平随牙髓炎症进展而改变。生物信息学分析表明某些长链非编码 RNA(long noncoding RNA,lncRNA)与微 RNA(microRNA,miRNA)的表达能够指示牙髓炎症状态。牙髓组织中 I 型血小板结合蛋白基序的解聚蛋白样金属蛋白酶 1/9(a disintegrin-like and metalloproteinase with thrombospondin type 1 motifs-1/9,ADAMTS-1/9)及金属基质蛋白酶抑制因子 3(tissue inhibitor of matrix metalloproteinases,TIMP-3)、牙本质液中成纤维细胞生长因子 1(fibroblast growth factor 1,FGF-1)、IL-6、IL-1α 和 TIMP-1 在可复性和不可复性牙髓炎中差异表达,提示以上因子有望作为牙髓炎症状态评估的诊断标志物。系统回顾认为,肿瘤坏死因子 α(tumour necrosis factor-α,TNF-α)、IL-8 和基质金属蛋白酶 9(matrix metalloproteinase,MMP-9)与中性粒细胞迁移聚集、组织溶解破坏密切相关,可作为牙髓不可逆损伤的潜在诊断标记物。

目前牙髓生物标志物的研究尚面临诸多挑战。首先,其临床意义尚存争议。例如牙髓血液中 MMP-9 浓度在正常牙髓和不可复性牙髓炎之间、活髓保存治疗成功与失败组之间的差异均具有统计学意义,提示其可作为一种潜在的预后生物标志物。而其与牙髓血液总蛋白浓度的比值对成熟恒牙龋源性露髓无症状患牙行直接盖髓术 250 天后的治疗效果则无明显指示作用。其次,需建立椅旁快速检测方法,炎症介质在可复性及不可复性牙髓炎中的临界值亦有待明确。再次,当前生物标志物的研究均侧重于与临床症状体征、检查相关,降低了其准确反映牙髓组织病理状态的效能。Li 等基于抗体芯片技术、提取牙髓组织初步筛选大鼠牙髓炎生物标志物,显示金属基质蛋白酶抑制剂 1(tissue inhibitor of matrix metalloproteinases,TIMP-1)表达水平与牙髓炎症程度呈强正相关关系,证实了通过建立生物标志物和组织学表现的关联而进行牙髓炎诊断的可行性,有望进一步应用于临床生物标志物的筛选,为牙髓炎的精准诊断、分类提供依据。

基于现有流程的活髓保存治疗需去除全部感染牙髓,然而由于准确分辨炎症和健康组织尚未能达到预期,研发新型盖髓材料或新技术以促进炎症牙髓的修复成为亟须解决的问题。现有盖髓材料以生物活性无机材料为主,为有效促进炎症牙髓修复、"逆转"牙髓炎症进程,基于 TGF-β1、BMP 7、血管内皮生长因子(VEGF)、牙本质基质蛋白成分以及抗菌肽、促溶解脂质介质、外泌体、DNA 相关蛋白等为基础的有机分子已被用于盖髓材料的研究,以控制炎症和促进牙本质-牙髓复合物的再生。同时,学者们探寻新技术以提高活髓保存治疗的可行性。郑颖等建立单向滤膜减压保髓新技术,对 1 例成熟恒牙不可复性牙髓炎进行髓腔开窗,采用具有阻止口腔微生物入侵牙髓组织的单向滤膜,持续对髓腔进行减压,改善牙髓血液微循环,待炎症的牙髓组织恢复正常后,再行永久性盖髓治疗,获得良好疗效,为不可复性牙髓炎的保髓治疗提供了新思路。

活髓保存治疗为牙髓炎的微创治疗提供了新的契机,但其治疗体系的建立和完善有待于牙髓状态检测方法的进步、牙髓炎诊断分类新体系的构建及更为完善的新型盖髓材料的研发。分子策略的进步及设计严谨的前瞻性临床研究或大规模队列研究的开展,将有助于完善活髓保存治疗的科学理论体系,并指导临床实践。

(刘红艳)

参 考 文 献

1. 周学东, 陈智, 岳林, 等. 牙体牙髓病学. 5 版. 北京: 人民卫生出版社, 2020

2. 陈智, 卢展民, SCHWENDICKE F, 等. 龋损管理: 龋坏组织去除的专家共识. 中华口腔医学杂志, 2016, 51 (12): 712-716

3. 郑颖, 陈雪姣, 王倩. 单向滤膜减压保髓新技术用于不可复性牙髓炎活髓保存治疗 1 例. 中华口腔医学杂志, 2024, 59 (01): 85-88

4. 周学东, 黄定明, 刘建国, 等. 牙髓损伤的活髓保存治疗. 华西口腔医学杂志, 2017, 35 (04): 339-347

5. AAE. AAE Consensus Conference Recommended Diagnostic Terminology.(2009-12-12)[2024-3-12]. https://www. aae. org/ specialty/wp-content/uploads/sites/2/2017/07/aaeconsensusconferencerecommendeddiagnosticterminology. pdf

6. DUNCAN H F, GALLER K M, TOMSON P L, et al. European Society of Endodontology position statement: Management of deep caries and the exposed pulp. Int Endod J, 2019, 52 (7): 923-934

7. DUNCAN H F, KIRKEVANG L L, PETERS O A, et al. Treatment of pulpal and apical disease: The European Society of Endodontology (ESE) S3-level clinical practice guideline. Int Endod J, 2023, 56 (Suppl 3): 238-295

8. DUNCAN H F, EL-KARIM I, DUMMER P M H, et al. Factors that influence the outcome of pulpotomy in permanent teeth. Int Endod J, 2023, 56 (Suppl 2): 62-81

9. WOLTERS W J, DUNCAN H F, TOMSON P L, et al. Minimally invasive endodontics: a new diagnostic system for assessing pulpitis and subsequent treatment needs. Int Endod J, 2017, 50 (9): 825-829

10. CAREDDU R, DUNCAN H F. A prospective clinical study investigating the effectiveness of partial pulpotomy after relating preoperative symptoms to a new and established classification of pulpitis. Int Endod J, 2021, 54 (12): 2156-2172

11. LI M, TIAN J, XU Z, et al. Histology-based profile of inflammatory mediators in experimentally induced pulpitis in a rat model: screening for possible biomarkers. Int Endod J, 2021, 54 (8): 1328-1341

第九章
显微牙髓再生治疗术

年轻恒牙（immature permanent tooth）牙根发育过程中，因畸形、龋坏或外伤等因素导致牙髓根尖周病变，牙根终止发育，引发一系列潜在危害：①根尖孔敞开，常规根管治疗不能封闭根尖，冠方细菌持续渗漏至根尖区，导致治疗失败；②根管壁薄弱，易并发根折，导致患牙不能保留；③牙根变短，冠根比例不协调，继发牙周创伤，导致牙齿松动脱落。其治疗关键是控制炎症、封闭根尖和促使牙根生长。

20世纪60年代，Ostby根据血凝块引发外伤愈合机制原理，采用刺激根尖组织出血的方法治疗年轻恒牙根尖周病，但受到当时根管消毒和冠部封闭技术的限制，仅在根尖部2mm左右形成肉芽组织。2001年，Iwaya等治疗一例年轻恒牙根尖周病时，在根管内放置抗菌药物进行彻底消毒，刺激根尖出血并充盈根管，冠部采用MTA严密封闭。随访30个月后，牙根继续发育，根管壁增厚，根尖闭合，电活力测试阳性。随后，相关病例报道和临床研究逐渐增多。这种通过彻底有效的根管消毒，尽量保护牙髓干细胞和根尖乳头干细胞等种子细胞，形成以血凝块为主的再生支架并提供生长因子，最后进行严密的冠方封闭，为干细胞增殖和分化提供良好的环境，诱导其分化为成牙本质细胞和成骨细胞等，从而促使牙髓再生和牙根继续发育的方法，当时称为牙髓血运重建（pulp revascularization）。随着研究的深入，AAE指南中提出使用牙髓再生治疗更能准确反映在牙髓治疗中的组织工程学内涵，即以新生组织替代损坏的牙髓 - 牙本质复合体细胞乃至牙本质及根尖结构。

牙髓再生技术（regenerative endodontic technique，RET）是基于组织工程学原理的治疗手段，旨在利用种子细胞、生物支架和生长因子促进功能性牙髓再生。广义的RET包括三类，即无需外源性干细胞的牙髓血运重建术和细胞归巢技术，以及需要外源性干细胞的干细胞移植技术。

第一节　血运重建牙髓再生技术

一、牙髓再生基本要素及生物学基础

牙髓再生的发生理论上需要种子细胞、生长因子、支架和载体系统等基本要素。

（一）种子细胞

关于根管内牙髓再生治疗后新生物质的组织学来源，目前普遍认为与干细胞有着很大关系。根据与牙齿发育是否存在直接联系，干细胞可分为非牙源性干细胞和牙源性干细胞。参与牙髓再生的牙源性干细胞主要有牙髓干细胞（dental pulp stem cells，DPSC）、脱落乳牙干细胞（stem cells from human exfoliated deciduous teeth，SHED）、根尖乳头干细胞（stem cells of the apical papilla，SCAP）和牙周膜干细胞（periodontal ligament stem cells，PDLSC）等，非牙源性干细胞主要为骨髓间充质干细胞（bone marrow mesenchymal stem cells，BMMSC）。这些干细胞在信号分子、生物陶瓷类盖髓剂等诱导下拥有不同的分化潜能，可以形成牙髓、牙本质和牙周韧带。

1. 根尖乳头干细胞　在牙根发育过程中，牙胚冠向生长，上皮根鞘诱导其内侧的外胚间充质细胞（牙乳头细胞）分化为成牙本质细胞，形成根部牙本质，使牙根发育。牙萌出后，牙根依赖牙髓组织、根尖端牙乳头和根尖周组织中的上皮根鞘继续发育。因此，未发育完全的年轻恒牙根尖孔粗大，根尖乳头组织（图 9-1-1）中干细胞丰富且活力较强，还可以从周围组织中获得丰富的血液供应。根尖乳头干细胞具有促进牙髓组织再生及牙根继续发育的潜能，被认为是牙髓坏死和经过牙髓治疗后的年轻恒牙牙根得以继续发育的主要种子细胞。因此，牙髓再生技术和根尖诱导成形术都要求尽量少或者不探查根管及机械预备，仅使用药物冲洗根管，保留残留牙髓和根尖乳头，以保存牙髓干细胞和根尖乳头干细胞。

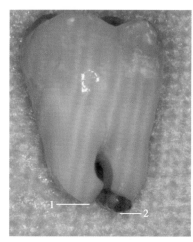

1. 未发育完全根尖；2. 根尖乳头组织。
图 9-1-1　年轻恒牙根尖乳头组织

2. 牙髓干细胞　研究发现部分年轻恒牙根尖周炎病例中存在生活牙髓细胞以及未分化的牙髓干细胞，可分化为成牙本质细胞、成骨样细胞、成软骨样细胞、成脂肪样细胞等，因此根管内的新生组织可能是由残存的牙髓细胞和牙髓干细胞分化后产生的。

3. 牙周膜干细胞　在动物模型上进行牙髓再生治疗的研究推断新生组织来源于牙周膜血管周围的未分化间充质细胞，其具有增殖分化为成骨细胞、成牙骨质细胞和成纤维细胞的能力。另一种推测基于新生成的组织中发现了牙骨质及类似沙比纤维样的物质，因此认为牙周膜中的干细胞增殖分化，介导了根尖与根管侧壁硬组织的形成。

4. 骨髓间充质干细胞　根尖周骨髓中的间充质干细胞亦被认为是牙髓再生治疗技术中牙根得以继续发育的种子细胞。在引导根尖出血的过程中，骨髓中的间充质干细胞被带入根管内，其拥有强大的分化增殖能力，具有分化为脂肪细胞、成骨细胞和神经细胞等多种细胞的能力，与胚胎性牙源性口腔上皮重组也能形成牙髓牙本质样结构，从而形成各种形态的细胞与组织，促进牙根继续发育。对 20 颗因根尖周病需行牙髓治疗的根尖发育完全的患牙，经根管机械化学预备后刺激根尖出血，取根管内血液与系统血液比较，结果发现根管内血液中 BMMSC 标记物 CD73、CD90、CD105 和 CD146 显著增加，而非 BMMSC 标记物 CD45 则显著降低。这些改变与年龄、性别、牙位或治疗方法无关。根管内分离的细胞表达 BMMSC 表面标记物，并且显示出很强的矿化分化潜能。免疫组化分析显示主要从根尖周病变的脉管系统结构周围分离出 BMMSC。此研究表明诱导根尖出血技术可以将发育完全患牙根尖外 BMMSC 引导进入根管内。另一研究将年轻恒牙根尖周病患牙根尖刺激出血后，进行根管内取样分析。亦发现所取出的细胞同时表达 CD105 和 STRO-1，这两者是 BMMSC 一种亚群的表面标记物，干细胞表面标记物 CD73 和 CD105 等显著上调。

（二）无菌环境

1. 无菌环境的重要性　髓腔内细菌可以形成微脓肿阻碍血管的形成，甚至导致牙根炎性吸收，难以形成新生组织，且缺少有活力的牙髓干细胞，因此感染状况下的牙髓再生被认为是不可能的。脱位牙牙髓因外伤致根尖血管和神经撕脱断裂，但未受到明显的感染，牙髓继续保留在根管内，通过牙髓再生得以恢复活力。由此可见，无菌环境是实现牙髓再生的必备条件之一。对于感染根管，要达到彻底的无菌则需要各种化学消毒药物的有效搭配及应用。根管冲洗液及根管消毒药物的使用在牙髓再生技术中起到重要作用。

2. 根管冲洗剂的影响　牙髓再生技术所采用的根管冲洗剂主要包括乙二胺四乙酸（ethylene diamine tetraacetic acid，EDTA）、1.5%~3.0% 次氯酸钠（sodium hypochlorite，NaOCl）、氯己定（chlorhexidine，CHX）、

3% 过氧化氢溶液(hydrogen peroxide, H_2O_2)和生理盐水等,这些冲洗液不仅可使根管达到无菌状态,同时对牙髓再生过程产生不同影响。次氯酸钠为强氧化剂,可迅速杀灭各种致病菌和病毒,通过自身的水解形成次氯酸,再进一步分解形成新生态氧,后者具有极强氧化性,使菌体和病毒的蛋白质变性,从而使病原微生物死亡。其最佳操作温度为37℃。但次氯酸钠对干细胞具有一定毒性,其毒性作用与杀菌能力、浓度成正比。研究发现,17% EDTA+6% 次氯酸钠溶液冲洗后,根管内干细胞多数存活,但活力有所下降。在牙髓再生治疗中,17% EDTA+2.5% 次氯酸钠被认为可在相对小的毒性条件下尽可能开放牙本质小管,暴露牙本质中的胶原纤维,增强宿主细胞在牙本质上的生长,而且 EDTA 能够有效地溶解牙本质使其释放生长因子,对牙髓再生具有促进作用。

3. 根管消毒药物的影响

(1)三联抗菌糊剂(triple antibioticpaste, TAP):感染根管内细菌种类繁多,包括需氧菌、兼性厌氧菌和专性厌氧菌等。根管感染的复杂性意味着单一的抗菌剂不能使根管达到无菌状态,必须联合使用抗生素。早在 1996 年,Hoshino 等人发现联合应用由甲硝唑、环丙沙星和米诺环素组成的三联抗菌糊剂能使根管长时间保持无菌状态,较单一使用其中任一种抗生素具备更强的灭菌作用,其中米诺环素抗菌谱主要为 G^+菌,对粪肠球菌有效。近年,随着牙髓再生技术日益受到重视,无菌环境及组织修复成为众多学者探索的方向,三联抗菌糊剂作为根管内消毒药物逐渐引起重视。动物实验证明,根管内使用 0.02mg/L 的三联抗生素糊剂消毒,可以减少 99% 以上的菌落形成单位,大约 75% 经过消毒的根管内无细菌定植。三联抗菌糊剂易冲洗,不易堵塞粘附牙本质小管。应用三联抗菌糊剂进行消毒的年轻恒牙,其根尖阴影的消退、根管壁厚度增加率和根尖发育程度明显高于采用氢氧化钙或甲醛甲酚消毒的患牙。然而,抗生素浓度增加将降低根尖乳头干细胞的活力,根管内封入 1mg/mL 浓度三联抗菌糊剂时,根尖乳头干细胞存活率仅为相同浓度氢氧化钙的 33%~56%,当三联或二联抗菌糊剂浓度达到 1 000mg/mL 时,牙乳头干细胞无一成活。浓度必须在最大的抗菌能力与最小的细胞毒性之间,有体外研究认为最佳抑菌浓度为39μg/mL,根管内 99% 的细菌都可杀灭,0.062 5μg/mL 时便可以有效杀灭粪肠球菌和齿垢密螺旋体。

三联抗菌糊剂可能出现细菌耐药是这种高效消毒药物存在的缺点之一,而米诺环素与钙离子形成不溶性螯合物导致牙体变色,是其另一主要缺陷。学者建议以下方法解决牙齿染色问题:①用头孢克洛代替米诺环素;②使用牙本质粘接剂及复合树脂隔绝米诺环素与牙齿冠部的接触;③使用传递器械将 TAP 导入釉质牙骨质界根方;④采用过硼酸钠(sodium perborate)进行内漂白。

(2)氢氧化钙(calcium hydroxide, CH):氢氧化钙强碱性,缓慢释放 Ca^{2+} 和 OH^- 可以诱导硬组织的产生,OH^- 损伤细菌细胞膜,抑制细菌酶的活性,引起细菌蛋白质变性和 DNA 损伤,灭活细菌内毒素,能使根管内保持无菌状态。牙髓再生治疗年轻恒牙牙髓根尖周病的临床病例报告中,部分采用氢氧化钙作为根管内消毒药物及盖髓剂亦取得较好疗效,显示氢氧化钙在牙髓再生治疗中具有良好的促进作用。然而,根管内长期使用氢氧化钙可能改变牙本质的机械性能,提高牙根折断的风险;可使根管中形成钙化屏障,阻碍牙髓组织的生长;可能杀死剩余牙髓组织的干细胞,损伤上皮根鞘和根尖乳头及其中的干细胞,使其失去诱导周围未分化的细胞分化为成牙本质细胞的能力。控制合适的浓度,将减小对干细胞的损害,根管内封入 0.01mg/mL 氢氧化钙时,根尖乳头干细胞 100% 存活。研究发现,氢氧化钙仅充填至冠 1/2 者,牙根厚度增加率从 52% 提高至 55%,推测原因是氢氧化钙未与根尖乳头细胞接触,避免了其细胞毒性的影响。AAE 指南亦将氢氧化钙纳入牙髓再生治疗中根管消毒药物使用。

(三)细胞支架

牙髓组织再生的最终目的是重新生成牙本质 - 牙髓复合体,并保持牙髓组织的生活状态,使牙齿能够发挥正常的生理功能,其基本策略是通过支架材料向牙髓腔内输送干细胞,并促使其增殖分化形成相应的组织。因此,作为牙髓组织再生的支架材料首先应具有以下的基本特点:①具有良好的生物相容性和无毒性;②在体内具有可降解性,植入机体内的支架材料应能被周围组织吸收而不需要二次手术取出,其降解率宜与组织的形成速率保持一致,以便新形成的组织能及时取代原有支架的机械负载功能;③具有合适的孔隙率,以便细胞在其中进行渗透和生长并传递各种营养物质、氧气和新陈代谢产物;④具有合适的物理机械性能,便于进行各种特殊的模型构建。随着对牙髓再生的深入研究,模拟细胞微环境中各种复杂而微妙的生物分子信号的作用成为支架发展的趋势,因此,对用于牙髓再生的细胞载体支架材料提出了更高的要求。

在牙髓组织工程中应用最为广泛的支架材料有两类:一类是人工合成的高分子聚合物;另一类是从生物资源里提取的基质(如重组胶原、藻酸盐)。目前,利用细胞或机体本身具有的能力来构建一种细胞及生长因子的载体或微环境是牙髓再生支架的发展方向,富血小板血浆和细胞膜片技术作为一种新型的细胞支架构建方法在牙髓再生的研究中越来越受到关注和应用。

合适的支架应具备能促进细胞生长和分化、选择性黏附凝集细胞、包含生长因子和生物降解性等条件。血运重建牙髓再生治疗中应用较多的是自身血凝块、富含血小板血浆和富血小板纤维等。

1. 自身血凝块　诱导根尖组织出血形成血凝块作为蛋白组织支架是目前牙髓再生治疗中的主要方法。血凝块不仅可以使细胞表面整合因子与纤维块产生黏附,选择性吸附细胞,还包含丰富的生长因子,促使细胞生长分化。血小板分泌的生长因子包括血小板衍生生长因子(platelet-derived growth factor,PDGF)、转化生长因子β1(transforming growth factor β1,TGF-β1)、血管内皮生长因子(vascular endothelial growth factor,VEGF)和表皮生长因子(epidermal growth factor,EGF)。动物实验证明血凝块的形成有利于根管内硬组织沉积及活组织形成,促进根管壁增厚和根尖闭合。

2. 富血小板血浆　富血小板血浆(platelet-rich plasma,PRP)是通过离心自体全血而得到的血小板浓缩物,具有自体源性、易制取、可降解及形成三维纤维支架等特点,并且较血凝块含更丰富的生长因子如TGF-β1、VEGF、EGF和类胰岛素生长因子(insulin-like growth factor,IGF)等,在牙髓再生治疗中有着良好的前景。富血小板血浆中生长因子的含量平均是全血的6倍,分泌的生长因子可迅速与间充质细胞、成骨细胞、成纤维细胞和内皮细胞等细胞膜表面的跨膜受体结合,随即启动内源性信号蛋白,引起正常细胞增殖、基质形成和骨生成等。在外科临床治疗上,富含血小板血浆被证实在器官实质组织未被完全破坏的情况下可以增强创口的愈合。病例报道显示采用自体血制取的富含血小板血浆作为组织支架可促使牙根继续发育及牙髓样组织再生。

上述两种再生支架使用后,如何引导牙髓再生尚存在较多未明确之处。因此,学者们除了寻找能够自分化为血管样组织的种子细胞外,还进行相关研究以促进血管生成和牙髓再生。如加入血管内皮细胞,因其在低氧环境中,可释放一些促进细胞生存和血管再生的可溶性细胞因子;非牙源性的BMMSC还可改变内皮屏障以旁分泌的形式促进血管再生,而且在三维培养条件下诱导其分化为血管系细胞并支持微血管的形成;超声不仅可以促进成牙本质细胞系细胞表达血管内皮生长因子,还可以在这些细胞中发挥自分泌效应。甚至有人预测可利用低强度超声诱导成牙本质细胞或者激活DPSC分化为成牙本质细胞以形成修复性牙本质,从而建立龋病的无创性生物学治疗方式,牙本质本身基质中也含有各种血管源性的生长因子。总之,实现牙髓血运重建是牙髓再生一个重要前提,如何促进局部的血管再生,尚需进行深入研究。

生长因子可以促进干细胞的增殖与分化。在牙髓再生中,生长因子主要来源于血液。血液中包含的血小板富含多种生长因子,在损伤时由血小板细胞分泌参与修复过程。

(四)冠部封闭

严密的冠方封闭主要是防止细菌从冠方侵入,避免根管内的再次感染。冠部封闭材料与前述活髓保存盖髓材料相似,其基本要求是具有严密的封闭性、良好的生物相容性、生物活性和抗菌性能等,可诱导形成硬组织屏障。MTA、iRoot BP Plus、Biodentine等以硅酸三钙或硅酸钙为主的生物活性材料被用于封闭根管口,然而这些材料抗压强度不足,不能承受咬合力,冠部需用树脂或瓷修复体等永久性材料进行充填或修复。

二、牙髓再生适应证及病例选择

(一)适应证

1. 牙髓病变已波及根髓,不能保留或不能全部保留根髓的年轻恒牙。

2. 牙髓全部坏死或已并发根尖周炎的年轻恒牙。

3. 患牙牙周条件可。

4. 患牙冠部具有可修复性，不需要桩冠修复。

虽然年轻恒牙根尖周病治疗难度较大，但其根管和根尖部依然可能存在有活力的牙髓及牙乳头。根据牙髓再生治疗的临床研究及病例报告，其适应证选择越来越广，有些根尖周炎症较重的患牙也取得了较理想的治疗效果。

（二）影响牙根发育的因素

年轻恒牙牙根发育的理想目标是牙根长度增加、根管壁增厚和根尖孔闭合等。牙髓再生治疗后，患牙牙根发育程度受到各种因素的影响，如病因、年龄、根尖孔大小等。在选择病例时应根据实际情况进行预后判断。

1. 病因　引起年轻恒牙根尖周病的主要病因有龋病、畸形中央尖、外伤等。本课题组临床治疗中发现，龋病和畸形中央尖引起的病变预后较好，能在短时间内观察到牙根的发育和根管壁增厚，而外伤引起的病变愈合较慢，需要更长的时间才能观察到牙根的发育，这可能与外伤后患牙有较难发现和封闭的微裂纹，细菌侵入根管内部继发感染有关。亦有多个病例报道显示儿童前牙外伤，伴根尖发育不全的患牙，行牙髓再生治疗后 3 个月根尖病变愈合，进而逐渐发现根尖闭合和根管壁增厚。若再次受外伤，可能会导致治疗失败。

2. 根尖孔大小　根尖孔的开放有利于微小血管和再生牙髓组织的长入，以及感染微生物和牙髓炎症细胞分泌的细胞因子和组织降解酶的运输。临床上报道的成功病例多数为根尖孔未完全闭合的牙齿。影像学显示根尖开口超过 1.1mm 的患牙即刻再植牙髓再生的机会较高。临床研究指出，根尖直径为 0.5mm 即为牙髓再生的适应证，根尖直径大于 1mm 时牙根厚度和长度的增加以及根尖孔封闭效果更佳。然而，根尖孔的大小似乎不是影响牙髓再生成功率的主要因素。研究者将 15 颗发育完全的比格犬单根牙，经根尖切除术后再植，形成的根尖孔范围位于 0.24~1.09mm 之间。观察 90 天后，10 例根尖孔较小（0.24~0.53mm）患牙，显示活髓组织至少占髓腔的 1/3。最成功的几个病例显示活髓组织占据整个髓腔，根尖孔位于 0.32mm 和 0.65mm 之间。提示根尖发育程度对新生组织的长入和牙髓再生并不是决定性因素，根尖孔低于 1mm 并未限制新生组织的长入，甚至根尖孔为 0.32mm 的患牙亦有较好的新生组织长入。

病例报道亦显示，对 7 颗牙根发育完全的慢性根尖周炎患牙（患者年龄介于 8~21 岁之间），行牙髓再生治疗后，观察 8~26 个月，其中 2 例根尖阴影消失、5 例阴影减小，无临床症状，冷热测和电活力测试无反应。笔者亦治疗了一些根尖孔较小的患牙，显示根尖阴影消失，根尖孔闭合。

3. 年龄　接受牙髓再生治疗的患者主要为儿童。儿童干细胞再生的潜能大，机体有着更强的愈合能力。多数情况下，尽管儿童年轻恒牙表现为牙髓坏死或根尖周炎的症状和体征，宽大的髓腔中仍然有部分生活的牙髓组织，这为牙髓再生治疗提供了有力的生物学基础。9~10 岁儿童初次治疗后 1 个月，X 线片开始出现根尖周的修复影像，最早 3 个月即可见根尖周损伤完全愈合，治疗后 2 个月影像学上即可见牙根继续发育，牙根发育完全最早出现在治疗后 10 个月。

随着年龄的增长，机体的组织愈合能力和干细胞再生能力逐渐降低，这意味着牙根发育的成功性下降。目前尚缺乏系统的临床研究证明年龄和牙根发育的相关性。笔者对成年患者采用牙髓再生治疗后发现，其愈合过程较青少年缓慢，但多数能控制根尖炎症，牙本质壁增厚和根尖钙化屏障形成缓慢。其中对一例 43 岁女性患者 35 牙的治疗中发现，尽管牙根发育中止于根中 1/3 和冠 1/3 交界处，经牙髓再生治疗后，无明显症状，可维持正常功能，并观察到根尖周膜形成。港大的病例报道亦显示，对一名 39 岁的患者双侧下颌前磨牙经牙髓再生治疗后发现，8 个月复查 X 线片显示根尖无明显变化，30 个月后无症状，锥形束 CT 显示根尖阴影消失。这些病例均表明，患者年龄较大对患牙牙根的继续发育存在较大影响，对炎症控制影响较小。

4. 根尖病变病程和范围　根尖病变的病程和范围与牙髓再生治疗后牙根发育的关系尚未有明确的定论。研究发现牙根发育的潜力与赫特威希上皮根鞘的活力相关，表明患牙病程和牙根发育之间存在一定联系。根尖病变时间越长，牙髓再生治疗后牙根的发育程度就越低，这可能是长时间的感染破坏了牙髓细胞的再生能力引起的。在成功病例中,牙髓坏死的病程一般不超过 6 个月,展示了患者症状与接受牙髓再生治疗之间,或者外伤时间与接受治疗的时间间隔会影响治疗效果。但是,亦有不少具有较长病程的患牙进行牙髓再生治疗后获得成功,因此根尖病变时间可能不是影响牙根发育的主要原因。

病例报道显示,根尖孔粗大的患牙,即使曾经根管治疗,经去除原根充物,有效炎症控制后,进行牙髓再生治疗,13 个月后复查,根尖病变愈合,根管腔隙变窄,根尖硬组织沉积封闭根尖。表明再治疗的年轻恒牙亦是牙髓再生治疗的适应证之一。

5. 外吸收等并发症 伴有并发症的患牙往往情况比较复杂,应根据具体病情综合考虑。临床上目前可见关于伴发外吸收和牙内陷的病例报道。

如前所述,伴发外吸收的患牙根尖被破坏,并有明显的根尖骨质破坏区,根尖乳头细胞活力较低,愈后往往欠佳,根尖发育潜能弱,以往常常推荐进行根尖屏障技术治疗。2015 年,《牙髓病学杂志》(*Journal of Endodontics*,JOE)上报道 3 例伴发外吸收进行牙髓再生治疗的病例,观察 15~30 个月后,所有患牙均无症状,松动度减轻,保持正常功能和生理动度。然而,本课题组发现牙髓再生不能控制外伤脱位引起的牙根外吸收,这可能与外伤过程中对牙周膜干细胞的损伤有关。

病例报道显示 II 型牙内陷患牙或牙中牙伴发根尖发育不全者,在口腔手术显微镜下切除内陷部分,进行牙髓再生治疗,可有效促进根尖炎症愈合,根尖孔闭合,根管壁增厚。

三、显微牙髓再生治疗术过程

牙髓再生治疗术需要多次复诊及定期随访观察,主要包括根管化学预备、根管消毒、根管内血凝块的形成、冠方封闭等主要步骤(图 9-1-2)。

(一) 术前谈话和知情同意

年轻恒牙根尖周病患牙的治疗是一项具有挑战性的任务,牙髓再生技术作为一种新兴治疗方案,目前已成为治疗年轻恒牙牙髓根尖周病的主要方法。然而国内较多医院尚无条件开展此项技术,公众亦缺乏相关的宣教,对年轻恒牙根尖周病的治疗难度和预后的不确定性缺乏了解。因此详细的术前谈话、获得患者的理解和配合是治疗成功的基础。谈话的主要内容包括:①就诊次数和复查时间;②预期疗效,如炎症控制和牙根的继续发育;③可能出现牙根未发育,根尖炎症未愈合或加重,告知可能的替代方法如根尖诱导成形术等;④可能的不利影响或风险因素,如米诺环素对牙齿染色的问题及相应的处理办法;⑤治疗的具体过程及患者的配合,如必要时需抽取静脉血配合治疗;⑥治疗费用等。

(二) 根管化学预备

橡皮障隔湿,10% 聚维酮碘消毒操作区域,去腐,次氯酸钠冲洗,换车针,开髓,充分暴露髓腔和根管。第一次就诊时可暂不打麻药,便于在显微镜下观察根管壁腐质情况和牙髓坏死程度和范围,去除感染牙髓,尽可能保留残存的生活牙髓和根尖乳头。目前主张对根管不进行或尽量减少机械预备,因为即使在感染坏死的情况下,根管内仍然可能残存有活力的细胞,这些细胞可能在将来牙髓活力恢复中起到相当关键的作用,而传统的机械预备过程会使这些细胞的存活率显著下降。另外,不进行根管预备也避免对本身就薄弱的根管壁造成进一步的硬组织损失。如需要机械预备,建议工作长度减少 2mm。

根管内感染物质的清除主要采用化学预备方法。使用 20mL 次氯酸钠溶液和 20mL EDTA/生理盐水彻底冲洗根管,次氯酸钠溶液可在根管内浸泡 5 分钟。最好采用尖端封闭、侧方开孔的冲洗针,冲洗针尖端需到达根尖 1/3,但比根尖少 1mm。尽可能轻柔缓慢冲洗,以避免任何冲洗液通过粗大的根尖孔刺激根尖组织。建议常规配合超声荡洗去除根管内感染物质。

(三) 根管消毒

化学预备后,消毒纸尖干燥根管,髓腔行牙本质封闭以减少牙体变色,根管内封入由环丙沙星、甲硝唑和头孢克洛(或米诺环素)1:1:1 组成的低浓度三联抗菌糊剂(浓度约为 1~5mg/mL)。冠方用暂封材料如玻璃离子封闭,3 周复诊。若无三联抗菌糊剂,氢氧化钙亦可作为一种较好的替代药物,但封药不推荐超过 1 个月。若复诊时症状未完全缓解或根尖有炎性渗出,重复此步骤直到成功控制感染,保持根管内无菌环境。如果经过几次根管荡洗和封药后,临床症状没有好转的迹象,窦道不愈,或出现肿胀和疼痛等情况时,应考虑替代方法如根尖诱导成形术或进一步探查病因,是否合并有根裂和殆创伤等并发症。

（四）根管内细胞支架的形成

采用不含肾上腺素的局麻药物如利多卡因进行局部麻醉,橡皮障隔湿下去除冠方封闭物,再次使用 20mL 17% EDTA 超声荡洗去除糊剂,口腔手术显微镜下采用显微根管锉轻柔去除残留的药物,消毒纸尖干燥根管,使用光滑髓针或扩大针轻柔刺穿牙髓及根尖周组织,引导根管内充满血液至釉质牙骨质界下 2~3mm,等待 15 分钟,在根管内形成稳定的血凝块。为了加强支架作用和便于固定冠部封闭材料,建议在血凝块上方放置小块胶原膜。

少数病例不能引导根尖组织出血形成血凝块,可能原因是经过抗生素消毒后,局部炎症的消退和使用含有肾上腺素的局麻药物导致牙髓血管收缩。此种情况可考虑以下方法:①多根管患牙可从另一个能诱导出血的根管内引导血流进入目标根管;②抽取患者静脉血注射入根管内;③采用其他生物性支架如富血小板血浆代替血凝块;④改用根尖诱导成形术。

若根尖组织轻微探查就出血明显,表明炎症未完全控制,根尖肉芽组织尚处于充血状态,需要再次封消毒药物才能进行此步骤。

（五）冠方封闭和充填

血凝块形成后,在其表面依次放置 3mm 厚生物陶瓷类充填物、微湿棉球和暂封材料(图 9-1-2)。拍 X 线片明确生物陶瓷材料封闭情况。1 周后复诊,去除暂封材料和微湿棉球,确定生物陶瓷材料硬化后,采用复合树脂等材料进行冠部的永久充填(图 9-1-3)。也可在放置生物陶瓷类充填物后,冠部即刻进行复合树脂等材料永久充填。

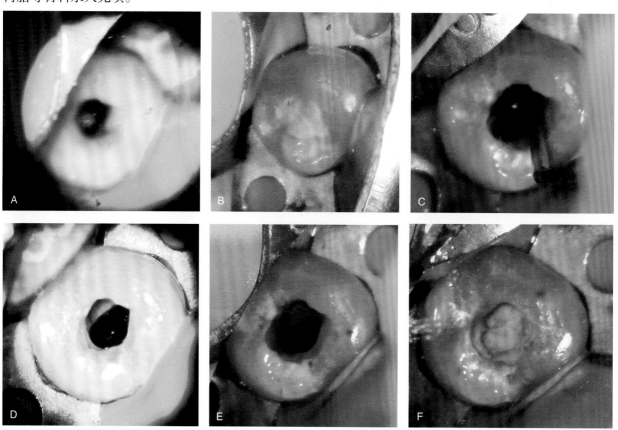

图 9-1-2　显微牙髓再生治疗方法(刘建伟副教授提供)

A. 粗大根尖孔;B. 根管内封入三联抗菌糊剂;C. 刺激根尖区出血;D. 出血至釉质牙骨质界下 2~3mm;

E. 放置胶原膜;F. 放置 MTA。

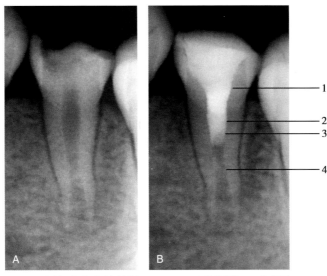

1. 冠部永久充填材料；2. MTA；3. 胶原膜；4. 血凝块。

图 9-1-3　牙髓再生治疗 X 线片

A. 术前；B. 术后。

（六）定期随访

牙髓再生治疗术的远期疗效和并发症、功能恢复等情况目前尚不明确，需要随访观察。回访持续的最短时间为 12~18 个月，建议对该类患牙进行长期追踪。

近期（3 个月左右）随访和复查主要了解临床症状是否缓解、根尖阴影是否消失等。6 个月至 2 年的复查主要对比牙根发育程度，如根尖孔是否闭合、根管壁是否增厚等。长期的复查主要观察功能的恢复和是否存在根折等并发症。

四、牙髓再生术后评估及转归

（一）愈合类型

Chen 对 20 颗罹患根尖周病的年轻恒牙采用氢氧化钙进行根管消毒，然后行常规牙髓再生治疗后定期随访。他将观察到牙髓再生预后分成五种类型：①牙根继续发育，根管壁增厚，根尖孔减小接近闭合；②牙根停止发育，根尖孔封闭；③牙根继续发育但根尖孔未能闭合；④根管内重度钙化，根管封闭；⑤ MTA 封闭下方和根尖区之间硬组织屏障形成。不过，该研究根管消毒时并没有采用常规的三联抗生素糊剂，研究对象较少，观察时间稍短（6~26 个月）。本课题组对 100 多例不同病因引起的年轻恒牙根尖周炎牙髓再生治疗效果进行评价，并根据影像学上牙根是否延长、根尖孔是否缩窄，将牙髓再生分为四种预后类型。Ⅰ型：牙根增长，根尖孔变小；Ⅱ型：牙根增长，根尖孔不变；Ⅲ型牙根未增长，根尖孔变小；Ⅳ型：治疗前后牙根长度和根尖孔大小均无变化。

（二）牙髓再生治疗后根尖形成组织特点

经过牙髓再生治疗的狗年轻恒牙组织学研究结果显示，根管壁的增厚是由于新产生的类牙骨质在根管壁沉积，牙根的增长是由于根尖区牙骨质沉积，根管内可见骨或类骨组织和类似牙周膜的纤维结缔组织，没有发现以成牙本质细胞为特征的牙髓样组织。对一些牙髓再生治疗成功后因外伤或正畸需求拔除的患牙进行组织学染色，可观察根管内形成的多为类牙周膜、类牙骨质样组织，说明未能再生具备媲美天然形态和功能的牙髓牙本质复合体。这可能与根管内局部微环境、干细胞来源、干细胞活性、生物支架及生长因子种类等多种因素存在关联。但是，病例报道显示一例因牙髓坏死而行牙髓再生治疗术的患牙，术后出现可复性牙髓炎的症状，并且组织学检查发现牙髓再生治疗后的年轻恒牙中有根尖乳头及赫特威希上皮根鞘存活，认为经牙髓再生治疗后牙髓样组织的再生是可能的。牙髓再生治疗后，根管内是否具有牙髓神经的再生存在较大争议,不同的学者研究结果不同。Saoud 认为牙髓再生治疗后牙髓活力检测阳性的原因并非有新的牙髓生长而是根管内残留的牙髓所致。Lei 等的研究则观察到牙髓再生后根管内有神经元和神经纤维的新生并通过免疫组化加以证实。Zhang 在动物实验中也可以观测到有新生牙髓样组织。而 Meschi 类似的研究发现牙髓再生可以促进根尖炎症的修复,促进牙髓牙本质复合体的修复和再生,却未能从根管内检测到牙髓的成分。

（三）临床评估

临床评估主要包括有无疼痛窦道等临床症状体征、牙髓活力是否恢复,以及影像学评估根尖低密度影是否减轻、牙根是否发育等。

1. 临床症状 治疗过程中,患牙的疼痛主要源于残留牙髓炎症或者根尖区炎症。三联抗生素糊剂具有较强的抗菌能力,对绝大部分根尖周病致病菌均有较强的抗炎能力,因此多数情况下通过 2~3 周封药,根管的炎症都得到了控制,疼痛症状消失,部分症状仍然存在的患牙通过继续封药也可以令症状消失。治疗后的患牙疼痛并不常见于报道。

2. 牙髓活力测试 牙髓活力测试包括冷测、热测等温度测试与电活力测试。对牙髓再生治疗后牙髓活力的温度测试,测试本身相对主观,一般受试对象作为儿童相对可信度较低。但目前有大量定期随访数据报道显示电活力测试阳性。尽管有实验表明,根管内有包含神经纤维牙髓组织的再生或有原有牙髓神经组织的残留,MTA 所含的 Ca^{2+}、Al^{3+} 等金属离子具有导电的能力,但考虑到电活力测试多位于牙体颈部,牙髓再生治疗中 MTA 类充填体多位于釉质牙骨质界下 3~5mm 且上方为树脂或水门汀的垫底,电活力测试阳性的真实发生率和原因仍值得进一步研究证实。

有学者采用激光多普勒牙髓血流检测仪来判断牙髓血供状态,通过评估治疗前后根管内血液流量流速,进而判断组织再生的程度与范围。虽然目前尚未有明确报道,但激光多普勒牙髓血流检测被认为是证实根管内血运情况的一项辅助手段。

3. 影像学检查

(1)根尖 X 线片检查:根尖 X 线片是牙髓根尖周病最常用的检查手段,具有较好的对比度与层次感,对设备与操作的要求不高。年轻恒牙根尖周病患牙治疗前、治疗中和治疗后拍摄根尖片有助于诊断、治疗和评估。治疗前明确根尖周病变范围、牙根发育情况;治疗中评估冠部封闭材料是否到位;治疗后评估根尖病变愈合情况和牙根是否继续发育,包括牙根长度、根尖孔大小和根尖透射区大小等。值得注意的是正常年轻恒牙根尖孔开放,有局限性的透影区,是其牙根形成过程中的正常影像,应结合邻牙与根尖区骨质破坏影像相鉴别。

由于治疗前后拍摄条件一致性问题,多数情况下研究者无法定量判断牙根长度、根尖孔大小等变化。有学者采用 Image-J 图像分析软件结合 TurboReg plug-in 软件对治疗前后的根尖片进行处理以减少误差,并进行定量比较。测量时以釉质牙骨质界到根尖孔长度作为牙根的长度,以根管近远中内壁间距离的变化作为衡量根管壁厚度的参照。在此基础上,有学者提出测量 X 线牙根区域(radiographic root area,RRA)作为衡量根管生长变化的指标。在 Image-J 软件中,利用多边形工具分别测量从釉质牙骨质界开始并通过牙周膜间隙的整个牙根区域面积,同时测量釉质牙骨质界开始根管内空间的面积,RRA 的值即为两者的差。Alobaid 等发现牙髓再生治疗术后 1 年,患牙根管长度增加 10%,术后 15 个月,根管壁厚度增加 15%;Jeeruphan 发现术后 1 年,牙根长度增加 15%,术后 21 个月根管壁厚度增加 27%;Saoud 对牙髓再生治疗后的外伤牙研究后发现,根管壁厚度增加较根管长度变化更明显,他提出以 20% 厚度增长率作为衡量治疗成败的依据。每个牙齿罹患根尖周病所处的时期不同,且牙根的发育并非以匀速进行,单纯比较一段时期内牙根长度或根管壁厚度增加值的方法值得商榷,比较牙根长度或根管壁厚度增加的比率似更合理。

(2)锥形束 CT(cone beam computed tomography,CBCT)检查:由于根尖片二维平面特点以及受到不同拍片角度的影响,根管壁厚度、根尖区密度、根管内各个方向的改变无法进行准确判断,CBCT 的使用解决了这个困难。与根尖片相比,CBCT可以提供患牙根尖区三维图像,了解牙髓再生治疗前后根尖区密度、根管长度、根管壁厚度及根尖孔大小变化。EzEldeen用CBCT对五颗患牙(包括切牙、尖牙、前磨牙和磨牙)牙髓再生治疗的效果进行评估,牙根长度的增加和根管壁各个方向增厚效果更为清晰明确。然而,与常规根尖片相比,设备价格较高,辐射量稍大。研究表明,儿童对放射线较为敏感。建议儿童谨慎选择CBCT检查。确有需要拍摄CBCT时,做好放射防护,在确保观察效果的同时延长两次放射间隔时间,避免短期儿童摄入辐射过大。

4. 治疗目标　牙髓再生的成功与否需评估其有无达到治疗目标,其评价方式主要有两种。

第一种是基于愈合级别分类:①初级目标为患牙症状消失、根尖周病变愈合、影像学检查根尖周低密度影缩小或消失;②中级目标为根管壁增厚和/或牙根增长;③高级目标为牙髓活力测试阳性,提示牙髓再生。

第二种是基于评判者分类:①患者目标为患牙症状消失、能行使功能和达到美观要求;②医师目标为患牙症状消失、能行使功能和达到美观要求,影像学检查根尖低密度影缩小或消失(根尖周病变愈合)、根管壁增厚和/或牙根增长、根尖孔缩小或闭合,牙髓活力测试阳性(不必需);③科学目标为牙髓牙本质复合体再生,包括牙髓组织形态和功能的重建。由于难以将治疗的患牙拔除后进行组织学染色鉴定,因而临床上往往只能通过患者症状、体征和影像学检查等判断预后。

目前报道可能影响牙髓再生治疗预后的因素较多,包括牙髓坏死病因、患者年龄、根尖病损程度、根尖孔大小、根管内封药类型、冲洗用次氯酸钠浓度等。对14例应用牙髓再生治疗的患者随访0.5~3.5年发现,93%的患牙X线检查显示根尖炎症消退,大多数根尖孔闭合;3例患牙可同时见到牙本质壁增厚和牙根延长;57%的患牙可见根管壁增厚;71%的患牙可见牙根增长;所有患牙均未出现疼痛、再感染以及根尖部骨质破坏。

报道显示经牙髓再生治疗后的患牙根中和根尖段牙本质厚度增加,牙颈部未见牙本质增厚,而此处是年轻恒牙经创伤和牙髓治疗后易出现根折的部位,因此Hargreaves建议尝试将血凝块引导至根管口,以促进颈部牙本质增厚,避免根管折断。

5. 并发症及处理

(1)根尖周炎:根管内感染复发的可能原因主要有以下几种。①根管未做机械预备、根管冲洗受限以及根管封药不到位等操作原因可能导致根管未能彻底消毒;②冠方渗漏引起根管系统的再感染;③牙外伤可能造成根尖周组织血管断裂,影响根尖部血运,丧失清除感染和修复再生的条件。因此临床医生应严格按照牙髓再生技术操作流程治疗患牙,尽可能减少操作方面引起的失败。当发生再感染时,若患牙未发生明显牙体缺损或龋坏,仍可尝试二次牙髓再生技术、根尖诱导成形术或根尖屏障术。另外,临床上牙髓再生治疗后的患牙常常发生过度或弥漫性钙化现象,没有炎症复发和临床症状的情况下继续观察。

(2)牙体变色:牙体变色是牙髓再生的并发症之一,常见于患牙颈部。最初有观点认为米诺环素分子与根管壁钙离子形成的不溶性螯合物是导致牙体变色的原因。此后学者研究发现,几乎所有的三联抗生素糊剂都可能引起牙体的变色。Kohli研究发现影响牙齿变色的主要因素包括白色MTA、灰色MTA或三联抗生素糊剂,其他的盖髓材料如RRM(EndoSequence RRM putty,Brasseler,Savannah,GA)、RRMF(EndoSequence RRM fast set paste,Brasseler)、BD(Biodentine,Septodont,Saint-Maur-des-Fossés,France)都不容易引起牙体的变色。

(3)牙根外吸收:牙髓再生治疗失败可能引起牙根外吸收。本课题组研究发现外伤脱位年轻恒牙牙髓再生治疗后牙根外吸收概率较大。鉴于外伤脱位复位的患牙具有较高的牙外吸收发生率,我们推测牙髓再生治疗本身并不会带来牙根的外吸收,仅仅是该治疗方法对外伤脱位引起的牙根吸收疗效不佳。

(四)牙髓再生与根尖诱导成形术、根尖屏障技术治疗年轻恒牙根尖周病的比较

根尖诱导成形术(apexification)在控制感染的基础上,用氢氧化钙等药物保存根尖部牙髓或使根尖周组织沉积硬组织,促使牙根继续发育和根尖形成。它是治疗年轻恒牙根尖周病最经济且技术敏感性较低

的一种方案,然而亦存在诸多局限性,限制其在临床的广泛应用。①治疗时间约 6~24 个月,患者需要多次就诊及复查。患者依从性难以控制,容易出现失约和失访;②长期使用暂封材料封闭窝洞,易造成充填物脱落,导致微渗漏的产生和继发细菌感染;③氢氧化钙等诱导药物在根管内的占位使患牙失去牙髓再生和神经血管组织向根管内生长的机会;④根管内长时间封入氢氧化钙将使牙根脆性增加,导致根折等并发症。

多数研究认为牙髓再生比根尖诱导成形术成功率略低,如 Lin 等发现牙髓再生治疗 1 年成功率为 89.3%,根尖诱导成形术成功率为 97%;Charepa 等发现牙髓再生 1 年成功率为 84.3%;Casey 等发现牙髓再生 32 个月成功率为 81%,根尖诱导成形术成功率为 92%。然而上述报道结果显示牙髓再生在 1~3 年成功率均高于 80%,牙髓再生相比根尖诱导成形术更有利于增加牙根长度和厚度,能够预防牙根薄弱引起的牙根折裂或吸收,而且如果牙髓再生治疗失败后仍可尝试根尖诱导成形术或根尖屏障术,提示牙髓再生治疗不失为治疗年轻恒牙根尖周病的良好手段。

1999 年,Torabinejad 和 Chivian 推荐使用三氧化矿物凝聚体(mineral trioxide aggregate,MTA)在未发育完全的根尖区形成即刻人工屏障,用于封闭根尖,控制炎症,显著缩短年轻恒牙牙髓坏死后的疗程。MTA 诱导形成硬组织,且该硬组织可与 MTA 及根管壁紧密结合,促使牙根尖端自然发育闭合。因此 MTA 不但自身形成一个机械性屏障促进根尖炎症愈合,还可引起患牙根尖继续发育和根尖成形,最终在根尖形成"生物一体化"封闭。然而临床治疗及复诊发现,此方法较少引起牙根发育,不能增厚管壁或延长牙根长度,仍存在牙根短、根管壁薄等缺点。适用于牙髓再生治疗的年轻恒牙慢性根尖周病,原则上均可为根尖屏障技术的适应证。根尖屏障技术的特点是:①疗程较短,适合于无时间长期复诊治疗的患者;②根尖区形成即刻屏障严密封闭,更适合于伴有外吸收、根尖炎性破坏严重的患牙和年龄较大的患者,这些患牙的根尖乳头细胞活力均下降或受到破坏;③根尖屏障技术需在牙科手术显微镜下操作,对医疗硬件要求和医生技术均要求较高;④与氢氧化钙引导的根尖诱导成形术相比,该方法避免长时间封入氢氧化钙,降低牙折风险,减少髓腔开放次数,防止继发感染,但 MTA 或其他根尖封闭材料,价格相对昂贵,因此治疗成本较高。

当前,对牙髓再生治疗术的研究缺乏根管形态学和根管中细胞成分的长期随访资料,关于牙髓再生治疗是否可能加速根管钙化,进而增加日后可能需要的牙髓治疗的难度仍不清楚。但是,牙髓再生治疗术与根尖诱导成形术相比,具有治疗周期短、能使患牙获得更长的牙根和更厚的根管壁、降低患牙远期根折的风险、不需要反复打开根管以补充被吸收的药物等诸多优点,不失为一种具有良好应用前景的治疗技术。

(刘昭慧)

第二节　干细胞诱导的牙髓再生术

一、牙髓干细胞诱导的牙髓再生研究进展

(一) 牙髓干细胞的发现及性能

牙髓是一种被高度矿化的牙体硬组织所包裹的疏松结缔组织,内含丰富的纤维结构、血管和神经。正常的牙髓功能主要包括感觉功能、提供营养以及参与牙的发育形成等。牙体在受到龋损或外伤的影响后,髓腔内能够形成修复性牙本质或第三期牙本质,这提示牙髓中可能存在常驻的干细胞群以维持牙齿的稳定性。在 2000 年和 2003 年,研究者从恒牙和乳牙中先后分离并鉴定恒牙牙髓干细胞(dental pulp stem cell,DPSC)和乳牙牙髓干细胞(stem cells from human exfoliated deciduous teeth,SHED)两种牙髓来源的间充质干细胞(mesenchymal stem cell,MSC),它们均具有典型的间充质干细胞的特性,即在体外培养中表现

贴壁生长、自我更新、克隆形成和具有多向分化的潜能。

与经典的骨髓来源的 MSC 相比,牙髓干细胞作为一种牙髓来源的特殊 MSC,表现出更强的克隆形成和体外增殖能力,且能够分化为成牙本质细胞,移植到体内可异位再生形成牙本质 - 牙髓复合体,提示具有再生潜能。由于牙髓干细胞起源于外胚层神经嵴,所以在稳定表达 MSC 经典标志物的同时,还表达血管神经相关的特殊标志物如 CD146、α-SMA、Gli1 和 PD-1。2014 年,谱系示踪结果提示了牙髓干细胞起源于周围神经相关胶质,并检测到神经源性标志物如巢蛋白、β Ⅲ 微管蛋白的表达。因此,牙髓干细胞在引导组织神经再生方面可能具备独特优势。同时,与其他 MSC 相同的是,牙髓干细胞起源于血管周围 MSC 独特的生态位,并发现其具有强大的血管生成能力促进牙髓再生。牙髓干细胞表现出成血管和成神经的特殊优势和强大潜能,可能是实现真正意义上的牙髓再生的关键。

（二）牙髓干细胞在牙髓再生及临床治疗中的应用

1. 牙髓干细胞在牙髓再生中的应用　牙髓干细胞分布于富含神经、体液的血管周围区域,独特的髓腔环境使牙髓干细胞成为特殊来源 MSC,不仅具有成血管、成神经的特性且具有更强的增殖分化功能和较低的免疫原性。同时,由于脱落乳牙或拔除的智齿及正畸牙等源齿无需侵入性手术即可获取,因而临床应用更具广阔的应用可行性,规避存在的伦理和风险可能,使牙髓干细胞在牙髓再生等口颌疾病甚至全身系统性疾病治疗研究中具有巨大的应用价值。

目前,领域内关于牙髓再生的策略主要包括牙髓干细胞、生物支架和生物因子三因素。通常认为,干细胞结合生物支架可以提供更有利于干细胞生存的微环境从而促进牙髓再生。常用的支架材料如水凝胶、羟基磷灰石、纳米复合材料可不同程度地促进牙髓干细胞的增殖、分化以及再生效果。除生物支架的应用外,粒细胞集落刺激因子（granulocyte-colony stimulating factor,G-CSF）、Resolvin E1（RvE1）、骨形态发生蛋白 2（bone morphogenetic protein 2,BMP2）等生物因子也被应用于参与和调控牙髓组织再生。有研究者认为,不借助生物支架或因子,单独使用牙髓干细胞聚合体借助干细胞产生的细胞外基质（extracellular matrix,ECM）来模拟机体内生理微环境的牙髓再生策略可能更安全有效并再生出更理想的牙髓。最新的研究证实,小型猪牙髓腔中植入异体的 SHED 聚合体能形成完整的神经血管化牙髓组织。在小型猪或比格犬等大动物实验中利用 DPSC 成功实现的牙髓再生,为干细胞临床应用奠定了坚实的基础。

2018 年我国正式报道一项利用自体 SHED 聚合体成功实现了牙髓功能性再生的临床研究成果,首次实现了真正意义上的器官再生。在治疗后的 12 个月随访中,激光多普勒血流测试和牙髓电活力测试证实了治疗组植入 SHED 聚合体后再生牙髓的牙髓活性。组织学结果显示再生的牙髓具有成牙本质细胞层,结缔组织、血管和神经等正常牙髓的生理结构。同时,CBCT 结果显示治疗组的发育未完成的恒牙牙根长度显著增加,根尖孔宽度减小。这些结果证实了 SHED 聚合体能实现真正意义上的功能性牙髓再生并促进牙根的继续发育,与生理性牙髓一样具有营养、感觉和形成的功能。2023 年年底,国家卫生健康委员会通过了全称为"评估异体人牙髓间充质干细胞聚合体诱导牙髓坏死恒牙再生牙髓有效性和安全性的单臂临床研究"的临床研究备案,这是国内首次开展异体干细胞诱导牙髓再生临床研究。此研究将推动牙髓干细胞在口腔颅颌面再生领域的应用和发展,利用牙髓干细胞再生牙髓组织有望成为一种临床治疗新标准。

2. 干细胞在临床中的应用及现状　目前干细胞临床研究在国内受到严格的管理和监管,以确保研究的安全性、科学性和伦理性,国家卫健委发布的文件明确指出,干细胞技术临床研究和转化应用将依据《生物医学新技术临床研究和转化应用管理条例》的有关规定进行管理,干细胞临床研究应当符合《药物临床试验质量管理规范》的要求,干细胞制剂符合《干细胞制剂质量控制及临床前研究指导原则（试行）》的要求,干细胞制剂的制备应当符合《药品生产质量管理规范》（Good Manufacturing Practice of Medical Products,GMP）的基本原则和相关要求。科技部也发布了关于"干细胞研究与器官修复"国家重点研发专项的申报指南,以推动干细胞领域的研究发展。

准入要求以下几点。①医疗机构资质:从事干细胞临床研究的医疗机构必须具备相应的资质,包括三级甲等医院、药物临床试验机构资质等,并具备干细胞临床研究的相关条件;②伦理和学术委员会:医疗机构应组建学术和伦理委员会,负责对干细胞临床研究项目进行立项审查和过程监管,确保研究符合伦理和科学原则;③干细胞制剂制备和临床研究质量管理:医疗机构作为干细胞制剂和临床研究的责任主体,应对干细胞制剂制备和临床研究全过程进行质量管理和风险管控,确保质量安全;④备案管理制度:干细胞临床研究实行备案管理制度,医疗机构需要按照相关规定进行备案,并接受事中事后监管;⑤受试者权益保护:临床研究应当遵循科学、规范、公开、符合伦理的原则,临床研究人员必须尽告知义务,确保受试者充分知情并签署知情同意书。对于风险较高的项目,研究机构应采取有效措施进行重点监管,并通过购买第三方保险,对于发生与研究相关的损害进行补偿。

此外,国内还积极推动干细胞治疗领域的规范化发展。例如,国家药品监督管理局药品审评中心发布了关于免疫细胞治疗产品药学研究与评价技术指导原则的征求意见稿,以促进细胞治疗行业的进一步规范化。

（三）牙髓干细胞诱导牙髓再生的基本原理

1. 适应证的选择　牙髓坏死的恒牙。

2. 种子细胞的制备　新鲜拔除的智齿、正畸拔除牙和脱落乳牙,筛选无龋、无牙髓炎症和牙髓坏死等症状的牙齿。在符合 GMP 标准的实验室中分离、扩增牙髓干细胞,按要求制备干细胞所需剂型,供后续临床使用。

3. 显微根管治疗基本流程及根管环境的预备　①开髓及根管预备:开髓,建立直线通路,使用镍钛系统清理根管,预备根管,吸干水分,根管消毒,玻璃离子暂封;②干细胞充填:去除患牙原充填物,清理根管,吸干根管内水分,放置牙髓干细胞膜片,刺激根尖出血,MTA 封闭根管口,树脂充填。

二、干细胞诱导牙髓再生治疗的预后和展望

（一）再生牙髓的生理基础及功能

再生的牙髓组织应包含正常结构,如成牙本质细胞层、结缔组织、血管和神经,并与生理性牙髓一样具有营养、感觉和形成等正常功能,表现为再生牙髓在牙髓电活力测试中显示与正常对照牙接近的反应,激光多普勒血流检测仪检测到患牙血流恢复,以证实再生牙髓中神经血管化的牙髓活性。同时,若患牙为未发育完全的恒牙,再生牙髓可使牙根长度增加、根尖孔宽度减少,促进牙根的发育。

（二）再生牙髓的临床追踪评估

在细胞植入后 12 个月以及 24 个月,再生成功牙髓的牙齿没有检测到任何移植排斥反应或炎症反应的迹象,牙齿恢复正常活力,且接受治疗的患者免疫反应、肝功能、肾功能和心功能等均无明显异常。

（三）再生牙髓的临床优势及展望

从在体外分离发现牙髓干细胞到将其应用于临床患者,该领域已积累了 20 年的研究成果,为进一步的探索奠定了坚实的基础。牙髓干细胞作为一种牙髓组织来源的 MSC,不仅在牙髓组织中扮演着重要角色,也因其独特的生物学特性,在口颌及全身系统应用中展示了重大的应用价值。同时,牙髓干细胞因来源丰富(智齿、正畸拔除牙和脱落乳牙等)、易获取、无创、免疫原性低和尚无伦理限制等优点,其作为生物组织工程种子细胞具有极大优势。

牙髓干细胞与牙髓再生的临床研究取得的突破性成就引发了领域内广泛的关注,再生不仅实现了牙髓三维结构的重建,也恢复了其重要的形成、营养和感觉功能,这种具有完整功能的全牙髓再生标志着人类历史上首个真正意义上器官再生的成功,这项突破性的研究也进一步塑造了我们对器官再生的认识:想要获得似自然生理状态的器官再生,找到最佳的干细胞"种子"和适宜的"土壤"环境至关重要。但是,一方面,基于牙髓干细胞的牙髓再生的安全性和长期稳定性仍需临床长时间随访监测,另一方面,干细胞的来源、风险和质量控制也需要进一步改进。

（毛学理）

参 考 文 献

1. 凌均棨. 年轻恒牙根尖周病凌均棨 2016 观点. 北京: 科学技术文献出版社, 2017

2. 凌均棨, 韦曦. 牙体牙髓病病例精解. 北京: 科学技术文献出版社, 2020

3. OSTBY B N. The role of the blood clot in endodontic therapy. An experimental histologic study. Acta Odontol Scand, 1961, 19: 324-353

4. IWAYA S, IKAWA M, KUBOTA M. Revascularization of an immature permanent tooth with apical periodontitis and sinus tract. Dent Traumatol, 2001, 17 (4): 185-187

5. HARGREAVES K M, GEISLER T, HENRY M, et al. Regeneration potential of the young permanent tooth: What does the future hold？ J Endod, 2008, 34 (7 Suppl): S51-56

6. CHREPA V, HENRY M A, DANIEL B J, et al. Delivery of apical mesenchymal stem cells into root canals of mature teeth. J Dent Res, 2015, 94 (12): 1653-1659

7. PRIYA M H, TAMBAKAD P B, NAIDU J. Pulp and periodontal regeneration of an avulsed permanent mature incisor using platelet-rich plasma after delayed replantation: A 12-month clinical case study. J Endod, 2016, 42 (1): 66-67

8. LIN J, ZENG Q, WEI X, et al. Regenerative endodontics versus apexification in immature permanent teeth with apical periodontitis: A prospective randomized controlled study. J Endod, 2017, 43 (11): 1821-1827

9. WANG Y, ZHU X, ZHANG C. Pulp revascularization on permanent teeth with open apices in a middle-aged patient. J Endod, 2015, 41 (9): 1571-1575

10. SAOUD T M, HUANG G T, GIBBS J L, et al. Management of teeth with persistent apical periodontitis after root canal treatment using regenerative endodontic therapy. J Endod, 2015, 41 (10): 1743-1748

11. SANTIAGO C N, PINTO S S, SASSONE L M, et al. Revascularization technique for the treatment of external inflammatory root resorption: A report of 3 cases. J Endod, 2015, 41 (9): 1560-1564

12. NOSRAT A, HOMAYOUNFAR M, OLOOMI K. Drawbacks and unfavorable outcomes of regenerative endodontic treatments of necrotic immature teeth: A literature review and report of a case. J Endod, 2012, 38 (10): 1428-1434

13. ANDREASEN J O, BAKLAND L K. Pulp regeneration after non-infected and infected necrosis, what type of tissue do we want？ A review. Dental Traumatology, 2012, 28 (1): 13-18

14. ALOBAID A S, CORTES L M, LO J, et al. Radiographic and clinical outcomes of the treatment of immature permanent teeth by revascularization or apexification: a pilot retrospective cohort study. J Endod, 2014, 40 (8): 1063-1070

15. MESCHI N, HILKENS P, LAMBRICHTS I, et al. Regenerative endodontic procedure of an infected immature permanent human tooth: an immunohistological study. Clin Oral Investig, 2016, 20 (4): 807-814

16. JEERUPHAN T, JANTARAT J, YANPISET K, et al. Mahidol study 1: comparison of radiographic and survival outcomes of immature teeth treated with either regenerative endodontic or apexification methods: a retrospective study. J Endod, 2012, 38 (10): 1330-1336

17. KOHLI M R, YAMAGUCHI M, SETZER F C, et al. Spectrophotometric analysis of coronal tooth discoloration induced by various bioceramic cements and other endodontic materials. J Endod, 2015, 41 (11): 1862-1866

18. CASEY S M, FOX D, DUONG W, et al. Patient centered outcomes among a cohort receiving regenerative endodontic procedures or apexification treatments. J Endod, 2022, 48 (3): 345-354

19. GRONTHOS S, MANKANI M, BRAHIM J, et al. Postnatal human dental pulp stem cells (DPSCs) and in vitro and in vivo. P Natl Acad Sci U S A, 2000, 97 (25): 13625-13630

20. MIURA M, GRONTHOS S, ZHAO M, et al. SHED: stem cells from human exfoliated deciduous teeth. Proc Natl Acad Sci U S A, 2003, 100 (10): 5807-5812

21. GRONTHOS S, BRAHIMJ, LI W, et al. Stem cell properties of human dental pulp stem cells. J Dent Res, 2002, 81 (8): 531-535

22. AN Z, SABALIC M, BLOOMQUIST R F, et al. A quiescent cell population replenishes mesenchymal stem cells to drive accelerated growth in mouse incisors. Nat Commun, 2018, 9 (1): 378

23. SHI S, GRONTHOS S. Perivascular niche of postnatal mesenchymal stem cells in human bone marrow and dental pulp. Journal of Bone and Mineral Research, 2003, 18 (4): 696-704

24. VIDOVIC I, BANERJEE A, FATAHI R, et al. αSMa-expressing perivascular cells represent dental pulp progenitors in vivo. J Dent Res, 2017, 96 (3): 323-330

25. ZHAO H, FENG J F, SEIDEL K, et al. Secretion of shh by a neurovascular bundle niche supports mesenchymal stem cell homeostasis in the adult mouse incisor. Cell Stem Cell, 2014, 14 (2): 160-173

26. LIU Y, JING H, KOU X X, et al. PD-1 is required to maintain stem cell properties in human dental pulp stem cells. Cell Death Differ, 2018, 25 (7): 1350-1360

27. KAUKUA N, SHAHIDI M K, KONSTANTINIDOU C, et al. Glial origin of mesenchymal stem cells in a tooth model system. Nature, 2014, 513 (7519): 551-554

28. GOVINDASAMY V, ABDULLAH A N, RONALD V S, et al. Inherent Differential Propensity of Dental Pulp Stem Cells Derived from Human Deciduous and Permanent Teeth. J Endodont, 2010, 36 (9): 1504-1515

29. ARTHUR A, RYCHKOV G, SHI S, et al. Adult human dental pulp stem cells differentiate toward functionally active neurons under appropriate environmental cues. Stem Cells, 2008, 26 (7): 1787-1795

30. ZHANG Z C, NÖR F, OH M, et al. Wnt/β-catenin signaling determines the vasculogenic fate of postnatal mesenchymal stem cells. Stem Cells, 2016, 34 (6): 1576-1587

31. MU X D, SHI L, PAN S, et al. A customized self-assembling peptide hydrogel-wrapped stem cell factor targeting pulp regeneration rich in vascular-like structures. Acs Omega, 2020, 5 (27): 16568-16574

32. ZHANG W, ZHENG Y Y, LIU H X, et al. A non-invasive monitoring of USPIO labeled silk fibroin/hydroxyapatite scaffold loaded DPSCs for dental pulp regeneration. Mat Sci Eng C-Mater, 2019, 103: 109736

33. ZHANG L D, YY Y J, JOUBERT C, et al. Differentiation of dental pulp stem cells on gutta-percha scaffolds. Polymers-Basel, 2016, 8 (5): 193

34. NAKAYAMA H, IOHARA K, HAYASHI Y, et al. Enhanced regeneration potential of mobilized dental pulp stem cells from immature teeth. Oral Diseases, 2017, 23 (5): 620-628

35. LI J, DIAL S, YANG H Q, et al. IGFBP5 promotes angiogenic and neurogenic differentiation potential of dental pulp stem cells. Dev Growth Differ, 2019, 61 (9): 457-465

36. IOHARA K, NAKASHIMA M, ITO M, et al. Dentin regeneration by dental pulp stem cell therapy with recombinant human bone morphogenetic protein 2. J Dent Res, 2004, 83 (8): 590-595

37. XUAN K, LI B, GUO H, et al. Deciduous autologous tooth stem cells regenerate dental pulp after implantation into injured teeth. Sci Transl Med, 2018, 10 (455): eaaf3227

第十章
数字化导航技术在显微牙髓治疗中的应用

第一节　数字化导航技术的概念

随着现代口腔医学的发展，口腔手术显微镜(dental operating microscope,DOM)和锥形束CT(cone-beam computed tomography,CBCT)已经广泛应用于牙髓根尖周病诊疗。与传统的裸眼操作相比，DOM的应用突破了视野局限性和感觉依赖性，能够显著提高诊断和治疗的精确性，改善预后。CBCT可提供牙及根管的三维解剖精准影像，使术者能提前评估治疗难度。然而，当根管治疗的牙髓钙化严重、根尖手术的根尖周病损定位困难或毗邻重要解剖结构时，显微牙髓治疗仍难以充分满足临床工作的需要。一方面，DOM下操作受患者张口度、患牙牙位、术者手持器械及口镜反射等影响，可能导致治疗可视性及稳定性欠佳。另一方面，CBCT获取的影像信息未投射于真实临床环境，无法指导术者实时操作。数字化导航技术的出现为这类疑难复杂病例提供了一种行之有效的解决方案。

数字化导航技术最初应用于口腔种植领域，其原理为基于软件设计虚拟入路，在三维打印导板或光学追踪设备的辅助下引导车针钻入术区。近年来这项技术也被应用于根管治疗、显微根尖手术、自体牙移植等操作，旨在实现精准、微创、高效的治疗效果。数字化导航技术主要分为静态导板技术和动态导航技术，前者通过打印导板来引导临床操作，后者利用运动追踪技术进行实时引导。本节主要就动静态导航技术在辅助显微牙髓治疗方面的应用进行介绍。

一、静态导板辅助显微牙髓治疗

(一)背景及介绍

静态导板技术需将CBCT获取的医学数字成像和通信(digital imaging and communications in medicine,DICOM)文件和口腔扫描获取的立体光刻(stereo lithography,STL)文件结果导入软件，建立患者的口腔三维模型，设计手术入路，再运用计算机辅助设计与制作(computer aided design/computer aided manufacturing,CAD/CAM)技术和三维打印技术制作数字化导板，随后将导板置入口腔内，引导车针钻入的入口、路径、深度和角度，以精准定位根管及根尖病变区域，为完成显微牙髓治疗奠定基础。

2007年，Pinsky等率先进行了CBCT与CAD/CAM结合制作导板实施根尖手术对比自由手操作的体外研究，发现导板的精确度更高。2016年，Krastl等首次提出了"导航牙髓治疗(guided endodontics,GE)"的新概念，利用静态导板技术顺利完成了一例钙化的上颌前牙的根管治疗。2017年，Connert等又提出"显微导航牙髓治疗(microguided endodontics,MGE)"的概念，将其应用于伴有根尖周炎的钙化下颌切牙的根管定位。2018年，Giacomino等提出靶向显微根尖手术(targeted endodontic microsurgery,TEMS)的概念，借助环钻车针和导板实现了在显微根尖手术中一步法去骨、根尖切除和活检取样的操作。此后,国内外有多个医疗机构报道了将上述技术成功应用于显微根管治疗和显微根尖手术等的病例。

（二）适应证

1. 钙化根管治疗　龋病、磨耗、外伤等外界刺激均可导致根管系统部分或完全钙化。大多数钙化根管的患牙无临床症状,因此不需要根管治疗。然而当患牙出现咬合不适、疼痛或影像学检查提示根尖周病变时,需进行根管治疗。钙化组织使根管狭小甚至堵塞,即使采取 DOM 辅助也难以发现根管口,这阻碍了治疗器械进入根管,为根管预备和疏通带来极大困难。当钙化延伸至根中下段时,治疗难度进一步增加,即使经验丰富的牙髓专科医生也可能发生治疗偏移、穿孔或器械分离等问题,导致治疗失败。

现有证据表明,比较推荐在单根且较直的钙化前牙使用静态导板技术。大部分病例报道显示,只要CBCT 中根尖 1/3 的根管影像可视,制作精良的导板即可引导特定车针穿透钙化部分顺利进入根管,后续便可按照常规的显微根管治疗步骤完成根管预备、冲洗、封药和充填。文献中也曾报道使用导板技术辅助后牙的根管口定位。然而,在临床上患者张口度不佳可能限制导板及车针就位。此外,后牙弯曲根管较多,而去除钙化组织的车针往往较长且质地偏硬,因此这不仅对导板设计要求更高,治疗过程中发生治疗偏移和穿孔的几率也可能增加。

2. 发育异常牙的根管治疗　发育异常牙包括牙内陷、畸形牙尖、牙本质发育不良等,其外形及根管解剖结构复杂多变,一旦发生牙髓根尖周病变,必须首先准确定位根管才可能完善根管治疗。文献报道使用导板辅助治疗具有精准和微创的优势。

（1）牙内陷（dens invaginatus,DI）：在牙发育期间,成釉器过度卷叠或局部过度增殖深入牙乳头中所致。一项 CBCT 调查显示 DI 在中国人群的患病率为 8.47%,在牙齿的患病率为 0.494%。目前最常用的DI 分类是 Oehlers 分类法。①Ⅰ类,内陷仅发生在冠部,不超过釉质牙骨质界;②Ⅱ类,内陷超过釉质牙骨质界,延伸到根管内但不与牙周组织相通;③Ⅲ类,内陷穿过牙根直接与牙周膜（Ⅲa 型）或根尖孔（Ⅲb 型）相通,形成额外的侧方或根尖孔开口。常规的根管治疗难以定位Ⅱ类及Ⅲ类 DI 患牙的根管位置,且容易过度磨除牙体组织并增加治疗时间,而使用导板技术能帮助准确定位 DI 患牙的根管系统和内陷通道。病例报道曾对Ⅱ类 DI 患牙的内陷处和主根管分别设计导板进行清理、成形和充填,通过精确和保守的开髓入路实现了微创根管治疗（图 10-1-1A~C）。另一例针对因内陷区感染导致根尖周炎的Ⅲb 类 DI 患牙,通过设计导板引导,精准进入内陷区和感染根管治疗,既促进了根尖周组织愈合,还保存了主根管的牙髓活力（图 10-1-1D,图 10-1-1E）。

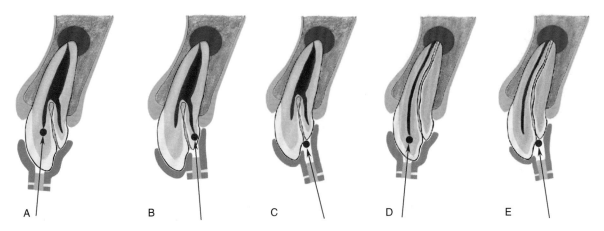

图 10-1-1　静态导板辅助 DI 患牙根管治疗示意图

A、B.Ⅱ类患牙根管开髓导板;C.Ⅱ类患牙内陷区导板;D.Ⅲb 类患牙感染根管开髓导板;E.Ⅲb 类患牙内陷区导板。

（2）畸形牙尖（dens evaginatus，DE）：是由钟状期时成釉器的内釉上皮和牙乳头外间质干细胞过度增殖和折叠突向星网状层所致，主要见于亚洲人群，常表现为咬合面或前牙舌面突起的结节。畸形牙尖折断或磨损后可使髓角或牙本质暴露，引起牙髓感染坏死，严重者可导致根尖周炎。DE 的根管解剖较简单，一般无须采用数字化导航技术。然而，也有病例报告采用了静态导板引导根管治疗，术前基于牙釉质突起外形和根管的影像资料设计了直达主根管的入路，术中使用定位导板引导车针准确到达根管，避免了自由手操作不稳定导致的根管偏移，实现了微创开髓入路。

（3）牙本质发育不良（dentin dysplasia，DD）：是一种较罕见的牙发育异常，其牙本质的形态或者结构异于正常牙本质，通常以牙釉质基本正常、牙本质形成不规则和髓腔狭窄为特征。DD 有两种亚型。① DD-1 型，牙冠形状和颜色基本正常，牙根尖锐甚至缺失；② DD-2 型，牙冠呈琥珀色半透明状，多伴有明显磨损，牙根较薄，长度基本正常，髓腔消失。DD 的治疗方案取决于患者的治疗史、年龄、牙髓状况和牙根长度，若 DD 患牙出现牙髓根尖周病且需要保留时，有病例报告建议可使用导板技术辅助开髓及钙化根管定位。

3. 根管再治疗　根管系统解剖复杂、感染微生物复杂多样，以及医源性因素等常致使根管治疗失败，引起根管治疗后疾病。根管治疗后疾病首选的处理方法为根管再治疗，即从冠方经根管清理根管内原有充填材料或处理遗漏根管，进行再预备和充填。部分患牙根管内存在纤维桩，如进行再治疗需首先去除纤维桩。然而纤维桩颜色与根管壁接近，二者之间水门汀坚固，应用 DOM 也很难区分，因此如何有效去除纤维桩并尽量保存健康牙体组织成为此类根管再治疗的难点之一。传统方法在 DOM 下使用超声工作尖或长车针磨除纤维桩，术者不仅视觉疲劳，且极易发生根管偏移、台阶、穿孔等并发症，导致患牙预后较差。文献报道可使用静态导板技术引导车针快速安全地磨除根管桩核等材料，能最大限度减少剩余牙体组织的损失，降低医源性风险。

4. 显微根尖手术　当根管治疗和根管再治疗无法治愈部分患牙的根尖周病变时，可尝试进行显微根尖手术，即在 DOM 辅助下，使用超声器械和微型手术器械以外科手术方式完成根尖切除、倒预备和倒充填，达成促进恢复根尖周组织健康的目标。由于牙位及个体差异，可能存在病变区骨皮质厚且完整、病变区毗邻邻牙根尖或血管神经等情况，如上颌后牙根尖毗邻上颌窦和腭大神经血管束，下颌后牙根尖颊侧骨皮质较厚，与下牙槽神经或颏孔等距离较近，导致根尖定位和切除难度较大，损伤重要解剖结构风险较高。

静态导板技术的出现不仅有助于辅助显微根尖手术中准确定位病变区和根尖，引导车针控制去骨和根尖切除的位置、大小、方向和角度，还能有效规避手术风险，降低术中及术后并发症，为临床操作带来极大便利。Giacomino 等提出的 TEMS 概念进一步简化了程序，即在使用导板引导根尖手术时，按照根尖宽度和邻近解剖结构距离等选择匹配环钻实现靶向去骨和根尖切除。环钻是一种用于去除失败种植体或取自体骨的环形钻针，带有刻度指示切割深度。TEMS 能精准实施后牙根尖手术，甚至在上颌后牙腭根可不翻瓣手术，缩短了手术时长，降低了技术敏感性，减小了损伤相邻解剖结构的风险，预后与常规显微根尖手术相当。

5. 自体牙移植　自体牙移植术是指将牙从原来位置移植到同一个体的另一位置，以替代缺失或不可保留的患牙。该技术治疗成功的关键在于保护供牙的健康牙周膜以及供牙牙根与受区牙槽骨的最佳接触。因此，供牙牙周膜的完整和活性、手术时间以及供牙植入位置都是影响自体牙能否移植成功的关键因素。传统流程是先将供牙拔除，继而试植观察供牙牙根与受区牙槽窝匹配程度，再完成受区牙槽窝预备并移植供牙，其操作时间较长，治疗过程损伤牙周膜风险高，因此成功率和存活率相对较低。

静态导板结合计算机辅助快速原型打印（computer-aided rapid prototyping，CARP）技术可通过数字化导板预备受牙区和三维打印供牙模型预处理受区牙槽骨缩短供牙的离体时间、保护牙周膜活性，从而提高自体牙移植的成功率和预后。欧洲牙髓病学会曾于 2021 年发表了一份有关自体牙移植的专家共识，建议联合使用导板和 CARP 技术以提供理想的三维定位和符合实际尺寸的供体牙齿模型，减少口外操作时间和供牙移植试植次数，提高自体牙移植的成功率和预后。

一般自体牙移植术多选择同类型供牙，例如将第三磨牙移植到第一、二磨牙。使用导板和 CARP 技术后,可将适应证扩大。有学者尝试将下颌第二前磨牙移植修复缺失上颌中切牙,打印 3 个导板分段式预备受区以确保植入位置及保护剩余牙槽骨,继而将供牙模型插入预备位置,检查后再进行移植,6 个月后贴面修复外形,术后 1 年复查效果良好。

二、动态导航辅助显微牙髓治疗

(一) 背景及介绍

动态导航技术是基于医学成像与光学定位,利用光学追踪系统追踪手术器械及患者口内的固定装置,计算患者与手术器械的相对位置关系,在软件图像坐标系中实时更新坐标和位置,从而引导手术器械的可视化定位操作的一种数字化信息辅助治疗技术。其发展历史可追溯至 1986 年 Roberts 等提出并应用于神经外科的无框架立体定向技术。此项技术于 2000 年开始应用于口腔种植手术中,后逐渐应用于口腔颌面外科和口腔正畸科等领域。2019 年,Chong 等首次使用动态导航技术对 29 颗模拟根管钙化的离体牙进行开髓,表明其应用于根管治疗具有精准、微创的优势。同年,Gambarini 等报告了 1 例 Navident 导航系统辅助完成的显微根尖手术,进一步拓展了动态导航技术的适应证。

动态导航技术无需额外打印导板,所需的动态导航仪基本设置包括实时立体运动跟踪相机、含显示屏的计算机平台和动态导航软件。市售的动态导航仪包括 X-Guide(X-Nav,美国)、Navident(ClaroNav,加拿大)、Robo Dent(Robo Dent,德国)、ImplaNav(ImplaNav,澳大利亚)以及我国的迪凯尔(苏州迪凯尔医疗科技有限公司,中国)和丽植 IRIS-100(医百科技股份有限公司,中国台湾)等(图 10-1-2)。大多数报告均使用动态导航系统已有的种植软件引导牙髓根尖周病治疗,近年来也有公司研发了专门针对显微根尖手术的导航软件并逐步应用于临床。

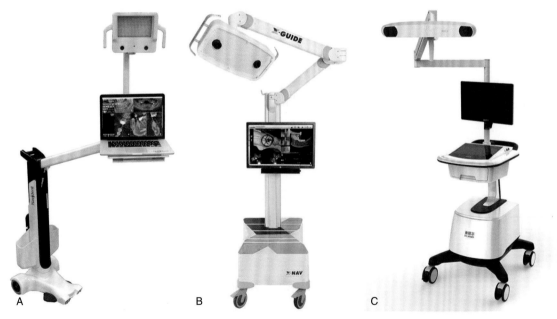

图 10-1-2　常见的市售导航仪
A. Navident 导航仪;B. X-guide 导航仪;C. 迪凯尔导航仪。

(二) 适应证

与静态导板技术相比,动态导航技术在显微牙髓治疗中的报道较少,可能与其进入临床时间较晚且设备价格高昂有关。国内外已发表针对根管治疗、根管再治疗和显微根尖手术等的研究,笔者曾在临床尝试在Ⅲb 类 DI 患牙应用动态导航仪辅助进入内陷区和主根管,建立微创开髓入路后完成根管治疗,术后 2 年观察预后良好。

1. 钙化根管治疗　动态导航辅助显微牙髓治疗的应用主要集中在定位钙化根管口方面。在动态导航仪规划治疗入路后,术者能从显示屏监测开髓入路是否按虚拟入路进行,并于术中实时调整钻入位点、深度和角度。文献报道动态导航技术辅助治疗钙化根管大多数是针对单根离体牙或人工牙的体外研究,迄今临床报道相对较少,一例为 X-Guide 系统定位左上第一磨牙的钙化远颊根管口,另一例为 Navident 系统定位左上中切牙的钙化根管口,均体现了实时、微创和精准的优势。

2. 根管再治疗　使用动态导航技术辅助根管再治疗不仅可获取车针的深度、方向、路径等实时信息,也可于术中及时调整车针的深度和角度从而建立精准髓腔入路,且避免治疗过程中造成根管台阶、穿孔等风险。文献报道使用 Navident 系统对未拆除冠部修复体的上颌侧切牙进行根管再治疗,即术前根据 CBCT 数据规划直达根管内纤维桩的直线通路,术中利用动态导航系统引导金刚砂车针遵循虚拟入路穿通氧化锆冠修复体建立髓腔入路,并使用超声工作尖在实时引导下去除纤维桩,最后完成根管再治疗。在不拆除冠部修复体的情况下,动态导航技术仍能引导精准去除纤维桩,避免过多磨除牙体组织。

3. 显微根尖手术　利用动态导航技术规划和引导显微根尖手术有利于保存更多健康的组织,规避手术风险并提升治疗预后。多种动态导航系统如 Navident、X-Guide、迪凯尔等均可辅助微创去骨和根尖切除,后续按常规显微根尖手术步骤完成根尖倒预备和倒充填即可,也可选择环钻作为手术器械以达成一步法去骨和切除根尖。研究发现,DGE 辅助显微根尖手术的成功率与牙弓类型和牙齿类型没有显著关联,尤其适用于骨皮质较厚和视野较差的复杂病例。

第二节　数字化导航技术在显微牙髓治疗中的应用效果

大量研究表明,数字化导航技术应用于显微牙髓治疗具有精准、高效、微创的优势,静态导板技术和动态导航技术的大体应用效果并无明显差异。

静态导板技术对设备依赖程度更低,医生在收集患者 CBCT 和口扫数据后即可发送至加工厂由专业技师设计和制作导板,因此大多数医疗机构均可尝试。然而,此技术仍存在以下不足:①导板制作时间较长;②导板制作完成后其尺寸、角度、深度及材料等均无法调改,一旦发生偏移严重影响预后;③导板阻挡使后牙区操作空间明显受限;④对于复杂病例可能需制作多个导板,增加治疗成本;⑤导板上常嵌入套筒以引导车针入路,为保证车针旋转时的稳定性和精准度,套筒和车针间距很小,故而钻针磨除硬组织时会产生大量碎屑,必须及时大量冲洗,否则易导致牙根温度增加损伤相邻牙周膜及骨组织。

动态导航技术虽然具有良好的实时反馈性,无需制作导板也能够节约患者的就诊时间,但必须依赖设备,增加了医疗成本,尚不能适用于大多数医疗机构。术者不仅要熟悉导航仪软件系统,以便快速设计虚拟入路,而且需要充分锻炼手眼协调性,以确保治疗过程中能稳定握持器械操作。因此已有学者开始尝试使用增强现实(augment reality,AR)技术,借助头戴式显示器等将规划路径与手术视野精确叠加,实现无需注视显示器即可同时看到术区和 3D 导航图像,从而改善术者操作,提高治疗结果的稳定性和精准性。此外,口腔手术机器人的机械臂操作也为进一步提高动态导航技术的效果提供了有力手段。

一、静态导板辅助显微牙髓治疗的应用效果

文献一致认为,静态导板技术具有定位精准、入路微创、操作技术敏感性低等优点。对其效果的评价常依据精准度、牙齿结构丧失量、操作时间及操作成功率等指标。现阶段临床研究大多为散在的病例报告,体外研究常将其与自由手对比,以明确二者在定位根管及根尖手术病变部位是否存在显著差异。

(一) 根管治疗

Connert 等研究比较了自由手操作和静态导板辅助下对 48 颗 3D 打印钙化切牙的开髓精确度、操

作时间及牙体磨除量,结果表明导板组的定位成功率、平均牙体磨除量和平均治疗时间分别为91.7%、9.8mm³和11.3min,显著高于自由手组的定位成功率41.7%、平均牙体磨除量49.9mm³和平均治疗时间21.8min,且该结果不受医生经验影响,表明静态导板技术可以更快速和微创地定位钙化根管。其余体外研究也支持导板技术辅助显微根管治疗更精准、微创和高效。Buchgreitz等报道了一项对50例单根钙化牙开髓的临床研究,结果显示导板引导所有患牙开髓均有良好的精确度,且认为下颌牙比上颌牙准确度更佳,曾行根管疏通的患牙比未处理过的患牙开髓准确度更高。

（二）根管再治疗

再生性牙髓治疗是近年来新兴的一类年轻恒牙牙髓根尖周病治疗方法,一般在控制根管内感染后,将三氧化矿物凝聚体(mineral trioxide aggregate,MTA)材料置于根管口的血凝块上方,以促进根尖周病变愈合和牙根发育完成。当再生性牙髓治疗因外伤或感染失败后,可能需要重新进入患牙根管进行后续治疗。去除硬固的MTA艰难耗时,且易过度损伤牙本质并造成医源性损伤,降低患牙抗力。虽然未见相关临床报道,但有体外研究推荐使用导板技术引导去除MTA,认为其可减少操作时间,显著增加牙齿的抗折性。

（三）显微根尖手术

静态导板辅助显微根尖手术的精准度高于自由手,因此其可以节省手术操作时间,降低术后肿胀和延迟愈合的风险。Peng等比较了有经验与无经验的术者使用导板与常规显微根尖手术切除56颗上颌前牙根尖的准确率,发现无论术者有无经验,使用导板均可将根尖切除的长度偏移降低至少0.68mm,角度偏移减小至少8.27°,而有经验的术者可将操作时间由187.67s缩至155.71s,没有经验的术者可将操作时间由260.08s缩至189.75s。Ackerman等比较了导板与自由手组进行体外模拟翻瓣去骨的准确性,结果发现导板组去骨终点均位于距根尖4mm范围内,实际入路与设计入路的平均偏移为1.743mm,而自由手组半数以上的样本去骨终点距根尖超过4mm,实际与设计入路的平均偏移为2.638mm,两组间差异显著。还有学者比较了导板与DOM辅助下自由手操作对离体颌骨内46个牙根进行去骨和根尖切除的精准度与效率,发现导板辅助去骨和根尖切除精准度更高,平均操作时间从604s缩至140s,效率更高。

多项研究还证明,在涉及上颌窦、腭大动脉、颏神经和融合根等解剖复杂情况时,使用环钻的导板技术TEMS可安全精准地实施患牙根尖手术,降低医源性损伤的风险。Hawkins等在三维打印颌骨模型上分别完成36例TEMS及自由手显微根尖手术病例,发现TEMS提供了更高效、更精准的去骨和根尖切除术,相较于自由手操作,TEMS可将手术时长从943s缩短至293s,颊舌向偏移角度从10.6°减小到6.0°,实际与计划切除体积差从9.2mm³降至1.7mm³。一项24例患牙的临床回顾性研究发现,TEMS术后1年成功率为91.7%,与常规显微根尖手术相当,推测良好的预后与去骨范围小及手术时间较短有关。

二、动态导航辅助显微牙髓治疗的应用效果

文献均支持动态导航技术辅助显微牙髓治疗具有定位精准、入路微创、操作实时反馈良好的优点,其效果评价指标与导板技术类似,也包括精准度、牙齿结构丧失量、操作时间及操作成功率等。现阶段尚无大规模临床研究,体外实验常将其与自由手或导板技术进行对比。

（一）根管治疗

Chong等人采用Navident系统引导29颗离体牙进行微创开髓,成功定位了26颗患牙的所有钙化根管,成功率达90%。Jain等报道了一项采用Navident系统引导138个具有模拟钙化根管的三维打印牙开髓的研究,对比规划入路与实际入路,发现开髓孔平均二维偏移0.9mm、平均偏移角度为1.7°,平均耗时为57.8s。另一项对人颌骨上60颗根管钙化的单根牙开髓实验显示,X-Guide系统和自由手在开髓孔处平均二维偏移分别为0.12~0.19mm和0.31~0.81mm,平均偏移角度分别为2.39°和7.25°,釉质牙骨质界和车针止点丧失的牙本质平均厚度分别为1.06~1.18mm和1.47~1.55mm,平均开髓时间分别为227s和405s,组间差异均有统计学意义。Connert等对树脂牙模型开髓的研究结果显示,动态导航组开髓入路的平均牙体损失量为10.5mm³,显著低于自由手组的损失量29.7mm³,表明动态导航技术可大大减少牙体组织损

失量。

（二）根管再治疗

一项体外研究比较了 X-Guide 系统和 DOM 辅助自由手去除 26 个离体上颌单根牙纤维桩的效果，发现入口处总体平均二维偏移分别为 0.91mm 和 1.13mm，根尖平均二维偏移分别为 1.17mm 和 1.68mm，平均偏移角度分别为 1.75° 和 4.49°，平均操作时间分别为 4.03min 和 8.30min，X-Guide 组的牙齿结构丧失小于 DOM 辅助自由手组，两组均未检测到根管穿孔，表明动态导航技术辅助去除纤维柱的准确性和效率更高，且牙齿结构丧失量更少。

（三）显微根尖手术

Dianat 等评估了 X-guide 系统与自由手在离体模型上进行显微根尖手术的效率和准确性，发现动态导航技术引导去骨和根尖切除的平均时间为 212s，显著低于自由手组，平均二维、三维偏移和平均偏移角度亦低于自由手组，虽然两组的误差差异无统计学意义，但自由手操作在根尖距颊侧骨皮质板大于 5mm 时失误更多，动态导航组则不受骨皮质厚度的影响，提示在骨皮质厚度大于 5mm 时动态导航技术可实现更安全、准确和高效的根尖切除。有学者比较了有经验和无经验术者采用导板技术或迪凯尔动态导航系统对 64 颗牙实施根尖切除的结果，发现与自由手组相比，无论术者是否具有经验，两种方法切除根尖的长度、角度、体积和深度偏差都显著降低，且静态导板技术同时提高了有经验和无经验术者的效率，而动态导航技术对无经验术者帮助更大。

我国学者 Chen 还发表了迪凯尔动态导航系统辅助显微根尖手术的系列病例报告，测量去骨的入口处总体平均二维偏移、根尖平均二维偏移和角度偏移分别为 1.05mm、1.2mm 和 6.24°，根尖切除的平均长度和偏移角度分别为 0.46mm 和 4.9°，具有较高的准确率，且在术后至少 1 年后随访评估中成功率达到 90%。

第三节　数字化导航技术在显微牙髓治疗的操作流程

一、静态导板辅助显微牙髓治疗的操作流程

（一）术前准备

1. 预处理　术前拍摄 X 线片了解病变的情况及根管解剖形态，告知患者病情、初步治疗方案、预后及可能存在的风险，签署知情同意书。

2. CBCT 扫描　拍摄开口位 CBCT，可在患者上下颌牙列之间放置棉卷或纱布保持稳定状态。通常选择小视野（<80mm）CBCT，扫描后获取患牙及周围组织的三维形态和结构数据，以 DICOM 格式文件储存。患者运动及金属充填物等与治疗目标区域邻近时常引起伪影，影响图像质量与准确度，干扰正确的诊断和手术计划，因此扫描过程中患者必须保持静止。扫描前需去除可摘除的金属异物，扫描时避免对含金属的非患牙区域进行图像采集。

3. 光学扫描　选择高精度的口内扫描仪直接获取患者牙齿和咬合的三维表面图像，或通过口外扫描石膏模型或印模间接采集牙冠和软组织情况。为保证术中导板的稳定性，扫描范围应与导板覆盖范围相匹配。扫描数据存储 STL 文件。

4. 数据整合　将 DICOM 图像和 STL 文件导入导航软件如 Mimics、coDiagnostix 等，根据图像中重要解剖结构进行叠加、整合。若 CBCT 和光学扫描图像之间的偏差明显，还需进行手动校正，最终合成口腔软硬组织三维立体重建模型。

（二）导板制作

根据入路终点位置选择合适长度和直径的车针，虚拟规划治疗入路，将车针按所需角度和深度定位

后,选择合适的套筒,同时添加检查窗口,以便可视化后续导板的密合度和就位情况,再根据术区情况选择牙支持式、黏膜支持式或骨支持式导板并设计虚拟导板,输出为 STL 文件,上传至三维打印机制作导板。

（三）口内治疗

1. 口内就位 首先检查导板的就位情况、导板与术区的贴合度和稳定性以及套筒在导板内的贴合度。若进行显微根管治疗,可放置橡皮障隔离术区后再安置导板,若橡皮障影响导板正确放置,也可在探查根管后再放置橡皮障。

2. 导板引导治疗

（1）根管治疗:①标记套筒对应的牙釉质位置,高速手机球钻去除通路的牙釉质,直至牙本质暴露;②将导板安置在牙弓上,将车针插入手机,在套筒的引导下,使用"啄"式手法进行预备,避免连续旋转对牙本质产生过大压力导致微裂纹,每前进 2mm,进行大量冲洗,避免车针过热损伤牙周膜等结构;③在到达根尖位置之前,可多次尝试用小号不锈钢锉探查是否可以进入根管,到达工作长度后,在 DOM 下仔细检查;④确定根管位置后,可以使用手动锉和 / 或镍钛旋转器械进行显微根管治疗。

（2）显微根尖手术:翻瓣后安置导板,引导车针去骨后再去除导板,切除根尖后行亚甲蓝染色观察根尖切除是否完整,检查无根裂后再借助超声器械等进行根尖倒预备,最后完成根尖倒充填。TEMS 则是在导板安放后使用环钻一次性去骨和切除根尖,其余步骤同显微根尖手术操作。

二、动态导航辅助显微牙髓治疗的操作流程

（一）术前准备

1. 预处理 动态导航操作前也需拍摄 X 线片了解病变及解剖特点,与患者进行充分的术前沟通,签署知情同意书。

2. 数据获取和处理 在同颌对照牙放置带有不透射线靶标的配准装置,拍摄 CBCT 进行三维成像数据重建,绘制患者颌骨的重要解剖结构,将 DICOM 图像上传到动态导航系统规划软件。

3. 手术方案设计 根据虚拟车针设计入路,对车针的入口点、路径、深度和角度进行数字化规划。

（二）口内治疗

1. 手术器械标定与配准 治疗前,需要将手机、三维成像数据以及患者口内解剖结构进行匹配,包括手术器械的标定与数据配准。手术器械的标定是将钻针尖端置于定位器的定位孔,以确定手机钻针尖端与定位器的空间相对位置。数据配准则是将导入系统的三维成像数据与患者口内解剖结构进行正确匹配。常用的配准方式是基于人工标记点进行配准,即在 CBCT 重建的三维模型选择 4~6 个位点,在患者牙列上标记相对应的解剖标记位点,导航系统的摄像头沿着手机移动路径进行采样,通过 CBCT 标志点与口内实际解剖位置之间的比对,产生过渡矩阵从而完成数据的匹配。配准完成后,还需随机选取口内的位点对配准的准确性进行验证。

2. 口内实时引导操作 导航仪显示器不仅能显示手机的位置、CBCT 影像、三维重建模型及规划入路,还可显示规划位点和车针末端之间的三维偏离。术者需注视屏幕钻孔,注意实时调整车针的位置、角度和深度,即可在引导下完成相应的治疗。

（杜宇）

参 考 文 献

1. 杜宇,韦曦,凌均棨.动静态导航技术在牙髓根尖周病治疗中的应用及展望.中华口腔医学杂志,2022,57 (01): 23-30
2. WEI X, DU Y, ZHOU X D, et al. Expert consensus on digital guided therapy for endodontic diseases. Int J Oral Sci, 2023, 15 (1): 54

3. KRASTL G, ZEHNDER M S, CONNERT T, et al. Guided Endodontics: a novel treatment approach for teeth with pulp canal calcification and apical pathology. Dent Traumatol, 2016, 32 (3): 240-246

4. CONNERT T, ZEHNDER M S, AMATO M, et al. Microguided endodontics: a method to achieve minimally invasive access cavity preparation and root canal location in mandibular incisors using a novel computer-guided technique. Int Endod J, 2018, 51 (2): 247-255

5. GIACOMINO C M, RAY J J, WEALLEANS J A. Targeted endodontic microsurgery: A novel approach to anatomically challenging scenarios using 3-dimensional-printed guides and trephine burs-a report of 3 cases. J Endod, 2018, 44 (4): 671-677

6. TORRES A, SHAHEEN E, LAMBRECHTS P, et al. Microguided endodontics: a case report of a maxillary lateral incisor with pulp canal obliteration and apical periodontitis. Int Endod J, 2019, 52 (4): 540-549

7. BUCHGREITZ J, BUCHGREITZ M, BJØRNDAL L. Guided endodontics modified for treating molars by using an intracoronal guide technique. Endod, 2019, 45 (6): 818-823

8. TORRES A, LERUT K, LAMBRECHTS P, et al. Guided endodontics: Use of a sleeveless guide system on an upper premolar with pulp canal obliteration and apical periodontitis. J Endod, 2021, 47 (1): 133-139

9. ALI A, ARSLAN H. Guided endodontics: a case report of maxillary lateral incisors with multiple dens invaginatus. Restor Dent Endod, 2019, 44 (4): e38

10. MENA-ÁLVAREZ J, RICO-ROMANO C, LOBO-GALINDO A B, et al. Endodontic treatment of dens evaginatus by performing a splint guided access cavity. J Esthet Restor Dent, 2017, 29 (6): 396-402

11. CONNERT T, KRUG R, EGGMANN F, et al. Guided endodontics versus conventional access cavity preparation: A comparative study on substance loss using 3-dimensional-printed teeth. J Endod, 2019, 45 (3): 327-331

12. BUCHGREITZ J, BUCHGREITZ M, BJØRNDAL L. Guided root canal preparation using cone beam computed tomography and optical surface scans-an observational study of pulp space obliteration and drill path depth in 50 patients. Int Endod J, 2019, 52 (5): 559-568

13. PEREZ C, SAYEH A, ETIENNE O, et al. Microguided endodontics: Accuracy evaluation for access through intraroot fibre-post. Aust Endod J, 2021, 47 (3): 592-598

14. LIU R, XIE C, SUN M, et al. Guided removal of a fractured fiber post and immediate restoration with a digitally prefabricated titanium post-and-core and zirconia crown: A clinical report. J Prosthet Dent, 2023, 129 (5): 684-689

15. ACKERMAN S, AGUILERA F C, BUIE J M, et al. Accuracy of 3-dimensional-printed endodontic surgical guide: A human cadaver study. J Endod, 2019, 45 (5): 615-618

16. BUNIAG A G, PRATT A M, RAY J J. Targeted endodontic microsurgery: A retrospective outcomes assessment of 24 cases. J Endod, 2021, 47 (5): 762-769

17. ROBERTS D W, STROHBEHN J W, HATCH J F, et al. A frameless stereotaxic integration of computerized tomographic imaging and the operating microscope. J Neurosurg, 1986, 65 (4): 545-549

18. GAMBARINI G, GALLI M, STEFANELLI L V, et al. Endodontic microsurgery using dynamic navigation system: A case report. J Endod, 2019, 45 (11): 1397-1402. e1396

19. JAIN S D, CARRICO C K, BERMANIS I, et al. Intraosseous anesthesia using dynamic navigation technology. J Endod, 2020, 46 (12): 1894-1900

20. BARDALES-ALCOCER J, RAMÍREZ-SALOMÓN M, VEGA-LIZAMA E, et al. Endodontic retreatment using dynamic navigation: A case report. J Endod, 2021, 47 (6): 1007-1013

21. FU W, CHEN C, BIAN Z, et al. Endodontic microsurgery of posterior teeth with the assistance of dynamic navigation technology: A report of three cases. J Endod, 2022, 48 (7): 943-950

22. CHEN C, ZHANG R, ZHANG W, et al. Analysis of the accuracy of a dynamic navigation system in endodontic microsurgery: A prospective case series study. J Dent, 2023, 134: 104534

23. ZUBIZARRETA-MACHO Á, VALLE CASTAÑO S, MONTIEL-COMPANY J M, et al. Effect of computer-aided navigation techniques on the accuracy of endodontic access cavities: A systematic review and meta-analysis. Biology (Basel), 2021, 10 (3): 212

24. TANG W, JIANG H. Comparison of static and dynamic navigation in root end resection performed by experienced and inexperienced operators: An in vitro study. J Endod, 2023, 49 (3): 294-300

25. RIBEIRO D, REIS E, MARQUES J A, et al. Guided endodontics: Static vs. dynamic computer-aided techniques-a literature review. J Pers Med, 2022, 12 (9): 1516

26. KRUG R, SCHWARZ F, DULLIN C, et al. Removal of fiber posts using conventional versus guided endodontics: a comparative study of dentin loss and complications. Clin Oral Investig, 2024, 28 (3): 192

第十一章
口腔种植牙技术

第一节 根管治疗与种植修复的选择

一、种植技术在牙髓专科中的意义

口腔领域目前存在的一个问题是,对于重症患牙,何时应该保留受损的天然牙,进行根管治疗/根管再治疗,何时应采取拔牙后种植修复。目前在临床研究中暂且没有高水平的循证医学证据来回答这个问题。大量的临床数据分析提示,牙周健康的牙进行根管治疗后,其长期存活率(97%)与种植修复牙的长期存活率(97%)相似;也有研究认为,种植修复牙的成功率(92%~100%)高于重症患牙根管治疗牙的成功率(82%~98%);种植、根管治疗和固定修复在心理社会结果上优于拔牙不进行修复,主要是影响患者的自我形象。

美国牙髓学会关于种植牙立场的声明(AAE 声明 2019 年 3 月修改版本)提到,除了牙存活率之外,还应该考虑其他因素,如牙的可修复性、骨量骨质、美学要求、成本效益比和全身因素,来决定是否进行根管治疗或种植牙。

除了存活率、成功率、牙可修复性、骨量、美学要求等临床因素,临床医生的背景、观念和/或偏好,也会影响治疗选择和决策过程。患者可能会在治疗决策过程中咨询不同的口腔临床医生(例如,全科医生、牙体牙髓科专家、种植外科医生),得到不一致的信息和建议。此时,医生对于根管治疗后冠修复与种植修复的讨论和共识显得尤为重要。

随着现代口腔种植学的快速发展和不断成熟,通过种植技术修复牙列局部缺损已经得到口腔临床医师的广泛认同。掌握口腔种植的相关知识及基本操作技能对于牙体牙髓专科医师具有相当积极的意义。

1. 全面的患者治疗方案制订 牙体牙髓科医生在术前制订治疗方案时,除了需要考虑牙再治疗的预后、经济费用等因素,也需要向患者提供备选治疗方案的相关信息内容,比如拔牙种植的疗程、是否需要软硬组织增量、种植与再治疗方案优缺点的对比。学习种植技术使牙体牙髓科医生能够更全面地理解患者的需求,并为可能显微再治疗重症牙的患者提供更多的治疗选项。临床上牙根纵裂、牙根严重内/外吸收、桩核冠修复困难、根管再治疗失败等重症患牙,在很多情况下,牙体牙髓科医师可酌情建议患者拔除患牙,并根据自己对口腔种植修复的了解,向患者介绍种植修复特别是美学区即刻种植作为修复牙列缺损的备选治疗方案。通过了解和实践种植技术,牙体牙髓科医生可以更准确地评估和规划治疗方案,为患者提供更全面高质量的口腔诊疗服务。

2. 多学科合作,持续的专业发展 在复杂的口腔治疗案例中,需要多个学科的合作。对于根管再治疗等疑难病症,往往存在口腔病情比较复杂、疑难病情就诊困难的情况,通过牙体牙髓和种植专科医生等多学科诊疗(multi-disciplinary team,MDT)合作,可以提出疑难牙髓再治疗病例的更高效方案,提高疑难再治疗成功率,提升就诊效率。在 MDT 合作过程中,牙体牙髓科医生必须具备基本种植知识,以更有效地与种植专家交流协作,共同制订治疗计划,提高治疗效率和成功率。随着医学领域的发展和进步,新的口腔治疗方法和技术不断涌现。作为牙体牙髓专科医生,学习最新的种植技术不仅是个人职业持续发展、继续教育的学习内容,也是作为专科医生,加强口腔亚专科知识学习,加强跨专科合作的基本要求。

3. 提高治疗质量,提高患者满意度 种植牙作为一种高效的修复方案,对于提高患者的生活质量具有重要意义。从基础根管治疗、显微再治疗到种植修复的全面治疗计划制订,意味着牙体牙髓专科医生在牙体功能保存方面,可以提供从天然牙保存到种植手术的一系列全面服务。随着患者口腔健康意识的提高,对全面高质量口腔治疗的需求也在增加。患者越来越期望从他们信任的口腔医生那里获得全面便利的服务。口腔多学科诊疗(MDT)的推广,可提高根管再治疗困难患者的就诊效率,减少就诊时间次数,让患者有更佳的就医体验与更多的获得感。牙体牙髓科医生掌握基本种植知识技术,提供舒适化口腔综合治疗,可全面服务患者,满足患者的期望和需求。

二、根管治疗与种植修复的方法选择

临床中因龋病及外伤等原因造成的牙体硬组织不可复性缺损的发生率高达 30%~50%。由于缺乏明确的界定标准,对于残冠残根的治疗应该选择根管治疗保留患牙还是拔除患牙行种植修复,是很多临床医师在制订治疗计划时面临的选择困境。

根管治疗是牙髓根尖周病的最佳治疗方法,它可以最大限度地保留天然牙,对于患有严重的全身性疾病者选用根管治疗可减少治疗危险性。根管治疗禁忌证包括:无功能或无修复价值的牙;无足够牙周支持的患牙。还有部分患牙需要根管再治疗或行根尖外科治疗,这是为了治疗根管系统解剖复杂性和微生物感染多样性所致的根管治疗后疾病,包括根管内残留感染、根外感染、异物反应等。

种植义齿改变了传统的口腔修复观念,它可以最大程度地保护邻牙,很好地模仿天然牙行使咀嚼、美观和发音功能。同时,种植体可以将咀嚼力直接传递到颌骨,对植入部位的骨组织形成功能刺激,延缓牙槽骨吸收。种植手术的并发症包括:外科手术相关的出血、神经损伤、上颌窦穿孔、邻牙损伤、术后感染、种植体周围炎及脱落等。对种植时机和手术方式的正确选择,则可以最大限度减少种植修复并发症的发生,并获得良好的种植疗效。

根据以往文献报道(表 11-1-1),根管治疗成功率为 83%~98%,略低于单牙种植修复总体成功率。根管治疗的成功率与多因素相关,例如,医师对根管系统的复杂性是否了解,根管成形、消毒和充填措施是否得当,术后是否及时进行完善的冠修复等。种植修复的成功率与患者的全身与局部条件、严格规范的手术操作、种植系统的选择、修复的设计与修复体的制作及维护等多方面因素相关。过去 50 年来,现代口腔种植学迅速发展并完善,种植的 5 年成功率已经大大超过 1986 年 Albrektsson 和 Zarb 所报道的上颌 80%、下颌 85% 的成功率。国内近年的报道显示,规范的口腔种植治疗可以达到 10 年 95% 以上的成功率或存留率(表 11-1-2)。但由于各研究对根管治疗及种植修复的成功率定义不一致,而且缺乏两者直接比较的前瞻性配对研究结果,两者孰优孰劣尚不能定论。

表 11-1-1 根管治疗(RCT)保留患牙成功率

作者	文献发表年份	样本量/颗	成功率/%	可信区间/%
Molander	2007	101	90	82~95
Penesis	2008	97	83	71~91

续表

作者	文献发表年份	样本量/颗	成功率/%	可信区间/%
Siqueira	2008	307	95	89~98
Paredes-Vieyra	2012	300	98	96~99
Dorasani	2013	64	84	70~93
Gill	2016	81	73	60~84
Kist	2016	60	95	84~99
Sigurdsson	2016	89	97	91~100
Arya	2017	60	96	85~99
Chybowski	2018	235	91	86~94
Sigurdsson	2018	89	98	88~100
Restrepo-Restrepo	2019	166	89	82~94
Knight	2020	88	91	81~97
Zavattini	2020	125	89	82~95
Verma	2020	69	93	83~98
de-Figueiredo	2020	120	95	89~99
Llena	2020	820	92	90~94

表 11-1-2　单牙种植(ISC)成功率

作者	文献发表年份	随访时间/年	病人数/人	种植体例数/例	种植系统	成功率/%
Lekholm, et al.	1999	10	127	461	NobelBiocare	92.6
Carlsson, et al.	2000	15	60	348	NobelBiocare	96
Van Steenberghe, et al.	2001	12	158	316	NobelBiocare	98.5
Leonhardt, et al.	2002	10	15	57	NobelBiocare	94.7
Karoussis, et al.	2004	12	89	179	Straumann	92.4
Telleman, et al.	2006	15	76	450	NobelBiocare	96.3
Jemt, Johansson	2006	14	129	265	Straumann	97.5
Åstrand, et al.	2008	20	21	123	NobelBiocare	99.2
Jemt	2008	15	114	123	NobelBiocare	97.7
Pikner, et al.	2009	20	640	3 462	NobelBiocare	98.2
Simonis, et al.	2010	16	55	131	Straumann	83.7
Jacobs, et al.	2010	16	18	95	NobelBiocare/Astra Tech	93.9
Ma, et al.	2010	10	106	212	NobelBiocare/Southern	100
Lops, et al.	2012	10	121	257	Straumann	94.1
Gotfredsen	2012	10	20	20	Astra Tech	100
Deporter, et al.	2012	10	24	48	Sybron Implants Solution	95.5

续表

作者	文献 发表年份	随访 时间/年	病人 数/人	种植体 例数/例	种植系统	成功率/%
Ravald, et al.	2013	15	46	371	Astra Tech/NobelBiocare	95.1
Mangano, et al.	2014	10	194	215	Leone Implant System	98.5
Adler, et al.	2019	11	376	1 095	Astra Tech/NobelBiocare/Straumann	82.6

种植体与周围骨组织的结合与功能重建是一个长期过程,种植体与天然牙在颌骨连接、咬合受力缓冲、本体感觉、保护反射、颌骨下沉等方面存在差异,见表11-1-3。同时,种植修复完成后一年内咀嚼食物需从软到硬逐渐过渡,使种植义齿负荷逐渐正常化,并在以后的使用过程中尽量避免咬硬度或韧性过大的食物。而对于根管治疗后的患牙,牙髓根尖周区病变往往也需要一段时间完全愈合。因此,在治疗完成后定期随访和良好的沟通教育对于两种治疗方案的成功均相当关键。

表 11-1-3　种植体与牙体咀嚼生物力学比较

参数	种植体支持	天然牙支持
颌骨接连	骨结合	牙周膜
弹力	无	有
咬合力缓冲	无	有
本体感觉	差	好
保护反射	无	有
下沉	10μm	100~200μm

近年来口腔医师与患者对修复美学效果的要求日益提高,特别是上颌前牙唇微笑线以下露出的区域即"美学区域",涉及的美学因素包括修复体与邻牙和/或对侧同名牙的对称性(外形、色泽、龈缘形态等),达到修复美学效果的难度较大。有时还需采用软组织成形术、软组织移植术等外科手术来恢复理想的软组织量以恢复龈缘、龈乳头形态,避免金属色泽外露等。而根管治疗在美学区域往往能维持天然牙的龈乳头外形、龈缘高度,并通过冠修复达到与对侧同名牙一致的美学效果。

综上所述,对于重症患牙的治疗选择,我们是选择根管治疗"把根留住",还是选择种植技术"种牙得牙",应综合考虑两种治疗方式的适应证和禁忌证,评估成功率和影响远期效果的因素,尊重患者的知情权和选择权。比如在一些后牙根管系统复杂、治疗或再治疗效果不佳的患者考虑首选种植治疗。而在骨量较少的前牙区尽可能保留天然牙有利于获得较好的美学效果。临床上要根据种植治疗与根管治疗两种治疗的优缺点、临床过程和治疗风险、患者的意愿等,权衡利弊作出决策。

三、种植外科与修复技术

口腔种植修复涵盖了种植体的外科植入、义齿的制作及戴入和种植修复完成后的长期维护等一系列复杂过程,是一门结合了口腔牙槽外科、口腔修复学、牙周病学等多个临床学科相关知识的综合学科。

目前口腔种植系统种类繁多,但多采用基于骨内两段式种植技术的设计理念,主要由种植体、基台和上部结构三部分组成(图11-1-1)。种植体(implant)是通过外科手术植入颌骨内的结构,多为纯金属制作的根型植入物,不同的种植系统在外形、表面处理和基台连接方式等方面尚有较大差别。基台(abutment)是连接固定种植体与修复体的结构,通过螺丝与种植体相连接,也可直接或通过固位体间接连接修复体。用于单冠修复的基台还设计有抗旋转结构以抵抗自身及上部结构的旋转。上部结构(suprastructure)包括众多用于固位和制作修复体的部件,如用于连接基台与修复体的固位体和用于支持联冠的冠桥、支架等。

　　由于实际临床条件和患者修复要求差别较大,种植修复技术在种植外科手术的方式、种植修复体的设计和种植体负荷方案的选择等方面均存在较大差异,临床医生应根据具体临床情况确定最优化的种植修复方案。

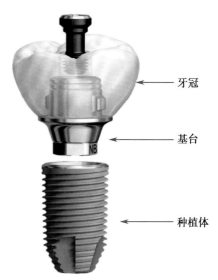

图 11-1-1　种植牙由种植体、基台、牙冠三部分组成

　　（一）潜入式种植与非潜入式种植

　　1. 潜入式种植（submerged implant）　指种植体在植入牙槽骨后由软组织严密覆盖,与口腔环境隔离。潜入式种植可减少愈合期内口腔微生物对骨结合的影响和各种外力对骨组织重建过程的干扰。不过,在骨结合完成后需要通过二期手术暴露种植体安装愈合基台,并在数周后取模制作义齿。

　　2. 非潜入式种植（non-submerged implant）　指种植体在植入牙槽骨后其光滑颈部或连接的愈合基台穿通牙龈暴露于口腔环境中。非潜入式种植无需二期手术连接愈合基台,且种植体周围软组织形态较佳,有利于早期形成类似天然牙牙周生物学宽度的种植体周生物学宽度。但该方法可能增加口腔内细菌感染和不良外力作用导致种植体骨结合失败的风险。

　　（二）延期种植、早期种植与即刻种植

　　1. 延期种植（delayed implant）　指在拔牙 6 个月或更长时间后,当拔牙创完全愈合、新生骨充满拔牙窝后或在植骨手术后牙槽骨骨量充足时植入种植体。该术式是最为广泛应用的传统种植方案,也是目前多数种植系统推荐的最为安全的种植方案。延期种植避免了拔牙后牙槽骨可能存在的严重感染和炎症,充分愈合并由新骨填塞的牙槽窝可为种植体提供充足骨量以获得良好的初期稳定性。

　　2. 早期种植（early implant）　分为Ⅱ型与Ⅲ型早期种植。Ⅱ型早期种植是指拔牙后 4~8 周进行的种植体植入,此时拔牙位点软组织初步愈合,可适当增加种植体周软组织的量,尤其是覆盖拔牙窝处的角化龈。Ⅲ型早期种植是指拔牙后 12~16 周进行的种植体植入,此时拔牙窝骨吸收已过高峰期,渐趋稳定,配合骨增量手术进行牙种植的可预期好。

　　3. 即刻种植（immediate implant）　指在拔牙后直接将拔牙窝预备为植牙窝并同期植入种植体。该方法明显缩短种植疗程及患者就诊次数,消除患者缺牙期外貌变化的困扰,符合患者的期待和要求。但相比传统种植方案,即刻种植亦伴有一定的失败风险,只有严格控制适应证和禁忌证才可获得满意的治疗效果。

　　（三）延期负荷、早期负荷与即刻负荷

　　1. 延期负荷（delayed loading）　指在种植体植入后 2 个月以上,与牙槽骨形成良好骨结合后才开始进行上部修复。延期负荷避免了受植区愈合及种植体骨整合期内所有功能性、非功能性刺激,有利于种植体初期稳定性,提高远期疗效。该方案是目前临床最常用的负荷方案,经过数十年临床验证被认为是最为安全可靠的选择。

　　2. 早期负荷（early loading）　一般指在种植体植入 1 周 ~2 个月时进行上部修复以恢复功能。该方案可缩短疗程,减轻患者的不适,但对牙槽骨质和量及种植体性能等有更高的要求。有研究表明,早期负荷会增加骨结合失败的风险,尤其当种植体微动大于 100μm 时,种植体骨结合容易失败。早期负荷临床应用的循证等级为中等,须小心谨慎使用。

　　3. 即刻负荷（immediate loading）　指在种植体植入后即刻或 1 周内完成临时修复,初步恢复功能与外形,多用于美学区种植修复及无牙颌种植修复。目前大部分临床病例,尤其是牙列缺损病例,戴入的临时义齿并非完全负荷,而是通过降低咬合的方式使临时义齿避免与对颌牙在正中𬌗和侧方𬌗时的咬合接触,这种无功能性负荷应称为即刻修复而非即刻负荷。即刻修复多用于美学区急需恢复美观的患者,而即刻负荷则多用于无牙颌需恢复咀嚼功能的患者。

第二节　患者评估与治疗计划的制订

种植修复需要在患者口腔内实施不可逆性的创伤性手术,疗程较长,费用较高,患者期望值也往往较高,这要求临床医生在术前对患者进行系统的检查与评估,以获得医患双方满意的治疗效果。

一、病史采集

种植手术开始前需详细了解患者病史,排除常见的手术禁忌证,还需要特别注意询问患者与种植手术相关的全身因素及局部因素。与种植修复预后密切相关的全身因素包括烟酒嗜好、糖尿病等代谢疾病史、心理精神疾患史、药物治疗史等;局部因素包括失牙原因、余留牙牙周状况、放射治疗史、可能引起牙槽骨病理性改变的口内疾病史、口腔不良习惯和卫生条件等。然后,临床医生应根据以上情况进行相应的风险评估并告知患者,以免引起不必要的误解。

二、常规临床检查

口腔种植的临床检查应该是在常规口腔专科检查基础上的进一步检查。检查内容主要涉及缺牙间隙的宽度及𬌗间距离,以保证种植手术过程中的器械和后期的上部修复体获得足够空间。此外,准确评估缺失牙部位的可用骨量、骨密度及软组织的质与量对种植修复的成功尤为重要。颌骨内重要解剖结构对受植区可用骨量有很大影响,可通过 CBCT 检查确定。上颌骨内的种植手术应准确估计梨状孔下缘和上颌窦底等结构的位置及形状,而在下颌骨则应注意颏孔和下颌管的部位与走行。当缺牙位点骨量无法满足种植体初期稳定性时,应考虑延期种植并在必要时进行骨增量手术。对于拔牙后即刻种植的病例,临床医生应仔细检视牙槽嵴及拔牙窝,以排除可能存在的根尖周活动性病变以及根管治疗或拔牙中对患牙周围牙槽骨造成的损伤。种植术前还要充分考虑相关的美学因素,包括𬌗平面的方向、龈乳头的外形、笑线的位置以及与𬌗间天然牙的对称性等。

三、影像学检查

影像学检查对于种植术前的评估和设计至关重要,通常应用于局部牙列缺损种植的影像学检查包括根尖片、曲面体层摄影片、计算机体层摄影片等。通过不同的影像学资料,临床医生可获得大量有价值的信息,其中最重要的就是缺牙位点的骨量及骨密度情况,特别是剩余牙槽嵴的高度、宽度、长轴方向的位置关系,临床医生可据此正确选择相适应的种植体、种植角度和负荷方案以优化种植效果。影像学检查还可协助定位下颌管、上颌窦、梨状孔、颏孔和切牙孔等颌骨内重要解剖结构,防止种植术中造成不必要的意外损伤。除此之外,拔牙窝内遗留的残根、缺失牙周围的活动性炎症以及囊肿与肿瘤等影响种植相关的病理因素亦可在阅片时被发现,避免其对种植修复效果造成不良影响。

(一) 根尖片

根尖片(periapical radiograph)可提供种植位点周围骨质的高分辨率二维影像,清晰反映缺牙部位在种植体植入前后的骨质状态和上部结构与种植体连接的密合情况,可用于种植手术前对受植区骨质情况的评估和术后对骨结合情况和牙槽嵴吸收程度进行长期随访(图 11-2-1)。

(二) 曲面体层摄影片

曲面体层摄影片(panoramic tomography)是种植修复中常规影像学检查手段,能同时提供包括种植位点牙槽骨垂直高度、密度和邻近重要解剖结构位置关系在内的全面信息。可用于观察种植体与各解剖结构间关系,包括上颌窦、梨状孔、下牙槽神经等(图 11-2-2)。

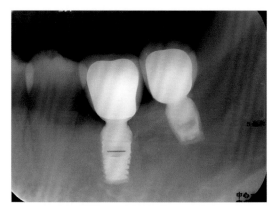

图 11-2-1 根尖片示种植体与上部基台及
牙冠紧密连接

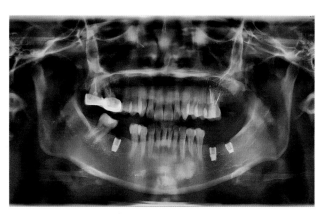

图 11-2-2 曲面体层摄影片显示种植体与下牙槽
神经管的关系

(三) 计算机体层摄影片

随着高分辨率和低放射剂量的锥形束 CT(cone-beam computed tomography,CBCT)的广泛应用,计算机体层摄影正逐步成为种植术前术后的常规检查。其能够实现对缺牙部位牙槽骨垂直高度、颊舌向厚度和近远中宽度的全面三维测量,精确完成下颌管和上颌窦等解剖结构的立体空间定位,是数字化种植外科实现的基础和保障(图 11-2-3)。

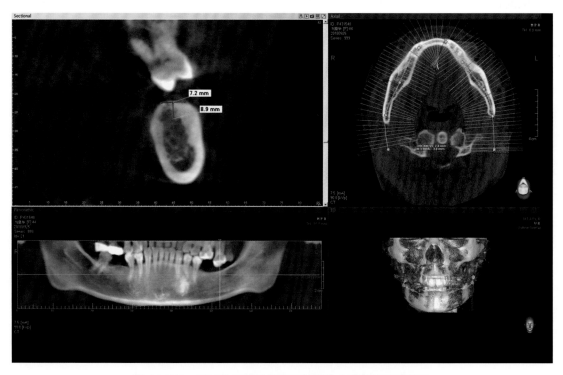

图 11-2-3 CBCT 可重建颌骨三维影像全面获取颌骨信息

四、模型分析

在种植手术前制作研究模型(study cast)并上𬴃架分析对于牙列缺损的诊断和种植方案的制订具有重要的意义。虽然临床医生通过研究模型所获取的大部分信息均可在患者口内通过常规临床检查获取,但模型分析不但解决了口内狭窄环境对临床医生视野和操作空间的限制,也避免了因长时间口内检查和测量对患者产生的心理压力和不适感。研究模型可以直观地反映缺牙间隙在牙列中的位置、近远中距离和邻接天然牙的相对位置关系；较为准确地测得缺牙间隙的垂直向空间及其与对颌牙的咬合关系；估计牙槽嵴丰满度、倾斜程度和唇颊侧凹陷程度等。事实上，结合临床检查结果和影像学资料，临床医生可以在研究模型上完成所有种植修复设计。不仅如此，研究模型还能用于制取术前诊断模板和外科模板用于指导种植体的正确植入方向与角度。随着数字化手段的普及，常规的术前模型分析也可被各类软件术前模拟植入替代。

种植手术完成后，还需借助转移体和替代体通过开窗式或非开窗式印模技术将植入的种植体在患者口内的位置关系转移至工作模型（working cast）上，或者通过口内扫描、面部扫描结合电子面弓构建虚拟𬌗架，以便制作和调改上部的最终修复体或即刻负荷的临时修复体。特别是对于美观和功能恢复要求较高的病例，还应在设计修复体前完善人工牙龈的制作与𬌗架分析，并与患者充分沟通，了解其个性化要求。

第三节　口腔种植治疗时机的选择

一、口腔种植治疗时机选择的意义

对于没有保留价值的患牙，何时应该拔除，何时进行种植体植入是大多数口腔医生关注的问题。种植治疗时机的正确选择可以帮助医生降低手术难度，减少术后并发症的发生，从而获得种植治疗的远期成功。

从外科角度来讲，我们希望能在健康的牙槽骨中植入种植体，以期获得良好的骨结合。如果患牙存在根尖部位的炎症，如急慢性根尖周炎、根尖囊肿、根尖肉芽肿等，原则上是需要先控制和治疗局部感染后再行种植体植入；如果患牙同时有未经控制的牙周炎症，进行种植治疗后发生种植体周围病的概率也会增加。欧洲牙周病协会（European Federation of Periodontology，EFP）在 2023 年 6 月发布了种植体周围病防治 S3 级临床指南，该指南建议应在种植体植入前、植入期间以及种植修复后实施不同的干预措施来防治种植体周围病。

从修复角度来看，医患双方都希望能尽早植入种植体，缩短缺牙时间，尽快恢复缺失牙功能。最新的种植体植入与负荷标准于 2018 年 4 月国际口腔种植学会（International Team for Implantology，ITI）第六次共识研讨会上被提出并确定（图 11-3-1）。国际口腔种植学会将种植体的植入时机分为：①即刻种植（Ⅰ型种植），拔牙后即刻植入种植体；②软组织愈合的早期种植（Ⅱ型种植），拔牙后 4~8 周植入种植体；③骨组织愈合的早期种植（Ⅲ型种植），拔牙后 12~16 周植入种植体；④延期种植（Ⅳ型种植），拔牙 6 个月后植入种植体。同时国际口腔种植学会将种植体的负荷时机分为：①即刻负荷，种植体植入 1 周之内；②早期负荷，种植体植入后 1 周至 2 个月之间；③常规负荷，种植体植入 2 个月之后。

种植体植入时机的正确选择不仅可以减少种植失败的风险，还可以让整个种植治疗更加微创舒适，达到事半功倍的效果。

二、口腔种植治疗时机选择需要考虑的因素

1. **全身因素**　患者是否有未控制的全身性疾病、怀孕等情况，如果患者由于一些全身因素无法尽快进行种植手术时，牙槽嵴保存也称拔牙位点保存是更值得推荐的治疗方案。

2. **局部因素**　拔牙窝是否存在严重软硬组织缺损、炎症、囊肿或肿瘤，对种植体在植入初期获得初期稳定性有重要影响。如果患者拔牙窝状态较为健康，种植体按照理想三维位置植入可以获得良好的初期稳定性，即刻和早期种植是可预期性的治疗方案。

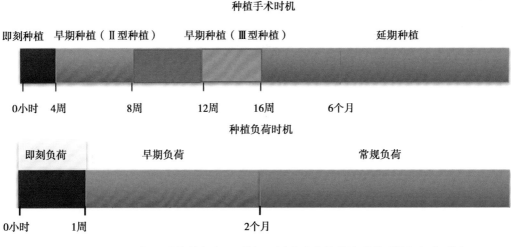

图 11-3-1　2018 年 4 月的第六次 ITI 共识研讨会确定的种植手术时机和负荷时机

3. 患牙分区　患牙位于前牙美学区还是后牙区。前牙缺失患者多注重种植牙的美学效果,即刻种植和早期种植能获得较好的美学效果,但要求较高。后牙缺失患者则更关注种植牙的稳定性,多选择延期种植。

4. 牙龈生物型　牙龈生物学属于薄龈型、中厚龈型还是厚龈型,会影响种植治疗的远期效果。其中薄龈型患者发生美学并发症及种植体周围病的概率最大,可通过软组织移植改善牙龈生物型来预防此类并发症的发生。同时,种植体周角化龈的宽度也会对种植治疗远期效果产生影响。

5. 拔牙窝唇颊侧骨板是否完整　拔牙窝唇颊侧骨板的完整性和厚度,与拔牙后牙槽骨吸收的程度直接相关。唇颊侧骨板缺损或较薄时,拔牙后骨吸收更为明显,需要进行种植同期骨增量治疗。

6. 患者美学期待值　患者对美学预期较高时,可采用即刻或早期种植最大限度保留软硬组织,同时缩短缺牙时间。但会面临更大的感染风险及骨结合失败风险。临床医生应权衡利弊,与患者共同做出选择。

三、口腔种植治疗时机选择的依据

口腔种植治疗时机的选择应根据拔牙窝自然愈合过程的最新观念做出判断。要明确的几个概念如下。

1. 束状骨　2005 年 Araújo 等提出,束状骨厚度约 0.8mm,在牙齿被拔除后,束状骨必定会随着牙周膜的消失而吸收。因此在菲薄的颊侧牙槽骨顶端,拔牙后束状骨的吸收就必然会导致牙槽骨宽度和高度的下降。束状骨的厚度会影响骨吸收的程度,薄型牙槽骨的垂直骨吸收量是厚型牙槽骨吸收量的数倍。

2. 发育单元　束状骨和牙齿、牙周韧带和牙骨质形成了一个发育单元,牙齿拔除破坏了这个发育单元导致束状骨快速吸收,拔牙窝植骨也无法避免束状骨吸收,而束状骨吸收是导致牙槽嵴颊侧三维形态改变的根本原因。拔牙后牙槽骨的吸收在前三个月最快,前三个月中的第三个月最快。

3. 拔牙后牙槽窝四种类型　四壁骨缺损类型的牙槽窝由于四周均有余留骨壁环绕,其牙槽窝中血凝块稳定性、细胞迁移情况以及血供均良好,故其牙槽窝中成骨效果较好。三壁、二壁、一壁及垂直骨缺损的稳定性等依次递减,愈合效果较差。

4. 拔牙窝愈合的五个阶段　①血凝块形成:拔牙后 30 分钟左右,形成血凝块封闭创口,具有保护创口、防止感染、促进创口正常愈合的功能。②肉芽组织形成:拔牙后 24 小时至 7 天,血块逐渐被肉芽组织所替代,牙槽嵴开始破骨性吸收。③结缔组织和上皮组织替代肉芽组织:从拔牙后 3 天左右开始,结缔组织开始替代肉芽组织,上皮组织向血凝块表面生长,20 天左右结束,有可能时间更长,牙槽骨高度持续降低。④纤维样骨替代结缔组织：拔牙后 38 天左右，拔牙窝 2/3 被纤维样骨质充填，3 个月后形成骨组织。⑤成熟的骨组织替代不成熟骨质：经过 3~6 个月的愈合，骨重建基本完成，出现正常的骨结构。

这些拔牙窝愈合的新观念是目前进行种植治疗时机选择的重要依据。

四、美学区种植治疗时机的选择

前牙区也称为美学区，通过种植牙实现满意的软硬组织美学仍然是一个极具挑战性的难题。前牙缺失后，缺牙区周围束状骨易发生吸收，牙龈形态凹陷，从而使种植治疗复杂化，种植手术后的美学并发症包括龈乳头缺损、黏膜变色、轮廓塌陷、牙龈退缩、黑三角等。因此对美学区种植时机的选择显得尤为重要。

为了最大限度保留美学区软硬组织，即刻种植是美学区种植较常采用的种植时机，但应把握其适应症。ITI 临床指南提出了即刻种植有利条件：①牙槽窝骨壁完整，且颊侧骨壁厚度 ≥ 1mm；②厚龈生物型；③拔牙位点无急性炎症或脓性渗出；④拔牙窝根方骨量能够为种植体提供足够的初期稳定性。如果不能满足这些理想条件，则建议在软组织愈合 4 ~8 周早期植入种植体，或骨组织初期愈合的 12~16 周植入种植体。

Buser 等对早期种植的优点做了总结：①软组织自然愈合，在未来的种植部位可形成 3~5mm 的额外角化龈；②束状骨完全吸收前可作为植骨支架维持空间；③在唇侧骨壁较薄或出现缺损的部位，软组织会发生反应性增厚；④当拔牙窝存在急性或慢性感染或窦道时，早期种植可降低细菌感染的风险；⑤拔牙窝根尖有部分新骨形成，与新鲜拔牙窝相比，种植窝的预备相对容易。需要注意的是早期种植由于愈合时间较短，常会出现颊侧骨壁部分缺损的情况，需同期进行骨增量手术。

针对美学区唇侧束状骨最终都会吸收的现状，亟待解决美学区长期稳定的美学效果，目前发展的相应解决方案有：即刻种植、唇侧超量植骨、双区植骨、根盾技术、软组织移植等。

除此之外，种植体植入正确的三维位置，也是实现美学效果的关键因素，可通过数字化技术辅助术前设计和手术实施，包括相关软件导入 CBCT 数据三维重建颌骨、软件中模拟植入种植体确定种植体位置、利用静态导板或动态导航帮助实现种植体的精准植入、3D 打印临时修复体实现即刻修复等。

第四节　口腔种植修复的技术要点

一、种植体植入方位的选择

种植体的植入需要综合考虑局部骨量条件、生物力学、修复体制作、咬合功能恢复和美学等多方面因素。通常情况下，种植体的植入位置和方向应在条件允许的范围内最大程度地首先满足修复体的设计，尽可能实现修复体于种植体上方就位。这样的设计有利于咬合力沿种植体长轴方向通过截面和螺纹均匀分布到种植体周围骨组织。反之，如果咬合受力点不在种植体长轴将很容易产生扭转力，导致种植体周围骨组织在拉应力与剪应力的作用下出现骨结合失败和骨质吸收。种植体与上部修复体之间协调的空间位置关系直接关系种植义齿能否正确行使美学修复、发音和咀嚼等功能。因此，前期种植手术中对种植体植入方向和角度的准确定位可大大降低后期上部修复体的设计难度。

种植体的植入还应考虑受植区牙槽骨骨质和骨量等因素的影响。Lekholm 和 Zarb 根据颌骨组织学形态表现将骨质分为四类，包括完全由骨皮质构成的 I 类骨质，以及随骨皮质成分下降和骨松质成分上升而归列的 II、III、IV 类骨质，其中 I、II、III 类骨质的种植修复成功率明显较高，而由薄层皮质骨包绕疏松骨小梁组成的 IV 类骨质因无法有效支持种植体固位，在临床中成功率最低。一般情况下，受植区骨量应保证能植入 6mm 以上长度的种植体，植入后种植体颊舌侧骨量大于 1.5mm。此外，为了避免牙槽间隔骨的吸收和龈乳头的退缩,还应在种植体边缘与邻牙间预留 1.5~2.0mm 的距离(图 11-4-1)。

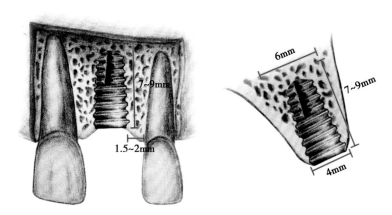

图 11-4-1　受植区最小骨量要求(乔威医师提供)

(一)唇(颊)腭向

种植体长轴应限定于预期修复体外形高点的内侧。临床上观察到定位杆颊侧是恰好接触邻牙切嵴间的假想连线时,证明种植窝的预备已满足理想的唇腭向定位要求。对于即刻种植的病例,由于残留牙体和拔牙窝均可辅助三维定位牙长轴,种植体植入方向及角度的确定会较为容易,通常情况下即为单根牙正下方牙槽窝或多根牙的牙根间隔中心。

种植体应尽量保持与邻牙牙根 1.5mm 的距离,并在保证唇颊侧和腭侧骨壁厚度不低于 1.5mm 的前提下尽可能达到指向对颌牙中央尖的方向。如果种植体定位过于偏向颊侧,可引起颊侧牙龈退缩甚至是颊侧骨板的开裂,而且修复体的固位螺丝有时不得不被设计在修复体颊侧,严重影响美观;相反,如果种植体定位过于偏向腭侧,可导致修复体被迫偏唇颊侧就位,影响种植体轴向应力分布。过于厚重的唇侧修复体还可能压迫软组织,影响牙周健康和咀嚼发音功能(图 11-4-2)。

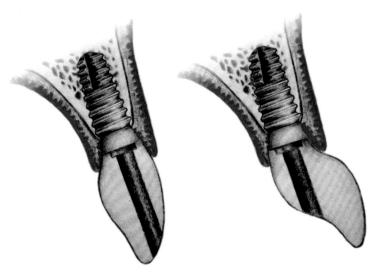

图 11-4-2　种植体植入偏向唇颊侧影响修复体的设计(乔威医师提供)

(二)垂直向

为了避免种植体及基台金属外露,在冠根面不存在牙龈退缩的情况下,建议将种植体植入邻牙釉质牙骨质界平面下方 2~3mm。理论上,种植体越是向根方植入,上段修复体就可获得更多空间通过渐进式转变实现满意的显露外形(emergence profile)。但研究发现种植后重建的牙槽嵴高度一般稳定于种植体 - 基台界面根方约 1.5mm,盲目增加种植体植入深度势必造成种植体冠方本可用于维持生物学宽度的牙槽嵴大量丧失。另外,在这种情况下,软组织通常难以完全包绕种植修复体近远中外展隙,继而产生黑三角现象(black triangle)影响修复美学效果。因此,种植体冠根向的定位必须权衡修复体的美学效果和种植体的健康因素。

二、种植手术的基本流程

(一) 种植一期手术

1. 切口与翻瓣设计　典型的一期手术切口常采用位于牙槽嵴顶正中的 H 形或 T 形切口(图 11-4-3A),对于种植区骨质条件不佳需行骨增量手术或存在附着龈不足需进行软组织重建时,多采用偏离牙槽嵴顶的腭侧切口。合理的翻瓣设计有利于减少骨吸收和保存软组织形态。切口深度一般直达骨面,便于剥离翻开黏骨膜瓣以充分显示种植区,切忌使用暴力以防损伤软组织和重要解剖结构。

2. 牙槽嵴修整　翻瓣后先彻底去净粘连软组织,评估牙槽嵴形态。对于窄而尖的牙槽嵴,可通过牙槽嵴修整将其预备为较宽且光滑平整的平面(图 11-4-3B)。在骨量充足的情况下,还可将受植区骨皮质预备成扇形,使种植体位于中央凹陷,这种形态能模拟天然牙牙槽骨外形,有利于牙龈乳头的形成。不过,在选择种植体长度时应充分考虑平整骨面而导致的牙槽嵴高度的丧失。

3. 预备种植窝　种植窝的预备必须严格遵从序列备洞原则,采用垂直向提拉操作并严格控制压力,防止种植窝轴向改变,尽可能减少预备过程中的创伤(图 11-4-3C)。实验证明,只要温度持续在 47℃达到 1 分钟,骨组织就可能出现不可逆的细胞损害。因此,应选用锋利器械,间歇备洞,并全程使用大量盐水冷却,将产热降到最低限度。

4. 种植体的植入　种植体可在种植机辅助下植入,亦可手动植入。植入过程中应严格控制扭矩,一般不大于 50N·cm。种植体植入后应即刻安装相应的封闭螺丝或愈合基台,避免种植体内部受到外部污染影响二期手术或后期修复(图 11-4-3D)。

5. 创口的缝合　复位黏骨膜瓣,无张力缝合创口,仔细检查创口封闭情况及有无局部渗血(图 11-4-3 E、F)。

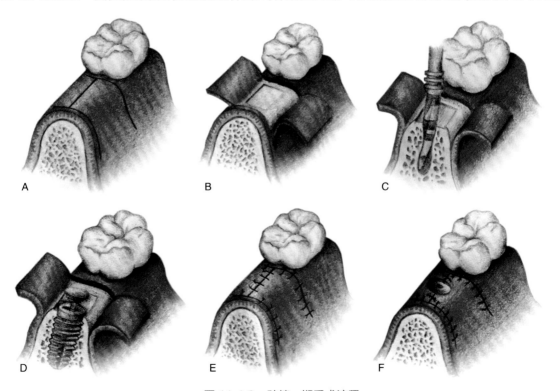

图 11-4-3　种植一期手术流程

A. 牙槽嵴顶正中设计 H 形切口;B. 将牙槽嵴修整为较宽且光滑平整的平面;C. 依据序列备洞原则预备种植窝;D. 种植体植入后即刻安装相应的封闭螺丝;E. 复位黏骨膜瓣,无张力缝合创口(潜入式);F. 复位黏骨膜瓣,无张力缝合创口(穿龈式)。

（二）种植二期手术

如果选用潜入式种植方案,在种植体骨结合后还需进行二期手术暴露种植体,安装愈合基台,待软组织愈合后才能开始上部修复。二期手术切口最好选择种植体顶部,翻瓣范围以暴露种植体覆盖螺丝为宜,无需过大。若牙龈较薄易于定位且角化龈充足时,还可采用牙龈环切刀直接取出种植体上部牙龈组织,暴露种植体。

三、获取种植体的初期稳定性

种植手术的成功与种植体植入后的初期稳定性(initial stability)密切相关,其相关的因素包括种植区骨质骨量、种植外科手术技巧以及种植体的选择等。为了实现种植体植入后良好的初期稳定性,首先需保证种植体根方有 4mm 以上的余留骨量和环绕种植体周围 1.5mm 以上的牙槽骨,在此前提下可尽量选择长度较长、直径较宽的种植体以便获得更大的接触面积,提高种植体初期稳定性。除了骨量上的要求,骨密度对于种植体的初期稳定性也有较大影响,一般下颌前牙区的Ⅰ、Ⅱ类骨质较上颌后牙区的Ⅲ、Ⅳ类骨质要更容易获得初期稳定性。此外,选用自攻型种植体或采用骨挤压技术也可在一些骨量条件不佳的复杂病例中有效提高种植体的初期稳定性。

一般情况下,拔除患牙后的余留牙槽骨可根据骨质骨量情况分为两类,即可获得初期稳定性者和无法获得初期稳定性者。对于后者,通常可考虑在 3~4 个月后应用引导骨再生技术(guided bone regeneration,GBR)增加骨量,同期或延期植入种植体。在此之前,可通过拔牙窝封闭术(socket seal surgery,SSS)即在拔牙窝内填塞富血小板血浆(platelet-rich plasma,PRP)并用游离结缔组织瓣封闭拔牙窝等方法缩短拔牙创骨愈合的时间。运用拔牙窝封闭术还可明显提高拔牙创周围软组织量与改建成熟率,减少引导骨再生手术时因软组织量不足而无法封闭植骨材料的困扰以及不成熟软组织穿透屏障膜影响骨组织再生的情况出现。

此外,种植体依照正确的方位准确就位对于其初期稳定性亦至关重要。对于下颌牙应由余留牙槽嵴唇颊侧方向植入,并使种植体长轴指向对颌牙槽嵴边缘及对颌牙腭侧牙尖;而对于上颌牙则应由牙槽嵴腭侧方向植入,并使种植体长轴指向对颌牙槽嵴颊侧牙尖。因为下颌牙槽骨的颊侧骨板和上颌牙槽骨的腭侧骨板相对较厚,这样的种植体植入方向可以最大程度利用余留牙槽骨的骨皮质部分以达到理想的初期稳定性。

四、种植修复的技术要点

（一）修复空间的要求

局部牙列缺损后的修复空间,主要包括垂直向𬌗龈距离和水平向的缺牙间隙宽度。

理想的𬌗龈距离应与缺失牙的牙冠解剖学高度相一致。𬌗龈距离过大,修复后的种植义齿冠根比例不协调,咬合时容易对种植体产生非轴向作用力,出现机械并发症的可能性大大提高。而𬌗龈距离过小,会对基台高度与牙冠瓷层厚度造成限制,严重者甚至可能导致空间不足无法完成修复。此时可考虑通过增加种植体植入深度、调磨对颌牙体或正畸压低对颌牙等手段获得足够𬌗龈空间。

缺牙间隙宽度也直接影响牙列缺损的最终修复效果,特别是当缺牙间隙位于美学区时,如果其宽度与对侧同名牙宽度不对称或与邻牙不协调时,修复的美学效果往往不尽如人意。此时可考虑通过正畸的方法调整缺牙间隙宽度后再行种植修复。一般情况下,缺牙间隙宽度需大于所选种植体直径 2mm,否则无法直接修复。

（二）基台与固位方式的选择

对于单牙缺失修复的种植体,应选择具有抗旋转结构的基台以防止牙冠在承受𬌗力后发生旋转松动。若种植体植入三维方位不能完全满足修复体设计要求时,还应选用角度基台来调整修复体长轴方向。角度基台可提供 15°~30° 的角度偏移,在一定范围内调整种植体植入方位(图 11-4-4)。此外,对于选用种植体直径小于天然牙牙根的情况,如上颌中切牙和单个种植体支持的磨牙的修复,为了获得良好的种植体穿龈形态,可选用基底部较宽的基台以获得较为理想的美学修复效果。

基台与牙冠间的固位方式主要有螺丝固位和粘接固位,理想情况下,单颗牙缺失的种植修复可选择粘接固位或螺丝固位。但由于粘接固位需要基台轴面高度 4mm 以上以提供足够固位力,所以,若𬌗龈距离小于 7mm 时,应选择螺丝固位。另外,当基台与修复体连接部位即肩台位置位于龈下超过 2mm 深度时,为了避免粘接剂残留于龈下影响软、硬组织健康,也应考虑选择螺丝固位,或选择改良粘接固位完成口外粘接。

种植修复的咬合设计强调与天然牙咬合协调,𬌗力应沿种植体长轴方向传导,避免修复体非轴向受力。此外,注意分散𬌗力,避免前伸和侧方𬌗的早接触,尽量利用剩余天然牙形成尖牙保护𬌗或组牙功能𬌗以保护种植义齿。

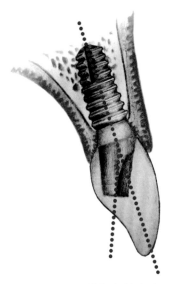

图 11-4-4　通过角度基台改变种植体轴向完成修复(乔威医师提供)

五、即刻种植的基本原理

随着种植外科技术的改良、种植体表面性能和植骨材料性能的不断改善,在拔除患牙清创后即刻于拔牙窝内植入种植体的理念被越来越广泛地接受并应用于临床。大量动物及人体实验表明,即刻植入拔牙窝的种植体与传统延期植入的种植体在成功率上没有显著差异。

即刻种植具有以下优势:①减少拔牙后牙槽嵴骨组织的吸收退缩;②保持最贴近自然美观效果的软组织形态(图 11-4-5);③减少手术次数,缩短手术疗程;④充分利用拔牙窝形态,方便设计种植体植入方向;⑤更容易满足患者心理预期,使患者接受种植修复。

(一) 即刻种植的适应证

1. 牙髓治疗失败需要拔除的患牙。

2. 由于严重龋损、根折、牙周病松动患牙或冠根比不佳等情况导致无法修复的患牙。

3. 外伤脱出的患牙,且牙槽嵴顶未受累者。

4. 牙根内 / 外吸收的患牙。

5. 牙根折裂的患牙。

6. 厚龈生物型。

7. 完整且厚的颊侧骨板。

8. 足够的初期稳定性。

9. 良好的咬合。

(二) 即刻种植的禁忌证

1. 拔牙后骨量严重丧失的情况。

2. 根尖下骨量不足无法保证种植体初期稳定性的情况。

3. 邻近下颌神经管、上颌窦等解剖结构导致的空间限制。

4. 拔牙位点有严重炎症。

5. 有重度吸烟等不良嗜好的患者。

(三) 即刻种植的技术要点

种植体的初期稳定性是决定种植体能否成功的关键因素,对于即刻种植更是如此。若植入种植体较大且种植体体部无暴露时,不必进行骨移植或使用生物膜。但由于拔牙窝形态各异,即刻植入的种植体周不可避免地存在一定空隙而影响种植体的初期稳定性。临床上应尽量选用与牙槽窝形态相仿的种植体以减少种植体与骨壁间的空隙,并沿牙槽窝牙长轴方向植入且尽量与牙槽窝骨壁接触至深入根尖顶部至少

2~4mm。在条件允许的情况下尽量采用长度较长、直径较大的种植体,有助于增加骨-种植体功能性表面积,提高种植体初期稳定性。特别是在上颌前牙的即刻种植时,牙槽窝内径与种植体直径的关系更加紧密,种植体最好满足沿牙长轴方向偏腭侧植入的同时与牙槽窝唇颊侧骨壁存留 1~2mm 的间隙。此外,文献报道选用锥形螺纹及表面粗化改性处理后的种植体对提高种植体初期稳定性均有一定帮助。最后,还应注意避免在美学区使用颈部过宽的种植体和基台以免出现软硬组织的退缩。

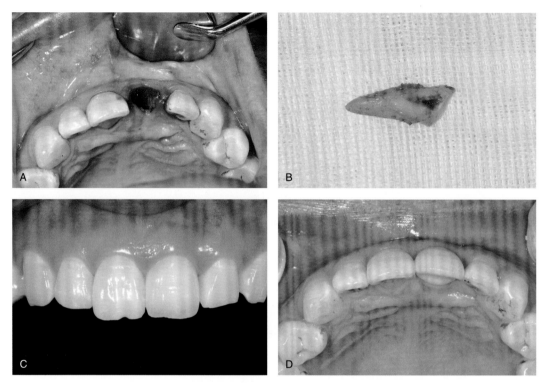

图 11-4-5　即刻种植获得贴近自然美观效果的软组织形态
A.拔牙后牙槽窝形态;B.拔除的牙根;C.种植修复后正面观;D.种植修复后𬌗面观。

对于不伴有软硬组织病理性改变的患牙,即刻种植往往可以获得较为满意的修复效果,但经由牙体牙髓专科医生治疗的存在长期牙髓病变的重症患牙往往伴随着周围骨质的破坏和软组织形态的改变,这种情况下,应根据实际情况慎重决定进行即刻种植或延期种植,并选择合理的负荷方案以保证种植修复的成功。

第五节　口腔种植中的软硬组织增量手术

一、移植材料

当余留牙槽骨因严重缺损或吸收而无法达到种植手术所需的骨量时,可通过骨增量手术实现牙槽骨的再生。牙槽嵴硬组织的移植再生是保障软组织形态和美观的基础,而软组织的屏障作用又直接关系硬组织移植的成功与否。

（一）骨组织移植材料

1. 自体骨移植（autografts）　自体骨作为骨增量手术材料由来已久,其易于成活,相对不易吸收,骨密度高的特性有利于后续的种植修复,因而被认为是骨移植材料的金标准。在口内,少量的自体骨屑或骨块可直接由植骨区周围获取,但如果缺损较大,对移植自体骨材料的量需求较大时则可考虑自下颌支外斜线、下颌角或颏部等骨皮质成分较丰满的部位取骨。必要时也可考虑口外取骨(胫骨、腓骨、肋骨、髂骨、颅骨等)。操作中应注意不损伤颌骨内走行的神经血管,尽量不破坏颌骨解剖形态,并可在取骨后遗留的骨缺损部位植入人工骨材料以免术后瘢痕挛缩。此外,在预备种植窝的过程中磨削出的骨碎屑也应当小心收集以便必要时用于骨增量手术。

2. 同种异体骨移植(allografts)和异种骨移植(xenografts)　是指取自人类或异种动物的骨组织经灭活冻干后用于骨移植的材料。常见的成品有脱矿 / 矿化冻干移植骨(demineralized/mineralized freeze-dried bone graft,DFDBA/MFBDA)和牛源性羟基磷灰石(bovine-derived hydroxyapatite,BDHA)等。BDHA具有良好的生物相容性和较低的降解速率,有利于维持植骨区骨量,是目前临床种植手术应用最为广泛的植骨材料。

3. 人工材料移植(alloplastic)　包括生物陶瓷材料和高分子材料,前者因较佳的生物相容性已广泛应用于临床,如合成羟基磷灰石(synthetic hydroxyapatite,sHA)、磷酸三钙(tricalcium phosphate,TCP)和生物玻璃(bioactive glasses,BG)等。

临床试验发现,当植骨区越靠近牙槽嵴顶,选用自体骨作为骨移植材料越有助于植骨手术的成功。骨缺损区越远离牙槽嵴顶,植骨材料的选择对植骨效果的影响相对越小。

(二) 软组织移植材料

软组织的移植重建可有效避免屏障膜的暴露,改善美学效果和增大种植体颈部周围牙龈附着。这对远期牙槽嵴形态的保持和种植体周的清洁至关重要,需要引起临床医生的足够重视。

1. 游离软组织移植　指将取自自体的黏膜组织(一般多来源自硬腭穹隆侧份)修整为合适大小厚度后移植于软组织缺如或凹陷部位,妥善缝合。

2. 带蒂黏膜转瓣移植　指通过做连续 L 形瓣、T 形瓣等松弛切口将邻近软组织转移至受区缝合固定以恢复软组织外形,特别是龈乳头形态。

软组织移植需要丰富的临床经验和高超的手术技巧,黏膜瓣设计过薄可影响血供,过厚又容易造成瘢痕挛缩和臃肿影响美观。其次,软组织外形的恢复与患者牙周组织形貌亦密切相关,菲薄而成扇形的 I 型形貌相比厚实平整的 II 型形貌更容易因为手术创伤和修复操作而出现牙龈退缩现象。

二、骨缺损常见原因和处理

临床中因为牙髓治疗失败而导致需要拔除的患牙常常伴有一种甚至多种骨缺损,如骨开窗、骨劈裂及骨下缺损等。在种植术前应该通过影像学资料及牙周探针仔细检查避免因未做特殊处理而导致种植手术的失败。

(一) 骨开窗

出现的常见原因包括植入长种植体而导致过薄骨壁的生理性吸收、牙根纵折、感染炎症侵蚀邻近骨板以及牙髓治疗失败而导致的骨壁意外穿通等。临床上,如果骨开窗(fenestration)面积较小时(小于 3 个螺纹),其对种植体初期稳定性的影响较小,可不予处理或通过覆盖骨移植材料和屏障膜加以修补。但当骨开窗区域较大且种植体外露时则应首选自体骨通过引导骨再生技术加以修复。

(二) 骨劈裂

出现的常见原因包括牙根纵折、拔牙过程中的意外损伤以及由侧支根管或根尖牙髓病变引起的直通牙槽嵴顶的骨缺损(lateromarginal bone defect,LMBD; apicomarginal bone defect,AMBD)等。骨缺损的水平向宽度比垂直向高度对骨劈裂(dehiscence)严重程度的影响要大得多,而且如果受累的骨壁越多,骨重建修复的难度就越大。当骨缺损累及的骨壁多于 3 个,特别是牙周组织菲薄或位于美学区的病例,多需要延期实施种植手术或选择潜入式种植以获得较好的治疗效果。对于此类骨缺损多建议选用自体骨结合屏障膜通过引导骨再生术进行修复。缺损较窄的骨劈裂往往可在手术显微镜下通过不翻瓣手术完成修复，但当缺损较宽或累及多个骨面时，翻瓣手术更方便暴露缺损和实施手术。

（三）骨下缺损

是一类临床上更为常见的骨缺损，其出现的原因包括暴力拔牙导致的损伤、拔牙窝不规则外形与种植体间形成的自然间隙、牙根纵裂、重度牙周炎和逆行性牙周炎等。在衡量骨下缺损（infrabony defect）严重程度时，水平向宽度比垂直向高度影响更大。当缺损小于 2mm 时可不行骨移植并进行穿龈种植，但当缺损大于 2mm 时则应酌情进行植骨并尽量选择潜入式种植。如果牙槽窝骨壁完整且牙槽嵴顶高度未丧失可不使用屏障膜直接填塞植骨材料，但通常情况下骨下缺损常伴有骨劈裂和牙槽嵴顶高度的改变，此时则必须覆盖屏障膜以保障骨组织再生。有时，通过灵活应用愈合基台或即刻修复的临时冠可更好地缝合关闭术区，避免移植游离结缔组织的烦琐并获得更好的软组织外形。

第六节　数字化微创种植技术

一、数字化印模

随着计算机辅助设计（computer aided design，CAD）和计算机辅助制造（computer aided manufacturing，CAM）在医学中的广泛应用，口腔种植数字化诊疗的发展迅速。为了达到精准美观和安全舒适的种植修复效果，数字化印模应运而生。

目前数字化印模可分为模型扫描、口内扫描和口外扫描。临床上绝大多数运用模型扫描采集数据，即用扫描仪对患者牙列的石膏模型进行扫描以获得数字化模型，然而模型扫描仍需进行传统模型制取、翻制石膏模型等。口内扫描是指通过口内扫描仪（intraoral scanner，IOS）记录种植体在牙弓中的位置，应用建模软件处理生成显示扫描杆的数字化模型，虚拟设计修复体，并可运用 CAM 技术制造。口外扫描是利用立体摄影测量法来采集指定空间内相对于其他物体的位置、形状、运动及形变。

二、数字化静态导板种植

数字化导板遵循"以修复为导向"的理念，以导板为载体将虚拟设计转移到实际操作中，在数字导板辅助下按顺序完成种植窝洞预备和种植体植入。相比于自由手手术，数字化导板引导种植手术的标准流程时，可能会更准确地实现以修复为导向。

常规数字导板引导种植临床应用流程如下。

（1）数字导板术前准备：制作数字导板需要采集患者颌骨的影像学数据以及患者牙列数据。CBCT 空间分辨率高、射线量低、花费相对少以及图像精度高，常用于种植前患者影像数据的采集。患者口内牙列数据常用数字化口扫取模获取。对于无牙颌患者，可在黏膜上粘贴组织标记点提高口扫取模精度。

（2）数字导板的设计及制作：将牙列扫描数据和 CBCT 影像学数据匹配在同一个坐标系内整合，制订种植手术计划。完成口内扫描数据和 CBCT 颌骨牙列数据匹配后，进行个性化的虚拟排牙和种植体三维位置方向大小设计。

（3）数字导板的术中使用：导板在手术使用前一般会先在患者口内进行试戴。使用前检查金属导环与树脂套筒之间是否密合，观察导板与牙面是否紧贴，双侧交替按压导板有无翘动等。若发现导板存在不密合或翘动，则应该对干扰就位的区域进行调改或重新制作导板。同时需要术前测量患者开口度，对开口度不足的患者选择侧向开孔的导环和压板进行手术。在导板使用过程中，遵循逐级备洞原则，生理盐水冲洗充分冷却(图 11-6-1)。与自由手相比数字化手术导板提供了更加良好的精度,其误差大约为 0.5~1.0mm,均显著小于自由手的手术误差。数字化导板以其高精确度和安全性广泛应用于种植领域,实现可预期的修复效果。

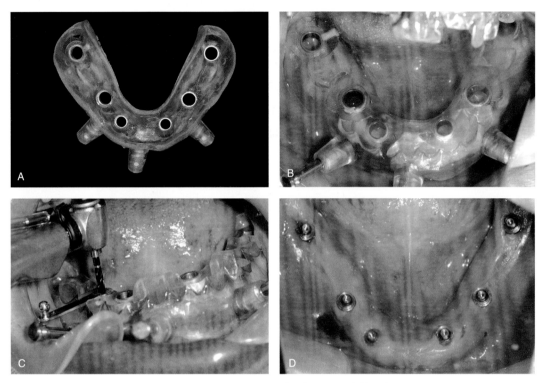

图 11-6-1 数字化导板引导完成微创种植手术
A. 导板制作完成; B. 导板在口内就位; C. 导板引导种植窝洞预备; D. 种植体植入后。

三、数字化动态导航种植

自 2000 年来,数字化动态导航系统正式应用于口腔种植领域。在种植术中实时追踪钻针位置及方向,有效提高了种植体植入的精度,同时避免伤及术区附近重要解剖结构,大大减少术中并发症的发生率。动态导航种植常见临床流程如下。

1. 动态导航种植术前数据收集及种植计划设计 动态导航系统所需数据主要为颌骨的三维数据以及理想修复体的数据。在获取患者颌骨形态信息时,通常还需要患者口内同时佩戴对应的放射标记物,以用于后续动态导航配准。目前临床上有两种配准方式,即有标记点配准(marker-based)和无标记点配准(marker-free)。有标记点配准分为侵入性和非侵入性两种。非侵入性配准标记是指固定在患者口内或口外的无创装置上的标记点,常见装置为 U 型管。术前患者口内佩戴 U 型管拍摄 CBCT,通过其内部的放射标记点在动态导航中完成术区的定位以及配准。侵入性配准标记则是将特制的骨内配准装置安置在患者的牙槽骨内,此方法是验证配准标记精度的金标准。确定理想修复体后,还需要标记出术区附近重要的解剖结构如下颌神经管和上颌窦等;随后以修复为导向确定设计种植体的位置及角度。

2. 术前标定及配准 将动态导航软件内的设计方案转移到患者口内主要分为两个步骤,首先导航专用手机和颌骨定位装置的标定;然后患者口内标记点与术前 CBCT 的配准。标定是通过导航装置上的摄像头识别装置对导航手机和颌骨定位装置上的特殊标记点进行识别追踪,从而将二者的位置整合到同一个坐标系中。患者口内数据与术前 CBCT 的配准则是导航仪通过识别患者口内配准装置上的标记点完成的。导航手机识别标记患者口内 U 型管,同时导航软件内可以通过 CBCT 上的放射标记点识别到 U 型管所在位置,二者叠加便完成了患者口内标记点与 CBCT 影像的配准。在术前我们需要对配准效果进行验证,临床医师可以使用导航手机上的钻针尖端点击患者口内的解剖标志点如术区邻牙的牙尖、边缘嵴等,并通过观察导航仪上显示的钻针尖端显示位置,验证导航仪的配准效果。

3. 动态导航引导下种植体的植入　在动态导航引导下进行种植手术时,导航仪屏幕上会实时显示导航手机、钻针和患者颌骨的三维位置关系,并同时显示误差控制图,提示医师对当前钻针方向及深度进行调整。动态导航技术优势显著,目前在临床上已经得到了广泛的应用。导航下种植体的平均误差为颈部 0.59mm、根部 0.85mm,相较于自由手手术和导板技术,精度得到显著的提升。种植机器人导航手术也开始在临床上尝试应用(图 11-6-2)。

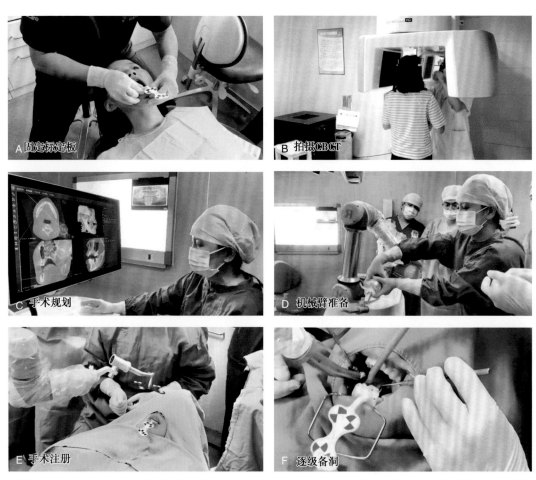

图 11-6-2　种植机器人导航手术
A. 固定标定板;B. 拍摄 CBCT;C. 手术规划;D. 机械臂准备;E. 手术注册;F. 逐级备洞。

数字化技术的发展日新月异,种植治疗的全流程数字化有望早日实现,包括数字化数据的获取(CBCT、口扫、面扫、模型扫描)、数字化术前规划(各类软件和平台模拟种植体植入)、数字化引导手术(导板、导航、机器人)、数字化修复个性化设计、虚拟患者的构建、数字化修复制作 CAD/CAM 及数字化维护等。

(张恺,王劲茗)

参 考 文 献

1. 戴世爱, 孟焕新, 冯向辉, 等. 欧洲牙周病学会种植体周病防治 S3 级临床指南解读. 中华口腔医学杂志, 2023, 58 (12): 1235-1242

2. GARBER D A. The esthetic dental implant: letting restoration be the guide. J Oral Implantol, 1996, 22 (1): 45-50

3. BUSER D, MARTIN W, BELSER U C. Optimizing esthetics for implant restorations in the anterior maxilla: anatomic and surgical considerations. Int J Oral Maxillofac Implants, 2004, 19 (Suppl): 43-61

4. TORABINEJAD M, ANDERSON P, BADER J, et al. Outcomes of root canal treatment and restoration, implant-supported single crowns, fixed partial dentures, and extraction without replacement: a systematic review. J Prosthet Dent, 2007, 98 (4): 285-311

5. HERMANN J S, BUSER D, SCHENK R K, et al. Biologic width around titanium implants. A physiologically formed and stable dimension over time. Clin Oral Implants Res, 2000, 11 (1): 1-11

6. TARNOW D P, MAGNER A W, FLETCHER P. The effect of the distance from the contact point to the crest of bone on the presence or absence of the interproximal dental papilla. J Periodontol, 1992, 63 (12): 995-996

7. MEHLMAN E S. Endodontics versus implants. Implant Dent, 2006, 15 (3): 210

8. CORNELINI R, SCARANO A, COVANI U, et al. Immediate one-stage postextraction implant: a human clinical and histologic case report. Int J Oral Maxillofac Implants, 2000, 15 (3): 432-437

9. ROCCUZZO M, BONINO L, DALMASSO P, et al. Long-term results of a three arms prospective cohort study on implants in periodontally compromised patients: 10-year data around sandblasted and acid-etched (SLA) surface. Clin Oral Implants Res, 2014, 25 (10): 1105-1112

10. RUSKIN J D, MORTON D, KARAYAZGAN B, et al. Failed root canals: the case for extraction and immediate implant placement. J Oral Maxillofac Surg, 2005, 63 (6): 829-831

11. CONTE G J, RHODES P, RICHARDS D, et al. Considerations for anterior implant esthetics. J Calif Dent Assoc, 2002, 30 (7): 528-534

12. NG Y L, MANN V, GULABIVALA K. Tooth survival following non-surgical root canal treatment: a systematic review of the literature. Int Endod J, 2010, 43 (3): 171-189

13. BURNS L E, KIM J, WU Y, et al. Outcomes of primary root canal therapy: An updated systematic review of longitudinal clinical studies published between 2003 and 2020. Int Endod J, 2022, 55 (7): 714-731

14. SARAVI B E, PUTZ M, PATZELT S, et al. Marginal bone loss around oral implants supporting fixed versus removable prostheses: a systematic review. Int J Implant Dent, 2020, 6 (1): 20

15. BÄUMER A, TOEKAN S, SAURE D, et al. Survival and success of implants in a private periodontal practice: a 10 year retrospective study. BMC Oral Health, 2020, 20 (1): 92

16. GALLUCCI G O, HAMILTON A, ZHOU W, et al. Implant placement and loading protocols in partially edentulous patients: A systematic review. Clin Oral Implants Res, 2018, 29 (Suppl 16): 106-134

17. ARAÚJO M G, LINDHE J. Dimensional ridge alterations following tooth extraction. An experimental study in the dog. J Clin Periodontol, 2005, 32 (2): 212-218

18. CHAPPUIS V, MARTIN W. Implant therapy in the esthetic zone current treatment modalities and materials for single-tooth replacements. Berlin: Quintessence, 2017

19. BUSER D, CHAPPUIS V, BELSER U C, et al. Implant placement post extraction in esthetic single tooth sites: when immediate, when early, when late？ Periodontol 2000, 2017, 73 (1): 84-102